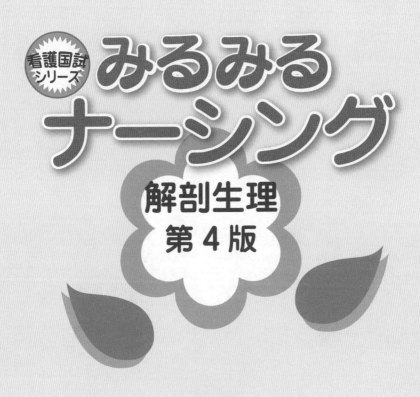

みるみるナーシング

看護国試シリーズ

解剖生理
第4版

編著
松村 譲兒

医学評論社

＊正誤情報，発行後の法令改正，最新統計，ガイドラインの関連情報につきましては，弊社ウェブサイト（http://www.igakuhyoronsha.co.jp/）にてお知らせいたします．

＊本書の内容の一部あるいは全部を，無断で（複写機などいかなる方法によっても）複写・複製・転載すると，著作権および出版権侵害となることがありますのでご注意ください．

はじめに

　看護師への道を選んだ皆さんが最初に学ばれる専門基礎分野の教科として「人体の構造と機能」があります。いわゆる「解剖と生理」とよばれる科目ですが，ほとんどの皆さんは「なじみのない用語」に対して面白味を感じる余裕もないまま過ごし，試験が近づいてくると持てる記憶力を暴力的に使って覚えこもうとするのです。これはもう自虐行為としか言いようがありません。

　「人体の構造と機能」という教科は，本来は日常生活の中でふつうに起こっているさまざまな人体のはたらきを知る科目であり，その後に学ぶ「病気やケガをしたときの身体の反応」を理解するための基礎（常識）を身につけるのが目標です。小学生の患者さんに「ケガをするとどうして痛いの？」「ケガをしてもしばらくすると血が止まるのはなぜ？」と聞かれても落ち着いて説明できるようになってほしいのです。

　本書は「看護師国家試験出題基準　平成26年版」に沿って改訂されました。最近の国家試験問題も含め，具体的な内容が確認できるように編集されています。また，身体の構造やしくみをイメージしやすいようにイラストを加え，さらに大切な用語は赤字表記するなど，授業の予習・復習で辞書のかわりに使ったり，試験前にチェックするための工夫が盛り込まれています。

　本書の使い方としては「索引のマーク」が意外に有効です。索引を開いて，授業で先生が話された項目をマークするのです。試験前に索引をみれば「重要な項目には何度もマークされている」ということが一目瞭然！です。そのページを開いて学習すれば「暴力的暗記」から解放されること請け合いです。ぜひ試してみてください。

　最後になりましたが，本書を活用することで，皆さんが「人体の構造と機能」を「楽しい！」と感じられるようになることを，医学評論社の全員と一緒に祈っています。

2016年1月
松村　讓兒

本書の利用法

本書は，看護師国家試験出題基準で定められた「人体の構造と機能」の項目をすべて掲載しています。掲載順序もほぼ出題基準に沿っていますので，国試で出題が予想される本項目に関する知識を体系的に学習することができます。

2. 止血機構

血管が損傷されて出血した際，血栓（白色血栓／血小板血栓）が形成されて止血 hemostasis を一次止血といい，次のような過程で起こる。すなわち，損傷を受けた血管壁の膠原線維が露出する。付近の血小板はヒモのような形をした糖タンパクである von Willebrand 因子（vWF）を介してこの膠原線維に粘着する。これらの血小板は血液凝固第Ⅰ因子のフィブリノゲン（線維素原）と結合してさらに多くの血小板を集め（血小板 凝集），これにより血栓が形成されて一次止血が完了する。なお，これに続いて起こるフィブリン網と血球による強固な血栓形成は二次止血あるいは血液 凝固とよばれる。止血の過程を図32に示す。

特に重要となる学習ポイントを色文字で明示しました。

解剖・生理を学習するうえで不可欠な要素であるイラストをふんだんに用いました。視覚からのインプットにより学習効果が向上します。

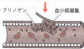

図32 止血のメカニズム

既出問題にトライしましょう。過去問を解いていくことで出題傾向と実力のチェックができます。第104回国試まで載っています。

既出問題チェック　止血機構

☐ 血清に含まれないのはどれか。102-P73
1 ④
各問題には出題回数と問題番号を右肩に示しました。Aは午前問題，Pは午後問題を意味します。

2 アルブミンは膠質浸透圧維持にはたらく代表的な...含まれる（基準値4.5～5.5 g/dL）。
3 γ-グロブリンは免疫に関連する代表的な血漿...を占める。検査値は肝硬変，炎症，自己免疫疾患...下する。
4 β-グロブリンは血清グロブリンの6～10%は...ゼで上昇，慢性肝障害で低下する。
5 ○フィブリノゲンは血液凝固に関わる血漿タンパク...出するため，血清には含まれない。

疾病の成り立ち
血液の凝固異常

◆創傷治癒（傷の治り方）
炎症期（受傷後4～5日）
　創傷（組織の破壊）が起こると局所に出血が起こる...膠原線維に触れて活性化し，他の血小板の凝集・活性化...した血小板から放出される凝固因子により血液凝固（フィ...起こって血栓が形成され，同時に血管も収縮して止血が起こる。組織や血小板からはさまざまな化学物質が放出され，これが信号となって血液の白血球や単球（マクロファージ）が傷口へと遊走する（図34）。

人体の正常な構造・機能が障害されるとどのようなことが起こるのかということを発展知識として提供します。

☐ 創傷の治癒過程における増殖期の状態はどれか。103-A45
1 コラーゲンが成熟する。
2 基底細胞が創面を覆い始める。
3 血管内皮細胞が新しい血管を形成する。
4 マクロファージによって創内の細菌が排除される。

●解答・解説
1 ×肉芽組織を形成する中で，構成成分である...ゲンなどの線維は増殖期にみられるが，徐々に太く密になる...熟期である。
2 ×増殖期ではない。
3 ○創傷部に新しい血管ができる血管新生は...

各既出問題は正誤を○，×で示し，わかりやすい解説を加えました。

止血機構　71

CONTENTS

● 第1章 生命

1 人体のつくり
　細　胞　　　　　　　　　　2
　組　織　　　　　　　　　　2
　器　官　　　　　　　　　　6
　器官系　　　　　　　　　　6
◎疾病の成り立ち
【細胞・組織の障害】
　炎　症　　　　　　　　　　7
　萎　縮　　　　　　　　　　8
　過形成　　　　　　　　　　8
　腫瘍（新生物）　　　　　　8

2 細　胞
　細胞の構造　　　　　　　　9
　細胞内小器官の機能　　　　10
　染色体と遺伝子　　　　　　11
　遺伝情報の伝達と蛋白質合成
　　　　　　　　　　　　　　14
◎疾病の成り立ち
【染色体の数の異常】
　ダウン症候群　　　　　　　16
　クラインフェルター症候群　16
　ターナー症候群　　　　　　16
【染色体の構造の異常】
　猫鳴き症候群　　　　　　　16

3 エネルギー代謝
　代　謝　　　　　　　　　　20
　同化作用と異化作用　　　　20
　代謝に必要な酵素　　　　　20
　エネルギー代謝　　　　　　21
◎疾病の成り立ち
【代謝に必要な酵素の異常】
　アミノ酸代謝異常症　　　　23
　先天性糖代謝異常症　　　　23

4 内部環境の恒常性
　体　液　　　　　　　　　　26
　体液の電解質　　　　　　　28
　体液の酸塩基平衡　　　　　29
　体温の産生と調節　　　　　30

　ホメオスターシス（恒常性）32
　フィードバック機構　　　　33
◎疾病の成り立ち
【体液の出納の障害】
　脱水症　　　　　　　　　　34
　浮腫（水腫）　　　　　　　34

5 生体のリズム
　サーカディアンリズム　　　38
　睡眠と覚醒　　　　　　　　38
◎疾病の成り立ち
【睡眠・覚醒の障害】
　不眠症　　　　　　　　　　40
　ナルコレプシー　　　　　　40

6 人体をおおう皮膚と膜
　皮膚の構造と機能　　　　　42
　皮膚の付属器官　　　　　　43
　漿膜・粘膜・滑膜　　　　　45
◎疾病の成り立ち
【皮膚の構造・機能の障害】
　しみ（肝斑）　　　　　　　47
　しわ（皺）　　　　　　　　47
　やけど（熱傷）　　　　　　47

● 第2章 血液

1 血液の成分と機能
　血液のはたらき　　　　　　52
　血液の成分　　　　　　　　52
　造血機構　　　　　　　　　55
　血球の種類と特徴　　　　　56
◎疾病の成り立ち
【白血球の異常】
　白血病　　　　　　　　　　60
【赤血球の異常】
　鉄欠乏性貧血　　　　　　　60
　再生不良性貧血　　　　　　60
　悪性貧血　　　　　　　　　60
　溶血性貧血　　　　　　　　61
【血小板の異常】
　特発性血小板減少性紫斑病
　　（ITP）　　　　　　　　 62

2 止血機構

止血 66
凝固と線溶 66
凝固時間と出血時間 68
血管内凝固 68
◎疾病の成り立ち
【創傷治癒と血液凝固（傷の治り方）】69
【血液の凝固異常】
血友病 70

3 血液型

ABO式・Rh式 73
輸血可能な血液型 74

●第3章　生体の防御機構

1 非特異的生体防御機構

生体表面のバリア 78
免疫細胞と化学物質 79
胸腺と脾臓 81
免疫グロブリン 83

2 特異的生体防御機構

免疫担当細胞 87
抗原 88
液性免疫 88
細胞性免疫 89
アレルギー 90
◎疾病の成り立ち
【抗原抗体反応による障害】
花粉症 92
【免疫機構の障害】
後天性免疫不全症候群（AIDS）
92

●第4章　循環系

1 循環系のしくみ

生命維持のための循環系 96
心血管系とリンパ系 96

2 心臓

心臓の構造 102

心臓の機能 107
◎疾病の成り立ち
【心臓中隔の形成異常】
心房中隔欠損症（ASD） 111
心室中隔欠損症（VSD） 111
【心臓の弁の異常】
僧帽弁狭窄症（MS） 112
大動脈弁狭窄症（AS） 112
【心臓のポンプ機能の障害】
心不全 112
【心臓の刺激生成・伝導の障害】
不整脈 113

3 血管系

動脈系と静脈系 116
動・静脈の連絡（側副血行・
　終動脈） 117
血圧 118
胎児の血液循環 120
血管の老化 121
◎疾病の成り立ち
【動脈の構造の異常】
動脈硬化症 123
【冠状動脈の障害】
心筋梗塞 123

4 リンパ系

リンパ系 127
リンパの流れ 129

●第5章　神経性調節

1 神経系のしくみ

神経とは 134
神経系の区分 135

2 神経組織

ニューロンの構造と機能 137
神経線維と情報伝達 140
神経膠細胞 142

3 中枢神経系

脳の区分 146
大脳の構造と機能 147

脳幹の構造と機能　　　153
　　小脳の構造と機能　　　157
　　脊髄の構造と機能　　　159
　　中枢神経系を保護する組織 163
　　伝導路　　　　　　　　165
　　脳の血液循環　　　　　169
　◎疾病の成り立ち
　【脳実質の病変による障害】
　　脳　炎　　　　　　　　173
　【錐体外路系の障害】
　　パーキンソン病　　　　173
　【髄膜の病変による障害】
　　髄膜炎　　　　　　　　173
　【脳循環障害】
　　脳血管障害（CVD）　　174

4 末梢神経系

　　末梢神経系の分類　　　180
　　脳神経　　　　　　　　180
　　脊髄神経　　　　　　　183
　　自律神経系　　　　　　186
　◎疾病の成り立ち
　【末梢神経の伝導障害】
　　顔面神経麻痺　　　　　190
　【自律神経の調節障害】
　　自律神経失調症　　　　191

● 第6章　感覚と認識

1 感覚

　　感覚とは　　　　　　　198

2 視覚

　　目の構造　　　　　　　200
　　視覚の伝導路と認識　　204
　　眼球運動　　　　　　　206
　　眼球に関する反射　　　207
　◎疾病の成り立ち
　【屈折異常】
　　近　視　　　　　　　　209
　　遠　視　　　　　　　　209
　　乱　視　　　　　　　　209
　　老　視　　　　　　　　209

　【水晶体の構造・機能障害】
　　白内障　　　　　　　　210
　【房水の流出障害】
　　緑内障　　　　　　　　210

3 聴覚と平衡覚

　　耳の構造　　　　　　　213
　　平衡覚　　　　　　　　215
　　聴　覚　　　　　　　　216
　◎疾病の成り立ち
　【平衡覚の障害】
　　乗り物酔い（動揺病）　217
　【聴覚の障害】
　　難　聴　　　　　　　　217

4 嗅覚と味覚

　　嗅覚と嗅覚受容器　　　219
　　味覚と味蕾　　　　　　220

5 皮膚感覚

　　皮膚感覚について　　　223
　　皮膚の感覚受容器　　　223

● 第7章　内分泌系調節

1 内分泌系のしくみ

　　内分泌系とホルモン　　228
　　ホルモンの作用機序　　231
　　ホルモン分泌の調節機構 232

2 内分泌器官の構造とホルモンの機能

　　視床下部ホルモン　　　237
　　下垂体の構造とホルモン　238
　　甲状腺の構造とホルモン　241
　　副甲状腺（上皮小体）の構造
　　　とホルモン　　　　　242
　　膵島の構造とホルモン　244
　　副腎皮質の構造とホルモン 245
　　副腎髄質の構造とホルモン 248
　　消化管ホルモン　　　　249
　　腎臓のホルモン　　　　250
　　性（腺）ホルモン　　　252
　◎疾病の成り立ち

【甲状腺ホルモンの分泌異常】
　バセドウ病　　　　　　　　254
【副腎皮質ホルモンの分泌異常】
　クッシング症候群　　　　　254
　アジソン病　　　　　　　　255
【副腎髄質ホルモンの分泌異常】
　褐色細胞腫　　　　　　　　255
【女性ホルモンの分泌異常】
　更年期障害　　　　　　　　255

● 第8章　運動系

① 体位と体部
　基本体位　　　　　　　　　262
　体位を表す用語（方向・位置）262
　体部と部位　　　　　　　　264

② 骨　格
　骨格の構成　　　　　　　　266
　身体の支柱　　　　　　　　270
　四肢の骨　　　　　　　　　274
　頭蓋骨・胸郭・骨盤　　　　279
◎疾病の成り立ち
【骨の代謝異常】
　骨粗鬆症（骨多孔症）　　　284
　骨軟化症　　　　　　　　　284
【脊椎椎間板の障害】
　椎間板ヘルニア　　　　　　285

③ 筋の収縮
　筋の構造　　　　　　　　　287
　筋収縮のメカニズム　　　　290
　筋収縮のエネルギー　　　　291

④ 骨格筋
　骨格筋とは　　　　　　　　294
　筋の補助装置　　　　　　　295
　抗重力筋と役割　　　　　　296
　四肢の筋と役割　　　　　　300
　頸部の筋と役割　　　　　　307
　咀嚼筋と表情筋　　　　　　309
　呼吸筋　　　　　　　　　　311
　骨盤底筋と役割　　　　　　312

◎疾病の成り立ち
【筋肉のけいれん】
　こむらがえり　　　　　　　314
【筋肉の萎縮】
　進行性筋ジストロフィー　　314
【筋肉の炎症】
　多発性筋炎　　　　　　　　314

⑤ 運　動
　骨の連結　　　　　　　　　317
　関節の構造　　　　　　　　318
　関節の分類　　　　　　　　318
　関節可動域〈ROM〉　　　　320
　胸鎖関節と肩鎖関節　　　　320
　肩関節と肩の運動　　　　　323
　肘関節と肘の運動　　　　　324
　手指の関節と運動　　　　　325
　股関節と股の運動　　　　　327
　膝関節と膝の運動　　　　　328
　足関節と足の運動　　　　　329
　随意運動　　　　　　　　　330
　不随意運動　　　　　　　　331
　脊髄反射　　　　　　　　　331
◎疾病の成り立ち
【関節構造の障害】
　捻　挫　　　　　　　　　　332
　脱　臼　　　　　　　　　　332
　亜脱臼（不全脱臼）　　　　332

● 第9章　呼吸の機構

① 換気と発声
　呼吸と呼吸器系の区分　　　336
　鼻腔の構造と機能　　　　　337
　咽頭・喉頭の構造と機能　　338
　気管・気管支の構造と機能　340
　肺胞の構造と機能　　　　　342
　肺葉・肺区域　　　　　　　343
　胸膜と胸膜腔　　　　　　　345
　呼吸運動と調節機構　　　　346
　肺機能の測定　　　　　　　348
　声帯と発声　　　　　　　　350
◎疾病の成り立ち

【気管・気管支の障害】
　気管支喘息　　　　　　352
【肺胞の障害】
　肺気腫　　　　　　　　352
【胸膜の障害】
　胸膜炎　　　　　　　　352
【呼吸の異常】
　チェーン・ストークス呼吸 352
　クスマウル呼吸　　　　353

2 ガス交換とガスの運搬

拡散現象　　　　　　　　359
外呼吸　　　　　　　　　359
内呼吸　　　　　　　　　359
ガス分圧　　　　　　　　359
酸素の運搬　　　　　　　360
二酸化炭素の運搬　　　　360

●第10章　栄養摂取の機構──●

1 消化器系とそのはたらき

消化器系　　　　　　　　364
消化器系の役割　　　　　366

2 食欲

摂食の調節　　　　　　　367

3 咀嚼

咀嚼運動とは　　　　　　371
口腔の構造と機能　　　　371
三大口腔腺（大唾液腺）と
　その機能　　　　　　　374

4 嚥下

嚥下の過程と嚥下にはたらく筋
　　　　　　　　　　　　377
咽頭の構造と機能　　　　378
食道の構造と機能　　　　379
◎疾病の成り立ち
【嚥下反射機能の障害】
　誤嚥　　　　　　　　　381
【食道の構造の異常】
　食道アカラシア　　　　381

5 消化と吸収

胃の構造（位置・形態・胃壁）
　　　　　　　　　　　　383
胃の機能　　　　　　　　386
小腸の構造（部位・粘膜と
　輪状ヒダ）　　　　　　389
小腸の機能　　　　　　　390
十二指腸の構造　　　　　393
空腸・回腸の構造　　　　394
肝臓の構造　　　　　　　395
肝臓の機能　　　　　　　397
胆道の構造と機能　　　　398
膵臓の構造　　　　　　　400
膵臓の外分泌機能　　　　400
結腸の構造と機能　　　　401
◎疾病の成り立ち
【胃の構造の異常】
　胃下垂症　　　　　　　403
【胃粘膜の障害】
　胃潰瘍　　　　　　　　403
【腸管の構造・機能の異常】
　イレウス（腸閉塞）　　404
【肝臓の構造・機能の異常】
　肝硬変　　　　　　　　404
【胆道機能の障害】
　黄疸　　　　　　　　　405

6 代謝

代謝経路　　　　　　　　408
炭水化物の代謝　　　　　410
脂肪の代謝　　　　　　　410
蛋白質の代謝　　　　　　411
核酸の代謝　　　　　　　412
ビタミンとミネラル　　　413
推定エネルギー必要量の出し方
　　　　　　　　　　　　415
食事摂取基準　　　　　　417
◎疾病の成り立ち
【糖の代謝異常】
　糖尿病　　　　　　　　421
【脂質の代謝異常】
　脂質異常症（高脂血症）　423

CONTENTS

【蛋白質の代謝異常】
　アミロイドーシス　424
【核酸の代謝異常】
　高尿酸血症　424
【栄養摂取の異常】
　肥満　424
　栄養失調症　426

● **第11章　排泄の機構**

1 排泄器官
　泌尿器系の器官とはたらき　430
　糞便の形成と排泄　431

2 尿の生成
　腎臓の構造　432
　腎臓の機能　435
◎疾病の成り立ち
【腎臓の構造・機能の異常】
　ネフローゼ症候群　439
　急性糸球体腎炎　439
　腎不全　439
【尿性分の凝固】
　腎・尿路結石　440

3 尿量の調節
　腎の自己調節機能　443
　他のホルモン・神経による調節　443

4 排尿
　排尿に関わる器官　448
　尿管の構造と機能　448
　膀胱の構造と機能　449
　尿道の構造と機能　450
　排尿のしくみ　451

5 排便
　直腸と肛門の構造　454
　糞便と腸内細菌　455
　排便のしくみ　455
◎疾病の成り立ち
【肛門の構造の異常】
　痔　457
【排便機能の異常】
　下痢　457
　便秘　458

● **第12章　性と生殖に関する機構と老化**

1 女性の生殖系
　女性生殖器の構造　462
　性周期（卵巣周期と月経周期）　467
　妊娠・分娩・産褥　470
◎疾病の成り立ち
【子宮内膜の異常】
　子宮内膜症　473
【子宮筋層の異常】
　子宮筋腫　473
【着床位置の異常】
　子宮外妊娠　473

2 男性の生殖系
　男性生殖器の構造　477
　精子の形成　479
◎疾病の成り立ち
【男性生殖器の異常】
　停留睾丸（精巣停滞症）　481
　前立腺肥大症　481

3 成長と老化
　成長　484
　老化　486
　老年期における身体機能変化（老化現象）　486

索　引　491

第1章 生命

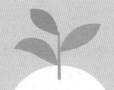

1 人体のつくり ……………… 2
2 細 胞 ……………………… 9
3 エネルギー代謝 …………… 20
4 内部環境の恒常性 ………… 26
5 生体のリズム ……………… 38
6 人体をおおう皮膚と膜 …… 42

1. 人体のつくり

細 胞

細胞 cell は厚さ約 10 nm の細胞膜によって囲まれた生命体である。細菌などのように1個体が1個の細胞でできている生物は単細胞生物とよばれるが，ヒトのように多数の細胞でできている生物は多細胞生物といい，この場合の細胞は個体を構成する単位として位置づけられる。ちなみに，ヒトは約200種類60兆個の細胞で構成される。

ヒトの一生も，その始まりは受精卵とよばれる1個の細胞であり，これが分裂を繰り返すことで身体が形成される。しかも，単に細胞の数が増えるだけではなく，分裂とともにいろいろな種類の細胞への変化（分化）も起こる。発生が進むにつれて，受精卵から筋細胞・神経細胞・骨細胞といった細胞がつくられるのである。この過程で，ある細胞は体表をおおう皮膚をつくり，ある細胞は支柱としてはたらく骨や軟骨の細胞となる。また，他のある細胞は刺激を伝える神経細胞や収縮運動を示す筋細胞へと分化する。

これら身体を構成する細胞を体細胞というのに対して，精子や卵子は生殖細胞（配偶子）とよばれる。生殖細胞は2つが合して受精卵となるため，体細胞の半分しか染色体をもたず，独特の分裂によってつくられる。すなわち，ほとんどの体細胞の分裂では染色体や紡錘糸が出現する有糸分裂が起こり，もとの細胞と同数の染色体をもつ2つの細胞になるが（図1），精子・卵子が形成される過程では，核の染色体の数が半分になる減数分裂が起こる。

このように，人体をつくっている細胞の形態や機能はさまざまだが，その基本構造は共通である。一般的な細胞は直径 10 μm（0.01 mm）ほどで，細胞核と細胞体とからなり，細胞質で満たされた細胞体の中にはいろいろな小器官や顆粒などが含まれている。これらの細胞の役割は，一言でいえば「生命維持」という点で共通しており，そのために必要な物質（酵素などの蛋白質）を合成することにほかならない。つまり，細胞はそれぞれが生命体であると同時に，個体の生命を維持する単位としてはたらいている。

組 織

ヒトの身体の中で，同じような形と機能をもつ細胞が集合したものを組織 tissue という。しかし，組織は細胞だけでできている訳ではなく，その周りは細胞

から分泌された物質で埋められている。これを基質（細胞間質）といい，血液のように液体の基質（血漿）をもつものから，骨のように固体の基質（骨基質）をもつ組織までさまざまである。このため，組織の物理的性質は細胞間質の性状に左右される。

組織は次のような 4 種類の基本型に分類される（図 2）。ヒトの身体器官は，す

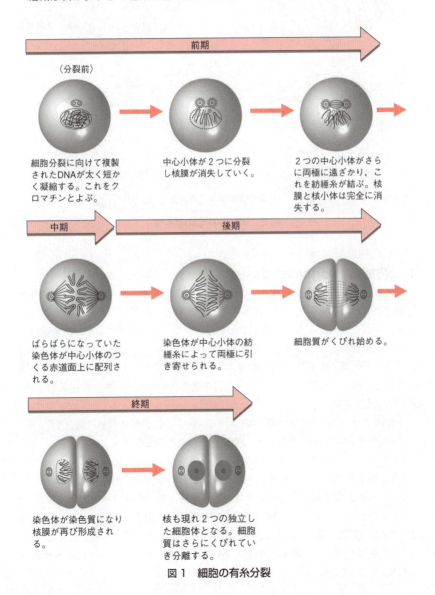

図 1　細胞の有糸分裂

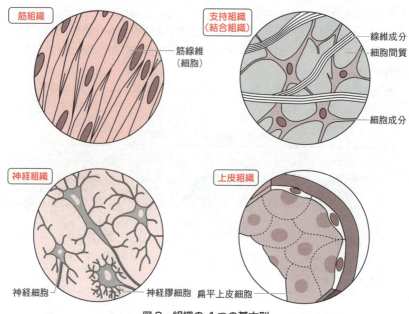

図2 組織の4つの基本型

べてこれらの組織の組合せによってできている。

1. 上皮組織　epithelial tissue

　身体表面や胸腔・腹腔の内面，器官の表面や内面をおおう組織で，皮膚や消化管粘膜およびこれに付随する分泌腺などが含まれる。一般に，上皮組織は基質にとぼしく，上皮細胞どうしが強く結合する。また，上皮組織と深部の結合組織との間には基底膜とよばれる境界構造がみられる。なお，上皮は人体発生学でいうところの外胚葉・中胚葉・内胚葉のいずれからも発生するが，とくに腹膜や胸膜の上皮を中皮（中胚葉由来の上皮），血管内面の上皮を内皮（内胚葉由来の上皮）ということがある。

　上皮は，構成細胞の形状や配列によって次のように分類される（図3）。
　（1）単層扁平上皮：肺胞上皮，腹膜上皮，血管内皮など。
　（2）単層立方上皮：甲状腺の濾胞上皮，尿細管上皮など。
　（3）単層円柱上皮：消化管の粘膜上皮，気管支や卵管の上皮など。
　（4）多列上皮：高さの異なる細胞が並ぶ単層上皮。気管や精管の上皮など。
　（5）移行上皮：伸展性に富む多列上皮様の上皮。膀胱・腎盂・尿管・尿道などの粘膜上皮で，尿路上皮ともいう。最表層の細胞はアンブレラ細胞とよばれる。
　（6）重層扁平上皮：機械的刺激の多い部分にみられる。表皮，口腔〜食道および肛門の上皮など。

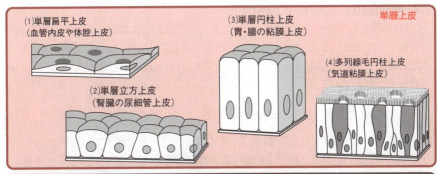

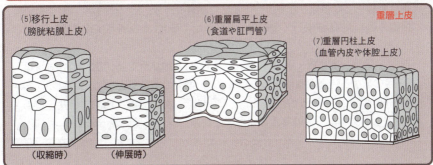

図3 上皮組織の分類

（7）**重層円柱上皮**：眼瞼結膜，尿道の上皮など。

2. 支持組織　supporting tissue（広義の結合組織）

支持組織は身体の支柱あるいは器官や組織の連結にはたらく組織で，発生学的には**中胚葉**に由来する。上皮組織と異なり，細胞間に豊富な基質を含む。**結合組織・骨組織・軟骨組織・血液とリンパ**の4種類に大別され，結合組織はさらに次の4種類が区別される。

（1）**疎性結合組織**：皮下組織など。浮腫などで水が貯留する。
（2）**線維性結合組織**：腱・靱帯・筋膜など。膠原線維が密集する。
（3）**弾性組織**：大動脈壁など。弾性線維に富む。
（4）**細網組織**：リンパ節や骨髄の内部。細網細胞などが特徴的。

3. 筋組織　muscle tissue

筋組織は大きな収縮性を示す筋細胞から構成される。ほとんどの細胞は内部に**アクチン**と**ミオシン**とよばれる収縮性蛋白質を含んでいるが，筋細胞ではこれがとくに発達しており，**カルシウムイオン**によって調節されるしくみを備える。筋組織は形態からは**横紋筋**（骨格筋・心筋）と**平滑筋**とを区別するが，機能面からは**随意筋**（骨格筋）と**不随意筋**（心筋・平滑筋）とに区分される。

4. 神経組織　nervous tissue

　神経組織は，脳・脊髄（中枢神経系）とここに出入りする神経（末梢神経系）を構成する組織である。神経組織には，中枢神経系では神経細胞と神経膠細胞（希突起膠細胞・星状膠細胞・小膠細胞・上衣細胞），末梢神経系では神経細胞とシュワン細胞が含まれる。

●──────────── 器　官 ────────────●

　いくつかの組織が「特定の機能」を目的に集まってできた構造を器官 organ という。例えば，小腸は，内膜（上皮組織＋結合組織）・平滑筋層（筋組織）・外膜（結合組織＋上皮組織）が集まってできた器官であり，それぞれが，消化液分泌（内膜の腺）や蠕動運動（平滑筋層）といった「消化」を目的とする役割をになっている。

　また，心臓・肺・胃・肝臓・脳などといった名称が示すように，器官はそれぞれ一定の形状と特有の機能をもつ。しかし，個々の器官がまったく独立している訳ではなく，他の器官との連携のもとに協同してはたらく。例えば，心臓と血管，胃や腸と肝臓および膵臓などのように，グループとして一連の機能をつかさどる。このような器官のグループを器官系という。

●──────────── 器官系 ────────────●

　人体は次のような器官系 organ system によって構成され，それぞれ特有の機能を営む。

　（1）運動器系：身体の支持と運動にはたらく器官系で，骨格系と筋系とに区分される。
　（2）循環（器）系：脈管系ともいい，血液やリンパの循環経路をなす。
　（3）呼吸器系：酸素の取り込みと二酸化炭素の排泄にはたらく。
　（4）消化器系：食物の摂取（消化・吸収）と排泄にはたらく。
　（5）泌尿器系：血液中の物質濃度の調整にはたらく。
　（6）生殖器系：精子・卵子の形成と個体の繁殖にはたらく。
　（7）内分泌系：ホルモンを分泌して全身に送るシステムである。
　（8）神経系：脳・脊髄およびこれに出入りする神経からなる。
　（9）感覚器系：眼や耳などの特殊なもののほか，温痛覚などを感じとる皮膚も大きな感覚器である。

　細胞，組織，器官，器官系の関係をまとめると図4のようになる。

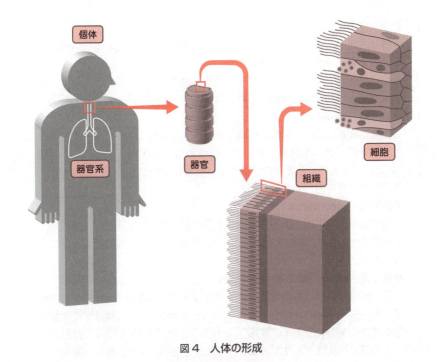

図4 人体の形成

疾病の成り立ち

細胞・組織の障害

◆炎　症　inflammation

　身体に傷害性刺激が加えられたときに起こる組織の局所反応（一種の防御反応）を炎症という。炎症は急性と慢性に分けられるが，急性炎症は臨床的に数日〜4週間で経過し，とくに充血などの循環障害，液体滲出，好中球を主とした白血球浸潤が強く認められる（図5）。体表面から確認することができる急性炎症の徴候として，ローマ時代から発赤・腫脹（血管からの滲出などによる）・発熱（局所の熱感）・疼痛があげられ，Celsus（ケルスス）の4徴といわれてきた。これにGalenos（ガレノス）の提唱した機能障害を含めて炎症の5徴候ともいう。一方，慢性炎症は4週間以上の経過をとり，病理学的には組織の増殖性変化が著しい。

　炎症の原因となる外部刺激（外因）は次の3種類に区分される。

　生物学的因子：病原微生物の侵入によって起こる感染をいう。これに含まれる病原微生物としては，ウイルス，リケッチア，細菌，真菌（かび），

原虫，寄生虫などがある。
　物理的因子：圧迫や摩擦などの機械的刺激に加え，高温あるいは寒冷刺激・紫外線・放射線などが含まれる。
　化学的刺激：化学物質によって起こる刺激で，酸・アルカリのほか，重金属や有機溶剤を含む毒素がこれに含まれる。

◆**萎　縮　atrophy**
　正常に発達していた臓器の体積が，何らかの障害によって小さくなること。正常の状態まで発育できなかった低形成とは区別される。なお，萎縮・変性（傷害された組織中にある種の物質が異常に出現している状態）・壊死をあわせて退行性病変とよぶ。

◆**過形成　hyperplasia**
　構成細胞数の増加によって組織や臓器の容積が増大すること。構成細胞の容積増大で生じる肥大 hypertrophy と区別するため，数的肥大という場合もある。

◆**腫　瘍　tumor（新生物 neoplasm）**
　身体細胞の自律的過剰増殖によって形成される組織塊。自律的とは無秩序・無制限・無目的と同様の意味に用いられるが，腫瘍自体はその栄養を宿主である個体に依存しており，ホルモンなどの体内環境の影響も受ける。腫瘍には良性と悪性がある。さらに悪性腫瘍は上皮組織から発生する癌腫と，非上皮組織から発生する肉腫に分けられる。

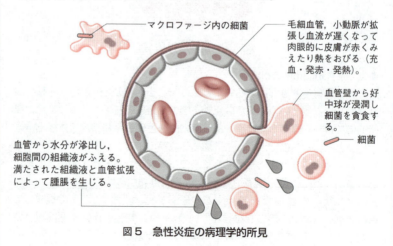

図5　急性炎症の病理学的所見

2. 細 胞

細胞の構造

　一般的には，細胞は細胞膜によって包まれた直径 10 μm ほどの構造で，細胞体と細胞核からなる。細胞質で満たされた細胞体の中には，いろいろな細胞内小器官や顆粒などの構造が含まれる（図6）。これらの細胞の役割は，一言でいえば「生命維持」であり，そのために必要な物質（酵素，蛋白質など）を合成することである。

1. 細胞膜　cell membrane

　細胞を取り囲む厚さ約 10 nm の膜。細胞の内外の物質の出入りを調節することで細胞内環境の維持にはたらく。また，外部刺激を細胞内に伝え，その反応を促す役割ももつ。

　細胞膜は二重のリン脂質から構成されている。リン脂質は親水性（水となじむ）部分と疎水性（水となじまない）部分をもち，細胞膜では親水性部分を外に向けて2列に並んでいる。この疎水性部分があるため，細胞膜は脂溶性物質に比べて水やイオンを通しにくい。

　細胞膜には膜蛋白とよばれる蛋白質が埋まり込んでおり，一部は特定の分子が結合することで機能する受容体（レセプター）としてはたらく。細胞外からきた特定の分子（例えばホルモン）が結合すると，受容体はそのメッセージを細胞内へ伝える。このように，細胞膜は細胞内外の物質輸送や情報伝達にもはたらいている。

2. 細胞質　cytoplasm

　細胞質は原形質とよばれるコロイドからできており，蛋白質・脂質・糖質・水・電解質などを含む。また，細胞質には細胞骨格をなす蛋白質が備わっており，これによって細胞の形が保持され運動が行われる。細胞骨格は数種類のフィラメントから構成されており，筋細胞はその一部が発達してできたものである。

3. 細胞核　cell nucleus

　細胞内にみられる塊状構造で，多くは1個であるが，骨格筋や一部の肝細胞のように2個以上を含むものもある。また，赤血球のように核をもたない細胞もある。

　細胞核は内外2枚の膜（核膜）で包まれており，すき間（核膜腔）は小胞体腔と連絡をもつ。また，核膜には所々に小さな核膜孔がみられ，細胞核～細胞質間

を連絡している。内部は核質で満たされ、染色質（クロマチン）および1〜数個の核小体を含む。染色質は蛋白質とDNA（デオキシリボ核酸）からなる物質で、DNAには次の世代に伝える遺伝情報が納められている。細胞分裂が始まると染色質はコイルのように集まるため、顕微鏡では染色体（クロモゾーム）として観察される。一方、核小体はリボソームの合成に関わる。したがって、蛋白質合成の盛んな細胞ではリボソームが発達しており、核小体も大きい。

● 細胞内小器官の機能

1. 中心小体　centriole

一対をなす中空の円筒構造。細胞核の近くで互いに直交するように位置する。それぞれの円筒構造は長さ約0.3μm、直径は約0.15μmで、中心子とよばれる。中心子の壁は3本1組の微細管9個の配列によって構成される。細胞分裂に際し、染色体を細胞の両端へと引き寄せる役割を示す。

2. ゴルジ装置　Golgi apparatus

扁平な袋と小胞からなる集合体。粗面小胞体で合成された蛋白質に糖を加えるなど、分泌物の形成にはたらく。リボソームで合成された蛋白質は小胞体に入り、輸送小胞となってゴルジ装置へと送られる。ゴルジ装置で加工された蛋白質は、袋状の分泌小胞となって分離したのち細胞外へ放出される。

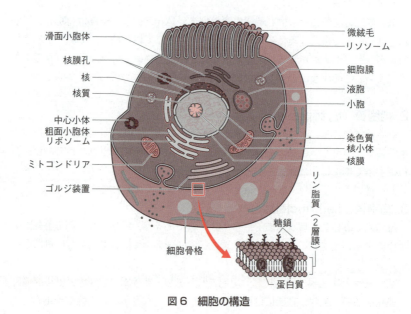

図6　細胞の構造

3. リソーム lysosome

細胞内の廃物処理にはたらく小器官。内部に加水分解酵素を含むので水解小体ともいう。異物を取りこんで処理する食細胞でとくに発達し，異物を取りこんだ袋はリソームの膜と融合し，なかの酵素が異物にはたらいて分解・消化する。

4. 小胞体 endoplasmic reticulum

細胞体の中に迷路のように広がる袋状構造で，核膜とも連絡をもつ。リボソームが付着する粗面小胞体（rER）と，平滑な袋状構造を示す滑面小胞体（sER）がある。粗面小胞体は付着リボソームによって合成された蛋白質を受け，その輸送にあずかる。一方の滑面小胞体は，膜の酵素によって脂質合成にあずかる。

5. リボソーム ribosome

直径約 20 nm の顆粒構造。DNA から mRNA（メッセンジャー RNA）にコピーされた遺伝情報にしたがい，アミノ酸をつなげて蛋白質合成を行う場である。小胞体の表面につく付着リボソームのほか，細胞質内に散在する自由リボソームもあり，自由リボソームからは細胞質内に出る蛋白質が，付着リボソームからは膜に包まれて輸送される蛋白質が分泌される。

6. ミトコンドリア mitochondria

内外 2 重の膜で囲まれた，長さ 0.5〜1 μm の球ないし楕円体構造。内膜は数多くのヒダ（クリスタ）を形成し，内表面積を増やしている。ミトコンドリアでは，呼吸によって得た酸素を用いて糖や脂肪酸を分解，アデノシン三リン酸（ATP）とよばれる細胞エネルギーをつくり出している。この反応は細胞呼吸（酸化的リン酸化）ともいわれ，ミトコンドリアの内膜にはこの反応のための酵素がある。すなわち，ミトコンドリアは細胞エネルギー産生にはたらくため，とくにエネルギーを必要とする心筋細胞や肝細胞などに豊富に含まれる。青酸化合物は，ミトコンドリアの細胞呼吸を停止させる毒物である。

ミトコンドリアは母親（卵子）から受け継がれる。これは卵子が豊富なミトコンドリアをもつのに対し，精子はほとんどこれをもたないためである。ミトコンドリアは独自の DNA を有しており，卵子からのみ受け継がれるため，母系遺伝の解析に用いられる。

染色体と遺伝子

細胞核の中にはある色素で染まりやすい染色質 chromatin が含まれている。染色質は細胞分裂のときに圧縮されて見えやすくなり，染色体 chromosome とよばれるが，ふだんは明らかな形を示さない。染色体となった状態で観察すると，ヒトの体細胞の核には 23 対 46 個の染色体が含まれており，それぞれ同じ遺伝情報をもつ 2 つの染色分体 chromatid がセントロメアとよばれる構造で結合した形をとる。染色体のうち 22 対 44 個が常染色体，残り 1 組 2 個が性染色体であ

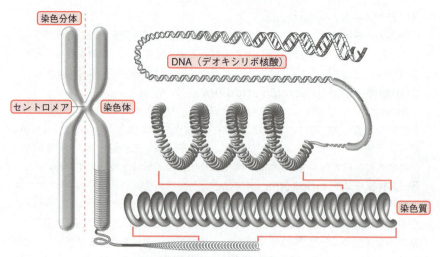

図7　染色体とDNA 2重らせん

る。対をなすのは、精子と卵子とから1セットずつ染色体をもらっているためである。

　1個の体細胞に含まれる染色質の中には、ヒトが一生涯必要とするすべての遺伝子（遺伝情報）が2セット備わっており、この遺伝子のセットのことをゲノムという。染色質（染色体）をほぐしていくと、最終的にはDNA（デオキシリボ核酸）のヒモにまでほぐすことができる（図7）。DNAは糖（デオキシリボース）・リン酸・4種類の塩基が鎖状に連結してできるポリペプチドからなり、ふつう2本が対になりねじれたハシゴのような二重らせん構造をとる。1個の細胞に含まれるDNA(2セット)をつなぎ合わせると、その長さは2 mに達する。つまり、1セット分のDNAは長さ1 mであり、ここに含まれる遺伝情報はゲノムとよばれる。

　ところで、DNAと遺伝子は同じものではない。遺伝子とは「細胞が蛋白質を合成する際、そのアミノ酸配列を指定するDNA」である。細胞核に含まれるDNAには多くの遺伝子が含まれるが、遺伝子ではない部分も存在する。すなわち、遺伝子はDNAの中の一部であり、DNAの大半は遺伝子としてのはたらきをもたない「すき間」の部分（スペーサーという）である。また、DNAには遺伝子のはたらきを促進・抑制する部位（プロモーターとかリプレッサーなどとよばれる）もあり、遺伝子発現の調節機構としてはたらいている。

● DNAとRNA

　DNAもRNAも核酸とよばれる物質で、塩基・糖・リン酸が鎖状に結合してできている。1つ1つの塩基・糖の部分はヌクレオシド、塩基・糖・リン酸の部分

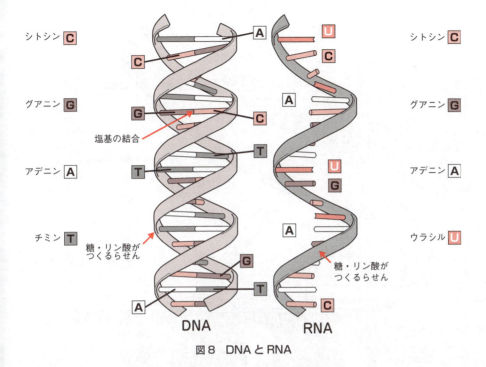

図8　DNAとRNA

はヌクレオチドといい，ヌクレオチドが100個以上連なったものをポリヌクレオチド（多くのヌクレオチドが連結したもの）という。すなわち，核酸はポリヌクレオチドである。

　DNA（デオキシリボ核酸）は，デオキシリボースという糖とリン酸そして4種類の塩基（アデニン・グアニン・シトシン・チミン）から構成され，2本のポリヌクレオチドが逆向きに平行して連結する「はしご状の二重らせん」の形をとる（注：ミトコンドリアDNAは環状を示す）。2本鎖であるのは，分裂する際に片方を残し，もう片方をそのまま受け継がせることで，同じ情報をもった細胞をつくるためである。

　RNA（リボ核酸）は，リボースという糖とリン酸そして4種類の塩基（アデニン・グアニン・シトシン・ウラシル）から構成され，DNAの1本の鎖を鋳型にしてつくられる（転写という）。塩基はDNAとほぼ同じだが，チミンがウラシルになっている点が異なる。RNAは生体内でタンパク質合成を行う際に必要なリボソームの活性中心部位を構成している。

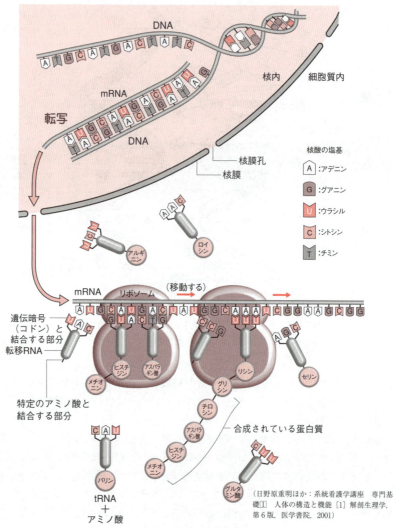

図9 蛋白質合成の過程

遺伝情報の伝達と蛋白質合成

1個の体細胞にはすべての遺伝情報（遺伝子）が備わっているが，遺伝情報すべてがその細胞ではたらく訳ではない。例えば，肝細胞だけでつくられる酵素Aがあるとき，この酵素Aをつくる遺伝子はすべての細胞に備わっているが，肝細

胞以外では発現しない。つまり，その細胞で必要な遺伝子だけが発現するしくみとなっている。言いかえれば，細胞核に含まれるDNAの中から発現すべき部分がコピーされ，蛋白質（酵素も含む）の合成が始まるのである。

蛋白質合成の過程は，大まかにいえば，遺伝情報のコピー（転写）と，遺伝情報すなわち塩基配列からアミノ酸配列への読みかえ（翻訳）の2段階で行われる（図9）。

1. 転　写　transcription

細胞における蛋白質合成は，遺伝情報の必要部分をコピーすることに始まる。これを転写といい，核のDNAから発現すべき遺伝子部分を鋳型にして，対応するRNA（リボ核酸）を合成する過程を指す。大まかにいうと，DNAの塩基配列をmRNAに写しとることである。すなわち，まずはじめに発現すべき遺伝子部分（DNA）の二重らせんがほどけ，1本鎖となる。次に，このDNA鎖のもつ塩基（A・T・G・C）に，RNAをつくる塩基（U・A・C・G）が対応して並ぶことで，DNAの塩基配列をコピーしたmRNAが合成される。〔注意：DNAの塩基とmRNAの塩基の組み合せは次の4つ（A⇔U, T⇔A, G⇔C, C⇔G）である〕ここまでの過程は細胞核内で行われ，こうして合成されたRNAを伝令RNAあるいはメッセンジャーRNA（mRNA）という。mRNAは核膜孔から細胞質に出て小胞体上のリボソームまで移動する。〔A：アデニン，G：グアニン，C：シトシン，T：チミン，U：ウラシル〕

2. 翻　訳　translation

蛋白質の合成は，mRNAにコピーされた遺伝情報にしたがってリボソームで行われる。この過程を翻訳という。リボソームに入ったmRNAは，細胞質内にあるtRNA（転移RNA：トランスファーRNA）の助けを得て蛋白質を合成する。mRNAの塩基配列は，3つずつが1組となって遺伝暗号（コドン）をつくっており，各コドンに対応するtRNAおよびこれに結合するアミノ酸が決まっている。これに対応するtRNAは独特なかたちの物質で，mRNA上の遺伝暗号（コドン）と結合する部分と，その暗号が指定するアミノ酸と連結する部分とを備えており，アミノ酸とmRNAの仲介にはたらく。tRNAは指定されたアミノ酸をmRNAのもとに運び，mRNAのコドンに順に結びつくことでアミノ酸を順序通りに並べ，蛋白質を合成するのである。

生命

疾病の成り立ち

染色体の数の異常

◆ダウン症候群　Down's syndrome
　多くは21番染色体が3本みられるタイプ（trisomy21）の染色体異常。特徴的顔貌・手の猿線・心奇形・精神発達遅滞などを生じる。一部に過剰染色体が他の染色体に転座しているタイプもある。

◆クラインフェルター症候群　Klinefelter's syndrome
　性染色体の過剰によって起こる異常の1つ。一般にはXXYのタイプが多く，外観上は男性であるが，精巣萎縮・不妊・女性化乳房・尿中FSH高値などを呈する。

◆ターナー症候群　Turner's syndrome
　性染色体が1本しかないタイプ（monosomy）の染色体異常。X染色体が1本だけみられる例が多い。生殖器は女性型であるが著しい発育不全を示し，卵巣欠如・骨格変形・LHおよびFSH高値などを呈する。

染色体の構造の異常

◆猫鳴き症候群　cat cry syndrome
　片方の5番染色体の短腕に部分欠損が生じたもの。5番染色体の部分monosomyととらえることもできる。子猫のような泣き声を出し，精神発育遅滞・小頭・心奇形などが起こる。

既出問題チェック 細胞

> ☐ タンパク合成が行われる細胞内小器官はどれか。104-A77
> 1 核
> 2 リボソーム
> 3 リソソーム
> 4 ミトコンドリア
> 5 Golgi〈ゴルジ〉装置

● 解答・解説
1 ×核には遺伝情報であるDNA（デオキシリボ核酸）が入っている。
2 ○リボソームでは，核からの遺伝情報をもとに，タンパク質を合成する。
3 ×リソソームは加水分解酵素を含んでおり，不要になった細胞内の老廃物などを分解する。
4 ×ミトコンドリアでは，細胞内の活動エネルギー源であるATP（アデノシン三リン酸）が産生される。
5 ×ゴルジ装置はタンパク質や脂質を小胞体から受け取り，糖などを付加して細胞の各領域に分配できるようにする。

> ☐ 細胞内におけるエネルギー産生や呼吸に関与する細胞内小器官はどれか。102-A76
> 1 ミトコンドリア
> 2 リボソーム
> 3 ゴルジ体
> 4 小胞体
> 5 核

● 解答・解説
1 ○ミトコンドリアは，細胞内小器官の1つで，細胞内呼吸やエネルギー産生をつかさどる。筋細胞や肝細胞といった，エネルギーを大量に必要とする細胞内に，とくに多く存在している。
2 ×リボソームは，アミノ酸から蛋白質を合成する細胞小器官で，小胞体表面に結合して粗面小胞体をつくる膜結合型リボソームと，細胞質内に遊離している遊離型リボソームがある。

3 × ゴルジ体は，ゴルジ装置ともいう細胞内小器官で，蛋白質や脂質を小胞体から受け取り，糖などを付加したうえで細胞の各領域に分配する機能がある。
4 × 小胞体は，膜に包まれた扁平な袋状の細胞内小器官で，表面にリボソームが付着した粗面小胞体と，付着していない滑面小胞体がある。粗面小胞体は蛋白質合成の場で，滑面小胞体は脂質代謝，糖代謝，イオンの輸送や分泌など，多くの機能をもっている。
5 × 核は，細胞内で核膜につつまれており，内部に遺伝情報であるDNAが存在する。

◻ ヒトの精子細胞における染色体の数はどれか。102-P27
1 22本
2 23本
3 44本
4 46本

● 解答・解説
1 ×
2 ○
3 ×
4 ×

ヒトの体細胞には23対46本の染色体が含まれており，そのうち22対44本を常染色体，残りの1組2本を性染色体という。染色体が対をなす（ディプロイドという）のは精子と卵子から1セットずつ染色体をもらっているためで，つまり精子や卵子は体細胞の半数の染色体を備えている（ハプロイドという）計算であり，常染色体22本と性染色体1本（X染色体またはY染色体）の計23本の染色体をもつ。

◻ ヒト免疫不全ウイルス〈HIV〉が感染する細胞はどれか。102-P77
1 好中球
2 形質細胞
3 Bリンパ球
4 ヘルパー〈CD4陽性〉Tリンパ球
5 細胞傷害性〈CD8陽性〉Tリンパ球

● 解答・解説
1 ×
2 ×
3 ×
4 ○
5 ×

CD4陽性Tリンパ球に受容体を介し吸着後，細胞内に侵入し破壊する。したがって，本細胞の数は免疫学的指標として非常に大切である。その他の選択肢の細胞には感染しない。

一問一答（○，×を答えよ）

1. RNA は一般に二重らせん構造である。 90-A1
2. DNA は 1 本のポリヌクレオチド鎖である。 88-A8，91-A1，100-P29，103-P27
3. RNA は細胞核内と細胞質の双方にある。 87-A9
4. DNA には遺伝子の発現を調節する部分がある。 91-A1，100-P29
5. 細胞は器官によって異なる遺伝情報をもつ。 95-P1
6. 動物と植物の DNA は異なる塩基をもつ。 95-P1
7. 細胞分裂の際に RNA が複製される。 90-A1，103-P27
8. 伝令 RNA（mRNA）の合成はリボソームで行われる。 90-A1，100-P29
9. 3 個のヌクレオチドの組合せによって 1 個のアミノ酸が決定される。 88-A8，95-P1
10. リボソームでポリペプチドが合成される。 88-A8
11. 蛋白質を鋳型にして DNA 配列が決定される。 88-A8
12. DNA の遺伝子情報から mRNA がつくられることを翻訳という。 87-A9，91-A1，103-P27
13. RNA の塩基配列に基づきアミノ酸がつながることを転写という。 91-A1，100-P29，103-P27

● 解答・解説

1. ×ヒトの DNA は二重らせん構造であるが，RNA は一本鎖である。
2. ×DNA は 1 対のポリヌクレオチドがつくる二重らせん構造である。
3. ○伝令 RNA（mRNA）は核から遺伝情報のコピーをもって細胞質に移動し，細胞質の転移 RNA（tRNA）の助けで蛋白質合成を行う。
4. ○DNA には遺伝子部分・遺伝子発現を調節する部分・遺伝子のはたらきをもたない部分などがある。
5. ×同一個体をつくっている体細胞がもつ遺伝情報はすべて同じである。
6. ×動物でも植物でも，DNA を構成する塩基はアデニン（A），チミン（T），グアニン（G），シトシン（C）の 4 種類である。
7. ×細胞分裂の際には DNA が複製され，DNA のもつ遺伝情報はすべて新しい細胞に伝えられる。
8. ×伝令 RNA（mRNA）の合成は，DNA の情報をもとに細胞核の中で行われる。これを転写という。
9. ○DNA 中の 3 つの塩基配列(コドン，トリプレット)によって 1 個のアミノ酸が決まる。
10. ○mRNA に転写された遺伝情報にしたがい，リボソームでは，tRNA が運んできたアミノ酸からポリペプチド（蛋白質）が合成される。
11. ×DNA の塩基配列を鋳型にして蛋白質が合成される。
12. ×DNA の遺伝情報から mRNA をつくる過程を転写，mRNA によってアミノ酸をつなぐ過程（蛋白質合成）を翻訳という。
13. ×転移 RNA（tRNA）はアミノ酸をリボソームに運び，mRNA の塩基配列にしたがってペプチド結合させる。この過程が翻訳である。

3. エネルギー代謝

代 謝

　生体内では常に化学反応が起こっている。例えば，細胞は外部から材料を取り入れ，化学反応によって身体を構成するさまざまな物質をつくっている。これは古くなった生体物質を新しいものに取りかえる反応である。また，細胞は炭水化物や脂肪酸を酸素を用いて分解することでエネルギーを得ている。これは，補給された栄養素を活動エネルギー（運動エネルギーや熱）に変換する反応である。このように，生物が生命維持に必要な物質を取り入れ，利用・処理する過程で起こる化学反応のことを代謝 metabolism という。

　代謝過程において，取りこまれた物質は分解されてエネルギーに変換（異化）されるか，あるいは新しい生体物質の合成（同化）に用いられる。実際には，生体内で1つの反応だけが起こるということはないので，合成（同化）と分解（異化）を明確に区別することはできない。しかし，エネルギーの収支という点からみれば，同化と異化は相対する反応であり，生体では両者がバランスをとって進行している。これをエネルギー代謝といい，活動しているときには異化が同化を上回り，発育や補修の際には同化が異化を上回る訳である。

同化作用と異化作用

　大まかにいうと，代謝は同化 anabolism と異化 catabolism という2つの反応に分けられる。同化は生合成ともいわれ，細胞に取りこまれた栄養素から新しい生体物質を合成してエネルギーを貯蔵する過程をいう。言いかえれば，低分子物質から脂肪や蛋白質などの高分子をつくる反応が同化である。

　これに対し，体内の物質を分解してエネルギーを消費する過程を異化という。すなわち，取りこまれた栄養分子（炭水化物・脂肪・蛋白質）を水や CO_2，NH_3 などに分解する反応を意味し，同時にエネルギーや熱を発生する（図10）。生体は，異化によって発生したエネルギーを消費することで細胞活動や体温保持を行うのである。

代謝に必要な酵素

　生体内における一連の化学反応（代謝）は，同化にしても異化にしても，かなり速やかに起こる。これは，酵素 enzyme とよばれる物質のはたらきによるもの

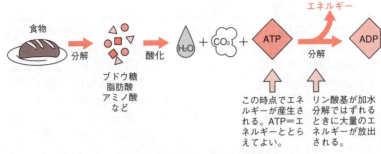

図10 エネルギー利用のプロセス

である。酵素とは「蛋白質」あるいは「蛋白質に何かが結合した物質」からなり，ごく微量で化学反応を促進あるいは抑制するはたらきを示す。また，1種類の化学反応に対して1種類の酵素がはたらくため，生体内で起こる無数の化学反応に対し，酵素もその数だけ存在することになる。

酵素は，はたらく化学反応により，酸化還元酵素・転移酵素・加水分解酵素などに分けられる。

エネルギー代謝

生物が生命活動を営むためには，外界から食物（栄養素）を補給する必要がある。これは，身体を構成する生体物質を補充したり，自らの活動エネルギーを得るためである。また，そのエネルギーにしても，生体は食物のエネルギーを変換して活動に用いたり，あるいは将来の備蓄として細胞内に貯蔵したりする。例えば，私たちは炭水化物や脂肪などの高エネルギー物質を摂取する。その一部はグリコーゲンや脂肪などのかたちで貯蓄されるが，ほかは機械エネルギー（筋収縮や腺分泌など）や電気エネルギー（神経の興奮）あるいは熱エネルギー（体温）に変換して消費している。このように，生体に取り入れたエネルギーが利用される過程をエネルギー代謝 energy metabolism といい，覚醒時の絶対安静状態における基礎代謝，活動状態における労働代謝，食物摂取時に起こる特異動的作用に区分される。

1. 基礎代謝　basal metabolism（表1）

生命維持に必要な最小限の活動（心臓拍動・呼吸・尿生成・体温保持など）に用いられるエネルギー量を基礎代謝という。具体的には前日の夕食から12時間以上経過し，翌日の朝食をとらずに覚醒して仰臥している状態（安静状態）で消費されるエネルギー量として求められる。基礎代謝量は年齢・性別・体格（体表面積）・季節・ホルモン・体温・月経などによって異なるが，日本人の平均では，

表1　性・年齢階層別基礎代謝量

男　性（kcal/kg/日）	年齢（歳）	女　性（kcal/kg/日）
710	1～2	660
890	3～5	850
980	6～7	920
1,120	8～9	1,040
1,330	10～11	1,200
1,490	12～14	1,360
1,580	15～17	1,280
1,510	18～29	1,120
1,530	30～49	1,150
1,400	50～69	1,110
1,280	70以上	1,010

成人男子で1,400 kcal/日，成人女子で1,100 kcal/日ほどである。

2. 労働代謝

　労働やスポーツをすることにより，エネルギー消費は亢進する（労働代謝）。このような労働による代謝の亢進量は基礎代謝量に対する比率として表され，エネルギー代謝率 relative metabolic ratio（RMR）とよばれる。この値は，個人の体格には関係なく，労働の種類によって異なる。ちなみに基礎代謝を1とすると，読書で0.1，入浴で0.7，炊事・洗濯は1.5ほどである。

3. 特異動的作用　specific dynamic action（SDA）

　食物を摂取したとき，その食物がもつ熱量以上に熱量を発生する現象を特異動的作用という。その値は栄養素の種類によって異なり，蛋白質で30％，糖質で約6％，脂質で約4％といわれる。日本人の場合は糖質を主食とするため，特異動的作用は約10％といわれる。

疾病の成り立ち

代謝に必要な酵素の異常

◆アミノ酸代謝異常症

　アミノ酸代謝に関わる酵素の先天性欠損などによって生じる遺伝性疾患。先天性代謝異常症のうちもっとも多くの種類が報告されており，多くは尿中のアミノ酸排泄の増加，けいれん，嘔吐，知能障害などをきたす。生後早期から欠損酵素の基質となるアミノ酸摂取を制限することで治療が可能な場合があるため，スクリーニングが行われている。代表的なアミノ酸代謝異常症として次のようなものがある。

　（1）フェニルケトン尿症　phenylketonuria：

　フェニルアラニン（Phe）をチロシンに転換するフェニルアラニン水酸化酵素の欠損で，体内にPheが蓄積する疾患。常染色体劣性遺伝。Phe蓄積による中枢神経障害のほか，メラニンの前駆物質であるチロシン欠乏によるメラニン合成低下などを起こす。この結果，知能障害や皮膚のメラニン減少などを生じるが，早期の低フェニルアラニン食開始で知能障害の発症を防止することができる。

　（2）メープルシロップ尿症　maple syrup urine disease：

　尿や汗がメープルシロップ様の匂いをもつことから命名されたアミノ酸代謝異常症。常染色体劣性遺伝。αケト酸脱炭酸酵素の先天性異常により，ロイシン，イソロイシン，バリンおよびそのケト酸が増大することで起こる。生後1～2週頃より哺乳困難，無呼吸，けいれんなどで発症，精神身体発育障害を生じる。

　（3）ホモシスチン尿症　homocystinuria：

　メチオニンの代謝産物であるホモシステインをシスタチオニンに転換するシスタチオニン合成酵素の欠損症。常染色体劣性遺伝。知能障害のほか，骨格変形や水晶体異常，血栓症などを生じる。新生児のスクリーニングで高メチオニン血症として発見される。

◆先天性糖代謝異常症

　（1）糖原病　glycogen storage disease：

　グリコーゲン（糖原）の合成や分解に関する酵素の先天性欠損により，組織にグリコーゲンの異常な蓄積を起こす疾患。グリコーゲン代謝はおもに肝臓と骨格筋で行われるため，肝臓と骨格筋が侵されることが多い。ふつう，欠損している酵素の種類によって8型に分類される。代表的なものにフォン・ギールケ病（Ⅰ型），ポンペ病（Ⅱ型），コリ病（Ⅲ型），垂井病（Ⅶ型）などがある。

（2）ガラクトース血症　galactosemia：
　血液や尿中のガラクトース増加をきたす常染色体劣性遺伝疾患で，ガラクトースからグルコースへの代謝過程にはたらく酵素の欠損によって起こる。ガラクトース-1-リン酸からグルコース-1-リン酸への転換酵素や，ガラクトースをガラクトース-1-リン酸にする酵素（ガラクトキナーゼ）の欠損によるものが代表的である。前者では，肝障害・腎障害・白内障，後者では白内障がおもな症状として現れる。なかでも白内障は，ガラクチトールという糖アルコールの蓄積によって水晶体に混濁・膨潤を生じたもので，ガラクトース白内障とよばれる。

既出問題チェック エネルギー代謝

一問一答（〇，×を答えよ）

☐ **1** 基礎代謝とは生存のための最低の代謝で安静睡眠時の代謝をいう。80-A19

☐ **2** 基礎代謝量に影響を及ぼすものとしては，体格，年齢，体温，季節，月経，ホルモンなどがある。69-P15

☐ **3** 基礎代謝は単位体表面積（m²）当たりでは年齢に関係なく一定である。68-P19

☐ **4** 食事摂取に伴う消費エネルギーの増加を食物の特異動的作用という。80-A19

☐ **5** ヒトが一定時間に消費するエネルギーは，その時間に消費する酸素の量に比例する。80-A19

☐ **6** 成長期にある幼児，青少年，妊婦においては，窒素平衡は負に傾いている。69-P15

☐ **7** 呼吸比（商）とは消費酸素量に対する発生炭酸ガス量の比である。80-A19

● 解答・解説

1 ×安静横臥時の生命維持に必要な最小限エネルギー量を基礎代謝量という（睡眠時はさらに下がる）。

2 〇基礎代謝量は年齢・体格（体表面積）・体温・季節・ホルモン・月経などによって変動する。

3 ×基礎代謝は年齢や体格によって影響される。

4 〇食事摂取により，その食物の熱量以上に消費エネルギーが増加する現象を特異動的作用（代謝）という。

5 〇エネルギーは酸素を使って産生されるため，エネルギーを消費するほど酸素が必要となる。

6 ×成長ホルモンは，アミノ酸の細胞内取り込みを促進して蛋白同化を行うので，窒素平衡（窒素摂取量－排泄量）は正に傾く。

7 〇呼吸商（RQ）は，一定時間におけるCO_2排泄量／O_2消費量によって求められる（**第9章**参照）。

4. 内部環境の恒常性

── 体　液 ──

1. 体液の区分と体内分布

　ヒトの組織は，たくさんの物質が溶け込んだ海の中に浸った状態にある。この海をつくっている水を体液 body fluid といい，成人では身体の約 60％ が体液によって占められている。一般に，体液は細胞内液 intracellular fluid；ICF と細胞外液 extracellular fluid；ECF とに大別され，さらに細胞外液は管腔内の体液（血漿・リンパ・脳脊髄液など）と，細胞間隙にある間質液（組織液）とに区分される（図11）。

　体液量は年齢によって違い，胎児では体重の約 90％，新生児では 75〜80％，成人では 60％ で，老人では 50％ まで下がる。また，その分布をみると，新生児では細胞内液と細胞外液の比率はほぼ 1：1 であるが，加齢とともに細胞外液の

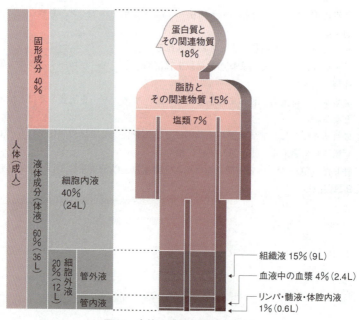

図11　人体の成分と体液（成人）

割合が低下し，成人では細胞内液は体重の約40%，細胞外液は約20%（間質液≒15%；血漿≒5%）となる。

2. 体液の出納

ヒトが摂取する水分の量は1日約 2.6 L で，その大部分（約 2.2 L）は食物や飲料水によって消化管から取り入れられ，残りは体内の代謝過程で生成される（代謝水≒0.4 L）。一方，水分は尿（約1.5 L）や糞便（0.1 L）のほか，皮膚や粘膜および呼吸による不感蒸泄（1.0 L）によって絶えず排泄されている。通常の場合，水分の摂取量と排泄量は等しく，これによって体液の出納バランスは保たれている。

摂取された水分は，小腸と大腸で吸収されて血液（血漿）に入る。血液中の水分は，全身を循環する間に毛細血管から組織間隙に入って間質液（組織液）に加わり，さらに細胞内へと移動する。一方で，間質液の一部は毛細血管から再び血液に回収され，水分は尿や不感蒸泄のかたちで排泄される（図12）。

3. 体液の移動原理

血液〜組織液の水分移動はおもに毛細血管で起こり，これには浸透圧や血圧が関係している(スターリングの原理)。血液では組織液よりも蛋白質が多いので，血液の浸透圧は組織液より約 25 mmHg 高く，これが水分を血管内へ引き込む力となる。これに対し，血圧は血管から水分を押し出す力としてはたらき，毛細血

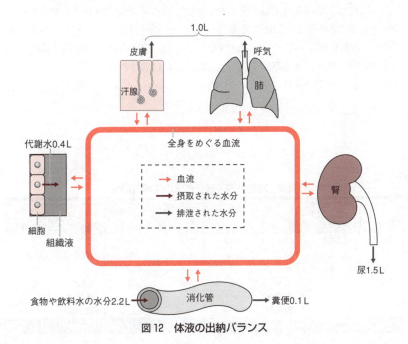

図12 体液の出納バランス

内部環境の恒常性

管の動脈側で約30 mmHg，静脈側では約15 mmHgとされる。
　この結果，毛細血管の動脈側では血圧は浸透圧より約5 mmHg高く，これによってO_2は血液→組織液→細胞へと供給される。一方，毛細血管の静脈側では浸透圧が血圧を約10 mmHg上回るため，水分は血管内に引き込まれ，CO_2などが組織液から血管へ運ばれる。

体液の電解質

　体液にはさまざまな物質が溶けているが，その組成は細胞内液と外液で大きく異なる。溶けている物質には電解質と非電解質があるが，体液中の物質の多くはイオンとなる電解質であり，糖や蛋白質の分解産物（尿素など）といった非電解質は少ない。これらの物質が溶けることで，体液の浸透圧は0.9％食塩水（生理食塩水）とほぼ等しくなる。

● 体液のイオン組成

　細胞外液では，陽イオンの大半はナトリウムイオン（Na^+）であり，陰イオンの多くは塩素イオン（Cl^-），次いで炭酸水素イオン（HCO_3^-）である。この他にも，陽イオンとしてカリウム（K^+）やカルシウム（Ca^{2+}）およびマグネシウム（Mg^{2+}），陰イオンとしてリン酸イオン（HPO_4^{2-}）や硫酸イオン（SO_4^{2-}），有機酸（乳酸など）および蛋白質などが含まれるが，その量はきわめて少ない。

　これに対して細胞内液では，陽イオンとしてはK^+，次いでMg^{2+}を多く含み，Na^+やCa^{2+}は細胞外液に比べて著しく少ない。陰イオンではHPO_4^{2-}や蛋白質が多く，細胞外液にみられるCl^-はほとんどみられない（表2）。細胞内の電解質組成は生命活動を支える基礎であり，一定に保たれなければならない。このため，細胞膜に備わっているNa-Kポンプや種々のチャンネルによって維持されている。

表2　細胞外液・細胞内液の電解質組成

細胞外液				細胞内液			
陽イオン（mEq/L）		陰イオン（mEq/L）		陽イオン（mEq/L）		陰イオン（mEq/L）	
Na^+	142	Cl^-	103	Na^+	10	Cl^-	4
K^+	5	HCO_3^-	24	K^+	140	HCO_3^-	10
Ca^{2+}	5	HPO_4^{2-}	2	Ca^{2+}	微量	HPO_4^{2-}	75
Mg^{2+}	3	SO_4^{2-}	1	Mg^{2+}	35	SO_4^{2-}	2
		有機酸	10			有機酸 蛋白質	94
		蛋白質	15				
計	155 mEq/L		155 mEq/L		185 mEq/L		185 mEq/L

体液の酸塩基平衡

通常,体液のpHは約7.4に保たれている。生体における化学反応は一定のpHや温度のもとで起こり,その環境の保持が生命維持のうえで最優先とされるからである。このように,体内の環境を一定に保持しようとするしくみを恒常性(ホメオスターシス)という。

1. 体液のpH

溶液の酸性度やアルカリ度はpHで示され,中性を示す7.0を中心に,それより値が小さければ酸性,大きければアルカリ性という。つまり,体液のpHは約7.4であるから弱アルカリ性である。

ところで,体液のpHはその電解質組成によって変動するが,炭酸水素イオン(HCO_3^-)と炭酸(H_2CO_3)による影響がとくに大きい。体液は二酸化炭素(CO_2)が溶けた炭酸水(H_2CO_3)の状態にあり,Naと一緒に炭酸水素ナトリウム($NaHCO_3 \leftrightarrows Na^+ + HCO_3^-$)をつくっている。このように,$H_2CO_3$と$NaHCO_3$($HCO_3^-$)のような弱酸とその共役塩基が同居している溶液は緩衝液(この例は重炭酸・炭酸緩衝液である)とよばれ,その状態は[$CO_2 + H_2O \leftrightarrows H_2CO_3 \leftrightarrows H^+ + HCO_3^-$]と表される。ここに酸やアルカリが多少混じってもpHの変動が起こりにくい性質をもつ。体液のpHが一定に保たれるのは,このような緩衝系がはたらいているためである。

これを示す式としてヘンダーソン・ハッセルバルヒの式がある。すなわち,

体液のpH = $6.1 + \log [HCO_3^-]/[H_2CO_3]$

とされ,[HCO_3^-]と[H_2CO_3]の割合がこれを決める因子であることを示している。なお,体液のpHを左右する因子としては,他にリン酸イオン(HPO_4^{2-})や硫酸イオン(SO_4^{2-})がある。

2. 体液pHの調節機構

[$CO_2 + H_2O \leftrightarrows H_2CO_3 \leftrightarrows H^+ + HCO_3^-$]

この反応式は体液の状態を表しており,酸性の炭酸(H_2CO_3)とアルカリ性の重炭酸イオン(HCO_3^-)が平衡状態で共存する「緩衝液」であることを示す。このため,多少の酸やアルカリが混じってもpHが変動しにくい性質をもつ。この平衡状態は呼吸や腎臓などの排泄機構によって調節されている。

(1) 体液pHの呼吸性調節

組織でCO_2が生じると上の反応は右に進み,血中で$H^+ + HCO_3^-$となるためH^+により血液pHは低下する。これに反応して呼吸促進が起こると,肺からのCO_2排出が増加するため反応は左に進み,H^+が減少することにより血液pHは上昇する。

（2）体液pHの代謝性調節

嘔吐などで胃からH$^+$が失われるとpHは上昇するが、これを代償するために呼吸抑制が起こり、上の反応を右に進める。一方、下痢などでHCO$_3^-$が失われてpHが低下すると、過剰なH$^+$を処理するために呼吸促進が起こる。

3. アシドーシスとアルカローシス

正常では体液のpHが大きく変わることはないが、ときに正常範囲からはずれることもある。何らかの原因により、体液のpHが酸性に傾いたもの(pH≦7.35)をアシドーシス、アルカリ性に傾いたもの（pH≧7.45）をアルカローシスという。これらの異常は体液のpHを変えるだけでなく、細胞機能にも影響してさまざまな症状を引き起こす。

細胞は内呼吸によって酸性物質を生じる。この酸性物質は血液中に送り込まれ、そのうち二酸化炭素（CO_2）は肺、その他は腎臓から排泄されることで体液pHは調節されている。すなわち、呼吸や腎機能は体液の恒常性に密接な関係をもっている。例えば、肺機能障害によってCO_2排出が低下すると、過剰なCO_2による体液の酸性化（呼吸性アシドーシス）が起こり、反対に過呼吸ではCO_2の不足による体液のアルカリ性化（呼吸性アルカローシス）が起こる。また、糖尿病や腎不全によりHPO_4^{2-}やSO_4^{2-}が増加したり、下痢などによる重炭酸イオン（HCO_3^-）喪失が起こると体液は酸性に傾き（代謝性アシドーシス）、激しい嘔吐などで胃酸が失われると体液はアルカリ性に傾く（代謝性アルカローシス）。

体温の産生と調節

1. 体温と体熱

生命活動のもとである化学反応には至適温度（もっとも効率よく反応が起こる温度）というものがあり、これをはずれると生命に危険が生じる。ヒトの体温がほぼ一定なのはこの至適温度を保つためであり、体内の熱産生と外への熱放散が平衡しているからである。

熱（体熱）は、物質代謝や筋運動によって身体各部で産生される。産生された熱は静脈血によって右心室へ送られ、肺で熱放散された後、左心室から拍出される血液によって全身に広がる。すなわち、体温の基本値は大動脈口における動脈血の温度である。

しかしながら、動脈血の温度の直接測定は難しいため、通常は体内温度に近い直腸温・口腔温・腋窩温（腋下温）で代用される。日本では腋窩温が用いられ（成人30分検温で、平均36.9±0.34℃）、口腔温は腋窩温より約0.2℃、直腸温は口腔温より約0.5℃高いとされる。

2. 体熱の産生と放散

体熱は組織における物質代謝によって産生され、熱源は糖質（1g当たり4.1

kcal），脂質（同 9.3 kcal）および蛋白質（同 4.1 kcal）とされる。体熱産生量は組織によって異なり，肝臓や心臓で高いが，総産生量では全身にある骨格筋運動による熱産生が最大である。また，食物摂取でも熱産生は高まる（特異動的作用）。

　産生された体熱は血流によって全身に分配されるが，同時に体表からの輻射・伝導・対流・不感蒸泄・発汗などによる熱放散が起こる（図13）。輻射は壁のような物体に向かって体表から熱が伝達されることで，外気温が皮膚温より低いときに起こる。伝導は熱が皮膚を取り巻く空気の層を伝わって，体表から外界に放散していくことである。回りの空気の動きがないときは，この放熱はほとんど生じないが，皮膚温で温められた空気に対流が起こると，これによって熱は運び去られる。また，発汗や不感蒸泄（発汗以外の皮膚や呼気からの水分蒸散）に伴って気化熱が放出される。一般に，気温の低いときには輻射，高いときには発汗による放散が活発化する。

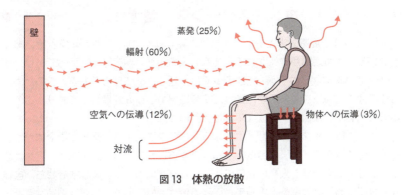

図13　体熱の放散

3. 体温調節のしくみ

　体温は，熱産生と熱放散の調節によって一定に維持されている。
　（1）熱産生の調節：外気温が低いと，次のようなしくみで熱産生は増加する。
　　①ふるえにより，筋による熱産生が増加する。
　　②アドレナリン分泌（副腎髄質）増加により，物質代謝が亢進する。
　　③皮膚血管の収縮によって体熱放散が抑制される。
　　④甲状腺ホルモン分泌増加により，基礎代謝が亢進する。
　　⑤肝グリコーゲンの動員（血糖値上昇）により，エネルギーを得る。
　（2）熱放散の調節：外気温が高いと，次のようにして熱放散が増大する。
　　①皮膚血管拡張による皮膚温上昇で，皮膚からの放熱が増加する。
　　②発汗にともなう水分蒸発により，熱放散が増大する。
　（3）体温調節中枢：視床下部（視索前核など）に存在し，温中枢（熱放散中

枢）と冷中枢（熱産生中枢）とに区別されることが多い。温中枢は外気温の高いときにはたらくとされ，血管拡張・発汗・あえぎ・代謝抑制などを起こす。一方，冷中枢は低温時にはたらき，血管収縮・立毛筋収縮・ふるえ・代謝促進などを起こすと考えられている。

（4）発　熱　fever：種々の原因により発熱物質が出現して起こる体温上昇。外因性発熱物質（病原微生物など）のほか，組織壊死や炎症刺激で単球などから産生される内因性発熱物質（インターロイキンなど）も体温上昇にはたらく。発熱の初期には皮膚の血管収縮（放熱抑制）が起こり，その10〜20分後に寒気・ふるえ（悪寒）を生じる。このふるえは，全身の筋肉を細かく収縮させることで体熱を生成する現象であり，この時点では皮膚温は低下しているが，数分後には体温中枢が刺激されて体温上昇が起こる。なお，うつ熱とは，外界からの過剰な熱供給に対する体温調節不全によって生じる体温上昇をいい，日射病や熱射病，あるいは激しい運動を行ったときなどにみられる。

ホメオスターシス（恒常性）

・生体（細胞）は細胞外液という体内環境に囲まれており，これが正常状態にあってはじめて生命活動が維持される。細胞の生命活動の本態は化学反応であり，それは一定の環境（pHや体温など）の下でしか起こらないからである。このため，生体には体内環境を生命活動に適した状態に保つしくみが備わっており，この作用のことをホメオスターシス（恒常性）という。

　しかし，広い意味でいえば，ホメオスターシスには生体の調節機構全体が含まれる。生体は常に外部環境の変化や刺激にさらされているが，組織や器官を調節することでその機能を最良の状態に保つしくみが備わっている。すなわち，自律神経系による神経性調節とホルモンによる液性調節である。神経性調節は呼吸・血圧・心臓などの内臓機能の調節を指し，神経線維を介して比較的短時間に作用が起こる。一方，液性調節は化学物質（ホルモンなど）により細胞外液を介して行われ，成長・発育・代謝といった持続作用である。

　このように，生体は外界からの影響に対応し，たとえその機能に変調を生じても，すぐにこれを正常状態に戻そうとするしくみを備えている。ホメオスターシスとは，このような生体機能の平衡を保持する機能の総称でもある。

フィードバック機構

　生体機能系からの出力を入力として再びその系に戻すことで，出力を調節し，体内環境を一定に保とうとするシステムを**フィードバック機構**という。フィードバック機構は内分泌系や神経系にみられ，もとの出力が抑制されるものを**ネガティブ・フィードバック** negative feedback，促進されるものを**ポジティブ・フィードバック** positive feedback という。

　例えば，ホルモンの血中濃度が上昇すると，上位の刺激ホルモン分泌に抑制機構がはたらく。これはネガティブ・フィードバック機構の例で，甲状腺ホルモンの増加が感知され，フィードバックがはたらいて，下垂体からの甲状腺刺激ホルモン（TSH）や視床下部からのTSH放出ホルモン（TRH）の分泌を抑制する（図14）。一方，女性の性周期において，卵胞ホルモン（エストロゲン）は視床下部にはたらき，性腺刺激ホルモン放出ホルモン（LH-RH）の分泌を促進することで下垂体前葉からの性腺刺激ホルモン（LH）の一過性増大（排卵サージ）を起こす。これはポジティブ・フィードバック機構の例である。

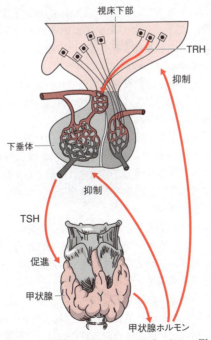

図14　ネガティブ・フィードバックの一例

疾病の成り立ち

体液の出納の障害

◆脱水症　dehydration

体液量が正常範囲より低下した状態をいう。水分の欠乏による1次性脱水症と，塩分の欠乏による2次性脱水症に大別されるが，実際にはすべて両者の欠乏した混合性脱水症である。

1次性脱水症：扁桃腺炎・ジフテリア・意識不明あるいは高熱などで水が飲めないときに起こりやすい。細胞外液から水分が失われるため，細胞内から細胞外への水分移行が起こり，細胞内の水分欠乏を生じる（高張性脱水）。症状は口渇に始まり，体液濃縮による脳障害，循環血液量減少による心機能低下からショックに陥ることもある。水分の経口投与や5％ブドウ糖の静脈投与が有効とされるが，リンゲル液・生理食塩水などの高張補液は禁忌である。

2次性脱水症：激しい下痢・嘔吐・発汗などで塩分（とくにNa）を失った場合に起こりやすい。この状態で水分のみが補給されると，細胞外液の浸透圧が急激に低下し，体液の浸透圧を保とうとして水分は細胞内液に進入して細胞浮腫の状態を引き起こす（低張性脱水）。大量発汗時に水分を補給するときは同時に塩分を補給する必要がある。不用意な水分補給により，けいれんや昏睡を生じる危険がある（水中毒）。

◆浮腫（水腫）　edema

組織間隙に水分が貯留し，間質液（組織液）が過剰になった状態。とくに疎性結合組織は細胞間隙が広く，水分が貯留しやすい。ふつう，全身性浮腫と局所性浮腫とに大別される。

全身性浮腫：慢性心不全や腎疾患などで認められる。心不全では全身の静脈圧亢進，腎疾患では低アルブミン血症による膠質浸透圧低下が原因で，いずれも間質液の吸収や還流が阻害されて起こる。なお，肺水腫（左心房内圧亢進による肺間質や肺胞内への水分滲出）や腹水・胸水なども全身性浮腫に含まれる（図15）。

局所性浮腫：虫刺されや火傷，手術によるリンパ節除去などで生じる。では，なぜリンパ節切除で浮腫が生じるのかを考えよう。毛細血管から漏出した間質液は毛細リンパ管に吸収されてリンパとなるが（図16），毛細リンパ管内は組織圧による陽圧を示すため，リンパ本幹に比べて圧が高い。すなわち，間質から毛細リンパ管に吸収されたリンパはこの圧差によってリンパ本幹（→静脈）へと送られる。また，リンパ管の弁構造や周囲の筋による圧迫もリンパの流れを助ける。これらのリンパ輸送機構が障害され

ると（リンパうっ滞），間質液の吸収低下が起こり，浮腫の原因となる。

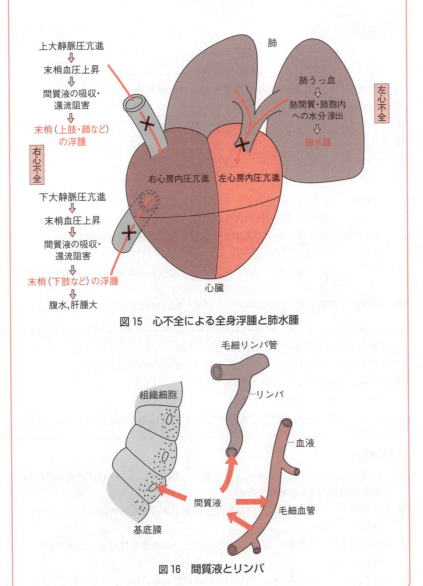

図15　心不全による全身浮腫と肺水腫

図16　間質液とリンパ

内部環境の恒常性

☐ 細胞外液に比べて細胞内液で濃度が高いのはどれか。101-A10
1 カルシウム
2 ナトリウム
3 カリウム
4 クロール

● 解答・解説
1 ×カルシウム濃度は細胞外液のほうが細胞内液より少し高い。
2 ×細胞外液では，陽イオンの大半がナトリウムであり，細胞内液よりナトリウム濃度が高い。
3 ○細胞内液では，陽イオンの大半がカリウムであり，細胞外液よりカリウム濃度が高い。
4 ×細胞外液の陰イオンの多くはクロールで，細胞内液よりクロール濃度が高い。

☐ フィードバック機構で正しいのはどれか。92-A1
1 ホメオスターシスには正のフィードバック機構が重要である。
2 環境変化の影響をより強める方向にはたらく。
3 身体の各器官系が独立してはたらくように作用する。
4 受容体が生体の変化を感知して調節中枢に情報伝達する。

● 解答・解説
1 ×内分泌環境の恒常性（ホメオスターシス）を保つには，一般に過剰分泌を抑える負のフィードバックが重要である。
2 ×フィードバック機構とは，外部環境に変化があっても体内環境を一定に保とうとするしくみである。
3 ×フィードバック機構は，身体の各器官が互いに調和を保つように作用するしくみである。
4 ○フィードバック機構では，末梢の受容体が感知した体内情報を上位中枢に送ることで調節が行われる。

一問一答（○，×を答えよ）

1. 無尿をきたしている患者の輸液に K^+ が含まれると生命の危険を生じる。89-A26
2. 血液のpHが高くなればアシドーシス，低くなればアルカローシスの状態になる。64-P17, 89-A1
3. 代謝性アシドーシスで動脈血炭酸ガス分圧（$PaCO_2$）は上昇する。89-A1
4. 代謝性アシドーシスで呼吸中枢は抑制される。89-A1
5. 代謝性アシドーシスは，重症糖尿病などでみられ，血中重炭酸イオンの減少によって起こる。69-P15, 73-P16, 89-A1
6. 激しい下痢が続くとナトリウムイオンを含んだ腸液が大量に消失して代謝性アルカローシスが起こる。63-P15, 65-P13, 83-A9
7. 低温環境下では皮膚血管は収縮する。89-A2, 100-A26
8. 精神性発汗は体温調節に重要である。89-A2
9. うつ熱の初期には悪寒が起こる。89-A2

●解答・解説

1. ○腎臓に K^+ 排泄障害があるときに K^+ を投与されると高カリウム血症を生じる。血漿 K^+ 値 8 mEq/L 以上では心停止の危険がある。
2. ×血液のpHが高くなればアルカリ性（アルカローシス）に，低くなれば酸性（アシドーシス）に傾く。
3. ×代謝性アシドーシスでは血中 HPO_4^{2-} や HSO_4^{2-} の増加が起こり，呼吸性アシドーシスでは血中 CO_2 分圧が増加する。
4. ×代謝性アシドーシスでは，これを補正しようと呼吸促進が生じ，$PaCO_2$ が低下する（呼吸中枢の抑制は起こらない）。
5. ○ HPO_4^{2-} や SO_4^{2-} 増加・HCO_3^- 喪失が起こると体液は酸性に傾き，代謝性アシドーシスを生じる。
6. ×激しい下痢がつづくと重炭酸イオン（HCO_3^-）喪失が起こり，代謝性アシドーシスを生じる。
7. ○低温環境下では皮膚血管は収縮し，熱の放散による体温低下の防止にはたらく。
8. ×精神性発汗は交感神経系の興奮による現象である。
9. ×発熱の初期には皮膚血管が収縮して放熱抑制にはたらき，ふるえや寒気（悪寒）が起こる。

5. 生体のリズム

サーカディアンリズム

　すべての生体機能には一定のリズムがあり、そのうち、およそ24時間周期を示すものを**サーカディアンリズム** circadian rhythm（**概日リズム**）という。朝目覚め、夜眠くなるのも、体内に備わる体内時計（生物時計）によってリズム（**睡眠覚醒リズム**）がつくられているためである。ヒトの体内時計は**視交叉上核**（視床下部）にあるが、ここには網膜からの神経が分布し、ここで外界から昼夜の光情報を受けることで体内時計を調節している。したがって、サーカディアンリズムを整えるためには、昼夜の変化に沿った規則的な生活が大切である。

　このほかの概日リズムとしては、深部体温（夜間に低下し日中に上昇する）や、松果体のメラトニン分泌の変動（日中低く、夜間上昇する）などがある。

睡眠と覚醒

　睡眠とは正常でみられる意識消失である。一般に、睡眠の意義は「覚醒中に生じた疲労の回復」にあるとされるが、睡眠中に起こる生理現象はもっと積極的な意義をもつともいわれる。

1. 睡眠中の生理現象

　（1）エネルギー代謝：睡眠中には筋緊張が低下するため、代謝率（酸素消費量）が5～15％低下する。また、熱産生量の低下や末梢血管拡張・発汗による熱放散亢進により深部体温が下降する。

　（2）脳波等の変化：脳波や眼球運動などにより、睡眠は**レム睡眠**と**ノンレム睡眠**とに区分される。ふつう、入眠するとノンレム睡眠が始まり、2時間ほどで10～30分のレム睡眠に入る。これを**睡眠周期**（約90分周期）といい、一晩に数回くり返される。一般に、睡眠前半は徐波睡眠が多く、睡眠後半はレム睡眠が長くなる（図17）。

- ノンレム睡眠：脳波は**高振幅徐波**となり、筋緊張の低下、自律機能（呼吸・脈拍・血圧など）は安定状態を示す。大脳皮質の活動が低下するため、視床や脳幹網様体の活動が脳波に現れると考えられている。徐波の割合から4段階に細分され、徐波の多いstage Ⅲ、Ⅳをとくに徐波睡眠という。
    - stageⅠ：入眠時のウトウトする時期。α波が消え、低電位（振幅4～7Hz）のθ波がみられる。

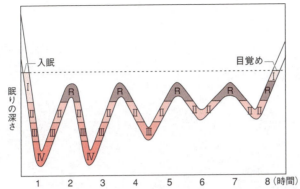

I：ノンレム睡眠 stage I　II：ノンレム睡眠 stage II　III：ノンレム睡眠 stage III
IV：ノンレム睡眠 stage IV　R：レム睡眠

図17　標準的な睡眠のパターン

stage II：寝息が聞こえる時期。脳波では3相性のとがった瘤波や紡錘波（振幅 12〜14 Hz）が現れる。

stage III：眠りが深くなる時期。振幅2 Hz 以下の大徐波がみられる。

stage IV：深い睡眠の時期。大徐波が多くみられる。

- レム睡眠（逆説睡眠）：身体は休息状態にあるが，大脳皮質は不規則に活動している状態と考えられている。脳波は覚醒時と似た低振幅速波を示し β 波や θ 波がわずかに出現する。全身の筋トーヌスが低下して自律機能が変動し，急速眼球運動 rapid eye movement（REM）が出現する。この時期には夢を見ていることが多い。なお，乳児ではレム睡眠とノンレム睡眠の割合は半々であるが，成人ではレム睡眠は全睡眠時間の 20％ ほどになるとされる。

2. 睡眠覚醒の調節

覚醒レベルの維持には脳幹の網様体が関与している。さまざまな感覚入力が網様体を刺激し，網様体から大脳皮質へ刺激が伝えられて覚醒レベルが上昇する。一方，積極的に睡眠を誘発する睡眠中枢が視床下部（視索前野）や下部脳幹に想定されている。これらの睡眠中枢や覚醒中枢は視交叉上核の生物時計に支配されて，睡眠覚醒リズムをつくり出している。

生命

> ### 疾病の成り立ち
>
>
>
> ## 睡眠・覚醒の障害
>
> ### ◆不眠症　insomnia
> 　睡眠障害 sleep disorder の1つ。統合失調症・うつ病・神経症・身体疾患・薬物・外部環境など種々の原因で生じる。病的なものではなくても，睡眠覚醒リズムが外界と同調せず，睡眠覚醒の周期が元の周期からずれるために起こる場合もある。夜勤・日勤などの交代勤務や，時差のある地域の急速な移動などで生じる時差ボケがこれにあたる。
>
> ### ◆ナルコレプシー　narcolepsy
> 　過眠を示す睡眠障害の1つ。①日中に起こる突然の強い眠気（睡眠発作），②大笑いなどの情動に伴って生じる突然の筋緊張低下（脱力発作），③入眠時に起こるはっきりした幻覚，④入眠直後の覚醒時に起こる随意運動不能（睡眠麻痺）などが特徴である。一般には，日中に反復する睡眠発作が少なくとも3か月以上続くものをナルコレプシーという。入眠時にレム睡眠が出現する特徴があり，脳幹網様体系や生物時計の失調が疑われている。

生体のリズム

既出問題チェック

☐ レム睡眠で正しいのはどれか。96-P1, 101-P26
1. 脳波上徐波を示す。
2. 骨格筋は弛緩する。
3. 心拍数は安定する。
4. 高齢になると増加する。
5. 夢はみない。

● 解答・解説
1. ×レム睡眠では，脳波は覚醒時のような速波を示す。
2. ○骨格筋の緊張は完全に消失する。
3. ×自律機能は不規則な変動を示すため，心拍数は不安定になる。
4. ×全睡眠時間の中でレム睡眠の占める割合は，新生児で約50%，成人で約20%，高齢になるとさらに減少する。
5. ×レム睡眠では，脳が覚醒時に近い状態であるため，夢をみていることが多い。

一問一答（○，×を答えよ）

☐ 1 レム睡眠の時間は成人より幼児の方が短い。83-A41
☐ 2 レム睡眠は入眠時にみられる。83-A41
☐ 3 就寝前の足浴は入眠を促す。83-A41
☐ 4 入眠時は汗の分泌が抑制される。83-A41

● 解答・解説
1. ×乳児ではレム睡眠の割合は睡眠時間の約50%を占めるが，成人では20%ほどである。
2. ×ふつう，入眠後にノンレム睡眠が始まり，2時間ほどで10〜30分のレム睡眠が現れる。
3. ○昼間の運動・就寝前の足浴・就寝前の飲水制限・寝床の温度調節などにより睡眠は安定する。
4. ×睡眠中は汗の分泌が増加する。

6. 人体をおおう皮膚と膜

皮膚の構造と機能

皮膚は身体の表面をおおう厚さ数 mm の膜状器官であり，外部刺激からの身体保護，外部情報の感知（触圧覚・温痛覚），そして体温調節や分泌排泄（発汗など）にはたらく。ヒトの皮膚は総面積約 1.6 m^2，重量約 9 kg（皮下組織も含む）で，体重の約 14％を占める。

皮膚は，表皮とよばれる上皮組織と，真皮および皮下組織という結合組織から構成される（図18）。ヒトの表皮は重層扁平上皮に属し，角化する上皮細胞を備えている。角化とは，ケラチンという蛋白質を細胞内に蓄積することで硬化する現象で，外部刺激に対して皮膚深層を保護する役割をはたす。表皮の最深部（基底層）では次々に起こる細胞分裂で新たな表皮細胞がつくられ，その細胞がケラチンを形成しながら表面へ移動し，最終的には垢として脱落する。

なお，皮膚の表面には皮脂を栄養源とする常在菌が存在し，皮膚を弱酸性物質

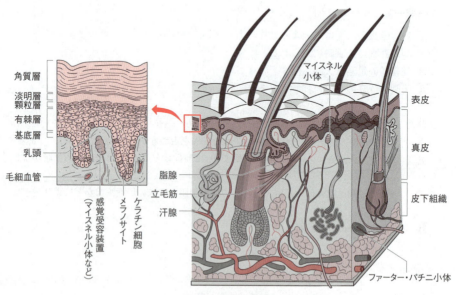

図18　皮膚の構造

でおおっている。

1. 表皮 epidermis

皮膚最表層の上皮組織。表層から角質層・淡明層・顆粒層・有棘層・基底層（胚芽層）に区分される。基底層には表皮をつくる母細胞である基底細胞のほか、メラニン色素をつくるメラノサイトが散在する。また、有棘層には抗原提示細胞として免疫にはたらくランゲルハンス細胞（樹状細胞の1つ）が存在する。なお、爪や毛は皮下に達するように見えるが、実際は表皮が変化した構造であり、まとめて角質器といい、角質器も含めて表皮内には血管分布は認められない。

2. 真皮 dermis

表皮の深層に位置する線維性結合組織層で、コラーゲン線維（膠原線維）が密に分布する。革靴などが丈夫なのは使用した動物の真皮の膠原線維の性質による。細胞成分としては、線維芽細胞に加えて免疫細胞（大食細胞・肥満細胞・形質細胞など）が認められ、生体防御機構の一翼をになう。表皮との境界部では真皮は指状の突出（乳頭）を形成しており、ここに血管や神経終末が分布している。

3. 皮下組織 subcutaneous tissue

真皮の深層に位置する疎性結合組織で、脂肪細胞が大半を占める。皮下組織は脂肪を貯蔵して体温の喪失を防ぐとともに、衝撃に対するクッションとしてもはたらく。また、皮下組織は筋と皮膚とをゆるく連結し、双方の運動が制限されないようにもはたらく。

皮膚の付属器官

1. 爪と毛 nails and hairs

爪は指の末節背面にみられる角質器で、指先端部の保護にはたらく。爪体とその下層の爪床、そして爪体の後縁をなす爪根からなる。爪根は皮膚におおわれて見えないが、この部の胚芽層から爪の新生が起こる（図19）。

毛は全身の皮膚にみられる角質器で、皮膚の保護・保温・触覚などにあずかる。表皮の一部が深部に落ち込んでできたもので、底部から表面に向かって伸びる。毛の表面は角化した単層上皮（毛小皮）でおおわれ、内部はメラニン顆粒を含む皮質と空気を含む髄質とに区別される。いわゆる白髪は、老化によって皮質のメラニン顆粒が失われ、髄質の空気が白く光って見えるために起こる。

毛が皮膚表面から露出した部分を毛幹、皮膚に隠れた部分を毛根といい、毛根は表皮性毛包と結合織性毛包とに包まれる。毛包下部はふくらんで毛球をなし、下から真皮や皮下組織が進入して毛乳頭がつくられる。毛乳頭の上面は上皮性毛包でおおわれ、毛根はここから発育する（図20）。

2. 皮膚腺 cutaneous glands

皮膚腺には汗腺・脂腺・乳腺がある。汗腺は皮下組織まで達する単一管状腺で、

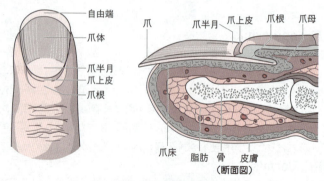

図19 爪の外観と構造

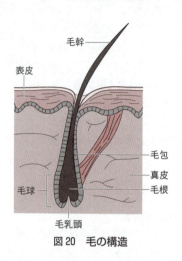

図20 毛の構造

分泌部は糸玉状をなす。汗腺には**エクリン腺**（小汗腺）と**アポクリン腺**（大汗腺）があり，いわゆる汗腺は前者を指す。エクリン腺は全身で200万〜500万におよび，手掌・足底などに多い。一方のアポクリン腺には腋窩腺や耳道腺および乳輪腺（モンゴメリー腺）などがある。これに対し，**脂腺**は皮脂を分泌する胞状腺で，皮膚や毛の表面を柔軟にする役割をもち，毛包に付属する毛包腺と，毛髪と無関係の独立脂腺とがある。皮脂腺から分泌された皮脂は，常在菌の栄養源となるほか，分解産物によって皮膚表面を弱酸性に保ち，雑菌の侵入を防ぐ。皮脂腺の分泌は思春期以後に活発化するが，高齢者では低下するため，皮膚の老化が起こる。なお，**乳腺**は女性乳房内にあるアポクリン腺の仲間で，15ほどの乳腺葉からなり，脂肪組織に包まれる。乳汁産生は**プロラクチン**によって刺激され，**オキシトシン**によって分泌がうながされる。

漿膜・粘膜・滑膜

1. 漿膜 serosa（serous membrane）

体内にある閉鎖空間の内面をおおう膜で，心膜・胸膜・腹膜（図21）がこれに相当する。上皮は中胚葉由来の単層扁平上皮（中皮）で，深部の漿膜下組織とあわせて漿膜という。漿膜には臓側板と壁側板があり，間に心膜腔・胸膜腔・腹膜腔をつくる。これらの空間には少量の漿液が含まれ，心臓や肺などの運動による摩擦を防いでいる。炎症などで漿液が増量すると，心嚢水腫・胸水・腹水などを生じる。

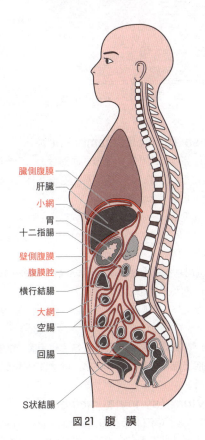

図21 腹膜

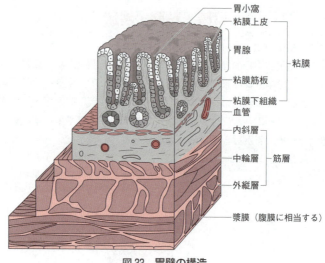

図22　胃壁の構造

2. 粘　膜　mucosa（mucous membrane）

　外界と連絡する管腔臓器（消化管・気道・尿路など）の内面をおおう膜。表面は皮膚とちがって角化を示さず，粘液分泌細胞を備えることが多い。ふつう，粘膜は組織学的に4層を区別する（図22）。

　粘膜上皮：粘膜表面の上皮。部位によって異なる形状を示し，円柱上皮（腹部消化管）・重層扁平上皮（口腔／食道）・線毛上皮（気道／卵管）・移行上皮（尿管／膀胱）などがある。

　粘膜固有層：比較的緻密な結合組織層で，神経や毛細血管などが発達するため，粘膜から血管が透けて赤く見えることが多い。

　粘膜筋板：らせん状に走る薄い平滑筋層。消化管に特有の構造で，粘膜の運動に関わるとされる。

　粘膜下組織：太い膠原線維が散在する疎性結合組織層。血管・リンパ管・脂肪組織などを含む。粘膜と筋層をゆるく連結し，筋層が粘膜の制約を受けずに運動できるようにしている。

3. 滑　膜　synovium（synovial membrane）

　関節包・滑液包・腱鞘などの内面をおおう膜（図23）。滑膜から分泌される滑液は，ヒアルロン酸を主成分とする粘稠液で，関節や腱の運動時の摩擦を減らす役割をもつほか，軟骨への酵素補給にもはたらいている。

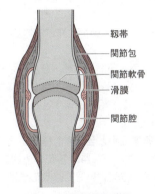

図23　正常関節の構造

疾病の成り立ち

皮膚の構造・機能の障害

◆しみ（肝斑）chloasma

　顔面に生じる淡褐色の色素沈着。おもに前額から眼の周囲，頰骨付近に左右対称性に起こる。30歳以降の女性に多くみられ，妊娠・経口避妊薬・卵巣機能異常などの原因で出現。メラノサイト（メラニン産生細胞）が活性化されて起こると推測されている。

　正常でもメラノサイトで産生されたメラニンは，メラノソームのかたちで表皮細胞内に移行し，これがヒトの皮膚の色調を形成する。しみ（肝斑）の場合，メラニン産生細胞自体は増加していないがメラニン産生能は亢進し，これが表皮細胞に移行して蓄積することによりしみとなる。しみは紫外線で増悪するため，夏に多くみられるが，炎症症状などの随伴症状はない。

◆しわ（皺）wrinkles

　老齢者の皮膚では，加齢に伴う水分減少や，表皮細胞の小型化および減少により，表皮の菲薄化と表皮突起の減少～消失がみられるようになる。厚さの減少は真皮にも現れ，膠原線維の減少や弾性線維の変性・不規則化が生じるため，しわやたるみの原因となる（図24）。また，老齢者では線維芽細胞の増殖能低下により，真皮を構成する成分の産生も低下するため，しわの形成はさらに著明となる。

◆やけど（熱傷）burn

　熱作用による皮膚および深部臓器の損傷。損傷の深さにより，3度4段

階に分類される。
- 第1度（表皮熱傷）：表皮の熱傷。発赤・灼熱感（しゃくねつかん）・疼痛などを伴う。
- 第2度（真皮熱傷）
  真皮浅層熱傷：発赤・浮腫・水疱（すいほう）・びらん・疼痛などを伴う。
  真皮深層熱傷：水疱・壊死・潰瘍（かいよう）・痛覚鈍麻などを伴う。
- 第3度（皮下熱傷）：皮下組織に達する熱傷。局部の蒼白・壊死・潰瘍・焼痂（しょうか）・感覚消失などを伴う。

　熱傷などにおいて，損傷面積が全体表面積の1/3を超えると，細胞外液が失われて生命に危険がおよぶ。身体各部の皮膚表面積の比率はほぼ決まっており，成人では9の法則，小児では5の法則とよばれる概算法がよく用いられる（図25）。

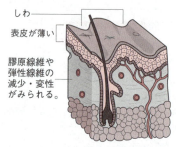

図24　加齢による皮膚のしわ

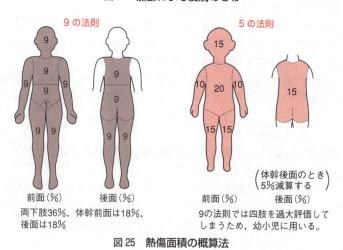

図25　熱傷面積の概算法

既出問題チェック 人体をおおう皮膚と膜

> ☐ 皮膚の構造と機能について正しいのはどれか。104-P45
> 1 皮膚表面は弱酸性である。
> 2 粘膜は細菌が繁殖しにくい。
> 3 皮脂の分泌量は老年期に増加する。
> 4 アポクリン汗腺は全身に分布している。

● 解答・解説
1 ○感染防御機能を果たす皮膚表面は，皮脂や皮膚表面の常在菌が産生する物質によって通常 pH 4.5〜5.5 の弱酸性に保たれている。
2 ×例えば，咽頭や気管支粘膜などには汚いものを痰として排出し，微生物が肺に侵入しないよう防御するはたらきがあるが，体力・抵抗力が低下した人や身体にカテーテルなどの異物が入っている人，感染力の強い微生物に触れたりした場合などは，細菌が粘膜で繁殖することがある。
3 ×老年期にある人は，加齢によって皮脂の分泌が減る。皮脂の分泌が減ると皮膚の撥水性や柔軟性がなくなる。皮膚の水分量も少なくなるため，老年期の人の皮膚は，乾燥しやすく，瘙痒感や落屑などが起こりやすくなる。
4 ×アポクリン腺は汗腺の１つで全身には分布しておらず，脇，乳首，陰部などに分布している。もう１つの汗腺であるエクリン腺は全身に分布している。

> ☐ アポクリン汗腺が多く分布する部位はどれか。２つ選べ。102-A87
> 1 顔　面
> 2 腋　窩
> 3 手　掌
> 4 足　底
> 5 外陰部

● 解答・解説
1 ×顔ではなく，耳にはアポクリン汗腺が多く分布している。
2 ○腋窩（えきか・わきのした）には，多くのアポクリン汗腺が分布している。
3 ×手掌には，エクリン汗腺が分布している。
4 ×足底には，エクリン汗腺が分布している。
5 ○外陰部には，多くのアポクリン汗腺が分布している。

> ☑ 漿膜はどれか。98-P16
> 1 腹　膜
> 2 結　膜
> 3 髄　膜
> 4 滑　膜

● 解答・解説

1 ○ 腹膜は腹腔および骨盤腔の壁を裏付け，臓器の表面をおおう漿膜である。
2 × 結膜は上下の眼瞼の裏側をおおい，奥で折れ返って眼球の強膜をおおう粘膜である。
3 × 髄膜は脳と脊髄をおおっている結合組織膜である。
4 × 滑膜は関節の内側をおおう結合組織膜である。

第2章 血液

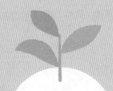

1 血液の成分と機能 ………… 52
2 止血機構 ……………………… 66
3 血液型 ………………………… 73

1. 血液の成分と機能

血液のはたらき

血液のはたらきは，物質の運搬・体温調節・酸塩基平衡・体液量の維持・免疫・止血の6つに大別される。

1. 運 搬
血液は呼吸器から酸素を，消化器から栄養素を取り込み，これを全身に輸送する。また，各組織で生じた老廃物や二酸化炭素を腎臓や肺に運び，排泄する。さらに，内分泌腺から分泌されたホルモンを標的器官に送り届ける役割もはたす。

2. 体温調節
筋肉などで産生された熱を，熱産生の少ない組織に送り，全身の体熱を均等化させる。また，体表の血管から熱を放散し，体温の調節を行う。

3. 酸塩基平衡
肺から二酸化炭素を，腎臓から酸やアルカリを排泄することで酸と塩基のバランスをとる。また，血液の液性成分自体が緩衝液（pHが一定に保たれる性質の液）であり，血液のpHはほぼ7.4に保たれている。

4. 体液量の維持
血漿蛋白によって生じる膠質浸透圧の作用で，血液と組織液の間における水分の移動を調節している。

5. 免 疫
抗体や白血球を全身に送ることで，外部から侵入する異物や細菌に対する生体防御反応にはたらく。

6. 止 血
血液中に含まれる血小板や各種凝固因子により，血管損傷部位の修復や止血が行われる。

血液の成分

1. 血球と血漿
血液は生体内で唯一の流動性組織であり，細胞成分（血球）と，細胞間質にあたる液体成分（血漿）とから構成される。血液を遠心すると血球は底に沈み（沈渣という），血漿が上澄みとして分離される。沈渣の大部分は赤血球（RBC）からなる部分で99％以上を占める。残り1％未満が白血球（WBC）と血小板（Pl）

である。白血球と血小板は赤血球より軽いため，沈渣の上面に白色の薄層（バフィーコート）を形成する。血液中において赤血球が占める割合をヘマトクリット値（Ht）といい，ふつうは 40〜45％（男性＞女性）を示す（図26）。なお，血漿は血液の 55％を占め，その 90％以上が水である。水以外では電解質や蛋白（アルブミン・グロブリン・フィブリノゲン）のほか，各種の栄養・代謝物・ホルモンなどを含む。

2. 貧血

一般には血液ヘモグロビン濃度（Hb）が基準値を下回った状態をいい，成人では男性 13 g/dL，女性 12 g/dL 以下，高齢者や妊婦では 11 g/dL 以下を目安としている。これに対し，血液検査では，血液中の赤血球数（RBC），ヘモグロビン濃度（Hb），ヘマトクリット値（Ht；赤血球の容積率）が基準値未満に低下し，循環血液量の減少した状態と定義される。これらの値を赤血球恒数といい，赤血球の状態を反映することから，貧血はここから得られた数値の組合せによって分類される（表3）。

表3 赤血球恒数による貧血の分類

貧血の分類	MCV	MCH	MCHC	代表的貧血
小球性低色素性	80 以下	28 以下	31 以下	鉄欠乏性貧血 慢性出血性貧血 など
正球性正色素性	80〜100	28〜32	31〜36	溶血性貧血 再生不良性貧血 急性出血による貧血 など
大球性	100 以上	正常〜高値	31〜36	悪性貧血 肝硬変症 など

注）・MCV（平均赤血球容積）：赤血球 1 個の平均容積
$$\frac{Ht\,(\%) \times 10}{RBC\,(/\mu L)}$$
・MCH（平均赤血球ヘモグロビン量）：赤血球 1 個に含まれる Hb の量
$$\frac{Hb\,(g/dL) \times 10}{RBC\,(/\mu L)}$$
・MCHC（平均赤血球ヘモグロビン濃度）：赤血球 1 個に含まれる Hb の濃度
$$\frac{Hb\,(g/dL) \times 10}{Ht\,(\%)}$$

表4 貧血の診断に必要な血液検査

検査項目	意 味	基準値
赤血球数 (RBC)	赤血球は血液中で酸素を運ぶ役割を有する。この数が少ないと末梢の酸素不足を招く。	男性：410万〜610万個/μL 女性：380万〜530万個/μL
ヘモグロビン濃度 (Hb)	ヘモグロビンは赤血球の中で酸素を運ぶ主要な役割を有している。	男性：13.0〜17.0 g/dL 女性：11.0〜16.0 g/dL
ヘマトクリット値 (Ht)	全血中における「赤血球の容積の割合」を示す。赤血球数との違いに注意。	男性：40〜54% 女性：36〜42%

注）・基準値は施設・検査機関によって多少異なる。
　　・MCV（平均赤血球容積），MCH（平均赤血球ヘモグロビン量），MCHC（平均赤血球ヘモグロビン濃度）は，これらの検査数値より算出される。

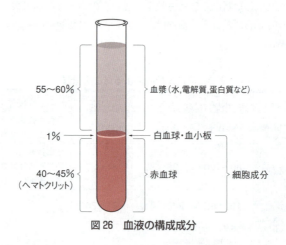

図26　血液の構成成分

3. 血液の性状

　血液は，その酸素濃度によって鮮紅色（高 O_2）〜暗赤色（低 O_2）を示す。有形成分が含まれるために水よりも重く（比重≒1.06），粘稠性も水に比べて5倍ほど高い。また，正常では弱アルカリ性を示し（pH7.35〜7.45），含まれる NaCl によって薄い塩味を呈する。

　体外に取り出して放置した血液は，透明な液体と暗赤色の固まりとに分離される。この固まりは，血漿に含まれるフィブリノゲン（線維素原）がフィブリン（線維素）となって析出し，これに血球がからみついたもので，血餅とよばれる。液体は血清とよばれ，血漿と同様に電解質や各種蛋白質などを含むが，フィブリノゲン（フィブリン）などの凝固にはたらく因子は含まれず，したがって，血清が凝固を起こすことはない。以上を**図27**にまとめる。

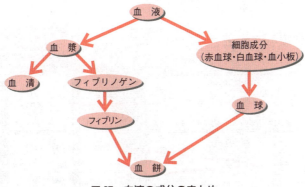

図27　血液の成分のまとめ

● ─── 造血機構 ─── ●

1. 造　血　hemopoiesis

　血液細胞すなわち赤血球・白血球・血小板が生成される過程を造血あるいは血球生成といい，その部位を造血組織という。造血は胎生18日頃の卵黄嚢に始まり，肝臓や脾臓（胎生2〜7か月）でも行われるが，胎生期後半からは骨髄での造血に移行し，生後はもっぱら骨髄造血が主体となる（図28）。生後の血球生成は，リンパ球をのぞいて骨髄で行われるが，リンパ球だけは胸腺や脾臓などのリンパ組織でも生成・成熟するため，骨髄造血とは別に扱われることが多い。

2. 血球の成熟過程

　血球の成熟はすべて未分化な造血幹細胞に始まる。未分化な造血幹細胞からは赤血球系・顆粒球系・巨核球系などの幹細胞が形成され，各系ごとに分化・増殖することで成熟血球が産生される。

　（1）赤血球生成：赤血球は幹細胞から前赤芽球→好塩基赤芽球→多染性赤芽球→正染性赤芽球（好酸赤芽球）の順に分化し，脱核したのち網状赤血球を経て赤血球となる。網状赤血球は，残存するリボソームが網状に見えることからこの名がある。

　（2）顆粒球生成：顆粒球は幹細胞→骨髄芽球→前骨髄球→骨髄球→後骨髄球の順に分化し，核分葉によって顆粒球が生成される。なお，顆粒球には3種類（好中球・好酸球・好塩基球）があるが，それぞれの特徴となる特殊顆粒は骨髄球の段階で現れ，後骨髄球で増加を示す。

　（3）単球生成：単球は単芽球から前単球を経て生成されると考えられている。

　（4）血小板生成：血小板を産生する巨核球は，幹細胞から巨核芽球→前巨核球→巨核球の順に成熟する。成熟巨核球は径100μmに達する大型細胞で，細胞

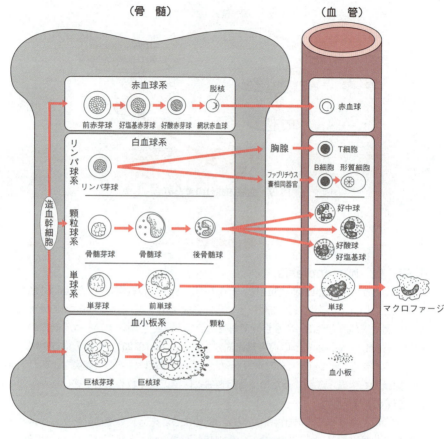

図28 血球の成熟過程

質は膜構造によって細かく分けられる。この細かく分けられたものが血小板として血液中に放出される。

● ─────── 血球の種類と特徴 ─────── ●

血球は血液の約40%を占める細胞成分で，赤血球・白血球・血小板に大別されるが，白血球はさらに数種類に細分される（図29）。

1. 赤血球　erythrocyte, red blood cell（RBC）

直径約7.5μm，厚さ約2μmの円盤形をなす無核細胞。血液細胞の99%を占め，末梢血1μL（mm³）中に450万〜500万個含まれる（男＞女）。赤血球は成熟過程で核や細胞小器官を失い，残った細胞質はヘモグロビンで満たされる。ヘ

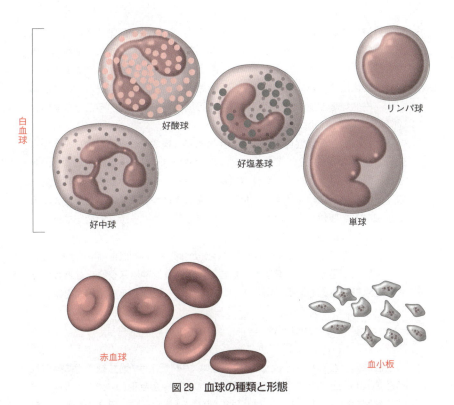

図29　血球の種類と形態

モグロビンは鉄を含む複合蛋白であり，酸素と結びついてこれを運搬し，全身組織や肺におけるガス交換（呼吸）にはたらく。赤血球の寿命はおよそ 120 日であり，老化した赤血球は赤脾髄において破壊される。

2. 白血球　leukocyte, white blood cell（WBC）

　白血球は生体内ではアメーバ状運動を示すため，その形状は不定であるが，固定標本では円形～楕円形を示す。直径は種類により異なり，10～20 μm のものが多い。末梢血 1 μL（mm³）中に 6,000～8,000 個含まれ，10,000/μL 以上では白血球増加症，4,000/μL 以下のときは白血球減少症という。血液観察によく用いられるギムザ染色では，白血球は顆粒の有無によって顆粒球と無顆粒球とに大別され，前者はさらに好中球・好酸球・好塩基球に，後者は単球とリンパ球とに区分される。

　（1）顆粒球　granulocyte：
　　①好中球　neutrophil（65％）
　　　径約 8 μm の球形（塗抹標本では押しつぶされるため 10～20 μm となる）を示す。核は分葉を示し，細胞質には色素に染まりにくい小型顆粒がみられ

る。好中球は真先に炎症部位や感染局所に向かい，毛細血管壁から組織内へ出て細菌を貪食する。顆粒にはリゾチームなどの酵素が含まれ，貪食した異物の破壊・消化にはたらく。好中球の寿命は骨髄内では約1週間であるが，末梢血中に出てからの寿命は1日未満とされる。白血球の半分以上を占めるため，白血球増加症や減少症には好中球の増減が影響していることが多い。

②好酸球　eosinophil（3％）

　エオジンなどの酸性色素に染まる大型顆粒（径約0.6〜1.0μm）をもつ白血球。直径は9〜12μmで，好中球よりやや大きく，2分葉核を示すものが多い。顆粒には加水分解酵素（酸性ホスファターゼ・ペルオキシダーゼ）が含まれ，リソソームに相当するとされる。好酸球は粘膜に多くみられ，侵入する寄生虫などを攻撃するとともに，喘息などのアレルギー疾患で増加する。

③好塩基球　basophil（＜1％）

　塩基好性に染まる大型の顆粒（径約0.6μm）をもつ白血球。直径は約8μmで，U字〜S字形の核を有する。顆粒にはヘパリンやヒスタミンなどが含まれ，肥満細胞とともに即時型（Ⅰ型）アレルギーに関わる。末梢血に留まる時間は3〜5日である。

（2）無顆粒球　agranulocyte：

①単球　monocyte（5％）

　白血球のうちでもっとも大きく，直径は10〜15μm（塗抹標本で伸展されると20μmに達する）である。陥凹をもつ卵円〜馬蹄形の核と，灰青色を呈する豊富な細胞質をもち，しばしば微細なアズール顆粒（アズールという色素で紫色に染まる顆粒）を含む。単球は，組織に出てマクロファージ（大食細胞）に分化する細胞で，細菌・異物・ウイルス感染細胞・腫瘍細胞などを貪食・分解するとともに，その一部を表面に提示することで，リンパ球に抗原の情報を知らせる抗原提示細胞としてもはたらく。

②リンパ球　lymphocyte（25％）

　白血球の中で好中球に次いで多いタイプで，とくに幼小児では40〜60％を占める。大部分は径5〜8μmの小リンパ球であるが，10μmほどの直径をもつ大リンパ球も5％ほど認められる。小リンパ球は核を囲む少量の細胞質をもち，ここに多量のリボソームを含むため，ギムザ染色では塩基好性（青色）に染まる。

　リンパ球は免疫反応において中心的な役割をはたす細胞で，Bリンパ球（B細胞）とTリンパ球（T細胞）とに大別される。Bリンパ球は末梢血リンパ球の20〜30％を占め，抗原と出会うことで形質細胞に分化し，免疫グロブリン（抗体）の産生にあずかる。一方，残りの70〜80％はTリンパ球で，抗原を直接攻撃する細胞性免疫にはたらく（キラー細胞）ほか，Bリンパ球

による抗体産生の促進（ヘルパーT細胞）や抑制（サプレッサーT細胞）にはたらくものもある。Bリンパ球が数週〜数か月の寿命であるのに対し，Tリンパ球は数年以上の寿命をもつといわれる。

3. 血小板　platelet（Pl）

骨髄巨核球の細胞質が細かく分かれてできる径2〜3μmの円板状構造。血液中では20〜40万/μL（mm³）を数え，10日ほどの寿命を終えると赤脾髄で破壊される。核はないがミトコンドリアを備え，グリコーゲンからADPやATPを産生する。また，顆粒にはセロトニン・カルシウム・ADPなどが含まれ，血管損傷部に凝集した血小板から放出される。とくにADPは血小板の凝集を促進して血小板血栓の形成にはたらく。なお，血小板に含まれるセロトニンやヒスタミンは血管を収縮させることで止血にはたらく。

表5　血液細胞（血球）の区分

種類		基準値	大きさ	構造	寿命	機能
赤血球		410〜610万/μL（♂） 380〜530万/μL（♀）	約7.5μm	円盤状・無核	120日	酸素運搬
白血球		4,000〜10,000/μL				
	好中球	42〜75%	約8μm	杆状〜分葉核 中好性ピンク顆粒	1日未満	細菌類の貪食・殺菌
	好酸球	1〜5%	9〜12μm	二分葉核 酸好性橙色顆粒	約1日	寄生虫・寄生虫卵を攻撃 アレルギー反応の制御
	好塩基球	0〜2%	約8μm	不整形核 塩基好性紫色顆粒		アレルギー反応
	単球	2〜10%	10〜15μm	腎臓形核 顆粒（−）	数日〜数か月	血管外でマクロファージに 異物貪食/抗原提示
	リンパ球	20〜50%	5〜10μm	類円形核 顆粒（−）	数週間〜数年	抗ウイルス感染細胞を攻撃 抗体産生
血小板		13〜35万/μL	2〜3μm	巨核球の 細胞質断片	3〜10日	血管損傷部位に凝集 一次止血

疾病の成り立ち

白血球の異常

◆**白血病　leukemia**

　白血球系細胞が腫瘍性に増殖し，血液中に多数の白血病細胞が出現する疾患。赤血球系・白血球系・巨核球（血小板）系細胞のいずれもが障害されるため，貧血・易感染性・出血傾向などを生じる。一般にリンパ球系細胞が腫瘍化したものをリンパ性白血病，それ以外（おもに顆粒球系細胞）が腫瘍化したものを骨髄性白血病といい，白血病細胞の形態により，幼若型細胞で占められる急性白血病と，成熟型細胞を含む慢性白血病に区分される。放射線被曝・化学薬品・ウイルス・遺伝子異常など，白血病の病因はさまざまである。

赤血球の異常

◆**鉄欠乏性貧血　iron deficiency anemia**

　ヘモグロビン（血色素）の構成成分である鉄の不足により，赤血球生成が妨げられて起こる貧血。赤血球は正常より小さくヘモグロビンに乏しいため，小球性低色素性貧血に分類される。鉄吸収量低下（ダイエット，小腸切除）・鉄排出量増加（出血）・鉄代謝亢進（筋成長に伴うミオグロビン生成増加＝ミオグロビンの生成には鉄が必要）などによって生じる。なお，顆粒球系造血や血小板生成は影響を受けない。

◆**再生不良性貧血　aplastic anemia**

　骨髄における造血機能の低下〜消失（骨髄低形成）によって生じる貧血。生成される赤血球の数は少ないが，赤血球1つ1つについては材料の不足などがあるわけではないため，正球性正色素性貧血に分類される。造血幹細胞に異常が発生するので，赤血球のほか顆粒球や血小板にも減少がみられ（汎血球減少症），進行すると全身の骨髄に黄色骨髄化を起こす。

◆**悪性貧血　pernicious anemia**

　ビタミン B_{12} の欠乏によって起こる大球性貧血（平均赤血球容積 MCV が 101 fL 以上または直径 7.5 μm 以上の大赤血球を主体とする貧血）。胃粘膜の萎縮によって壁細胞の減少が起こり，胃の内因子分泌不全を生じてビタミン B_{12} の正常な吸収過程（**図30**）が障害される。ビタミン B_{12} は細胞分裂の DNA 合成に必須の因子であるため，欠乏により造血機能（骨髄細胞の分裂）も低下する。赤芽球の細胞質は大きくなるが，DNA 合成が間に合わないため，細胞質に比べて核の未熟な赤芽球（巨赤芽球）が出現する（巨赤芽球性貧血という）。

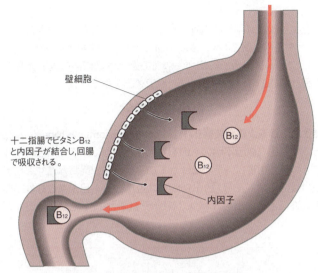

図30 ビタミン B_{12} の正常吸収過程

◆**溶血性貧血** hemolytic anemia

骨髄の造血機能以上に赤血球が破壊（溶血）されて生じる貧血（図31）。

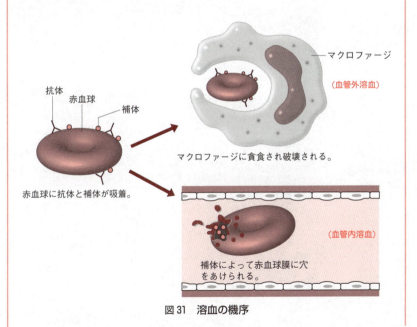

図31 溶血の機序

ヘモグロビン異常がある場合（サラセミアなど）をのぞいて，ふつうは<u>正球性正色素性貧血</u>（平均赤血球容積 MCV，平均赤血球ヘモグロビン濃度 MCHC とも正常な貧血）を示す。溶血による血清間接ビリルビン増加・尿中ウロビリノーゲン増加に加え，造血の過剰刺激による骨髄赤芽球過形成・末梢血網赤血球（未熟赤血球）増加などを生じる。

血小板の異常

◆**特発性血小板減少性紫斑病（ITP；idiopathic thrombocytopenic purpura）**

　何らかの原因（原因不明のものを特発性という）により，血中に血小板に対する抗体が出現し，それによって血小板破壊が異常亢進する病態をいう。血小板の寿命（正常：約 1 週間）は短縮して 1 日未満となり，血小板破壊の亢進による血小板数減少（≦5 万/μL）や皮下出血（紫斑）が出現する。

血液の成分と機能

既出問題チェック

☐ 免疫機能に関与する細胞はどれか。104-A10
1. 血小板
2. 白血球
3. 網赤血球
4. 成熟赤血球

● 解答・解説

1. ×血小板は止血作用がおもな作用である。止血には，一次血栓と二次血栓があること，13番目まで数字がついた凝固因子もあわせて理解しておこう。
2. ○白血球には免疫能力がある。基準値は4,000〜10,000/μLで，その2/3を占める好中球は細菌や真菌などが体内に侵入した際，まず病原体に向かって集結し，貪食作用を示す。
3. ×赤血球は骨髄内では核を有しているが，核が抜け落ちて血中で網赤血球になる。網赤血球は健常人では末梢血中に約1％程度存在し，正常の赤血球のように円盤状ではない。
4. ×酸素を運ぶ機能をもつ。エリスロポエチンという腎臓から分泌されるホルモンにより合成が促進される。赤血球中に含まれるヘモグロビンの基準値は男13.0〜17.0 g/dL，女11.0〜16.0 g/dLである。

☐ 白血球について正しいのはどれか。103-P30
1. 酸素を運搬する。
2. 貪食作用がある。
3. 骨髄で破壊される。
4. 血液1 μL 中に10万〜20万個含まれる。

● 解答・解説

1. ×酸素の運搬はヘモグロビンをもつ赤血球のおもな機能である。
2. ○貪食作用をもつ食細胞としては，白血球の中でも好中球と単球（マクロファージ）が代表的である。
3. ×寿命がきた白血球は，赤血球や血小板と同様，おもに脾臓で破壊処理される。
4. ×白血球は，血液1 μL 中に4,000〜10,000個含まれる。

◤ 貪食を行う細胞はどれか。2つ選べ。99-A81
1 単　球
2 赤血球
3 好中球
4 Tリンパ球
5 Bリンパ球

● 解答・解説
1 ○単球は貪食細胞の筆頭格である。単球として血液中に存在しているが，異物が体内に侵入してくると，マクロファージとなって組織に出て異物を貪食・排除する。
2 ×赤血球の機能は，酸素の運搬である。
3 ○多核白血球も貪食機能をもっており，好中球が代表的である。感染後2時間で血液中に増加し，組織に入って侵入した異物を貪食・消化する。
4 ×Tリンパ球は，細胞性免疫の主役でおもに細胞自体で異物を攻撃する。
5 ×Bリンパ球は，液性免疫を担っており，抗体を産生して異物を攻撃する。

◤ 貧血の診断に用いられるのはどれか。100-A12
1 ヘモグロビン濃度
2 収縮期血圧
3 血糖値
4 尿酸値

● 解答・解説
1 ○ヘモグロビン濃度は，貧血の診断にとって最も重要な項目である。ヘモグロビン濃度の基準値は，男性で13.0〜17.0 g/dL，女性で12.0〜16.0 g/dLであり，成人男性で13.0 g/dL未満，成人女性で12.0 g/dL未満，妊娠中で11.0 g/dL未満，高齢者で11.0 g/dL未満に低下した際に貧血と診断される。
2 ×収縮期血圧は高血圧症の診断に用いられるが，貧血の診断に関係ない。
3 ×血糖値は糖尿病の診断に用いられるが，貧血の診断に関係ない。
4 ×尿酸値は高尿酸血症（痛風）の診断に用いられるが，貧血の診断に関係ない。

一問一答（○，×を答えよ）
1 血清からフィブリノゲンを除いたものが血漿である。87-A8
2 血清蛋白電気泳動で抗体はγ分画に存在する。87-A8
3 血清蛋白のうちではアルブミンが最も多い。87-A8
4 血清中の逸脱酵素の測定は臨床検査に用いられる。87-A8

☑ 5 造血幹細胞からすべての血球が産生される。87-A3
☑ 6 造血は骨髄の脂肪髄で盛んに行われる。87-A3
☑ 7 造血はおもに骨の緻密質で行われる。88-A1
☑ 8 造血幹細胞は末梢血に存在しない。91-A3
☑ 9 造血幹細胞は臍帯血にも存在する。91-A3
☑ 10 エリスロポエチンは高酸素血症に反応して産生される。91-A3
☑ 11 顆粒球コロニー刺激因子によってリンパ球は増加する。87-A3, 91-A3
☑ 12 胎児では肝臓でも造血が行われる。87-A3
☑ 13 ヘモグロビンの合成には鉄が必要である。90-A3
☑ 14 エリスロポエチンは赤血球系細胞の造血因子である。90-A3
☑ 15 網赤血球数は赤血球の造血の指標である。90-A3
☑ 16 赤血球は主として骨髄で生成されるが，血液中の酸素が不足すると，骨髄が刺激され赤血球が増加する。78-P12
☑ 17 赤血球の寿命は約60日である。90-A3

● 解答・解説

1 ×血漿からフィブリノゲン（線維素原）を取りのぞいた残りの液体を血清という。
2 ○抗体は血清蛋白のγグロブリン分画に属す。
3 ○血清蛋白質の約60%はアルブミンで占められる。
4 ○血清中にはホルモンや酵素が含まれ，とくに細胞傷害などで流れ込む酵素は診断に重要である。
5 ○血球の成熟は未分化な造血幹細胞に始まる。
6 ×造血は赤色骨髄で活発に行われている。
7 ×骨髄は骨の海綿質や髄腔に納まっている。
8 ×造血幹細胞は末梢血中にもわずかながら存在するが，形態からの区別は困難である。
9 ○臍帯血には造血幹細胞が豊富に含まれており，白血病などの治療に用いられる。
10 ×エリスロポエチンは血中の酸素濃度低下により腎臓から分泌され，赤血球生成を促し。
11 ×顆粒球コロニー刺激因子は顆粒球の増殖を促すが，リンパ球（無顆粒球）は増加しない。
12 ○胎生期の造血は卵黄嚢・肝臓・脾臓で行われるが，胎生期後半からは骨髄造血が主体となる。
13 ○ヘモグロビンは，鉄を含むヘムと，グロビンとよばれる蛋白質からできている。
14 ○エリスロポエチンは，腎臓から分泌される赤血球造血を促進するホルモンである。
15 ○網（状）赤血球は未熟な赤血球であり，赤血球産生亢進の指標として用いられる。
16 ○血液中の酸素が不足すると，エリスロポエチンなどの作用で骨髄が刺激され，赤血球生成が亢進する。
17 ×赤血球の寿命はおよそ120日である。

2. 止血機構

● 止 血 ●

　血管が損傷されて出血を生じると，そこに血小板からなる血栓（白色血栓／血小板血栓）が形成されて止血 hemostasis が起こる。これを一次止血といい，次のような過程で起こる。すなわち，血管が損傷されると血管壁の膠原線維が露出する。付近の血小板はヒモのような突起を出し，血中の von Willebrand 因子（vWF）を介してこの膠原線維に粘着する。これらの血小板は血液凝固第Ⅰ因子のフィブリノゲン（線維素原）と結合してさらに多くの血小板を集め（血小板凝集），これにより血栓が形成されて一次止血が完了する。なお，これに続いて起こるフィブリン網と血球による強固な血栓形成は二次止血あるいは血液凝固とよばれる。止血の過程を図32 に示す。

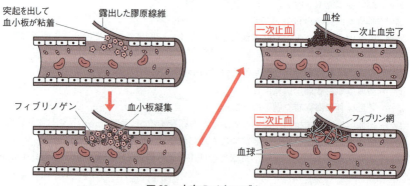

図32　止血のメカニズム

● 凝固と線溶 ●

1. 血液凝固　coagulation

　体外に取り出された血液が，数分でゼリー状に固まる現象を血液凝固という。凝固過程には第Ⅰ～ⅩⅢ因子（Ⅵはない）を含む10数種類の凝固因子（表6）が起こす複雑な反応が関与するが，一言でいえば「水溶性のフィブリノゲン（線維素原；第Ⅰ因子）が不溶性のフィブリン（線維素）になる現象」であり，血球成分はフィブリンの網にからまる凝固物をつくる。この際にはたらく凝固因子は，そ

表6 血液凝固因子

因子番号	別　称
第Ⅰ因子	フィブリノゲン
第Ⅱ因子	プロトロンビン
第Ⅲ因子	組織トロンボプラスチン
第Ⅳ因子	Ca^{2+}
第Ⅴ因子	不安定因子（またはプロアクセリン）
第Ⅵ因子	欠番
第Ⅶ因子	安定因子またはプロコンバーチン（SPCA）
第Ⅷ因子	抗血友病因子（AHF）（抗血友病A因子ともいう）
第Ⅸ因子	クリスマス因子（PTC）（抗血友病B因子ともいう）
第Ⅹ因子	スチュアート因子
第Ⅺ因子	PTA
第Ⅻ因子	ハーゲマン因子または接触因子
第ⅩⅢ因子	フィブリン安定化因子（FSF）
その他	プレカリクレイン；キニノゲン（HMWK）

のほとんど（第Ⅷ因子以外）が肝臓で産生される。このため，「肝障害があると凝固因子が欠乏して凝固障害を起こす」が，第Ⅷ因子だけは基準値を示す。なお，凝固によって形成された凝血塊は，放置すると数時間で縮小し，液体成分の血清とゲル状の血餅となる。血餅は数日後には溶けて液体となるが，この現象を線溶という（図33）。

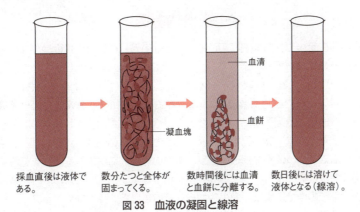

図33　血液の凝固と線溶

2. 線　溶（線維素溶解現象）　fibrinolysis

　血液凝固によって形成されたフィブリンの溶解現象。本来は，血管内に生じる血栓を除去しようとする生理的反応であり，これにはプラスミンとよばれる蛋白分解酵素がはたらく。プラスミンは血漿中のプラスミノゲンの活性化物質で，腎臓や血管内皮細胞から分泌されるプラスミノゲンアクチベーター（ウロキナーゼなど）により，プラスミノゲンが活性化されてプラスミンとなる。

凝固時間と出血時間

1. 凝固時間　coagulation time

血管外に出た血液が凝固するまでの時間。検査上は採血した血液が試験管内で流動性を失うのに要した時間をいう。凝固過程には上述の凝固因子が関与しているため，いずれの因子が欠乏しても凝固時間は遅くなる。とくに第Ⅷ因子（抗血友病因子）・第Ⅸ因子（クリスマス因子）欠乏で起こる血友病では凝固時間の延長がみとめられる。また，胆汁の腸内排泄低下があると，腸からのビタミンK吸収不足により，肝臓における第Ⅱ因子（プロトロンビン）・第Ⅶ因子・第Ⅸ因子・第Ⅹ因子の合成が阻害され，凝固時間が延長する（注：第Ⅱ・Ⅶ・Ⅸ・Ⅹ因子の合成にはビタミンKが必要）。

2. 出血時間　bleeding time

皮膚毛細血管の穿刺により，人為的に生じた出血が自然に止まるまでの時間。基準値は検査方法によって異なるが，およそ1〜6分とされる。穿刺された毛細血管の収縮につづき，露出した膠原線維に血小板が粘着（von Willebrand因子が作用），さらに多数の血小板が凝集（白色血栓が形成）することで止血される。すなわち，出血時間は一次止血に要する時間であり，おもに毛細血管機能・血小板機能・von Willebrand因子などに影響される。

血管内凝固

ふつう血管内で血液凝固が起こることはないが，血管壁の病変や狭窄などがあると，そこに血小板が集まって凝固（血栓 thrombus）を生じることがある（血栓症 thrombosis）。すなわち，①血管内皮の異常（損傷・動脈硬化など），②血流の異常（血流の停滞や渦流），③血液凝固亢進（術後や分娩後の血小板増加・ショック時の凝固因子増加）などがある場合に血栓が形成されやすい。ときに全身の血液凝固亢進で微小血栓が多発することもある（播種性血管内凝固）。なお，血栓が血流にのって別の部位に至り，細い血管などに詰まって閉塞を起こすこともある（塞栓症 embolism）。

血栓はその成分により，血小板からなる白色血栓，赤血球やフィブリン網を主体とする赤色血栓，両者の混在している混合血栓に大別されるが，1つの血栓でも部位によって成分が違うことが多い。例えば，血管内で生じた血栓の基部（上流側）は一般に白色血栓であり，先端部（下流側）に向かうにつれて赤色血栓へと移行する。

- **播種性血管内凝固（症候群）（DIC；disseminated intravascular coagulation）**

基礎疾患（感染症・悪性腫瘍・妊娠高血圧症候群など）に何らかの誘因が重なり，全身の血液凝固亢進と出血傾向が同時に現れる病態を指す。血管内における

血液凝固亢進で全身の小血管に微小血栓が多発し，組織の壊死などさまざまな臓器の循環障害を起こす。これらの凝固系の活性化によって血小板と血液凝固因子が大量に消費され，凝固障害を起こす。これに微小血栓を溶かすための線溶系の亢進が加わると出血傾向が現れる。このため「血液凝固亢進」と「出血傾向」という一見矛盾した状態が現れる。

具体的には，血液凝固亢進による血小板減少（血小板消費亢進），プロトロンビン時間延長，血漿フィブリノゲン減少（血栓生成亢進），ESR（赤血球沈降速度）遷延などがみられる。また，血栓を溶かすための線溶亢進により，フィブリンの分解産物であるD-ダイマーの増加がみられる。

疾病の成り立ち

創傷治癒と血液凝固（傷の治り方）

◆炎症期（受傷後4〜5日）

創傷（組織の破壊）が起こると局所に出血が起こる。血液中の血小板は膠原線維に触れて活性化し，他の血小板の凝集・活性化を起こす。活性化した血小板から放出される凝固因子により血液凝固（フィブリン析出）が起こって血栓が形成され，同時に血管も収縮して止血が起こる。創傷部の組織や血小板からはさまざまな化学物質が放出され，これが信号となって血液の白血球や単球（マクロファージ）が傷口へと遊走する（図34）。

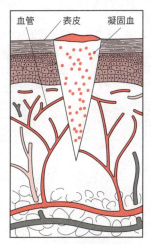

図34　炎症期

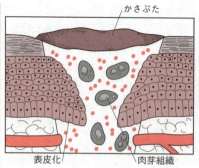
図35　増殖期

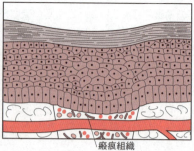
図36　成熟期

◆増殖期；肉芽形成期（受傷後4日〜2週）
　表皮では痂皮（かさぶた）が形成され，真皮ではマクロファージの刺激で線維芽細胞からのコラーゲン生成と血管新生が活発化する。これによって組織の増殖が起こり，肉芽組織の形成そして瘢痕組織化が始まる（図35）。

◆成熟期；安定期（2週〜）
　線維芽細胞が線維細胞となるとコラーゲン生成が低下する。瘢痕組織は次第に分解・吸収されるがコラーゲンの不規則配列は残るので，真皮の瘢痕が完全に消失することはない（図36）。

血液の凝固異常

◆血友病　hemophilia
　血液凝固因子が遺伝的に欠損しているために起こる病態。第Ⅷ凝固因子欠乏を示すA型と，第Ⅸ因子（クリスマス因子）欠乏を示すB型とに分けられる（頻度　A：B＝5：1）。血友病が示す症状の本態は出血症状であり，検査上も凝固時間の延長がみられるが，それ以外の検査所見（出血時間・血小板数・血小板機能など）はすべて正常である。症状としては関節内出血・皮下出血・筋肉内出血の頻度が高く，とくに関節内出血では関節強直や運動障害におちいることが多い。

止血機構

☐ 血清に含まれないのはどれか。 102-P73
1. インスリン
2. アルブミン
3. γ-グロブリン
4. β-グロブリン
5. フィブリノゲン

● 解答・解説
1. ×インスリンは膵臓ランゲルハンス島から分泌されるペプチドホルモンで血清中に存在する（基準値 5～10 μU/mL）。
2. ×アルブミンは膠質浸透圧維持にはたらく代表的な血漿蛋白質で，凝固後の血清にも含まれる（基準値 4.5～5.5 g/dL）。
3. ×γ-グロブリンは免疫と関連する代表的な血漿蛋白質で，血清グロブリンの 9～18% を占める。検査値は肝硬変，炎症，自己免疫疾患などで上昇，ネフローゼなどで低下する。
4. ×β-グロブリンは血清グロブリンの 6～10% ほどを占める。検査値は妊娠やネフローゼで上昇，慢性肝障害で低下する。
5. ○フィブリノゲンは血液凝固に関わる血漿蛋白質で，凝血の際にフィブリンとして析出するため，血清には含まれない。

☐ 創傷の治癒過程における増殖期の状態はどれか。 103-A45
1. コラーゲンが成熟する。
2. 基底細胞が創面を覆い始める。
3. 血管内皮細胞が新しい血管を形成する。
4. マクロファージによって創内の細菌が排除される。

● 解答・解説
1. ×肉芽組織を形成する中で，コラーゲンなどの線維は増殖期にみられるが，徐々に太く密になるものの，成熟するのは成熟期である。
2. ×増殖期ではない。
3. ○創傷部に新しい血管ができる血管新生の過程は，増殖期に起こる。

4 ×炎症期は組織学的変化がみられる。なかでも血小板やマクロファージから分泌されるさまざまなサイトカインは主要な組織学的変化である。

☑ 生体内で生じた血栓を溶解するのはどれか。 95-P2
1 トロンボプラスチン
2 カルシウムイオン
3 プラスミン
4 トロンビン

● 解答・解説

1 ×トロンボプラスチンは損傷組織に由来する外因系の血液凝固因子（第Ⅲ因子）である。
2 ×カルシウムイオンは血液凝固反応のいくつかの過程で必要とされる因子である。
3 ○プラスミンは蛋白分解酵素で，血栓を固めるフィブリン（線維素）の溶解（線溶）にはたらく。
4 ×トロンビンが水溶性のフィブリノゲン（第Ⅰ因子）を不溶性のフィブリンに変えることで血液凝固が起こる。

☑ 播種性血管内凝固〈DIC〉で正しいのはどれか。 92-A3, 101-P32
disseminated intravascular coagulation
1 フィブリノゲン分解産物〈FDP〉値の減少
2 血漿フィブリノゲン濃度の低下
3 プロトロンビン時間の短縮
4 血小板数の増加

● 解答・解説

1 ×微小血栓溶解のためフィブリノゲン分解産物（FDP）値は上昇する。
2 ○血漿フィブリノゲンが消費されるので低下する。
3 ×凝固因子の消費のためプロトロンビン時間は延長する。
4 ×血小板が消費されるので低下する。

3. 血液型

ABO 式・Rh 式

　赤血球表面には人によって異なる抗原があり，血液はその違いによっていくつかの血液型に分類される。ある人の血液型を判定しようとする場合，どの抗原に注目するかによって多くの方法があるが，現在は A 型・B 型・AB 型・O 型に分類する ABO 式と，Rh（＋）と Rh（－）〔Rh 陽性と陰性〕に区分する Rh 式とがよく用いられる。

1. ABO 式血液型

　ヒト赤血球がもつ 2 種類の型物質（凝集原 A・B）と，血清に含まれる 2 種類の抗体（凝集素 α・β）との組み合わせによる分類法。すなわち，血球が凝集原 A をもつ血液には凝集素 α（抗 A）は含まれず，凝集原 B をもつ血液には凝集素 β（抗 B）が含まれない（もし含まれていたら血球は血管内で凝集してしまう）ことを利用して判別する。例えば，ある血液に抗 A 血清と抗 B 血清とを反応させたとき，抗 A で凝集が起こればその血球は凝集原 A をもち，抗 B で凝集すれば凝集原 B をもつことが判明する。したがって，抗 A 血清でのみ凝集するものを A 型，抗 B 血清にのみ反応するものを B 型，双方に反応するものを AB 型，双方とも凝集を示さないものを O 型とする（図 37）。つまり，α で凝集する A 型の凝集素は必然的に β となり，β で凝集する B 型の凝集素は α となる。双方に反応する AB 型はどちらの凝集素ももっていないことになり，O 型はその逆に両方とも

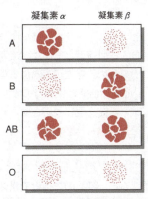

図 37　ABO 式血液型の判定法

もっていることになる（表7）。

表7　ABO式血液型の凝集原と凝集素

血液型	赤血球の凝集原	血清の凝集素
A	A	β
B	B	α
AB	AB	
O		αβ

2. Rh式血液型

ヒトの血液に，アカゲザル赤血球に対する抗体（Rh抗体）を反応させて分類する方法。この抗体に対する抗原をRh因子とよび，抗体を反応させて凝集反応が起こる場合をRh陽性，凝集反応が起こらない場合をRh陰性という。赤血球のRh因子は数多くみつけられているが，もっとも抗原性が高いのはRh0因子であり，その有無で判別すると日本人では99.5％が陽性Rh（＋），0.5％が陰性Rh（－）といわれる。

●─── 輸血可能な血液型 ───●

輸血の際，供血側と受血側との血液型の一致は重要である。血液型の違う血液が混じると，組み合わせによって凝集反応が起こり，赤血球の破壊（溶血）に至る。これを血液型不適合とよぶ。このため，輸血に際しては血液型のきびしいチェックが行われる。

1. 交叉適合試験

ふつう，輸血の際にはABO式血液型とRh式血液型が検査される。しかし，この他にも多くの型物質があるため，輸血による血液型不適合を完全に避けることはできない。そのため，受血者の血清と供血者の赤血球（主試験），供血者の血清と受血者の赤血球（副試験）とを交互に反応させ，双方の血液の適合性を判定する方法がとられる。これを交叉適合試験という。

2. 血液型不適合

輸血には，ABO式だけでなく，Rh式血液型の適合も重要である。Rh陰性者にRh陽性者の血液を輸血すると，半数の陰性者で抗体産生が起こる。のちに再度Rh陽性者の血液が輸血されると，凝集反応が起こり溶血を生じる（血液型不

適合輸血）。これは供与血の血液型物質を抗原とする細胞傷害型（Ⅱ型）アレルギーで，型物質に対する抗体が赤血球に結合し，赤血球を破壊することによって生じる。

3. 血液型（Rh）不適合妊娠

　Rh不適合が問題となるのは，Rh陰性の女性がRh陽性の胎児を妊娠した場合である。初回の妊娠は正常に経過するが，分娩時に胎児のRh抗原が母体血中に入ると，母体内で抗Rh抗体が産生される。このため，2回目以後の妊娠では母親のもつ抗Rh抗体が胎盤から胎児体内に入り，胎児赤血球に凝集・溶血を起こす。これを血液型不適合妊娠といい，胎児は極度の低酸素や貧血を生じる。

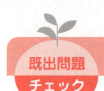

血液型

一問一答（○, ×を答えよ）

1. AB 型と O 型の親からは A 型の子どもは生まれない。89-A3
2. 新鮮凍結血漿の輸血では ABO 式血液型を合わせる必要はない。89-A3
3. 血小板輸血では ABO 式血液型を合わせる。89-A3
4. 骨髄移植では ABO 式血液型を合わせる必要はない。89-A3
5. 母児血液型 Rh 不適合による溶血は遅延型過敏反応である。93-P2
6. 母児血液型 Rh 不適合による溶血では児の自己抗体が溶血を起こす。93-P2
7. 母児血液型 Rh 不適合による溶血の治療として血漿交換を行う。93-P2
8. 母児血液型 Rh 不適合による溶血は父親が Rh（＋）のときに起こる。93-P2

● 解答・解説

1. ×AB 型の遺伝子は AB，O 型では OO であり，子どもは両親から 1 つずつ受けるため，AO（A型）あるいは BO（B型）のどちらかになる。
2. ×血球を凝集させる凝集素は血清に含まれるため，血液型の違う血漿を輸血すると凝集が起こる。
3. ○血小板も血球の 1 つであり，血液型が違うと体内で凝集する危険がある。
4. ○骨髄移植（造血幹細胞移植）では，血液型不一致の場合は赤血球や血漿を除いた組織を移植する。骨髄移植ではむしろ，白血球の組織適合性抗原（HLA）の一致が重要である。
5. ×血液型不適合妊娠は「胎児赤血球に対する抗体」によって起こる溶血で，細胞傷害型（Ⅱ型）アレルギーに分類される。
6. ×母児血液型不適合は「母体で生成された胎児赤血球に対する抗体」による免疫反応であり，生成された抗体が胎盤を通過できる IgG であるため，胎児に移行して起こる。
7. ×治療法には新生児交換輸血（全血）があるが，現在は，第 1 子出産直後の母体に抗 Rh（＋）抗体を投与，入り込んだ胎児赤血球を破壊して抗体産生を防ぐ方法がとられている。
8. ○Rh（−）の母親と Rh（＋）の父親に Rh（＋）の第 1 子が生まれる際，胎児血液が母体に入って抗体が産生され，第 2 子妊娠時に母児 Rh 式血液型不適合が起こる。

第3章 生体の防御機構

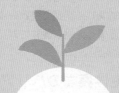

1. 非特異的生体防御機構 ………… 78
2. 特異的生体防御機構 …………… 87

1. 非特異的生体防御機構

　外来の異物・微生物と接触する前から個体に備わっている感染抵抗性を非特異的生体防御機構 nonspecific immunity という。この「非特異的」とは，侵入物に対する無差別な排除機構を意味し，自然免疫ともよばれる。これに対し，一度感染することで異物を認識・記憶し，同じ異物に対して反応する免疫機構を特異的生体防御機構という（p.87 参照）。

生体表面のバリア

　病原体などの体内侵入を防ぐため，生体は皮膚・粘膜などの物理的バリアに加え，酸や粘液などの抗菌性物質を備えている（図38）。これらは異物全般に対する排除機構であり，次のようなものがある。

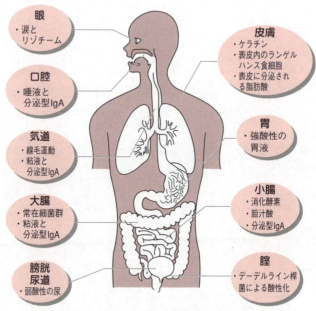

図38　人体における表皮防御因子と体液性防御因子

1. 皮膚・粘膜
　病原体や異物の侵入を阻止する機械的なバリアとしてはたらく。また，角化上皮に含まれるケラチンは，酸・アルカリ・細菌由来の酵素などに対して強い保護作用を示す。
2. 酸性分泌液
　皮膚の分泌物や胃液・腟液などは酸性に保たれており，細菌増殖の抑制にはたらく。また，胃液に含まれる蛋白分解酵素も侵入異物の破壊作用をもち，皮脂にも殺菌作用がある。
3. 粘液・線毛
　消化管や気道粘膜からは粘液が分泌され，異物を侵入前に捉えるはたらきをもつ。さらに，気道粘膜上皮に備わる線毛は異物を含んだ粘液を排除する。
4. 抗菌分泌液
　涙液・唾液・鼻汁などには抗菌性蛋白質であるリゾチームやラクトフェリンが含まれる。リゾチームは小腸粘膜のパネート細胞からも分泌され，溶菌作用によって微生物分解にはたらく。また，ラクトフェリンは末梢血や母乳にも含まれ，細菌の鉄分子と結合し細菌の増殖に必要な鉄イオンを奪い取ることで抗菌作用を示す。

免疫細胞と化学物質

　バリアを破って病原体や異物が侵入すると，局所では急性炎症反応が起こって血管が拡張し，白血球などが血管外に出て病原体と戦う（図39）。この際，きわめて多数の免疫細胞と多量の化学物質が動員され，そのはたらきによって免疫反応が起こる。
1. 好中球　neutrophil
　感染後2時間で血液中に増加し，血管から組織中に出て，侵入した細菌やウイルスを貪食・消化する。化膿による膿は，死滅した好中球や組織球・細菌の残骸によって形成される。
2. マクロファージ　macrophage
　単球として血液中に存在する大型細胞で，好中球より遅れて局所に到達し，マクロファージ（大食細胞）となって組織に出る。組織中では異物を貪食・排除するほか，貪食して得た異物の抗原情報を免疫細胞（T細胞・B細胞）に伝える抗原提示細胞としての役割をもつ。
3. ナチュラルキラー細胞（NK細胞）　natural killer cell
　血液やリンパを巡る特殊なリンパ球で，癌細胞やウイルス感染細胞の破壊にはたらく。特異的免疫反応では，リンパ球は特定の感染細胞や癌細胞にしか反応しないが，NK細胞はウイルスや癌の種類を選ばず，非特異的に異常細胞を認識し

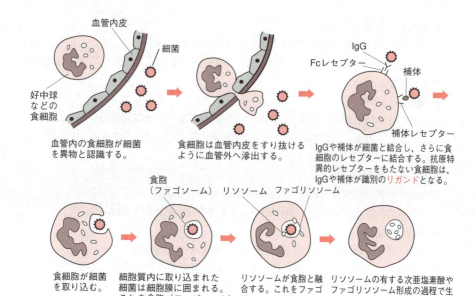

図39 食細胞による貪食・殺菌作用

てこれを破壊する。

4. 補　体　complement（C）

　抗体が結合した細菌や細胞を破壊する役目をもつ物質。抗体の機能を補うことから補体という。補体には，溶菌（細菌の膜破壊）や細菌に結合して貪食されやすくするオプソニン化のほか，好中球などをよびよせる走化因子としてのはたらきもある。

5. サイトカイン　cytokine

　細胞（とくに白血球）から分泌される物質で，リンパ球から分泌されるものはリンフォカインともよばれる。抗原提示を受けたT細胞が放出し，これを受けたB細胞は抗体産生細胞に分化する。すなわち，サイトカインは細胞間の情報伝達物質群であり，インターロイキン（IL）・インターフェロン（IFN）などが含まれる。

6. インターフェロン　interferon（IFN）

　ウイルス増殖を抑える生体活性物質（サイトカイン）の一種。ウイルスは蛋白合成能がないため，細胞の機能を利用して増殖する。ウイルス感染細胞からはIFNが分泌され，これが他の細胞に結合することで，その細胞でのウイルス増殖を抑える酵素をつくる。これにより，IFNが作用した細胞でのウイルス増殖は阻

止される。

7. オプソニン　opsonin

血漿や体液中に存在し，好中球やマクロファージの貪食作用を促進する物質をオプソニンといい，その効果をオプソニン効果という。オプソニンは，ちょうど食物を「味つけ」するように，細菌などの表面をおおうことで食細胞の「食欲」を刺激する役割をもつ。血漿中に存在する一部の抗体（IgG）や，抗体の機能を補う物質（補体）がオプソニンとしてはたらく。

胸腺と脾臓

1. 胸腺　thymus

胸骨上部の後ろで大血管～心基部の前（上縦隔～前縦隔）に位置するリンパ組織（図40）。新生児（重さ10～15ｇ）から思春期（30～40ｇ）まで発達するが，その後は退縮して脂肪組織に置きかわる（ただし，胸腺組織が完全に消失してしまうわけではない）。胸腺の実質は皮質と髄質とに大別され（境界は明らかでない），皮質は結合組織性の被膜から伸びる中隔によって小葉に分けられる。

胸腺では骨髄由来のリンパ球をＴリンパ球に教育し，末梢循環へと放出する。このため，胸腺の実質には，皮質に集まる発達途中のＴ細胞に加え，特殊な上皮細胞・樹状細胞・マクロファージなどがみられる。これらの細胞はＴ細胞の成熟を促し，自己と非自己を区別することのできるＴ細胞をつくる。

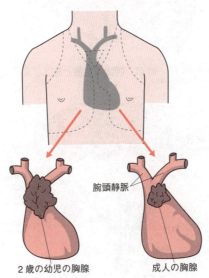

図40　胸腺の位置とかたち

2. 脾臓 spleen

腹腔の左上部で横隔膜と胃底に接する重さ150gほどの実質臓器である（図41）。表面の被膜は一部が脾柱となって深部へ向かい，実質を小葉に分ける。実質は赤脾髄と白脾髄とに区別され，赤脾髄は老廃赤血球の処理に，白脾髄はBリンパ球の成熟（抗体産生）にはたらく（図42）。なお，内側面の脾門は脾動・静脈の出入口で，脾臓はここから毎分300 mLの血液を受ける。

（1）赤脾髄の機能：脾臓に流入した血液は赤脾髄に至り，毛細血管から脾索を通過して脾洞へ注ぎ，ここに貯留する。この際，老廃赤血球は脾洞の壁を通過できず，脾索内のマクロファージに貪食処理される。ふつう1時間に100億個の赤血球が処理される。

（2）白脾髄の機能：抗原をとりこんだマクロファージの抗原提示により，白脾髄を構成するBリンパ球が形質細胞（抗体産生細胞）に成熟して抗体産生

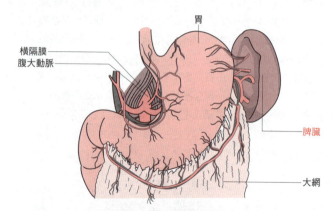

図41 脾臓の位置と形

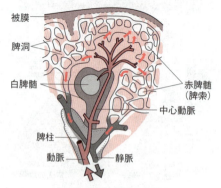

図42 脾臓内部と血流

が開始される。

免疫グロブリン

● 抗　体　antibody（Ab）

　液性免疫にはたらく抗体は，免疫グロブリン immunoglobulin（Ig）とよばれる物質からなる。免疫グロブリンは，血清蛋白質のγグロブリン分画に属する可溶性蛋白質で，抗原刺激を受けた活性化 B 細胞（抗体産生細胞）によって生成される。

　免疫グロブリン（抗体）はさまざまな抗原に対して産生されるため，抗原の数だけつくられるが，基本となる構造は 2 対のポリペプチドが S-S 結合したものであり，長いポリペプチド（H 鎖）と短いポリペプチド（L 鎖）とからなる Y 字形を示す（図 43）。このうち，Y の上端 2 か所の部分が抗原との結合部であり，結合する抗原により変化する。なお，免疫グロブリンは H 鎖の種類により，5 タイプ（IgG・IgM・IgA・IgE・IgD）に分類される。

（1）IgG：血清中の免疫グロブリンの 75% を占める。初回の抗原被曝では IgM の後に出現するが，2 回目以後の免疫反応では，おもに IgG が産生される。胎盤を通過できる唯一の抗体で，胎児が母体から受けとる免疫グロブリンである。

（2）IgM：1 回目の抗原被曝で最初に産生される抗体。血清中の免疫グロブリンの約 10% を占め，IgG が 5 個結合した形（5 量体）を示すため，マクログロブリンともよばれる。

（3）IgA：血清のほか，唾液・涙液・気道や消化管の分泌液などに含まれ，単量体～3 量体のかたちで存在する。異物とくにウイルスが粘膜から侵入するの

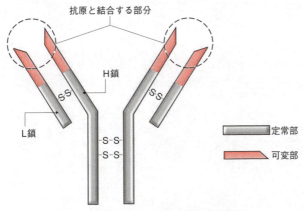

図 43　免疫グロブリン（抗体）の模式図

非特異的生体防御機構

を防ぐ．また，IgA は母乳（とくに初乳）に多く含まれ，IgG とともに新生児の感染防御に重要な役割をはたす．

（4）IgE：おもに好塩基球や肥満細胞の表面に存在する．ここにアレルゲンが結合すると，これらの細胞からヒスタミンなどの物質が放出され，アレルギー反応（即時型アレルギー）を引き起こす．

（5）IgD：大部分がB細胞表面に結合しており，機能の詳細は不明だが，B細胞の分化に関係するとされる．

既出問題チェック **非特異的生体防御機構**

☑ オプソニン効果を生じるのはどれか。98-A17
1 好中球
2 好塩基球
3 Tリンパ球
4 Bリンパ球

● 解答・解説
1 ○オプソニン効果が生じる細胞は食作用をもつ細胞であり，好中球とマクロファージが該当する。好中球は感染した組織に至り細菌やウイルスを貪食する。
2 ×好塩基球に食作用はないが，ヒスタミンやヘパリンを放出して血管拡張や血液凝固防止にはたらくことで好中球の活動を助ける。
3 ×Tリンパ球の中にも感染細胞などを攻撃するキラーT細胞があるが，食作用はなく，オプソニン効果も生じない。
4 ×Bリンパ球は形質細胞に分化し，抗体産生に関与する細胞である。

☑ 感染防御に**有用でない**のはどれか。94-P2
1 涙液のリゾチーム
2 血清のプラスミノゲン
3 腟粘膜のグリコゲン
4 胃液の胃酸

● 解答・解説
1 ○涙液にはリゾチーム（抗細菌酵素）や免疫グロブリンIgAなどが含まれており，眼球表面の洗浄・殺菌にはたらく。
2 ×プラスミノゲンは活性化されてプラスミンとよばれる蛋白分解酵素となり，フィブリンを分解して血栓の溶解にはたらく。
3 ○腟粘膜上皮のグリコゲンは腟内に常在するデーデルライン桿菌に分解されて乳酸をつくる。この乳酸によって腟内は酸性になり，病原菌の侵入・繁殖を防ぐ。
4 ○胃は胃酸を分泌することで，細菌の増殖を抑制し，殺菌している。

☐ 皮膚・粘膜と防御機構の組合せで正しいのはどれか。97-P2
1 皮膚表面――――――アルカリ性の皮脂
2 気　道――――――線毛上皮細胞
3 腸管内――――――デーデルライン桿菌
4 尿　路――――――リゾチーム

● 解答・解説

1 ×皮膚表面は物理的バリアに加えて，皮脂などの酸性物質により異物の侵入から保護されている。
2 ○気道の粘膜は線毛上皮細胞からなり，線毛は異物の排除にはたらく。
3 ×デーデルライン桿菌は腟内の常在菌で，乳酸産生により腟内を酸性に保つことでほかの細菌の増殖を抑制する。
4 ×リゾチームは粘液や涙液などに含まれる抗菌物質で，粘膜表面の細菌増殖を防ぐ。ただし，尿路では尿の排出による洗浄作用の方が大きな役割をはたす。

一問一答（○，×を答えよ）

☐ 1 好中球は抗原提示細胞である。91-A2
☐ 2 脾静脈は下大静脈に直接注いでいる。87-A4
☐ 3 脾機能亢進があると赤血球の破壊が亢進する。87-A4
☐ 4 抗体のうちIgMは外分泌液中に分泌される。87-A19
☐ 5 免疫グロブリンGは母親から胎児に移行する。81-A46, 92-A2
☐ 6 異物に対してIgGが最も早期に産生される。91-A2
☐ 7 IgMは消化管免疫にはたらく。92-A2
☐ 8 IgEはⅡ型アレルギーに関与する。92-A2

● 解答・解説

1 ×好中球は侵入病原体を非特異的に貪食・消化する細胞で，抗原提示にははたらかない。
2 ×脾静脈は上・下腸間膜静脈と合流し，門脈となって肝臓に注ぐ。
3 ○脾臓は老廃赤血球の処理にはたらくため，機能亢進では赤血球破壊が亢進する。
4 ×外分泌液（唾液・涙液・気道分泌液など）に含まれる抗体としてはIgAが代表的である。
5 ○IgGは胎盤を通過できる唯一の抗体で，胎児が母体から受けとる免疫グロブリンである。
6 ×抗原に被曝した際，最初に産生される抗体はIgMである。
7 ×消化管や気道の局所免疫にはIgAが関与する。IgMは初回抗原被曝で最初に産生される抗体として知られる。
8 ×IgEはⅠ型（即時型）アレルギーあるいはアナフィラキシーを起こす抗体で，Ⅱ型（細胞傷害型）アレルギーにはIgMやIgGが関与する。

2. 特異的生体防御機構

以前に体内に侵入し，認識・記憶された異物がふたたび侵入したとき，これに対して特異的に生じる免疫反応を特異的生体防御機構という。非特異的防御機構に比べて効果的に作用するが，その成立までに一定の時間を要する。この免疫反応には，リンパ球がもつ自己・非自己の認識機能が関与しており，目的の抗原だけを選択攻撃する効率的な防御機構である。この免疫機構には，T 細胞がじかに異物排除にあたる細胞性免疫と，B 細胞由来の形質細胞が産生した抗体が特定の抗原に反応することで毒性を中和する液性免疫とがある。

免疫担当細胞

免疫反応にはたらく細胞を免疫担当細胞という。本態はリンパ球やマクロファージであるが，1．侵入した抗原を認識して T 細胞に知らせる細胞（抗原提示細胞），2．T 細胞（T リンパ球），3．B 細胞（B リンパ球），4．傷害組織を清掃する細胞（清掃細胞）などに分けられる。

1. 抗原提示細胞

抗原の情報を T 細胞に提示する細胞のことで，マクロファージ・樹状細胞などがある。貪食された細菌などの一部が抗原となって細胞表面にある MHC（主要組織適合抗原複合体）と結合し，MHC 分子＋抗原として提示される。ここに T 細胞の受容体（TCR）が連結することで，抗原情報が T 細胞へと伝えられる（図44）。

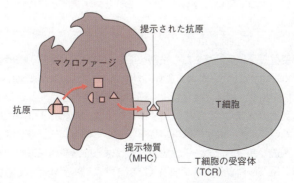

図44　マクロファージによる抗原提示

2. T 細胞（T リンパ球）

　生成されたのち胸腺で成熟・分化したリンパ球。末梢血リンパ球の70％を占め，キラー T 細胞（感染細胞や癌細胞の破壊）・ヘルパー T 細胞（マクロファージやキラー T 細胞の活性化，抗体産生の促進）・サプレッサー T 細胞（抗体産生の抑制）などに細分される。

3. B 細胞（B リンパ球）

　骨髄で生成され，末梢リンパ組織で成熟したリンパ球。血中リンパ球の30％を占め，形質細胞（抗体産生細胞）に分化する。1つの B 細胞は1つの抗原に対する抗体を産生し，細胞表面に備える。

4. 清掃細胞（スカベンジャー細胞）

　免疫反応で傷害された組織や異物などを処理する細胞（マクロファージ・好中球など）。清掃と同時に，小血管新生や線維芽細胞増加など欠損組織の補充が起こる。

抗　原

　生体の免疫系を刺激し，抗体産生などの免疫反応を引き起こす物質を抗原 antigen（AG）という。ほとんどの抗原は，ふつう生体内には存在しない高分子からなるため，免疫系はこれを非自己（異物）として認識する。なかでも蛋白質がもっとも強い抗原性を示すが，糖質や脂質の一部も抗原となる。なお，花粉・細菌・ウイルスなどの病原体は，表面に抗原となる物質を備えた構造である。

　このような抗原のうち，単独で生体に免疫反応を引き起こすものを完全抗原という。これに対し，蛋白質などと結合することで抗原として作用するものを不完全抗原（ハプテン）といい，オリゴ糖や脂質などがこれに含まれる。なお，自らの細胞がもつ表面物質も抗原となることがあり，これを自己抗原という。しかし，ふつう，これらの物質は免疫系が発達する過程で「自己」として認識され，免疫反応を生じないようにプログラムされる。これを免疫寛容という。

液性免疫

　抗体（免疫グロブリン）が主たる役割をになう特異的生体防御機構を液性免疫 humoral immunity という（図45）。抗体は侵入したウイルスや細菌に特異的に結合し，毒性の中和や，補体活性化による細菌の破壊，そしてマクロファージや好中球による貪食の促進にはたらく（オプソニン化）。抗体は B 細胞由来の形質細胞で産生されるが，その過程にはヘルパー T 細胞も関与している。なお，抗体は細胞内には浸透できないため，液性免疫はもっぱら血液や組織液中で作用を発揮し，細胞内に侵入したウイルスや細菌（結核・サルモネラなど）に対しての効果は少ない。

1. 抗体産生細胞

　最初に侵入した抗原がB細胞の表面に結合（感作）すると，B細胞は分化・増殖して500個ほどの集団を形成する。このB細胞の大半は形質細胞（抗体産生細胞）に分化し，ここで産生・放出された抗体が侵入した抗原に特異的に結合する（抗原抗体反応）。このように，抗体はB細胞由来の形質細胞から産生されるが，その産生過程にはヘルパーT細胞の補助が必要とされ，次のようなしくみが関わっている。なお，形質細胞に分化しなかった一部のB細胞は，抗原情報を記憶したメモリーB細胞となって長く体内にとどまる。

2. ヘルパーT細胞

　侵入した抗原の一部はマクロファージなどに貪食され，抗原提示される。すなわち，周囲にいるT細胞のうち，この抗原に特異的な受容体（TCR）をもつヘルパーT細胞が連結し，これによって抗原情報が伝えられる（図44）。抗原情報を受けたヘルパーT細胞は増殖し，同時にサイトカイン（リンフォカイン）を分泌する。リンフォカインはB細胞を刺激して抗体産生細胞への分化・増殖を促し，液性免疫を実行させる（図45）。なお，リンフォカインは，周囲のT細胞にも作用して細胞性免疫を発現させたり，T細胞を増殖して多量のリンフォカイン分泌を促すことで免疫反応の強化にもはたらく。

3. 能動免疫と受動免疫

　感染などの抗原侵入に対して生じる免疫状態を能動免疫（のうどうめんえき）という。いわゆるワクチンは，抗原を投与して人為的に能動免疫を起こす方法である。これに対し，抗体（抗血清や免疫グロブリン製剤）投与によって生じる一時的な免疫状態を受動（受け身）免疫という。母乳に含まれる抗体も乳児期の受動免疫の例である。

細胞性免疫

　侵入した抗原に対し，T細胞がじかに攻撃する生体防御機構を細胞性免疫 cellular immunity という（図45）。攻撃陣の主体をなす細胞はT細胞とよばれ，マクロファージなどからの抗原提示によって活動を始める。すなわち，キラーT細胞は細胞性免疫の主役ともいうべき細胞であるが，その過程にはヘルパーT細胞やメモリーT細胞なども関与している。

1. キラーT細胞

　抗原の破壊にはたらく細胞で，ヘルパーT細胞から放出されるリンフォカインによって増殖し，細菌などを攻撃する。ウイルス感染などのように抗原が細胞内に侵入した場合は，キラーT細胞が感染細胞の表面に結合して細胞膜を破り，細胞自体を破壊する。この際，細胞から出てくるウイルスは抗体によって中和される。

2. その他のT細胞

細胞性免疫において，ヘルパーT細胞はキラーT細胞の活性化にはたらき，免疫反応を増強する。一方，サプレッサーT細胞は侵入した抗原が死滅する頃にはたらき，キラーT細胞の活動を抑えて免疫反応を終息させる役割をはたす。いずれもマクロファージなどの抗原提示によって活性化する細胞で，液性免疫においても抗体産生の促進および抑制にはたらく。なお，抗原情報は，液性免疫の際のメモリーB細胞のように，ヘルパーT細胞に由来するメモリーT細胞に記憶される。メモリーT細胞は再び抗原に出会うと多量のリンフォカインを分泌するエフェクターT細胞に分化し，すばやい免疫応答の起動にはたらく。

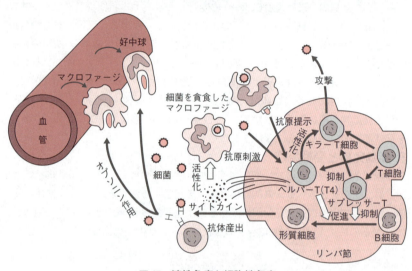

図45 液性免疫と細胞性免疫

アレルギー

一度感作した抗原が二度目に侵入したとき，過剰な免疫反応が起こって生体を傷害することがある。これをアレルギーといい，Ⅰ型〜Ⅳ型に分類される(表8)。このうちⅠ型〜Ⅲ型は液性免疫（抗体）によって起こるアレルギーであり，Ⅳ型は感作リンパ球による細胞性免疫反応で起こるアレルギーである。なお，Ⅱ型アレルギーの一部をⅤ型として別に分類することもある。

1. Ⅰ型アレルギー

抗原の侵入に際し，気道や消化管の粘膜下リンパ組織でIgE抗体がつくられて起こるアレルギー。最初の抗原侵入では無症状だが，二度目の抗原侵入後すぐに起こるため，即時型アレルギーともいう。花粉症，気管支喘息，アトピー性皮膚

炎，アナフィラキシーショック（全身の血管拡張による急激な血圧低下）などがこれに含まれる。IgE は肥満細胞や好塩基球に結合して，ヒスタミンなどの物質を放出させる。

2. Ⅱ型アレルギー

細胞や組織に IgG や IgM 抗体が結合して起こるアレルギー。抗体の結合によって細胞破壊性物質がつくられるため，細胞傷害型アレルギーともよばれる。血液型不適合輸血による溶血などが含まれる。

3. Ⅲ型アレルギー

抗原と抗体が結合してできる免疫複合体が組織に沈着し，その組織に傷害を生じるアレルギー。蛇に咬まれたりしたときの抗血清投与で起こるほか，全身性エリテマトーデス（SLE）や関節リウマチなどの膠原病，糸球体腎炎などが含まれる。

4. Ⅳ型アレルギー

細胞性免疫（キラー T 細胞など）の過剰反応で起こるアレルギー。抗原侵入の数日後に起こるため遅延型アレルギーともよばれる。移植の拒絶反応などが含まれる。ツベルクリンはこのアレルギー反応を利用した検査である。

5. Ⅴ型アレルギー

バセドウ病（甲状腺機能亢進症の１つ）や重症筋無力症がこのタイプに属す

表8 アレルギー型と疾患

アレルギー型	疾患
Ⅰ型アレルギー	アナフィラキシーショック，気管支喘息，腸管アレルギー，じんま疹，アトピー性皮膚炎，アレルギー性鼻炎
Ⅱ型アレルギー	溶血性貧血 顆粒球減少症 血小板減少性紫斑病 Goodpasture 症候群 （糸球体腎炎，肺出血など） 心内膜炎 ｝自己抗体による 新生児溶血性黄疸 輸血反応 ｝同種抗体による
Ⅲ型アレルギー	血清病，糸球体腎炎（自己免疫病），膠原病による腎炎，関節炎，血管炎
Ⅳ型アレルギー	接触性皮膚炎，結核（ツベルクリン反応），甲状腺炎，アレルギー性脳炎，同種移植片拒絶反応
Ⅴ型アレルギー	バセドウ病，重症筋無力症（Ⅱ型に入れられることもある）

る。甲状腺刺激ホルモンやアセチルコリンに対する受容体に抗体が結合して過剰な刺激や抑制を起こすことで生じる。Ⅱ型アレルギーと似るが細胞自体を傷害するわけではないので区別されることもある。

疾病の成り立ち

抗原抗体反応による障害

◆花粉症　pollinosis

　花粉を抗原として形成されるIgE抗体によるアレルギー反応。即時型（Ⅰ型）アレルギーあるいはアナフィラキシーといわれ，一度感作された抗原（アレルゲン）に再び接触すると即座に起こる。すなわち，二度目の花粉の侵入により，気道粘膜下のリンパ組織で生成されたIgE抗体が肥満細胞や好塩基球に結びつき，細胞内の顆粒からヒスタミンなどが放出され，これによって局所に炎症反応が生じる。気管支喘息・じん麻疹・ヨードアレルギーなども同じタイプである。なお，好酸球浸潤が特徴とされるが，アレルギーの起こる機序とは関係していない。

免疫機構の障害

◆後天性免疫不全症候群（AIDS；acquired immune deficiency syndrome）

　HIV（ヒト免疫不全ウイルス）感染によって引き起こされる病態。RNAウイルスのHIVはヘルパーT細胞に侵入し，持ち込んだRNAをDNAに変換して細胞のDNAの中に組み込むことでHIVの増殖を引き起こす。HIVはヘルパーT細胞内で増殖（複製）すると細胞外へ排出され，感染していたヘルパーT細胞は死滅する。また，キラーT細胞によっても破壊されるため，ヘルパーT細胞は著しく減少することになる。ヘルパーT細胞の減少により，抗体産生が停止したり，マクロファージやキラーT細胞の活性（細胞傷害作用）低下が生じ，とくにウイルスや真菌感染などに対する抵抗力（細胞性免疫）が落ちる。

特異的生体防御機構

既出問題チェック

☐ 免疫担当細胞とその機能の組合せで正しいのはどれか。100-P26
1. 好中球————————抗原の提示
2. 肥満細胞———————補体の活性化
3. 形質細胞———————抗体の産生
4. ヘルパーT細胞—————貪　食

● 解答・解説
1. ×好中球は細菌感染などがあると感染局所に集まり、異物や破壊産物などの貪食処理にはたらく。
2. ×肥満細胞は抗原侵入に反応してヒスタミンや蛋白分解酵素を放出し、即時型アレルギー（Ⅰ型アレルギー）を引き起こす。
3. ○形質細胞は、抗原の感作によりB細胞が成熟してできる抗体産生細胞である。
4. ×抗原提示細胞から抗原情報を受けたヘルパーT細胞は、キラーT細胞やB細胞を活性化して免疫反応開始にはたらく。

☐ 抗体を産生するのはどれか。101-P79
1. 顆粒球
2. T細胞
3. NK細胞
4. 形質細胞
5. マクロファージ

● 解答・解説
1. ×顆粒球は細胞質に殺菌作用をもつ顆粒を含む直径10～15μmの細胞で、好中球、好酸球、好塩基球があり、白血球の60％を占める。顆粒球は体内に侵入した細菌などの攻撃にはたらく。
2. ×T細胞は骨髄で生成され胸腺で分化成熟したリンパ球で、末梢血中のリンパ球の約80％を占める。B細胞の分化促進（ヘルパーT細胞）、ウイルス感染細胞を破壊するキラーT細胞などがある。
3. ×NK（ナチュラルキラー）細胞は白血球の約15％を占める細胞で、腫瘍細胞やウイルス感染細胞を非特異的に攻撃する。

4 ○形質細胞は，体内に侵入した抗原の情報を受けたB細胞が分化し，侵入抗原に特異的に反応する抗体を産生するようになったものである。
5 ×マクロファージは体内に侵入した細菌やウイルスを貪食し，その抗原情報をB細胞に提示して抗体産生細胞に分化させるアメーバ状の白血球である。

☑ Ⅳ型（遅延型）アレルギー反応について正しいのはどれか。**2つ選べ**。103-P83
1 IgE抗体が関与する。
2 肥満細胞が関与する。
3 Tリンパ球が関与する。
4 ヒスタミンが放出される。
5 ツベルクリン反応でみられる。

● 解答・解説
1 ×IgE抗体が関与するのはⅠ型アレルギーである。
2 ×肥満細胞が関与するのはⅠ型アレルギーである。
3 ○Ⅳ型アレルギーの直接の役割をしているのが，Tリンパ球である。
4 ×ヒスタミン放出が関与しているのはⅠ型アレルギーである。
5 ○ツベルクリン皮内反応や臓器移植拒絶反応抗体は，Tリンパ球細胞が直接作用するⅣ型アレルギー反応である。ツベルクリン反応を24～48時間後に判定することからも遅延型アレルギー反応と解答できる。

一問一答（○，×を答えよ）
☑1 B細胞が抗体産生細胞に分化する。91-A2
☑2 インフルエンザワクチンの接種は特異的能動免疫である。94-P3
☑3 インフルエンザワクチンの接種は特異的受動免疫である。94-P3
☑4 T細胞は細胞性免疫に関わる細胞である。87-A19, 88-A19

● 解答・解説
1 ○Bリンパ球が形質細胞（抗体産生細胞）に成熟して抗体を産生する。
2 ○特異的能動免疫は，抗原侵入（感染・予防接種など）に対する生体反応により生じる免疫で，特定の抗原に対して特異的に作用する。
3 ×特異的受動免疫は，免疫血清や母乳などから抗体を受けることで獲得した免疫で，特定の抗原に対して特異的（選択的）に作用する。
4 ○T細胞がじかに異物排除にあたる特異的な生体防御機構を細胞性免疫という。

第4章 循環系

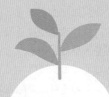

1 循環系のしくみ ………… 96
2 心　臓 ………………… 102
3 血管系 ………………… 116
4 リンパ系 ……………… 127

1. 循環系のしくみ

生命維持のための循環系

多くの単細胞生物はまわりの水（海）から栄養や酸素をもらっているが、ヒトの場合も基本的には同じである。身体を構成する細胞は間質液（組織液）に浸った状態にあり、必要とする酸素や栄養は組織液から受けとっている。しかし、これらの物質は組織液からわき出してくる訳ではなく、肺や消化器系から送られてきたものである。したがって、ヒトの身体には酸素や栄養を全身の組織に輸送する経路が必要であり、そのために備えられたのが循環系というシステムである。

循環系を一言でいえば「物質輸送路」であり、生命維持に必須の酸素や栄養、そして全身の組織から出された老廃物を輸送する。また、循環系は離れた器官に指令を送るためのホルモンや体内環境を保つための熱の輸送路でもある。すなわち、循環系には全身を結ぶ機能的連絡システムとしての役割もある。

循環系の輸送媒体となっているのは血液やリンパであり、血管やリンパ管が輸送経路を構成している。そして、輸送の原動力となっているのが心臓のポンプ作用である。循環系の末梢では、酸素と炭酸ガス、栄養と老廃物などの物質交換が起こる。そのため、循環系の末梢部はたくさんの毛細血管からできており、血液がゆっくりと流れることで物質交換に有利なしくみとなっている。

心血管系とリンパ系

循環系は心血管系とリンパ系とから構成される。リンパ系は心血管系に対して補助的に機能する経路で、引き込み線のような関係にあり、最終的には静脈へと連絡する。

1. 心血管系　cardiovascular system

循環系のうち、血液を循環させるシステムを心血管系といい、その名の通り、心臓と血管とから構成される。心臓は血液循環の原動力を供給する器官で、2つのポンプが合わさったかたちを示す。ポンプは左心室と右心室とからなり、左心室からは大動脈を通って全身へ、右心室からは肺動脈を通って肺へと血液が拍出される。

左心室から全身に送られた血液は、上・下大静脈から右心房へと戻ってくる（静脈還流）。この経路を体循環（大循環）という。一方、右心室から肺へ送られた血液は肺静脈から左心房へと戻る経路をとり、肺循環（小循環）とよばれる（図46）。

動脈血とは動脈内の血液ではなく，酸素濃度の高い血液，静脈血とは酸素濃度の低い血液を指す。

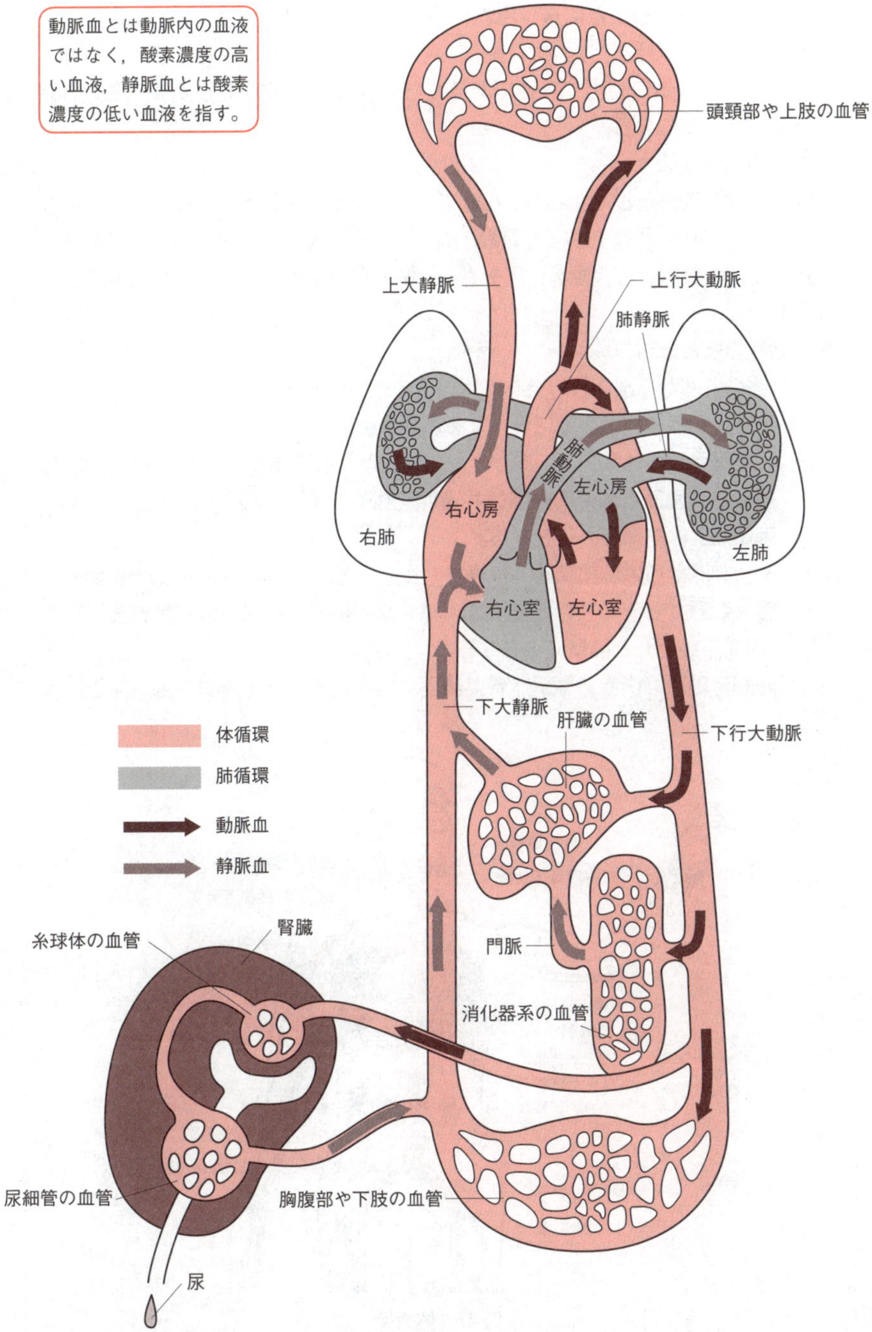

頭頸部や上肢の血管

上大静脈
上行大動脈
肺静脈
肺動脈
右心房
左心房
右肺
左肺
右心室
左心室
下大静脈
肝臓の血管
下行大動脈

■ 体循環
■ 肺循環
➡ 動脈血
➡ 静脈血

門脈

消化器系の血管

糸球体の血管
腎臓

尿細管の血管
胸腹部や下肢の血管
尿

図46　体循環と肺循環

循環系のしくみ

心臓が1回収縮するごとに送り出される血液量（一回拍出量）は約70 mLであるが，心拍数を70/分とすれば1分間の心拍出量は約 5 L となる。これは身体に含まれる全血液量に相当する量であるから，全身の血液は1分ですべて入れ替わっている計算になる。

◆体循環の全体像

体循環は大動脈として左心室から起こり，短い上行大動脈，逆U字型の大動脈弓を経て，脊柱の左側で下行大動脈となって下行する。下行大動脈は，横隔膜を境として胸大動脈と腹大動脈に区分され，第4腰椎前面で左右の総腸骨動脈に分かれる。

◆大動脈の枝と分布先

大動脈の各部から出る枝の分布には以下の原則がある。

1）上行大動脈の枝は心臓に分布する冠状動脈が出る。
2）大動脈弓からは頭頸部に向かう総頸動脈と上肢に向かう鎖骨下動脈が出る。右の総頸動脈と鎖骨下動脈は共通幹〔腕頭動脈〕として出る。このため，腕頭動脈は右側のみ存在する。
3）胸大動脈からは胸部臓器〔気管支，食道〕と胸壁に分布する枝が出る。
4）腹大動脈から出る枝は腹部臓器〔消化管，肝臓，膵臓，脾臓，腎臓，精巣（卵巣）など〕と腹壁に分布する。
5）総腸骨動脈は内腸骨動脈〔骨盤臓器に枝を送る〕と外腸骨動脈〔下肢の大

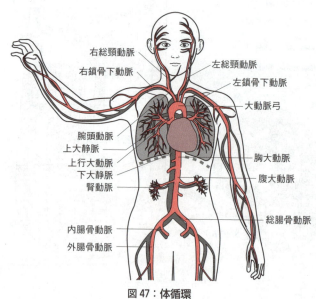

図47：体循環

腿動脈に続く〕に分かれる。

　大動脈から動脈，毛細血管を経て静脈に入った血液は，頭頸部・上肢・胸部からは上大静脈，腹部および下肢からは下大静脈を通って右心房へと還流する。

2. リンパ系　lymphatic system

　リンパ系には，リンパ管とそれによって連絡されるリンパ節，脾臓や胸腺，そして消化管に付属する扁桃などのリンパ組織が含まれる。リンパ管は間質にはりめぐらされた毛細リンパ管に始まり，合流して太くなったのちリンパ本幹に連絡する。リンパ管の途中にはリンパ節が備わっており，リンパとともに流れてくる細菌などの異物の排除にはたらいている。このため，リンパ節は頸部や上肢・下肢のつけ根に集まっており，異物が身体の中心部に侵入するのを防いでいる。

　リンパ管は，リンパ本幹（右リンパ本幹，胸管）を経由して静脈へと注ぐ。なかを流れるリンパには，末梢で吸収された組織液とそれに含まれる蛋白，腸管から吸収された脂肪，そしてリンパ節から放出されたリンパ球などが含まれている。これらの成分は最終的には静脈へ送られ，血流によって循環する。とくにリンパ球は血液循環とリンパ組織を行き来しながら全身をパトロールする（図48）。

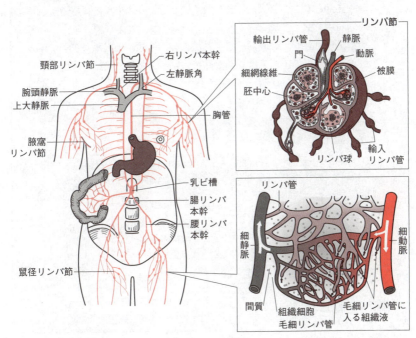

図48：リンパ系

～脈拍を触れる動脈～

　脈診では通常，患者の橈骨動脈を触れるが，脈を触れることが可能な部位は全身左右合わせると30か所も存在する。体表から触知可能な代表的な動脈としては，浅側頭動脈，顔面動脈，総頸動脈，上腕動脈，橈骨動脈，大腿動脈，膝窩動脈，後脛骨動脈，足背動脈などがある。

　脈拍の触診はフィジカルアセスメントにおいて重要である。それらの場所と特徴について知っておこう。

1. 総頸動脈は衣服におおわれていないため即座に脈拍の測定が可能であり，緊急時の脈診に用いられることが多い。
2. 外腸骨動脈は鼠径靱帯と骨の間を通り，深腸骨回旋動脈と浅腸骨回旋動脈，下腹壁動脈を分岐した後，大腿前面部に現れて総大腿動脈となる。深部を走行する動脈であり，5つの動脈の中では最も触れにくい。
3. 橈骨動脈は総頸動脈，上腕動脈に次いで心臓の位置から近い部位にあり，心臓より遠いほかの部位の動脈よりも脈拍が触れやすい。また，総頸動脈とともに衣服におおわれていることが少なく，緊急時の脈診にも有用である。
4. 大腿動脈は外腸骨動脈から膝窩動脈の間に位置する動脈である。体表に位置する動脈としては総頸動脈に次いで2番目に太い。橈骨動脈で脈拍を触れることができないが大腿動脈では触れる場合，血圧はおおよそ60～80 mmHgである。
5. 足背動脈は，膝窩動脈や後脛骨動脈とともに下肢の血圧測定時や下腿の循環動態を観察する場合の触診に用いる。

〈脈拍触知部位〉
　脈拍は一般に橈骨動脈の触知で診察するが，著しく血圧が低い場合は触知できない場合も多い。その際は，総頸動脈，上腕動脈，大腿動脈，膝窩動脈，足背動脈を触知する。

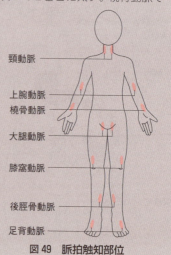

図49　脈拍触知部位

既出問題チェック

循環系のしくみ

◻ 部位と流れる血液との組合せで正しいのはどれか。95-A11
1 肺動脈――――動脈血
2 肺静脈――――静脈血
3 右心房――――動脈血
4 左心室――――動脈血

● 解答・解説
1 ×肺動脈には，肺に送られる低酸素の静脈血が流れている。
2 ×肺静脈には，肺で酸素を受けとった高酸素の動脈血が流れている。
3 ×右心房へは上下大静脈を通って静脈血が注ぐ。
4 ○左心室からは大動脈により全身へ動脈血が送られる。

◻ 人体の右側のみにあるのはどれか。102-A78
1 総頸動脈
2 腕頭動脈
3 腋窩動脈
4 内頸動脈
5 鎖骨下動脈

● 解答・解説
1 ×総頸動脈は左右一対あり，それぞれ内・外頸動脈に分かれる。
2 ○腕頭動脈は，右総頸動脈と右鎖骨下動脈の共通幹として大動脈弓から起こる最初の枝である。左総頸動脈と左鎖骨下動脈は大動脈弓の直接枝である。
3 ×腋窩動脈は左右の鎖骨下動脈からつづく部分で，第1肋骨外側縁〜大胸筋（大円筋）下縁までを指す。
4 ×内頸動脈は左右の総頸動脈から分かれ，頭蓋腔内すなわち脳に分布する。
5 ×右鎖骨下動脈は腕頭動脈から，左鎖骨下動脈は大動脈弓から直接分枝する。両側とも腋窩動脈をへて上肢に向かうほか，脳に分布する椎骨動脈を出す。

2. 心　臓

―― 心臓の構造 ――

1. 心臓の位置と外形

　心臓 heart は重さ 250 g ほどの筋肉でできた中空器官で，蓮のつぼみに似た形状を示す。心臓は，縦隔（左右の肺にはさまれた領域）の下部中央で横隔膜の上にあり，心尖とよばれる先端を左前下方に向けて位置する（図50）。心尖は，左第5肋間鎖骨中線付近（左胸部の第5，6肋骨の間で鎖骨中点から真下へ下ろした垂直線上）で前胸壁に接しているため，やせ型の人ではここで心尖拍動を触れることができる。心臓の後面上部は心底（心基部）とよばれ，ほぼ左心房に一致する。ただし，臨床領域では第3肋間より上に位置する部分を心基部とよび，大血管が心臓に出入りする領域を意味する。

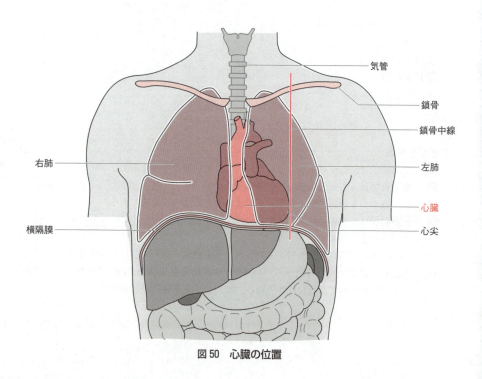

図50　心臓の位置

2. 心臓壁の構造

心臓は血管が発達してできた器官であり，その壁も血管壁と同様の3層すなわち心内膜・心筋層・心外膜から構成される（**図51**）。

（1）心内膜　endocardium

心腔内面をおおう膜で，血管内膜と連続する。単層扁平上皮からなる内皮細胞と少量の結合組織によって構成される。心臓の弁はこの心内膜のヒダによってできている。

（2）心筋層　myocardium

心臓壁の主体をなす層で，心筋組織によってつくられる。心筋層は心房では薄く，心室とくに左心室で厚く発達する。断面でみると左心室壁は右心室壁に比べて3倍近く厚い（この部が心臓の壁で最も厚い）が，これは，血液を肺に送る右心室に比べ，全身に拍出しなければならない左心室の負担が大きいことを物語っている。

心房筋と心室筋は，境界部にある結合組織（線維輪）で隔てられ，電気的にも絶縁されている。心房と心室とは，唯一**刺激伝導系**（後述）とよばれる構造で連絡しており，心房側に生じた興奮はここを通してのみ心室に伝わる。これは心臓の収縮リズムが乱れないためのしくみである。

（3）心外膜　epicardium

心臓壁の最外層をなす膜で，その深層をなす脂肪組織中を冠状動脈などの血管や神経が走る。心臓はさらに**心膜** pericardium とよばれる膜で包まれ，心膜と心臓との間に**心膜腔（心囊）**という隙間をつくる。心膜腔の内面は**漿膜性心膜**で裏打ちされ，心臓に密着する部分をとくに**心外膜**という。なお，心膜腔に出血などが起こると心臓の拡張が阻害されることがあり，**心タンポ**

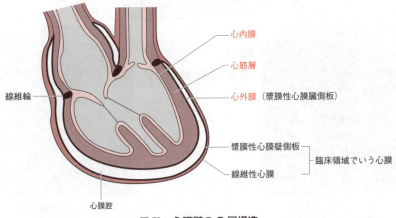

図51　心臓壁の3層構造

ナーデという。心膜が弾力性に乏しいことで生じ，急激な出血などの場合200 mLほどで心停止に至るという。

（4）心臓壁に分布する血管

　心臓は，厚い心筋を養うために別の血管から栄養をもらっている。これを冠状血管といい，冠状動脈と冠状静脈とからなる（図52）。冠状動脈によって心臓に送られる血液は，心拍出量の5〜10％に達する。

　左右の冠状動脈は大動脈基部（大動脈洞）から出る。左冠状動脈は前下行枝（前室間枝）や回旋枝に分かれ，左心室と心室中隔前部を栄養する。右冠状動脈

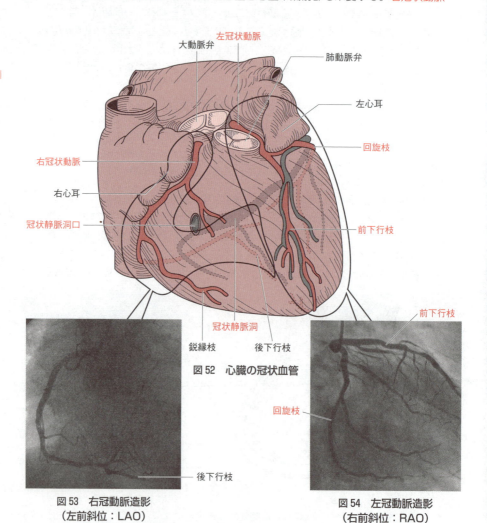

図52　心臓の冠状血管

図53　右冠状動脈造影
（左前斜位：LAO）

図54　左冠状動脈造影
（右前斜位：RAO）

は右心室や心室中隔後部に加え,洞房結節などに分布する枝も出す.冠状動脈の枝同士の吻合は少なく,機能的終動脈(ほかの動脈との側副路,すなわち道路でいうバイパスを十分にもっていない動脈)に分類される.このため,閉塞が起こるとその動脈の分布領域は虚血におちいり,心筋の壊死(心筋梗塞)を起こすこともある.

一方,心臓を灌流した血液をあつめる冠状静脈は,大部分が心臓後面にある冠状静脈洞に合流して右心房に注ぐが,一部の細い静脈は右心房に直接流入する.

3. 刺激(興奮)伝導系　impulse conducting system

心筋には,心臓壁をつくる普通心筋のほかに特殊心筋とよばれる筋がある.特殊心筋の細胞は,収縮にあずかる筋原線維に乏しく,組織切片では普通心筋に比べて明るくみえる.特殊心筋には自律的に収縮(興奮)する能力があり,その興奮を普通心筋に送ることで心臓収縮を引き起こす.この特殊心筋がつくる連絡系を刺激伝導系という(図55).

刺激伝導系は,右心房の上大静脈開口部付近に位置する洞房結節(キース・フラック結節)に始まる.洞房結節は毎分70回ほどの頻度で興奮し,これを心室の刺激伝導系へと伝える.心臓収縮のリズムの歩調とりとなる部分であり,ペー

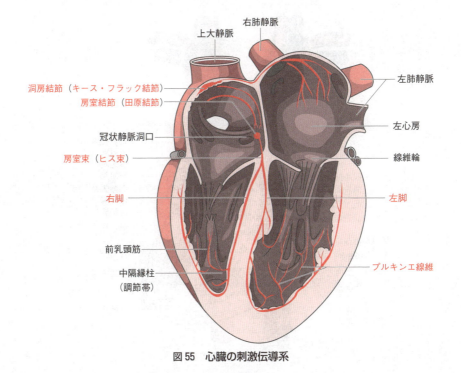

図55　心臓の刺激伝導系

スメーカーともよばれる。

　右心房の冠状静脈洞開口部付近には，房室結節（田原結節）とよばれる部分があり，これが心室の刺激伝導系の基部をなす。ここからの特殊心筋は房室束（ヒス束）を形成して線維輪を貫いたのち右脚と左脚に分かれ，心室中隔から心室内面に広がってプルキンエ線維となる。洞房結節の興奮は房室結節に送られ，ここから心室へと伝えられる。

4．心臓の内腔

　心臓は，心房中隔と心室中隔によって内腔が左右に分けられ，さらに房室弁（右房室弁：三尖弁，左房室弁：僧帽弁）によって心房と心室に分けられる。すなわち，ヒトの心臓は4つの部屋（右心房・右心室・左心房・左心室）に区分される（図56）。

（1）右心房

　前面からみた場合に心臓の右側を占める部分で，胸部単純エックス線正面像では心陰影の右縁下部をなす。右心房には上方から上大静脈，下方から下大静脈が注ぎ，下大静脈口の内側に冠状静脈洞が開く。下大静脈口からまっすぐ上に突き当たる部の心房中隔には，胎生期の卵円孔の痕跡（卵円窩）が認められ

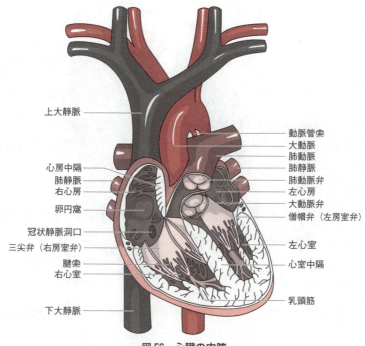

図56　心臓の内腔

る。また，右縁から左前方へ突出する部分を右心耳といい（図52），内面は櫛状筋による線状の凹凸を示す。右心耳は胎生期における右心房に相当する部分である。右心房の左下方には三尖弁をそなえる右房室口があり，右心室に連絡する。

（2）右心室

心臓の前面部をなす腔所で，胸部エックス線正面像では心陰影内に隠れるため所見に乏しい。右上方の右房室口を介して右心房と，その直前に位置する肺動脈口を介して肺動脈と連絡する。内面は心筋線維による隆起（肉柱）に富み，三尖弁とヒモ状構造（腱索）によって連絡する乳頭筋が認められる。とくに，前乳頭筋と心室中隔の間には中隔縁柱（調節帯）とよばれる肉柱がみられ，内部を刺激伝導系の右脚の一部が通る。

（3）左心房

心臓の後上方部に位置し，いわゆる心底をなす。左右の肺からそれぞれ2本の肺静脈を受け，左縁の前内方には左心耳が突出する（図52）。また，下方には僧帽弁をもつ左房室口があり，左心室につづく。僧帽弁はカトリックの司教の帽子を逆にしたような形であることから命名され，2枚の弁尖（前尖・後尖）をもつ二尖弁である。

（4）左心室

心臓の左側部分を占める円筒形の腔所で，胸部単純エックス線正面像では心陰影の左縁下部をなす。上方の左房室口で左心房から，その前右方にある大動脈口で大動脈に連絡する。内面は肉柱と乳頭筋による凹凸を示す。

心臓の機能

心臓は収縮によって血液を動脈に送り出し，拡張によって静脈血を受け入れる。このくり返しにより，心臓は血液循環の原動力としてはたらく。心臓収縮に際し，心臓にある4か所の弁構造は順序よく開閉して逆流を防ぎ，円滑なポンプ作用を行う（図57）。

1. 心拍と心拍数

心臓は，周期的に拍動をくり返しており，それぞれの拍動は収縮期と拡張期に区分される。心臓の収縮は洞房結節付近に始まり，左右の心房収縮につづいて左右の心室がほぼ同時に収縮する。心臓の拡張は心室の収縮中に心房から始まり，ついで心室の拡張に至る。心臓が1回拍動するのにかかる時間は0.8〜1.0秒で，収縮期に比べて拡張期が少し長い。運動などで心拍数が増加すると拡張期が短縮し，120回/分を超えると収縮期より拡張期が短くなる。心臓を栄養する冠状動脈とくに左冠状動脈は，拡張期に血流が増加するため，拡張期が短すぎると十分な血流を確保できなくなる。冠状動脈狭窄などがある場合の運動（心拍亢進）が危険であるのはこの理由による。

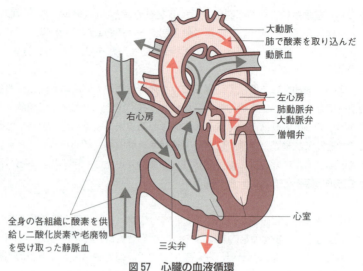

図57　心臓の血液循環

2. 脈拍とその異常

　心臓の拍動は血管壁に伝わり，末梢へと送られる。この血管拍動の波を脈拍という。脈拍は心拍に同期して起こり，6～8m/秒の速さで伝わるため，心拍動と脈拍のあいだの時差はほとんどない。このように，脈拍は心拍を反映するが，心拍が微弱な場合や低血圧の場合には末梢に伝わらず，脈拍として触れないこともある。

　また，脈拍は心臓・血管の状態を反映してさまざまな変動を示す。心機能亢進による頻脈（＞100回/分），脳圧亢進や迷走神経緊張などによる徐脈（＜60回/分）のほか，脈圧（収縮期血圧と拡張期血圧との差）増大により強く触れる大脈，血圧減少による微弱な小脈，大脈と小脈が交互に出る交互脈，老年層に多く高血圧や動脈硬化で生じる硬脈（かたく触れる脈），正常洞調律以外の不整脈などが代表的である。

3. 刺激伝導系

　心臓は1分間に70回ほどのリズムで拍動をくり返す。その歩調とりの役目をはたしているのが洞房結節（キース・フラック結節）であり，右心房の上大静脈開口部付近にある。洞房結節からの興奮（刺激）は左右の心房に伝わり，右心房の心室中隔近くにある房室結節（田原結節）に至るとこれを興奮させる。房室結節自体も自律的に興奮する性質があるが，そのリズムは40/分ほどなので，ふだんは洞房結節からのリズムに隠れている。

　房室結節の興奮は房室束（ヒス束）を通って心室に入り，右脚と左脚に分かれたのち，網状に分かれたプルキンエ線維を伝わって心室全体に広がる（**図55**）。こうして広がった興奮により心筋の収縮が起こる。

4. 心臓の神経支配

心臓の拍動は刺激伝導系の自律的興奮によって起こるが，刺激伝導系自体は自律神経系によってコントロールされている。すなわち，頸部交感神経幹からの交感神経と，迷走神経からの副交感神経である。交感神経はノルアドレナリンを分泌して心機能亢進に，副交感神経はアセチルコリンを分泌して心機能抑制にはたらく。眼球を圧迫すると心拍数が低下（徐拍）するが，これも迷走神経が刺激されるためである（眼球-心臓反射；アシュナー反射）。

心臓は血圧変化にも反射的に反応する。血圧を感じる受容体は頸動脈洞などにあり，血圧が変化するとその情報を延髄へ送る。延髄には心臓抑制中枢と促進中枢があり，抑制中枢からは迷走神経線維，促進中枢からは交感神経線維が出て心臓へと指令を伝える（表9）。

表9 心臓の神経支配

	交感神経	副交感神経
伝達物質	ノルアドレナリン	アセチルコリン
刺激伝導系（房室伝導）	促 進	延 長
心拍数	増 加	減 少
心筋の収縮力	増 強	低 下
血 圧	上 昇	下 降

5. 心電図　electrocardiogram（ECG）

心拍動は，電気的に興奮した心筋の収縮によって起こる。この電気的興奮（活動電位）は，体表に密着させた電極によって誘導・記録することができる。これを心電図という。

心電図には，四肢の電極で記録する双極誘導と，胸部に電極を設置する胸部誘導があり，12誘導（Ⅰ，Ⅱ，ⅢとaV_R，aV_L，aV_F，V_1〜V_6）を記録するのがふつうである。おもな心電波形はP・QRS・Tの3つで，P波は心房の興奮，P-Q部はヒス束（房室束）の興奮，QRS波は心室の興奮，そしてT波は心室の再分極（興奮回復）を表す（図58）。したがって，隣りあうRの間隔により心拍数を，QRS波の幅から心室興奮の伝わり方（心筋の厚さなど），QT間隔から心室収縮の時間を知ることができる。また，心電図上に現れる波形やリズムの変調から，心筋梗塞などの病巣や心不全・不整脈・電解質（KやCaなど）の異常を診断することも可能である。とくに梗塞などの心筋虚血ではS-T部の変化が特徴的で，どの誘導に出現したかでその位置を推定することもできる。

6. 心　音

ふつう，心臓は拍動するごとに2種類の音を発する（図59）。Ⅰ音は調子の低

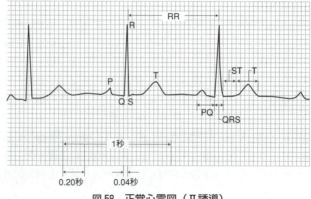

図58 正常心電図(Ⅱ誘導)

い音(周波数 30〜35 Hz)で,収縮期が始まるときに聞こえる。これは房室弁の閉鎖音を主体とする音で,心尖部で強く聞こえる。一方,Ⅱ音は調子の高い音(50〜70 Hz)で,収縮期の終わるときに聞こえる。Ⅱ音は動脈弁の閉鎖音を主体

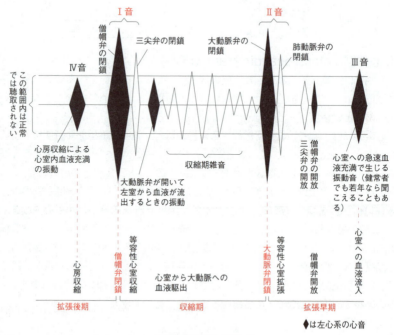

図59 正常心音図

とする音で，心基部（第2肋間付近）で強く聴取できる。

Ⅰ音やⅡ音以外の心音を過剰心音といい，心室充満音（Ⅲ音）や心房音（Ⅳ音）があげられる。健常者でも聞こえる例があるが，高血圧や心不全がある場合に多い。

疾病の成り立ち

心臓中隔の形成異常

◆心房中隔欠損症　atrial septal defect；ASD（図60）

右心房と左心房の間の仕切り壁（心房中隔）に欠損孔があいているもの。先天性心疾患の8%を占め，1：3の割合で女性に多い。右心房に比べて左心房の方が内圧が高いため，左心房の血液の一部が欠損孔から右心房に入り（左→右短絡），右心室から再び肺へと送られる。その結果，右心拍出量が増加して右心室に負荷がかかる。右室負荷が過重になると心不全を生じ，肺うっ血による呼吸困難を引き起こすこともある。青年期までは無症状のことも多い。

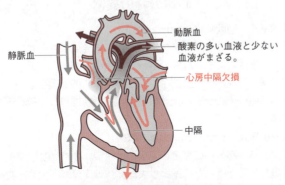

図60　心房中隔欠損症

◆心室中隔欠損症　ventricular septal defect；VSD（図61）

左心室と右心室の仕切り壁（心室中隔）に欠損があるもの。先天性心疾患の約25%を占める。左心室の内圧は右心室よりも高く，その差はとくに収縮期で著しい。このため，心室中隔欠損があると大量の左→右短絡が起こり，右心室肥大を生じる。その結果，肺循環系は肺高血圧におちいり，

肺動脈壁の肥厚や肺動脈狭窄を引き起こす。これが進行すると肺血管抵抗の増大によって右心室の圧が上昇し，今度は右心室から左心室への血液逆流（右→左短絡）が生じる。その結果，ガス交換を受けていない右心室の静脈血が体循環に流れ込み，全身性の酸素欠乏やチアノーゼを起こす。このような状態をアイゼンメンゲル（アイゼンメンジャー）複合という。

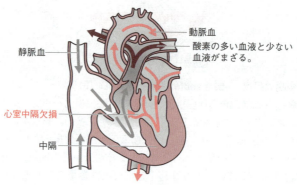

図61　心室中隔欠損症

心臓の弁の異常

◆僧帽弁狭窄症　mitral stenosis；MS

弁膜障害の1つで，リウマチ性心内膜炎に続発するものが多い。弁口が狭いために，拡張期における左心房→左心室の血液流入が低下し，左心房に血液が貯留して左房肥大を起こす。このため，肺循環系にうっ血が起こり，右心の拡張・肥大から心全体の肥大，ひいてはうっ血性心不全を発症するに至る。

◆大動脈弁狭窄症　aortic stenosis；AS

大動脈弁の縁が部分的に癒合して生じる狭窄。多くはリウマチ性であるが先天性のものもある。左心室より大動脈への血流が不十分なため，左心室の肥大・拡張が起こる。大動脈弁聴取領域（第2肋間胸骨右縁付近）で収縮期雑音が聴取される。左心房から肺に影響がおよぶと肺うっ血を生じ，右室肥大に至ることもある。

心臓のポンプ機能の障害

◆心不全　heart failure

心臓の機能低下により，必要な量の血液を拍出できなくなった状態。急激に発症する急性心不全と，徐々に機能低下を起こす慢性心不全とがあ

る。また，左心系・右心系のいずれの機能低下であるかにより，左心不全や右心不全を区別することもある。

1．左心不全

左心室の機能不全によって大動脈への拍出が不十分となるため，血液は肺循環系にうっ滞して肺うっ血を生じる。この状態が進むと血液の液性成分が肺胞内に漏出し，肺水腫を引き起こす。その結果，ガス交換障害から呼吸困難におちいる（心臓喘息）。この症状は仰臥位で強まるため，患者の多くは坐位をとる（起坐呼吸）。坐位では重力によって静脈還流が減少し，肺うっ血が軽減されるためである。

さらに肺うっ血がつづくと，浮腫とともに肺に小出血が起こり，これを貪食した大食細胞が喀痰とともに排出される（心不全細胞）。また，腎血流量の低下による乏尿を生じることもある（p.35 の図 15 参照）。

2．右心不全

全身の静脈にうっ血が起こるため，頸静脈の怒張などが現れ，とくに下肢などの低い部位には浮腫を生じる（心臓性浮腫）。進行すると浮腫は全身におよび，腹水や胸水が現れたり，肝臓のうっ血による肝腫大を引き起こしたりする（p.35 の図 15 参照）。

心臓の刺激生成・伝導の障害

◆不整脈　arrhythmia

洞房結節による正常なリズム（洞調律）以外の心拍動を不整脈という。不整脈により有効な心拍出が阻害されると，脳の循環不全から意識障害を生じる（アダムス・ストークス症候群）。また，異常興奮が毎分 300 回に達すると心臓は細かい収縮運動（心房細動・心室細動）を起こす。ふつう，不整脈は次のように大別される。

1. **洞調律異常**：洞房結節の異常による不整脈で，洞性頻脈や洞性徐脈が含まれる。
2. **期外収縮**：洞調律拍動の合間に，洞房結節以外の部分の異所性興奮によって起こる不整脈。興奮部位により，上室性期外収縮や心室性期外収縮に分けられる。
3. **副伝導路**：刺激伝導系以外の伝導経路により，心室に刺激が伝わって起こる不整脈。WPW 症候群などがある。
4. **ブロック**：刺激伝導系が途中で遮断されて生じる。遮断部位により，洞房ブロック・房室ブロック・脚ブロックなどがある。

心　臓

既出問題チェック

☑ 正常心拍の歩調とり（ペースメーカー）はどれか。61-P12, 69-P14, 83-A1, 97-P4, 103-A29
1 ヒス束
2 房室結節
3 洞房結節
4 プルキンエ線維

● 解答・解説
1 ×房室束ともいい，房室結節に伝えられた心房の興奮を心室の特殊心筋に送る。
2 ×心室のすぐ上にあり，洞房結節から心房を伝わってきた興奮を受けとる。
3 ○刺激伝導系のペースメーカーともよばれ，毎分約70回のリズムで興奮する。
4 ×心室の心内膜下に広がる特殊心筋線維。ここから心筋全体に興奮が広がる。

☑ 心臓の模式図を示す。100-P82
通常のペースメーカーはどれか。

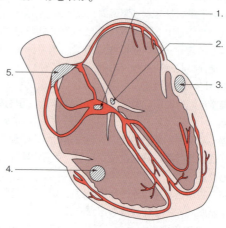

循環系

● 解答・解説
1 ×
2 ×
3 × ｝洞房結節は模式図の5の部分に位置し，正常な心臓のペースメーカーとして機能
4 ×   している。
5 ○

◪ 心臓の刺激伝導系で最も早く興奮するのはどれか。95-P4
1 ヒス束
2 房室結節
3 洞結節
4 プルキンエ線維

● 解答・解説
1 ×
2 × ｝刺激伝導系の興奮は，洞（房）結節（キース・フラック結節）→房室結節（田原
3 ○   結節）→房室束（ヒス束）→右脚と左脚→プルキンエ線維，の順に伝わる。
4 ×

循環系

一問一答（○，×を答えよ）

◪ 1 房室結節は正常な心拍動のペースメーカー（歩調取り）である。61-P12, 69-P14, 83-A1
◪ 2 心電図のP波は心房の興奮を反映している。80-A15, 86-A3
◪ 3 Ⅰ音は心室が拡張し始めるときに生じる。93-P3
◪ 4 Ⅰ音は僧帽弁と三尖弁とが開く音である。93-P3
◪ 5 Ⅱ音は心室が収縮し始めるときに生じる。93-P3
◪ 6 Ⅱ音は大動脈弁と肺動脈弁とが閉じる音である。93-P3

● 解答・解説
1 ×洞房結節は心拍動の歩調取り（ペースメーカー）としてはたらき，その頻度は約70/分
　　である。
2 ○心電図で心房の興奮伝導を表しているのはP波だけである。
3 ×心室が拡張するときには「心室への急速な血液充満によって生じる振動音」が聞こ
　　えることがある。これをⅢ音といい，若年者で聴取されやすい。
4 ×Ⅰ音はおもに「三尖弁と僧帽弁の閉鎖音」からなる。
5 × ｝Ⅱ音は「半月弁（肺動脈弁・大動脈弁）が閉鎖するときの音」で，収縮期末に大
6 ○   血管の血流が半月弁を強く閉じることで生じる。

心臓 115

3. 血管系

動脈系と静脈系

1. 動　脈　arteries

　動脈は心臓から毛細血管に向かう血管の総称で，心臓から出る大動脈に始まり，枝分かれをくり返して細くなる。動脈壁は内膜・中膜・外膜からなる3層構造を示す（図62）。内膜は一層の内皮細胞と少量の結合組織，そしてそれを取り巻く内弾性板（弾性線維の板）からなる。中膜は平滑筋と弾性線維から構成され，動脈の弾力性と伸縮性をつくっている。外膜は疎性結合組織であり，太い血管ではここに栄養血管が走る。中膜との境界には発達のあまりよくない外弾性板がある。

　心臓近くの太い動脈を弾性動脈といい，弾性線維に富む中膜をもつ。心臓からの断続的な血液拍出は，大動脈の弾力性によって持続的な血流へと変えられる。拡張期血圧が下がらずに維持されるのもこの弾力があるからである。一方，細い動脈では弾性線維よりも平滑筋が発達しており，筋性動脈とよばれる。このタイプの動脈は，平滑筋の（自律神経支配）作用によって血流を調節するため，分配動脈ともよばれる。

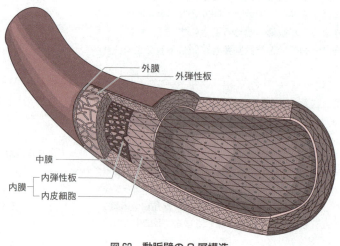

図62　動脈壁の3層構造

2. 静　脈　veins

静脈も動脈と同様の3層構造を示すが壁は薄く，とくに内膜と中膜が薄い。静脈は所どころに弁が備わって逆流防止にはたらいており（図63），とくに四肢の静脈で発達している。静脈では心臓へ血液を還流する力が弱く，胸腔内や心房の陰圧，筋収縮による静脈の圧迫などの補助が必要となる。静脈弁は，この際にも逆流を防ぐ役割をはたしている。

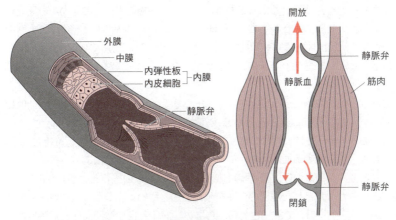

図63　静脈壁の構造と静脈弁

3. 毛細血管　capillaries

細動脈と細静脈を結ぶ径5～10μmの血管で，壁は単層の内皮細胞とそれを囲む基底膜からなる。物質交換の活発な領域の毛細血管では，内皮細胞に多数の窓が備わっており，血管壁は高い透過性を示す（有窓性毛細血管）。肝臓などには例外的に太い毛細血管があり，類洞あるいは洞様毛細血管とよばれる。

●―――動・静脈の連絡（側副血行・終動脈）―――●

動脈どうしまたは静脈どうしの連絡路を吻合という。とくに動脈の場合，吻合により，血管の一部に閉塞があっても他から血液供給を受けられるため，分布領域に虚血性変化が起こるのを避けることができる。このように，本流とは別に吻合による循環連絡路がある場合，これを側副路（側副血行）という。なお，毛細血管を通らずに動脈から静脈に直接つながるタイプの吻合は動静脈吻合とよばれる。指先や腸絨毛などにみられ，必要に応じて毛細血管と吻合路への血流を切り替え，血行を変えている。

一方，臓器によっては，分布する小動脈どうしの吻合がほとんどみられないも

のもある。これを終動脈という。この場合，血管の一部が閉塞すると，その血管の分布領域には血液が送られないため，虚血性の壊死（梗塞）におちいる。終動脈は，心臓・肺・脳・腎臓などに特徴的にみられる血管分布である。

●────────── 血　圧 ──────────●

1. 血圧　blood pressure とは

動脈を傷つけると血液が噴き出す。これは心臓から拍出された血液が，血管壁にたえず圧力をかけているためである。血管内の血液によるこの圧力を血圧という。血圧は大動脈でもっとも高く（平均 100 mmHg），末梢に向かうほど低い（毛細血管で 15 mmHg）。静脈ではさらに下がり，上・下大静脈（中心静脈圧 CVP）ではほとんど 0 になる。臨床的に使われる「血圧」は，通常，動脈血圧を指している。

血圧は心臓の収縮によって上下する。左心室では，収縮期には約 120 mmHg に達するが，拡張期にはほとんど 0 まで下がる。しかし，大動脈がその弾力性によって血圧の低下を防ぐため，動脈の血圧は拡張期でも 80 mmHg に維持される。すなわち，正常の動脈血圧はおよそ 120〜80 mmHg の範囲にあり，その上限値を収縮期血圧（最高血圧），下限値を拡張期血圧（最低血圧）という。なお，1 心周期の血圧が一定とした場合の血圧を平均血圧といい，ふつう〔平均血圧≒拡張期血圧＋脈圧×1/3〕で算出される。ちなみに脈圧とは収縮期血圧と拡張期血圧の差を指し，通常は約 50 mmHg である。

2. 血圧変動を左右する因子

血圧を左右する因子として，次の 3 つがあげられる。

（1）血管の容量

　満員電車から駅に降りたときを想像してみよう。広ければゆったりだが，ホームが狭いと互いにぶつかる。これと同じように，心臓から血液が拍出されたとき，血管が拡張して容量が大きくなれば血圧は下がり，血管が収縮して容量が小さくなれば血圧は上がる。実際には，血管容量は血管の弾力性に左右され，弾力性が低いと血管は拡張できないため，血流への抵抗が高くなって，血圧は上がる。

（2）血液量

　また，電車にのっている乗客の数（血液量）も関係する。乗客が多いほどぶつかりやすいからである。心臓から拍出される血液が多ければ血圧は上がり，拍出量が少なければ血圧は下がることになる。なお，血液の粘性も血圧に関係する。同じ量でもネバネバの方がぶつかりやすいからである。

（3）心臓の収縮力

　さらに，心臓の拍出力（押し出す力）が強ければ血圧は上昇し，拍出力が弱

ければ血圧は下がる。電車からゆっくり降りれば楽だが，ドアに殺到すれば激しくぶつかるのと同じ原理である。

3. 血圧調節のしくみ

血圧は心房・頸動脈・腎臓などに存在する血圧感受装置で感じとられ，これを神経系や内分泌系を介して調節している。このため，血圧の調節機構は神経性調節と体液性調節に大別される。

- 神経性調節：交感神経により，副腎からアドレナリン，神経末端からノルアドレナリンが分泌され，心臓や血管に作用して血圧上昇を生じる（短時間で起こる）。交感神経の血圧上昇作用には次の2つがある。
  1. α作用：心排出量と末梢血管抵抗の両方を増大して血圧を上げる。
  2. β作用：主として心拍出量を増大させることで血圧を上げる。
- 体液性調節：腎臓を中心として分泌されるホルモンによる調節系。次の2つが代表的であるが，下垂体後葉から分泌されるバソプレシン（血圧上昇）や，心房性ナトリウム利尿ペプチド（ANP；血管拡張などによる血圧下降）なども関連している。

1.レニン・アンジオテンシン・アルドステロン系：レニンは糸球体傍細胞から分泌されるホルモンで，以下のような機序により副腎のアルドステロン分泌を促し，体液量増加や血圧上昇にはたらく。

①血圧が低下すると腎臓（糸球体傍細胞）からレニンが分泌される。
②レニンが血液中のアンジオテンシノーゲンをアンジオテンシンⅠ（AⅠ）に変える。
③AⅠが血管壁に存在する変換酵素（ACE）によってアンジオテンシンⅡ（AⅡ）となる。
④AⅡは血管平滑筋を収縮させて血圧上昇させるとともに，副腎のアルドステロン分泌を促す。
⑤アルドステロンは腎臓におけるNaと水の再吸収を促進し，体液量を増加することで血圧上昇を起こす。

2.カリクレイン・キニン系：カリクレインは肝から分泌されるキニノンゲンに作用してキニンをつくる。キニンは血管を拡張させて血圧を下げるとともに，アンジオテンシンのはたらきを抑制する。

胎児の血液循環

胎児では肺も消化器もまだ機能していない。このため，胎児では血液は胎盤に送られ，ここで母体血液との間でのガス交換や栄養・老廃物などの物質交換が行われる。すなわち，胎盤は「成人の呼吸器・消化器などの機能を代行している器官」ということができる。このため，胎児では胎盤を中心とした独特の循環がみられ，成人とは異なるいくつかの特徴が認められる（図64）。

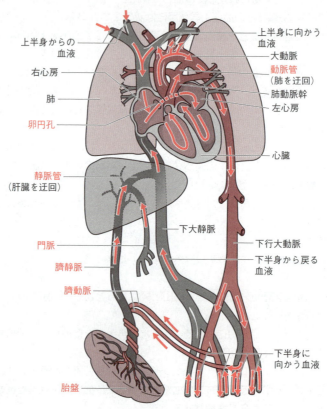

図64　胎児の血液循環

1. 胎盤・臍動脈・臍静脈

胎児の血液は2本の臍動脈によって胎盤へと運ばれ，ここでガス交換と栄養・老廃物の物質交換が行われる。胎盤からの新鮮血は1本の臍静脈によって胎児体内へと送られる。臍動脈も臍静脈も臍帯内を通るため，臍帯にはぜんぶで3本の血管がみられる。

胎盤内では，胎児側の血管はたくさんの絨毛の中に毛細血管として進入する。絨毛は母体の血液の中に浸った状態にある。胎児と母体の血液は互いに混じることなく，薄い細胞層で隔てられ，ここでガス交換や物質交換が行われる。

2. 静脈管（アランチウス管）

臍静脈によって胎児体内に戻った血液は肝臓へ向かうが，大部分は門脈に入らず，肝臓を迂回して静脈管から下大静脈への近道を通る。胎児では消化管も肝臓も機能しておらず，門脈から肝臓へ入る必要がないからである。下大静脈の血液には下半身からの静脈血も含まれるが，大半は臍静脈からの新鮮血である。出生後は臍静脈も静脈管も閉塞し，それぞれヒモ状の肝円索，静脈管索となる。

3. 卵円孔

下大静脈に入った血液は右心房へと向かい，心房中隔に開いた卵円孔を通って左心房に流入する。成人では右心房に入った血液は右心室から肺に送られるが，肺呼吸していない胎児では肺循環が機能していないためである。すなわち，卵円孔は肺を迂回するバイパス経路としてはたらいている。なお，左心房に入った血液は左心室から大動脈を通って全身に送られる。出生後，卵円孔は閉鎖するが，その痕跡は浅い凹み（卵円窩）として残る（p.106の図56参照）。卵円孔が閉鎖しないまま残ったものを卵円孔開存という。

4. 動脈管（ボタロー管）

右心房には上大静脈から頭頸部の静脈血も注いでおり，その大半はそのまま右心室を通って肺動脈へ送り出される。しかし，肺が機能していないため，大部分は肺に到達することなく，抜け道を通って大動脈に入ることになる。この抜け道は動脈管とよばれ，肺動脈と大動脈弓を連絡する近道をなしている。動脈管は大動脈弓の遠位部（総頸動脈や鎖骨下動脈が分岐したあと）に合流するため，上半身に送られる血液に混じることはない。すなわち，上半身への血液は静脈血の混じっていない酸素濃度の高い血液といえる。

出生後，肺呼吸と肺循環が始まると，動脈管は閉塞してヒモ状の動脈管索を形成するが（p.106の図56参照），ときに閉塞せずに残ることがあり，動脈管開存症とよばれる。

●――――― 血管の老化 ―――――●

加齢変化のうち，老年期（65歳以上）以後のものを老化現象という。老化現象には，1）生物すべてに起こる，2）個体ごとに程度が異なる，3）進行性である，4）機能低下を生じる，などの特徴があり，個体や器官系ごとに異なる症状を示す。

● 血管にみられる老化現象

血管は身体中の臓器に酸素や栄養を送るライフラインである。このため，血管

に障害が起これば直ちに臓器に障害がおよぶ危険をはらんでいる。循環系の加齢変化として代表的なものに，血圧の上昇（本態性高血圧）と血管壁硬化による弾力低下（動脈硬化）があり，これは避けることのできない生理的変化である。しかし，塩分やコレステロール摂取過多に伴う動脈硬化（粥状硬化）は血管の老化を著しく促進し，脳血管障害や心筋梗塞を引き起こす原因となる。このため，症状が純粋な老化現象か，食事などの原因によるものかの見極めはむずかしい。なお，心臓にも加齢変化が現れるが，虚血性変化が生じない限り，リポフスチン（消耗色素とよばれる）沈着や軽度肥大を起こすにとどまる。

（1）本態性高血圧症

　　高血圧症の95％を占める。原因不明で，高齢者の20％にみられることから，老化現象とも考えられている。放置すると合併症を起こす危険があり，脳出血・心筋梗塞・腎障害などの誘因となる。

（2）動脈硬化

　　動脈壁が固く肥厚し，弾力低下をきたした状態。血中脂質の増加が関わっていることが多い。この場合，動脈の内膜直下に沈着した脂質を大食細胞が取り込んで，粥腫（アテローム）とよばれる病変をつくるので粥状硬化（アテローム硬化）ともいう（図65）。

疾病の成り立ち

動脈の構造の異常

◆動脈硬化症　arteriosclerosis
加齢などによって生じる動脈病変で，動脈壁の肥厚・硬化と弾力性の低下を引き起こす。

1．**粥状硬化症**　atherosclerosis：アテローム硬化症ともいい，血中脂質が動脈壁とくに内膜に蓄積することで生じる。病変が進むと石灰化，潰瘍形成，血栓形成などが起こり，内腔の狭窄や閉塞から脳梗塞や心筋梗塞の原因となる（図65）。

2．**細動脈硬化症**　arteriolosclerosis：細い動脈では，動脈壁全体が硝子化あるいはフィブリノイド変性をするものが多くみられる。とくに悪性高血圧の腎臓や脳ではフィブリノイド変性を示す動脈硬化が現れ，出血の原因となる。

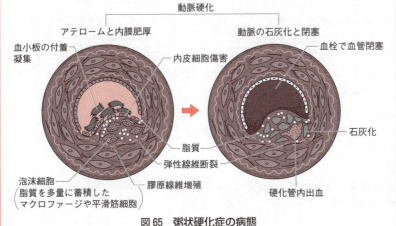

図65　粥状硬化症の病態

冠状動脈の障害

◆心筋梗塞　myocardial infarction
冠状動脈の硬化によって内腔に血栓を生じ，血流が遮断されるために起こる心筋の虚血性壊死をいう。梗塞は，左冠状動脈前下行枝（前室間枝）の支配領域（左心室前壁～心室中隔前部）に発生する前壁梗塞が多く，ついで右冠状動脈の支配領域（左心室後壁）に生じる後壁梗塞が多い。また，筋肉に含まれるアスパレートアミノトランスフェラーゼ（AST），乳酸脱水素酵素（LDH），クレアチンキナーゼ（CK）などが壊死を起こした心筋から放出されるため，これらの血中濃度が上昇する（臨床で慣用されているGOTはASTと同義）。なお，心筋梗塞の心電図では，ST上昇，異常Q波，冠性T波などの特徴的所見がみられる。

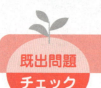

血管系

□ 動脈で正しいのはどれか。97-P5
1 骨格筋の収縮は動脈の血流を助けている。
2 内膜，中膜および外膜のうち中膜が最も厚い。
3 逆流を防ぐ弁が備わっている。
4 大動脈は弾性線維が乏しい。

● 解答・解説

1 ×動脈の血流は心臓からの拍出力を原動力としている。骨格筋の収縮は静脈血を心臓に戻す際にはたらく。
2 ○中膜は動脈壁の主部をなし，弾性線維に富むタイプ（弾性動脈）と平滑筋に富むタイプ（筋性動脈）がある。
3 ×弁は上肢や下肢の静脈（四足動物で心臓より低位にある静脈）でみられる。
4 ×心臓からの強い血液の拍出を受ける大動脈の壁は，弾力性を求められるために弾性線維に富む。

□ 大動脈系と比較した肺動脈系の特徴はどれか。96-P4
1 血圧が高い。
2 血管壁が厚い。
3 血中酸素分圧が高い。
4 塞栓症が起こりやすい。

● 解答・解説

1 ×血圧は循環抵抗にほぼ比例し，肺循環の抵抗は体循環の約1/5であるため，肺動脈の血圧は大動脈に比べて低い。
2 ×動脈壁は血圧に対抗できる厚さが必要であるため，大動脈の壁がもっとも厚く，血圧の低い肺動脈の壁はこれよりも薄い。
3 ×肺動脈は心臓に戻ってきた静脈血を肺に送る血管であり，血中酸素分圧は低い。
4 ○塞栓症とは血栓などの小塊が小血管を閉塞して起こす病態であり，毛細血管網から構成される肺で起こりやすい。

◻ 胎児の卵円孔の位置で正しいのはどれか。101-P10
1 右心房と左心房の間
2 右心室と左心室の間
3 大動脈と肺動脈の間
4 門脈と下大静脈の間

● 解答・解説
1 ○卵円孔は右心房と左心房の間にある。下大静脈から流入した血液の大半は，右心房から卵円孔を通って左心房に流れていく。
2 ×右心室と左心室の間に，正常な心臓であれば孔は存在しない。心室中隔欠損症は，左右の心室間を仕切る心室中隔に穴があいている病気である。
3 ×肺動脈から直接，大動脈に血液を送るのは，動脈管（ボタロー管）である。
4 ×母体から胎盤を経て送られてきた動脈血は，臍静脈から下大静脈に流入する。この下大静脈に直接，連結する臍静脈の部分を静脈管（アランチウス管）という。

◻ 胎児で酸素飽和度の最も高い血液が流れているのはどれか。98-A18
1 門　脈
2 臍動脈
3 臍静脈
4 下大静脈

● 解答・解説
1 ×胎児の門脈は胎盤からの血流をほとんど受けないため，その酸素飽和度は胎盤からの血液に比べて低い。
2 ×臍動脈は下半身に向かう動脈の血液の一部を胎盤に送り出す。下半身に向かう血流には頭部からの静脈血も混じるため，酸素飽和度は低い。
3 ○臍静脈は胎盤からの血液を胎児体内に送り込む血管であり，その酸素飽和度はもっとも高い。
4 ×下大静脈は臍静脈からの血流を受けるが，下半身からの静脈血も注ぐため，酸素飽和度は胎盤からの血液に比べて低い。

循環系

☐ 前脛骨動脈の外出血に対する用手間接圧迫法の止血点で適切なのはどれか。99-P43
1 足背動脈
2 外踝動脈
3 後脛骨動脈
4 大腿動脈

● 解答・解説

1 ×足背動脈は前脛骨動脈から，下腿の骨間膜を貫いて下腿の前面を下降する動脈である。問題文の前脛骨動脈より末梢にあるため止血点ではない。
2 ×腓骨の下端は肥厚して下方に突出し，とくにその外側面を外踝と呼ぶ。そこを走る血管を外踝動脈という。1と同様，前脛骨動脈より末梢にあるため止血点ではない。
3 ×後脛骨動脈は下腿の屈筋の間を下行し，内果の後下を通過して足底に達し，内側・外側足底動脈になる。出血部より心臓に近い部位の圧迫とはならない。
4 ○下肢に血液を送る外腸骨動脈は鼠径靱帯の下を通過し大腿動脈となり，大腿前面に出る。出血点である前脛骨動脈より心臓に近い部位の動脈であり，間接圧迫法の基本となる止血点である。

一問一答（○，×を答えよ）

☐ 1 動脈壁には横紋筋線維がある。88-A6
☐ 2 大動脈から3本の冠状動脈が出る。90-A4
☐ 3 前下行枝は左冠状動脈から分かれる。90-A4
☐ 4 全身からの静脈血が戻る心臓の部位は右心房である。93-A11
☐ 5 食道静脈は門脈系の血管である。80-A13, 87-A1
☐ 6 血圧は心拍出量が増すか，血管抵抗が増せば上昇する。72-P14, 89-A4
☐ 7 大血管の弾力性が低下すると収縮期血圧は低下する。89-A4

● 解答・解説

1 ×動脈壁の筋層は平滑筋からなり，自律神経の支配を受ける。
2 ×大動脈からは左右1対の冠状動脈が出る。
3 ○左冠状動脈は前下行枝（前室間枝）や回旋枝に分かれ，左心室と心室中隔前部を栄養する。
4 ○全身の静脈血は下大静脈と上大静脈を通って右心房に戻る。これを静脈還流という。
5 ×食道静脈の血液は奇静脈を経て上大静脈に至る。
6 ○血圧上昇因子として，心拍出量や末梢血管抵抗の増大がある。末梢血管抵抗は血管の弾性や血液の粘性が関わる。
7 ×大血管の弾力性が低下すると収縮期血圧は上昇する。

4. リンパ系

―――― リンパ系 ――――

1. リンパ lymph

リンパは，おもにリンパ球からなる細胞成分と，間質液（組織液）に由来するリンパ漿（液性成分）からなる。リンパ漿はおもに末梢組織から吸収された間質液からなり，過剰な間質液を血液循環に戻す役割をになう（p.35 の図 16 参照）。実際にリンパ管で運ばれる液量は 1 日約 3 L で，心臓からの拍出血液量の 1/1,000 にも満たないが，血液循環だけでは不十分な体液バランスの調整にはたらいている。

また，腸管で吸収される栄養のうち，脂肪などは血液ではなくリンパに吸収される。リンパに入った脂肪はミルク状の乳びとなり，静脈へと送られる。このように，血液循環に直接入ることのできない物質輸送にも，リンパは大きな役割をはたしている。

なお，リンパ漿は血漿とほぼ同じ成分からなるが，血漿蛋白は少ない。フィブリノゲンを少量含むため，体外で放置すると凝固するが，血小板が存在しないので血栓形成は起こらない。

リンパの細胞成分のほとんどはリンパ球である。リンパ球は骨髄や胸腺から循環系に入り，全身を巡って抗原の侵入に備えている。リンパ内のリンパ球もリンパ～血液循環によって全身を巡っている仲間である。

2. リンパ管系

リンパ管系は，間質液とそれに含まれる蛋白，細胞成分などの輸送にはたらく循環経路であり，最終的には静脈へと注ぐ経路をなす。リンパ管系は末梢組織に張りめぐらされた毛細リンパ管に始まり，合流をくり返してリンパ本幹となる。下半身と左上半身からのリンパ管は大動脈の横を走る胸管に集まり，左の鎖骨下静脈と内頸静脈との合流点（左静脈角）に流入する。一方，右上半身のリンパ管は右リンパ本幹に合流して右静脈角に注ぐ（図 66）。

（1）リンパ管の構造

毛細リンパ管の壁は，ゆるく結合した扁平な内皮細胞からできており，内皮細胞の間隙から毛細リンパ管に流れ込んだ間質液がリンパとなる。リンパ管の壁には多数の弁構造がみられ，リンパが逆流しないしくみとなっている（図 67）。リンパ管系自体には心臓のようなポンプはないため，リンパ循環の原動力は周囲の骨格筋の収縮（筋ポンプ）や動脈拍動および呼吸運動などの外力によ

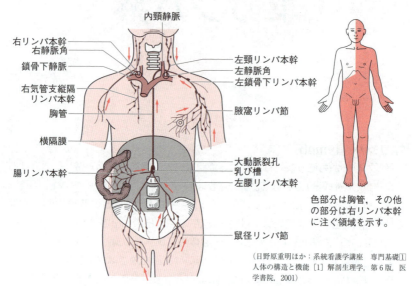

図66 リンパ管の循環経路

（日野原重明ほか：系統看護学講座 専門基礎①人体の構造と機能［1］解剖生理学，第6版，医学書院，2001）

るところが大きい。一方，太いリンパ管の壁は静脈と同様の**3層構造**をもっているが，いずれの層も静脈より薄い。なお，毛細リンパ管は毛細血管に比べて内皮細胞の結合がゆるいため，細菌などが侵入しやすい。リンパ管に細菌が侵入するとリンパ管炎が生じ，リンパ管の走向に沿って発赤や圧痛などの炎症症状が現れる。

（2）リンパ節 lymph node

　リンパ管系の途中には所どころにリンパ節が備わっており，リンパに紛れ込んだ細菌などの異物が血液循環に入り込むのを防いでいる（図67）。とくに，腋窩や鼠径部といった体肢のつけ根には発達したリンパ節が認められ，体幹への細菌侵入を防ぐ関所の役割をになう。例えば，リンパ節に細菌が侵入すると炎症性腫大を起こすが，これはリンパ節局所における防御反応の現れであり，扁桃炎・虫歯・咽頭炎など，多くの人が日常経験する症状である。

　また，リンパ節には食細胞や多数のリンパ球が集合しており，リンパとともに侵入した異物（抗原）を貪食し，これに対する免疫反応を発動させる場ともなっている。

　なお，リンパ節からはリンパ球が放出される。骨髄で産生されたリンパ球は全身に広がり，脾臓やリンパ節・扁桃などで待機するほか，リンパや血液循環系にのって全身を移動し，必要に応じて組織に出て免疫反応にあずかる。

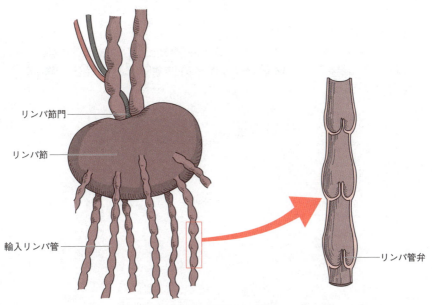

図67　リンパ管とリンパ節

● ─────── **リンパの流れ** ─────── ●

　全身の細胞間隙には間質液が含まれる。間質液はおもに毛細血管からの浸出液からなり，その一部はふたたび毛細血管に戻るが，大部分は毛細リンパ管に入る（約3L／日）。また，小腸で吸収された脂肪も腸絨毛の毛細リンパ管（乳び管）に入り，ミルク状の乳びとなって送られる。このように，リンパ管系は全身の組織に分布する毛細リンパ管に始まる。

　毛細リンパ管は次第に合流してリンパ本幹に集まる。リンパ本幹は身体の各部にあるが，最終的には2本の太いリンパ本幹（胸管・右リンパ本幹）となって静脈へと注ぐ（図66）。

1. 胸　管　thoracic duct（左リンパ本幹）

　下半身および左上半身のリンパを集める。第2腰椎の高さに位置する乳び槽に始まり，横隔膜の大動脈裂孔を通って上行し，最後は左静脈角（内頸静脈と鎖骨下静脈の合流部）に注ぐ。胸管に入るリンパ本幹には次のようなものがある。

　（1）乳び槽に注ぐもの：腸リンパ本幹（←腹部臓器）／左右腰リンパ本幹（←骨盤部・腎臓）

　（2）胸管に注ぐもの：左頸リンパ本幹（←左頭頸部）／左鎖骨下リンパ本幹（←

左上肢）
2. 右リンパ本幹
　右上半身のリンパを集める。合流するリンパ本幹として、右頸リンパ本幹（←右頭頸部）/右鎖骨下リンパ本幹（←右上肢）/気管支縦隔リンパ本幹（←心臓・肺・気管）がある。

リンパ系

☑ リンパ系について正しいのはどれか。96-P5, 100-A27
1 リンパ液の主成分は赤血球である。
2 リンパ液に脂肪成分は含まれない。
3 過剰な組織液はリンパ管に流入する。
4 胸管のリンパ液は動脈系へ直接流入する。

● 解答・解説
1 ×リンパ液のもっとも主要な細胞成分はリンパ球である。ただし，末梢のリンパ管内にはほとんど出現しない。
2 ×消化管からのリンパは，吸収した脂肪をカイロミクロンとよばれる脂肪球のかたちで含み，乳白色を示すため乳びとよばれる。
3 ○リンパは毛細血管に吸収されなかった組織液の回収にはたらいており，この機能が低下すると組織液が過剰となって浮腫を起こす。
4 ×胸管は全身のリンパ液を集めるもっとも太いリンパ管で，最終的には，頸部にある静脈角（内頸静脈と鎖骨下静脈の合流部）に注ぐ。

☑ リンパ系について正しいのはどれか。98-P18, 101-A27
1 リンパ管には弁がない。
2 吸収された脂肪を輸送する。
3 胸管は鎖骨下動脈に合流する。
4 リンパの流れは動脈と同方向である。

● 解答・解説
1 ×リンパ管には数百ミクロン～数ミリ間隔で弁がみられる。
2 ○脂肪は腸絨毛にみられるリンパ管（中心乳び腔）から吸収され，静脈に向かって運ばれる。
3 ×胸管は下半身および左上半身からのリンパを集めるリンパ本幹で，左静脈角（左鎖骨下静脈と左内頸静脈の合流部）に注ぐ。
4 ×リンパ管におけるリンパの流れは，静脈血と同様，動脈と反対方向に流れる。

☑ 胸管で正しいのはどれか。104-A26
1 弁がない。
2 静脈角に合流する。
3 癌細胞は流入しない。
4 主に蛋白質を輸送する。

● 解答・解説
1 ×リンパ管には弁が存在する。組織からリンパ管に吸い上げられたリンパ液が組織の方に逆流しないように，つまりリンパ液が逆行しないようにする弁が存在する。
2 ○下半身および左側上半身のリンパ液を集めるリンパ管を胸管という。腹壁上部の乳び槽から横隔膜を貫き，胸腔に入って左鎖骨下静脈と内頸静脈の合流部（＝静脈角）に注ぐ。
3 ×リンパ管は消化管の表面に沿って分布する。消化管にできた悪性腫瘍の細胞はリンパ液に混じり静脈まで運ばれる。これが悪性腫瘍のリンパ行性転移である。
4 ×リンパ管の中には小腸で吸収された栄養素が含まれているが，蛋白質や糖類は肝臓にいく。脂肪はリンパ液に混じり胸管〜静脈角を通り，静脈内に注ぐ。

一問一答（○，×を答えよ）

☑ 1 リンパ管は動脈に吻合する。88-A6
☑ 2 胸管は左静脈角を介して静脈に開いている。62-A1, 77-P11
☑ 3 身体左側のリンパ管は胸管に，右側のものは右リンパ本管に合流し，それぞれ左右の静脈角に注ぐ。63-A1, 78-P12
☑ 4 ウィルヒョウのリンパ節は右側の鎖骨下静脈と内頸静脈の合流部にある。80-A12
☑ 5 仰臥位から立位になったとき下肢からのリンパの流れが減少する。91-A5

● 解答・解説
1 ×リンパ管は左右の静脈角で静脈に連絡する。
2 ○胸管は内頸静脈と鎖骨下静脈の合流部（左静脈角）に開く。
3 ×胸管には下半身および左上半身からのリンパが注ぎ，右上半身からのリンパは右リンパ本幹に注ぐ。
4 ×左側の鎖骨下静脈と内頸静脈の合流部（左静脈角）に位置するリンパ節をウィルヒョウのリンパ節という。
5 ○リンパ管系は重力の影響を受けやすく，立位では下肢のリンパの流れが減少する。

第5章 神経性調節

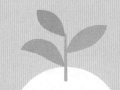

1 神経系のしくみ ………… 134
2 神経組織 ……………… 137
3 中枢神経系 …………… 146
4 末梢神経系 …………… 180

1. 神経系のしくみ

神経とは

　神経とは「神気（全身を巡る不思議な力）の伝わる経路」の意味で，解体新書（1774年）で初めて使われた「日本産」の言葉である。神経系 nervous system は，脳と脊髄とからなる中枢神経系と，そこに出入りする神経線維束である末梢神経系とに区分される。皮膚その他の感覚受容器で感じとられた情報は中枢へ向かう（求心性＝感覚性）末梢神経によって脳・脊髄に入力され，ここで統合・処理されたのち，効果器（筋や腺など）が実行すべき反応指令となり，（遠心性＝運動性）末梢神経によって末梢へと出力される（**図 68**）。すなわち，神経系とは「感覚や刺激を感じとる受容器からの情報を受け，これに対する反応指令を効果器に送り出すことによって生命活動の維持・調節にはたらく連絡網の集まり」である。なお，求心性と感覚（性），遠心性と運動（性）は同じ意味に用いられる。

神経性調節

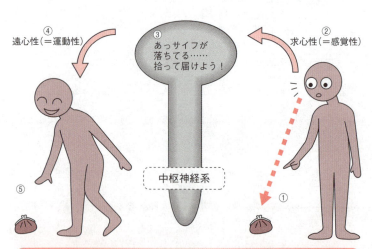

①ヒトが道に落ちているサイフをみつける。
②サイフの視覚情報が求心性末梢神経を介して中枢神経系に送られる。
③サイフだという情報が処理・統合されて拾う決定がなされる。
④拾う動作の指令が末梢に向かう。
⑤効果器がはたらいて拾う動作が起こる。

図 68　神経の基本：求心性と遠心性

神経系の区分

1. 中枢神経系と末梢神経系

　神経系は，入力情報の統合・処理にあずかる中枢神経系と，身体各部と中枢神経系の間で信号を伝える末梢神経系とから構成される。そのうち，中枢神経系 central nervous system（CNS）は頭蓋腔におさまる脳と脊柱管におさまる脊髄とからなり，末梢神経系 peripheral nervous system（PNS）は，頭蓋の孔を通って脳に出入りする脳神経*と，椎間孔（脊椎の間の孔）を通って脊髄に出入りする脊髄神経とに区分される（**図69**）。

*脳神経のうち副神経は脊髄から出るニューロンを含む。

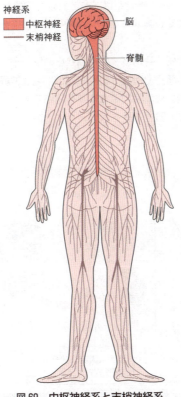

図69　中枢神経系と末梢神経系

2. 末梢神経の分類

末梢神経系には，頭蓋の孔を通って脳に出入りする脳神経と，椎間孔を通って脊髄に出入りする脊髄神経とがある。いずれも神経線維の束によって構成され，含まれる神経線維は，その機能によって次のように分類される。

（1）感覚（求心性）神経と運動（遠心性）神経

神経線維は信号を伝える方向によって2つに分類される。すなわち，受容器からの情報を中枢神経系に伝える感覚（性）あるいは求心性神経（線維）と，中枢神経系からの運動指令を効果器に伝える運動（性）あるいは遠心性神経（線維）である。神経細胞体を含めて，感覚（求心性）ニューロンとか運動（遠心性）ニューロンともいうが，同じ意味で使われていると考えてよい。

（2）体性神経系・臓性神経系・自律神経系

動物の身体は体性器官（体壁）と臓性器官（内臓）とに区分される（図70）。体性器官とは骨格系・筋系・神経系・皮膚感覚器系などの部分であり，臓性器官とは循環器系・消化器系・呼吸器系・泌尿器系・生殖器系・内分泌系などの「内臓」を指す。これらの器官系はそれぞれ別々の神経による支配を受けており，体性器官に分布する神経系を体性神経系，内臓に分布する神経系を臓性神経系という。

体性神経系とは皮膚・骨格筋・感覚器からの情報を中枢に伝え，骨格筋を随意的に動かすための経路である。これに対し，臓性神経系とは内臓からの感覚を中枢に伝え，内臓の機能調節にあずかる経路であり，とくに心筋・平滑筋・腺をコントロールする臓性神経を自律神経系という。

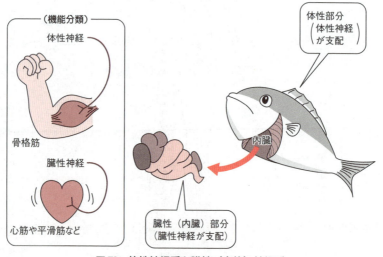

図70　体性神経系と臓性（自律）神経系

2. 神経組織

ニューロンの構造と機能

1. 神経組織　nervous tissue

　神経系は神経組織と髄膜・血管によってかたちづくられているが，その主体をなすのは神経組織である。神経組織は神経細胞と神経膠細胞（グリア細胞）を中心に構成される(図71)。神経細胞は感覚情報や運動指令を伝える役割をはたす細胞で，ニューロンともよばれる。一方，神経膠細胞は神経細胞の支持・栄養などにはたらく（後述）。

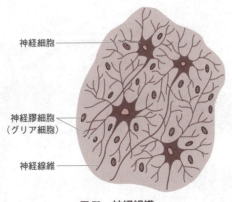

図71　神経組織

2. ニューロン　neuron

　神経細胞体（核周部）とそこから伸びる突起とをあわせてニューロン（神経元；神経単位）という（図72）。神経系は無数のニューロンの連絡網によってつくられており，情報や指令は連絡網を介して中枢の神経細胞や末梢の効果器へと送られる。

　ニューロンの本体部分を神経細胞体といい，大きな核とこれを囲む細胞質からなる。細胞質には発達した粗面小胞体を含み，顕微鏡下ではメチレン青に染まるニッスル小体（虎斑物質）として認められる。神経細胞体は，中枢神経系では集合して灰白質（終脳皮質・神経核・脊髄前角など）を，末梢神経系では神経節を形成する（図73）。

一方，核周部から伸びる突起は信号を伝える電線の役割をもち，ここを電気的興奮が伝わることで感覚情報や運動指令を送っている．突起は中枢神経系ではお

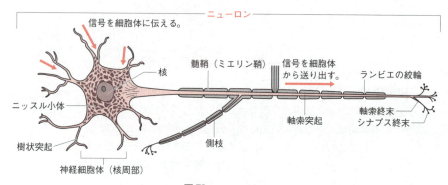

図72　ニューロン

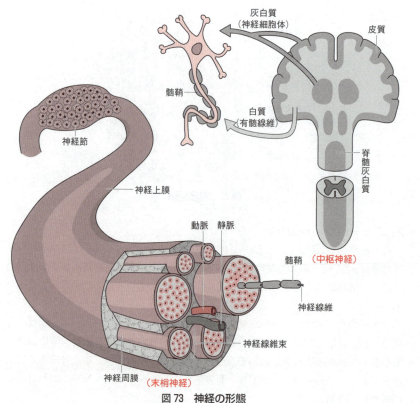

図73　神経の形態

もに白質に集まるのに対し，末梢神経系ではヒモ状の束（末梢神経）をかたちづくる（図73）。突起のうち，信号を細胞体へ伝える突起を樹状突起，信号を細胞体から送り出す突起を軸索突起という。神経細胞は，これらの突起の伸び方により，単極神経細胞（例：嗅上皮細胞）・双極神経細胞（例：網膜のニューロン）・偽単極神経細胞（例：脊髄神経節細胞）・多極神経細胞（例：脊髄運動ニューロン）などに大別される（図74）。

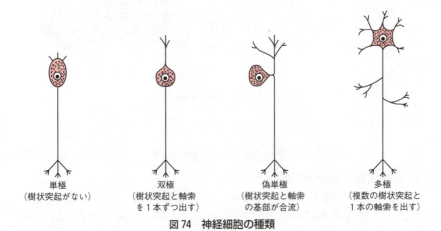

図74　神経細胞の種類

3. シナプス　synapse

ニューロンが他のニューロンに連絡する部分をシナプスという。シナプスは，軸索突起の終末部が別のニューロンの樹状突起や細胞体の表面に接触することで形成される（図75）。多くのシナプス終末においては，軸索を伝わってきた電気的興奮により化学物質が放出され，これを次のニューロンが受けとることで電気的興奮を起こすしくみとなっている。このような化学物質を神経伝達物質といい，アセチルコリン・ドパミン・アドレナリンなど，ニューロンの種類によって決まっている。なお，シナプスにおける信号の伝達方向は一方向に限られ，逆方向に伝わることはない。

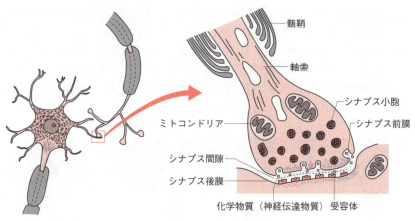

図75 シナプスと神経伝達物質

神経線維と情報伝達

1. 神経線維　nerve fiber

　ニューロン（神経細胞）には感覚情報や運動指令を伝える長い突起が備わっており，これを神経線維という。ふつう，感覚ニューロンでは長い樹状突起，運動ニューロンでは軸索を神経線維とよぶ。情報や指令はここを電気的興奮のかたちで送られるが，そのスピードはさまざまであるため，神経線維は興奮の伝導速度によってA・B・Cに分類される。もっとも太いA線維は伝導速度も速く，最高で120 m/秒に達する。A線維はさらに，骨格筋の収縮にはたらくα運動ニューロン（Aα），触覚・圧覚を伝えるAβ，筋紡錘に作用するAγ，痛覚や冷覚の一部を伝えるAδなどの線維に細分される（表10）。もっとも細いC線維は髄鞘をもたない無髄線維で，伝導速度も2 m/秒ほどにすぎない。

2. ニューロンの興奮

　細胞内部は外部環境に対して電気的に負（マイナス）の状態（分極という）にあるため，細胞膜の内と外では電位差が生じる。これを（静止）膜電位といい，細胞内外に存在するK^+とNa^+によってつくられる。すなわち，K^+濃度は細胞内で高く，Na^+濃度は逆に細胞外で高いために形成される電位差である。これが何らかの刺激によって逆転（脱分極）し，細胞内が電気的に正（プラス）となった状態を細胞の電気的興奮（活動電位）という。ニューロン（神経細胞）の場合，電気的興奮は神経線維に沿って伝わり，シナプスを介して次のニューロンへと送られる。

　神経線維を伝わる信号は局所の電気的興奮である。電気的に興奮した部分では

表10 神経線維

線維のタイプ		機能	線維の直径（μm）	伝導速度（m/秒）
A				
	α	固有感覚，体性運動	12〜20	70〜120
	β	触覚，圧覚	5〜12	30〜70
	γ	運動ニューロンからの筋紡錘への出力	3〜6	15〜30
	δ	痛覚，冷感覚，触覚	2〜5	12〜30
B		自律神経節節前線維	<3	3〜15
C	後根	痛覚，温度覚，機械受容の一部	0.4〜1.2	0.5〜2
	交感神経系	自律神経節節後線維	0.3〜1.3	0.7〜2.3

※ A群線維とB群線維はいずれも有髄で，C群線維は無髄である。

膜電位が通常と逆転するため，隣接する非興奮部位からの局所電流が生じる。これにより隣接部が新たに興奮するため，興奮部位はとなりへと移動する。この現象が次々に起こることで，電気的興奮（信号）は神経線維に沿って伝わる。

3. ランビエの絞輪と跳躍伝導

ニューロンの軸索突起は白い鞘のような構造で包まれることが多い。これを髄鞘（ミエリン鞘）といい，これに包まれた神経線維を有髄線維という（図72）。髄鞘は，中枢神経系では希突起膠細胞，末梢神経系ではシュワン細胞によってつくられる構造で，脂質に富むため有髄線維の集まる場所は白く見える（白質とよばれる）。髄鞘自体は絶縁物質であるが，一定間隔でくびれ（ランビエの絞輪）を形成するため，軸索はこの絞輪ごとに電気的興奮を起こす。このような興奮の伝わり方を跳躍伝導といい，無髄線維における局所電流による興奮伝導（数 m/秒）よりも格段に速い伝導速度（100 m/秒）を示す（図76）。また，絶縁物質の髄鞘は隣接するニューロンとの混線も防いでいる。

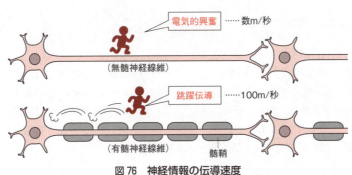

図76　神経情報の伝導速度

4. シナプスにおける情報伝達

神経終末に送られた信号は，シナプスを介して次の細胞に伝達される。しかしながら，シナプスでは，神経終末と次の細胞の間に 30 nm（0.03 μm）ほどのすき間（シナプス間隙）があるため，電気的興奮をそのまま伝えることはできない。そのため，神経終末にはシナプス小胞という袋が含まれており，活動電位が到達すると中の化学伝達物質（神経伝達物質）が放出される。これが次の細胞の受容体に結合して細胞膜のイオン透過性を変化させ，細胞の膜電位が変化することで活動電位を発生させたり抑制したりする。シナプスの多くはこのようなしくみではたらいており，これを化学シナプスという。

代表的な化学伝達物質（神経伝達物質）を表11に示す。このうち，ノルアドレナリン（アドレナリンも含む）やドパミンをまとめてカテコールアミンという。これらはいずれもチロシンというアミノ酸から生成される共通の化学構造をもつ物質である。

表11 代表的な神経伝達物質

神経伝達物質	部　位	代表的な関連疾患ほか
アセチルコリン	副交感神経（節前・節後ニューロン） 交感神経（節前ニューロン） 運動神経（神経筋接合部）	重症筋無力症
ノルアドレナリン	交感神経（節後ニューロン）	
セロトニン	脳内（視床下部・辺縁系など）	うつ病，不安障害
ドパミン	脳内（線条体など）	パーキンソン病
ヒスタミン	脳内（視床下部など）	
グルタミン酸	脳内（大脳皮質・脳幹）	記憶に関与
γ-アミノ酪酸（GABA）	脳内（小脳・大脳皮質）	ハンチントン（舞踏）病
サブスタンスP	一次感覚ニューロン・脳内	疼痛

神経膠細胞

神経組織には神経細胞のほかに神経膠細胞（グリア細胞）が含まれる（p.137 の図71）。神経膠細胞は，神経組織における支持・栄養・代謝などにはたらく。脳室や中心管内面をおおう上衣細胞や，末梢神経のシュワン細胞・衛星細胞も広い意味のグリア細胞に含まれるが，基本的には星状膠細胞（アストログリア）・希突起膠細胞（オリゴデンドログリア）・小膠細胞（ミクログリア）の3種類を指す。表12に，神経組織を構成する細胞とその役割を示す。

表12 神経組織をつくる細胞のまとめ

役　割	中枢神経	末梢神経
刺激の伝導・統合・伝達	神経細胞	神経細胞
神経細胞への物質供給等	星状膠細胞（アトスログリア）	衛星細胞
髄鞘形成	希突起膠細胞（オリゴデンドログリア）	シュワン細胞
炎症・損傷時の修復	小膠細胞（ミクログリア）	
脳室・中心管の裏打ち	上衣細胞	

神経組織

神経伝達物質と精神疾患の組合せで最も関連が強いのはどれか。104-A66
1. ドパミン―――――――脳血管性認知症 cerebrovascular dementia
2. セロトニン――――――うつ病 depression
3. ヒスタミン――――――Alzheimer〈アルツハイマー〉病 Alzheimer disease
4. アセチルコリン―――――統合失調症 Schizophrenia

● 解答・解説
1. × ドパミンは統合失調症で作用の亢進が認められる。逆にドパミンの作用低下や減少が起こるとパーキンソン症候群が出現する。脳血管性認知症に特異的な神経伝達物質はない。
2. ○ セロトニンはうつ病，不安障害で低下している。なお，うつ病ではノルアドレナリンも低下している。
3. × ヒスタミンは精神科領域では抗精神病薬や抗うつ薬で機能が抑制される。アルツハイマー型認知症ではアセチルコリンが低下している。
4. × アセチルコリンはアルツハイマー型認知症で低下している。統合失調症ではドパミン作用の亢進が認められる。

活動電位について正しいのはどれか。103-P28
1. 脱分極が閾値以上に達すると発生する。
2. 細胞内が一過性に負〈マイナス〉の逆転電位となる。
3. 脱分極期には細胞膜のカリウム透過性が高くなる。
4. 有髄神経では Purkinje〈プルキンエ〉細胞間隙を跳躍伝導する。

● 解答・解説
1. ○ 胞膜の局所に起こる脱分極（細胞内電位がプラスに傾く現象）が一定のレベル（閾値）に達すると急激にプラスになり，活動電位が発生する。
2. × 通常，細胞内は細胞外に対して電位がマイナスになっており（静止膜電位），刺激を受けることでプラスに傾く。
3. × 脱分極期には細胞膜のナトリウム・チャネルが開いてナトリウムの流入が起こるために電位がプラスに向かう（静止膜電位の状態ではカリウム・チャネルは開いているが，ナトリウム・チャネルは閉じている）。

4 ×有髄線維では，髄鞘をつくるシュワン細胞（中枢神経系では稀突起膠細胞）の細胞間隙（ランビエの絞輪）を跳躍伝導する。

一問一答（○，×を答えよ）

1 シュワン細胞は神経細胞の軸索を取り巻く。89-A5
2 ヒスタミンは運動神経の神経伝達物質である。93-P5, 99-P72
3 セロトニンは運動神経の神経伝達物質である。93-P5, 99-P72
4 アセチルコリンは運動神経の神経伝達物質である。93-P5, 99-P72
5 アドレナリンは運動神経の神経伝達物質である。93-P5, 99-P72
6 ドパミンは運動神経の伝達物質である。99-P72
7 シナプスでは神経伝達物質が放出される。89-A5
8 神経細胞内へのK^+の流入によって活動電位が起こる。89-A5
9 グリア細胞は神経組織を支持するはたらきをもつ。89-A5

●解答・解説

1 ○末梢神経ニューロンの軸索の多くは，シュワン細胞がつくる髄鞘で包まれる。
2 ×ヒスタミンはドパミンやセロトニンなどと同じアミンに属し，中枢神経系の神経伝達物質として視床下部などではたらく。
3 ×セロトニンは脳幹のニューロンで多くみられる脳内神経伝達物質である。
4 ○アセチルコリンは下位運動ニューロンに加え，自律神経（交感・副交感）節前ニューロンや副交感神経節後ニューロンの神経伝達物質としてはたらく。
5 ×アドレナリンは副腎髄質における伝達物質としてはたらく。
6 ×ドパミンは中枢神経伝達物質で，セロトニン，ヒスタミン，アドレナリンなどとともにモノアミン神経伝達物質とよばれる。
7 ○ニューロンとニューロンの連絡部（シナプス）では，興奮は神経伝達物質によって伝えられる。
8 ×ニューロンのNa^+チャネルが開き，Na^+が流入して細胞内電位が上昇することで活動電位が起こる。
9 ○グリア細胞（神経膠細胞）は，神経組織における支持・栄養・代謝などにはたらく。

3. 中枢神経系

脳の区分

　中枢神経系のうち頭蓋腔におさまっている部分を脳 brain といい，成人ではおよそ1,300 g の重量を示す。脳は大脳・中脳・橋・小脳・延髄に区分され，大脳はさらに終脳（大脳半球）と間脳（視床，視床下部）に分けられる（図77）。すなわち，大脳＝大脳半球ではないので注意が必要である。

　中枢神経系は外胚葉によってつくられる神経管から分化する。神経管の頭側部分に3つのふくらみ（前脳胞・中脳胞・菱脳胞）が形成され，ここから脳の各部分がつくられる。前脳胞はいわゆる大脳の原基であり，ここから終脳と間脳とが形成される。また，中脳胞からは中脳がつくられ，菱脳胞は後脳（小脳・橋）と髄脳（延髄）とに分化する。なお，神経管の残りの部分からは脊髄が形成される。

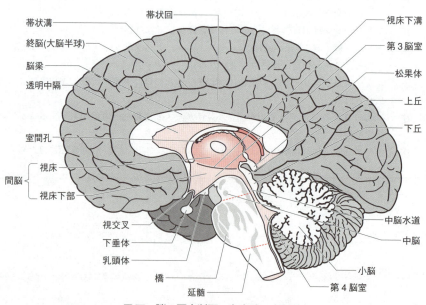

図77　脳の正中断面，右半球の内側面

大脳は脳の最大部分で，左右の大脳半球（終脳）と間脳とからなる。大脳半球は，外表面の大脳皮質と深部の大脳髄質および大脳基底核（大脳核）とに大別され，皮質と髄質とをあわせて外套ともいう（図78）。間脳は左右の大脳半球にはさまれて位置し，後下方の中脳につづく。

　中脳・橋・延髄をあわせて脳幹といい，頭蓋腔ではトルコ鞍の後方から大後頭孔にいたる斜面（斜台）上にのっている。脳幹は後方で小脳と連絡し，下方では脊髄へとつづく。なお，ふつうは中脳・橋・延髄の3つを脳幹というが，間脳を含めて脳幹とすることもあり，この場合は中脳以下を下位脳幹という。

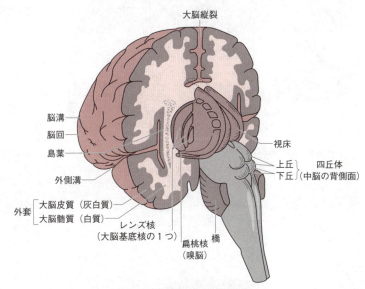

図78　斜め後ろからみた脳

大脳の構造と機能

1. 大脳半球　cerebral hemisphere

　大脳 cerebrum は終脳（大脳半球）と間脳を合わせた名称である。大脳半球は左右1対あり，その間は大脳縦裂とよばれる溝で隔てられている。大脳縦裂の底部には左右半球を連絡する神経線維の束でできた脳梁がみられる。大脳半球の表層部は神経細胞が集まってできた層で，これを大脳皮質（終脳皮質）という。大脳皮質の表面にはたくさんの溝（脳溝）やうね（脳回）がみられ，これによって皮質の表面積を 2,400 cm^2（新聞紙大）ほどに広げている。とくに明瞭な溝として中心溝（ローランド溝）・外側溝（シルビウス裂）・頭頂後頭溝・帯状溝などがあり，大脳半球はこれらの溝により前頭葉・頭頂葉・後頭葉・側頭葉・島葉（外

側溝の深部，大脳核の外側をおおう）・辺縁葉（帯状回，海馬傍回などで構成）の6つの脳葉に区分される（**図79**；**図77**，**78**も参照）。なお，島葉と辺縁葉は外側面

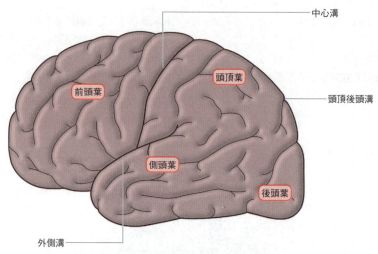

図79　大脳半球の溝と区分

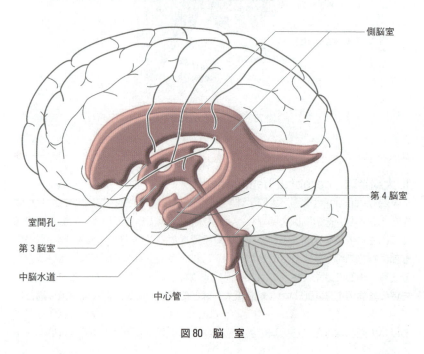

図80　脳　室

では見えない。

脳はその内部に脳室を有している。脳室は発生段階における神経管の内腔が拡大してできたもので，大脳半球内には側脳室が左右1対みられ，間脳の正中部にある第3脳室と室間孔（モンロー孔）によって連絡している（図80）。

2. 大脳皮質　cerebral cortex

（1）一次中枢と機能局在

大脳半球の表層は神経細胞に富む灰白質からなる。この表層部を大脳皮質といい，さまざまな機能の中枢が備わっている（図81）。例えば，中心溝の前には随意運動の中枢（一次運動野）と運動に関連する領域があり，中心溝の後ろには体性感覚の中枢（一次体性感覚野）が位置する。また，側頭葉上面（外側溝の中）には聴覚中枢（一次聴覚野），後頭葉の後部には視覚中枢（一次視覚野）がある。このように，大脳皮質には場所ごとに異なる機能の中枢が位置しており，これを大脳皮質の機能局在という。

（2）連合野　association area

大脳皮質において，一次運動野や一次感覚中枢（視覚・聴覚を含む）が占める領域はごく一部であり，残りの多くは運動や感覚の統合にはたらく連合野とよばれる領域である。連合野は脳葉ごとに前頭連合野・頭頂連合野・側頭連合野などとよばれるが，機能としては情報の統合による認知，感覚と運動との統合，言語機能，精神機能，情操などの高次機能に関わっており，次のような役割を示す。

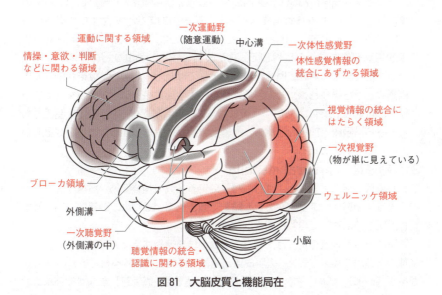

図81　大脳皮質と機能局在

①体性感覚情報の統合にあずかる領域：一次体性感覚野のすぐ後ろにみられる。
②視覚情報の統合にはたらく領域：後頭葉～頭頂葉～側頭葉にかけて位置し，形態の特徴抽出・空間や場所の認識・視覚パターンの認識や保持にはたらく。
③聴覚情報の統合・認識に関わる領域：一次聴覚野の周囲にみられる。優位半球ではその後方に言語の認識にはたらくウェルニッケ領域がある。
④情操・意欲・判断などに関わる領域：前頭葉にみられる。なお，優位半球の前頭葉には発語機能にはたらくブローカ領域がある。

(3) 言語中枢　speech area

言語に関わる中枢で，運動性言語中枢と感覚性言語中枢とがある。これらの中枢がある側の終脳（大脳）半球を優位半球といい，右利きの95％，左利きの約65％で左側である。

①運動性言語中枢（ブローカ領域）：前頭葉の後下部（外側溝の上）に位置し，発語に必要な運動を支配する。ここが障害されると，言葉を正しく発することができない。これを運動性失語という。
②感覚性言語中枢（ウェルニッケ領域）：側頭葉～頭頂葉（狭義の中枢は側頭葉）に位置し，耳や目から入る言語の理解に関わる。障害されると話し言葉や書き言葉の理解不能を生じる。これを感覚性失語という。

(4) 辺縁葉　limbic lobe

大脳半球内側面において，大脳皮質の辺縁をなす部分を辺縁葉という。辺縁葉は下等動物にもみられる皮質部分で，高等動物になって発達した皮質部分（新皮質）に対して古い皮質とよばれる。すなわち，新皮質が理解・判断などの知的活動機能を営むのに対して，古い皮質は食欲や性欲などの本能・情動といった動物本来の活動に関連する中枢としてはたらく。辺縁葉は帯状回や海馬傍回などから構成され，その深部にある海馬や扁桃核といった構造を含めて辺縁系 limbic system ともいう（図82）。辺縁系は情動・記憶と密接な関係をもち，さらに視床下部との連絡によって自律神経にも影響するため情動脳あるいは内臓脳ともよばれる。

3. 大脳髄質　cerebral medulla

大脳皮質の深部は髄質とよばれ，縦横に走る多数の神経線維から構成される。神経線維は脂質（ミエリン）を含む髄鞘で囲まれているため，髄質は白い外観を呈し，灰白質に対して白質ともよばれる。

髄質内を走る神経線維には，左右の大脳半球を連絡する交連線維，一側の大脳半球内を連絡する連合線維，大脳皮質と脳幹や脊髄を連絡する投射線維の3種類がある（図83）。このうち，いわゆる伝導路（運動路・感覚路）をなす神経線維は

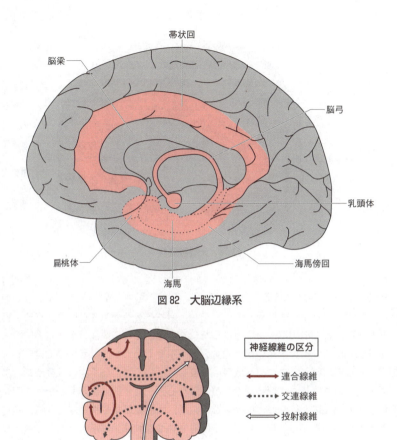

図82 大脳辺縁系

図83 大脳髄質の神経線維

投射線維である。
4. 大脳基底核　basal ganglia
　大脳半球には，大脳皮質のほか，髄質深部にも数個の灰白質塊がみられる。これらの灰白質は大脳基底核あるいは大脳核 cerebral nuclei とよばれ，視床（間脳）の外側に配列する尾状核・レンズ核・前障から構成される（図84）。
　このうち，レンズ核は内包（投射線維の束）の外側にあり，外側の被殻と内側の淡蒼球とに区分される。淡蒼球という名称は，有髄線維に富むために白色味を呈することから名づけられたものである。また，被殻は内包によって尾状核と離れて位置するが，発生起源は同一である。断面でみると，被殻と尾状核は細い灰白線条で連絡するため，あわせて（新）線条体という。また，淡蒼球は系統発生

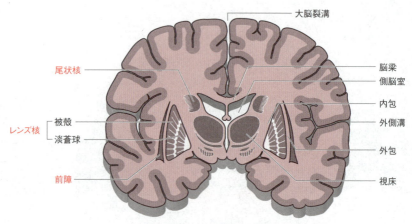

図84　大脳基底核

学的に古い間脳由来の構造ともされるが，これを含めて線条体とよぶこともある。この場合，混乱をさけるために，被殻と尾状核を新線条体という。なお，前障も被殻の一部が白質によって分けられたもので，この白質部分を外包という。

　下等動物における大脳基底核は運動の最高中枢であるが，哺乳動物では運動中枢が大脳皮質に移ったため，基底核は下位中枢としてはたらくようになった。すなわち，大脳基底核は大脳皮質運動野にはたらき，錐体路による運動指令をコントロールする役割をになっている。このため，大脳基底核や関連する領域が侵されると錐体路の制御に不良が生じ，不随意運動や運動調節異常をともなう病的症状（錐体外路症状）が出現する。代表的な疾患として（新）線条体とくに尾状核から線条体に至るGABA産生ニューロンの変性によって起こるハンチントン（舞踏）病があり，全身をくねらせるような独特の不随意運動を特徴とする。

5. 間　脳　diencephalon

　間脳は中脳の前上方の灰白質からなる部分で，左右大脳半球にはさまれて位置する。間脳の正中部には第3脳室があり，上部〜外側部は側脳室に，後下方は第3脳室から伸びる中脳水道につづいている。間脳は広義の視床と視床下部とからなるが，広義の視床はさらに背側視床や視床上部などに区分される。ふつう「視床」という場合には背側視床（狭義の視床）を指し，視床上部などは別に扱う（p.146の図77）。

　（1）視　床　thalamus

　　第3脳室の両側部分をなす卵形の灰白質塊で，間脳の約80%を占める。視床は大脳皮質へ向かう感覚伝導路の中継点であり，皮膚感覚や深部感覚を伝えるニューロン，小脳からの上行ニューロンなどの感覚ニューロン（嗅覚をのぞ

く）はすべて視床に入り，ここでニューロンをかえて大脳皮質の各中枢に向かう。また，視床の尾側部には，聴覚の中継核である**内側膝状体**と，視覚の中継核である**外側膝状体**が備わっており，これも視床の一部である（**図85**）。

（2）**視床上部** epithalamus

間脳後部において，第3脳室後壁をなす部分を視床上部という。視床上部には種々の構造がみられるが，なかでも代表的なものとして**松果体** pineal bodyがある（**p.146**の**図77**）。松果体はメラトニンというホルモンを分泌する内分泌器官で，**性成熟**や**体内時計**にはたらくとされる。

（3）**視床下部** hypothalamus

間脳の最も腹側にある領域で，視交叉～乳頭体後縁までを占める。第3脳室の底部と側壁の一部を形成し，正中断面においては視床下溝より下の部分を指す。下半部は視交叉や下垂体につづく（**図77**，**p.367**の**図227**）。

視床下部には多数の核が含まれており，これらの核は大脳皮質・視床・脳幹・脊髄などと連絡をもち，**自律神経系や内分泌系の中枢**としてはたらいている。このほか，視床下部には，体温調節・摂食・飲水・自律神経系調節・下垂体ホルモン分泌調節などの中枢としての役割もある。

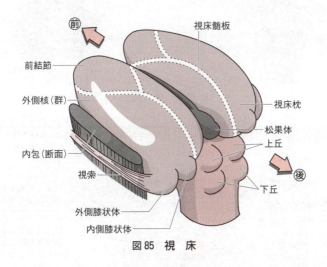

図85 視床

脳幹の構造と機能

中脳・橋・延髄をあわせて**脳幹** brainstem という。これに間脳を加えることもあり，この場合は間脳以外を**下位脳幹**という。脳幹には生命維持に関わる中枢が位置し，呼吸・循環・睡眠・嚥下・姿勢などの調節にはたらくと同時に，大脳皮

質と連絡して意識を維持・覚醒する作用を示す（上行性網様体賦活系）。また，嗅神経（Ⅰ）と視神経（Ⅱ）以外の脳神経は脳幹から出入りする。

1. 中　脳　mesencephalon；midbrain

　下位脳幹の最上部をなす長さ2 cmほどの部分で，上方の間脳と下方の橋にはさまれて位置する。腹側面には左右の大脳脚とそれにはさまれた脚間窩があり，脚間窩から1対の動眼神経（Ⅲ）が出る。背側面には上丘と下丘（あわせて四丘体という）がみられ，下丘の直下からは滑車神経（Ⅳ）が出る（図86）。断面では，中脳は腹側の大脳脚・中央部の中脳被蓋・背側の中脳蓋に区分される（図87）。

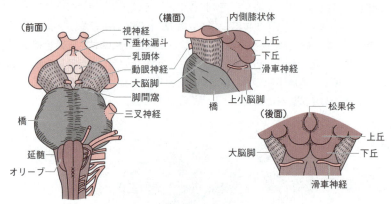

図86　中脳

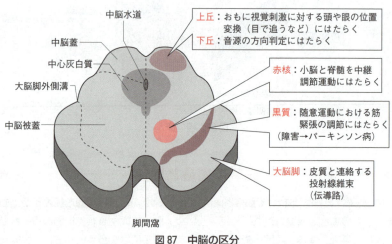

図87　中脳の区分

（1）大脳脚
　左右1対の柱状構造で，内包からつづく投射線維からなり，大脳皮質と脳幹〜脊髄とを連絡する伝導路（錐体路など）を含む。

（2）中脳被蓋
　赤核や黒質とよばれる灰白質が含まれ，いずれも錐体外路系の神経核として運動の調節に関わる（姿勢反射など）。とくに黒質は大脳基底核を介して大脳皮質の錐体路を制御しており，黒質変性が起こると振戦（ふるえ）や運動の抵抗（筋固縮），加速歩行（姿勢反射障害）といった独特の症状が出現する（パーキンソン病）。

（3）中脳蓋
　上丘と下丘とからなるので四丘体ともよばれる。上丘は視蓋ともよばれ，下等動物では視覚中枢としてはたらくが，ヒトでは視覚刺激に対する反射運動（眼で追う反応など）の中枢としてはたらく。一方，下丘は聴覚路の中継核であり，音源の方向に顔を向ける反射を起こす。

2. 橋 pons

　中脳と延髄の間にある膨隆部を指す。腹側面にみられる横走線維が，両側で中小脳脚（橋腕）となって左右の小脳半球を橋渡しするようにみえることから「橋」とよばれる（図88）。断面では，腹側の橋底部と背側の橋背部（被蓋）とを区別する（図89）。

（1）橋底部
　橋縦束（大脳脚からつづく投射線維からなる）と横橋線維（橋核と小脳とを連絡する線維）から構成される。ここには錐体路のほか，橋核経由で大脳皮質と反対側の小脳を結ぶ皮質橋路の線維（錐体外路系に属す）が含まれている。

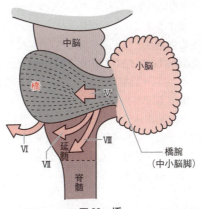

図88　橋

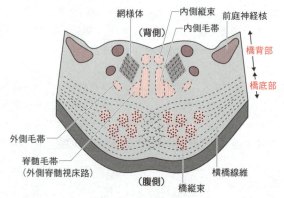

図89 橋底部と橋背部

（2）橋背部
　網様体（神経細胞体と神経線維が交錯する構造）を基本構造とし，三叉神経（Ⅴ）・外転神経（Ⅵ）・顔面神経（Ⅶ）・内耳神経（Ⅷ）の神経核を含むとともに，各種の伝導路が通る。

3. 延　髄　medulla oblongata

　脳幹の最下部をなす長さ3cmほどの部分で，大後頭孔の直上に位置する（図90）。その形が細長い球根に似ることから，臨床では球bulbともいわれる。生命維持中枢に加え，舌咽神経（Ⅸ）・迷走神経（Ⅹ）・副神経（Ⅺ）・舌下神経（Ⅻ）の神経核や，味覚に関わる孤束核（Ⅶ，Ⅸ，Ⅹに関係）などが位置する。また，延髄には呼吸・循環・咀嚼・嚥下・嘔吐・唾液分泌などの中枢がある。
　前面では正中線の左右に錐体とよばれる柱状構造があり，その外側に楕円形のオリーブが備わる。錐体には大脳皮質から下行する錐体路（随意運動の伝導路）が走り，その大部分は下方にある錐体交叉で左右交叉する（図90）。また，オリーブの内部にはヒダ状を呈するオリーブ核が含まれ，大脳皮質・赤核・脊髄・小脳を連絡する錐体外路系の中継核として運動調節や熟練などにはたらく。

4. 脳幹網様体　brainstem reticular formation

　単に網様体ともいい，中脳〜延髄の内部で交錯する神経線維と神経細胞体によって構成される（図89）。網様体は中枢のいろいろな部位と連絡をもち，さまざまな機能に関与している。網様体の機能を大別すると，(1)大脳皮質と連絡して意識の覚醒と維持にはたらく，(2)錐体外路系と連絡して運動や姿勢の調節にはたらく，(3)脳幹にある自律神経性の神経核と連絡して生命維持機能（呼吸・循環）にはたらく，といったものがあげられる。

（1）上行性網様体賦活系
　網様体は全身の感覚路から入力を受け，これを刺激として視床や大脳皮質に

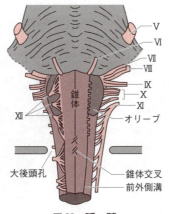

図90 延髄

出力する。この出力は大脳皮質を刺激して意識を覚醒・維持する作用をもつため<u>上行性網様体賦活系</u>とよばれる。また，網様体は大脳皮質からも入力を受け，大脳皮質自体の興奮が網様体を介して大脳皮質をさらに賦活することもある。入学試験前夜などに興奮して眠れないのはこの例である。反対に網様体賦活系の障害では意識障害や昏睡が起こり，麻酔薬やバルビツール催眠薬は網様体賦活系を抑制することで効果を現す。

（２）錐体外路系

網様体からの出力は脊髄の運動ニューロンにも送られ（網様体脊髄路），感覚情報に応じて骨格筋の緊張をコントロールすることで姿勢の保持などにはたらく。また，網様体は小脳・赤核・黒質・線条体とも連絡し，錐体外路系にも関与している。

（３）生命維持機能

網様体は視床下部や脳幹の自律神経核とくに呼吸中枢や循環中枢と連絡をもち，生命維持機能の調節にあずかる。

小脳の構造と機能

1. 小脳の構造

小脳 cerebellum は脳幹の後方に位置する130 g ほどの構造物で，表面に多数の溝をもつソロバン玉のような外観を呈する。小脳は，左右の小脳半球・虫部・片葉小節葉の３部に区分され（図91），３対の小脳脚によって脳幹と連結する（図92）。小脳脚は小脳と中枢各部の間を結ぶ神経線維束からできており，肉眼的には上小脳脚は中脳と，中小脳脚（橋腕）は橋と，下小脳脚は延髄と連絡している。

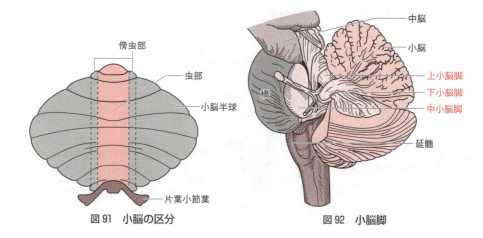

図91　小脳の区分

図92　小脳脚

　小脳は表層の皮質（灰白質）と深層の髄質（白質）からなる（図93）。小脳皮質は3層構造をなし、表層から分子層・プルキンエ細胞層（神経細胞層）・顆粒細胞層を区別する。小脳皮質へ入力する神経線維には、延髄のオリーブ核からプルキンエ細胞に直接連絡する登上線維と、オリーブ核以外から顆粒層の神経細胞に連絡する苔状線維があるが、顆粒細胞はプルキンエ細胞に連絡するので、入力情報は最終的にはプルキンエ細胞に至る。

　髄質は小脳の深部にあり、内部には第4脳室に隣接して4対の小脳核（室頂核・球状核・栓状核・歯状核）が備わっている。プルキンエ細胞は前庭神経核に直接向かうものをのぞき、大部分がいずれかの小脳核を経由して出力される。

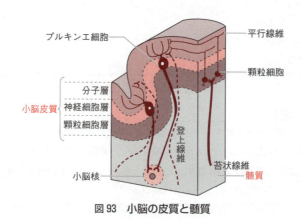

図93　小脳の皮質と髄質

2. 小脳の機能

小脳は運動の統合や協調（平衡機能・姿勢・運動の円滑化など）に重要な役割をになっている。このため，小脳が障害されるとさまざまな運動失調を呈する。

先に述べた小脳の区分は，小脳のはたらきからみた区分とも大まかに一致している。すなわち，片葉小節葉は平衡機能にはたらく領域であり，虫部は姿勢反射にあずかり，そして小脳半球は運動の円滑化に関わる領域とみなせる。

（1）片葉小節葉

前庭機能と関連した領域であるため，前庭小脳ともよばれる。内耳前庭からの感覚情報を受け，これに対応した出力を前庭神経核経由で外眼筋や脊髄に送ることで眼球運動や身体の平衡を調節する。この部の障害では，ほぼ全例にめまいなどの平衡障害が生じる。

（2）虫部

両側の傍虫部の一部とともに脊髄小脳とよばれる領域の主要部分をなす。脊髄から筋や腱の深部感覚や触覚情報を受け，室頂核から網様体・前庭神経核経由で脊髄に出力を送る。これによって姿勢保持や歩行運動など比較的自動化された運動をコントロールする。このため，この領域が障害されると，体幹の協調運動障害（身体を保持できず前後にゆれる）や歩行障害（千鳥足のような失調性歩行）が出現する。

（3）小脳半球

大脳皮質から橋核経由で種々の情報を受けるため，大脳小脳あるいは橋小脳とよばれる。小脳半球はこれらの入力に対応して歯状核から視床経由で大脳皮質に出力を送り，運動ニューロンを調節することで運動の円滑化にはたらく。この回路は熟練とも関係し，小脳に記憶されたプログラムによって複雑な運動の半自動的調節が起こる。この領域の障害では，同側の筋緊張低下，協調運動障害（ジスメトリー・歩行障害・喉頭筋失調による構音障害），そして企図振戦（ボタンを留めようとするときの手指のふるえなど）が生じる。なお，ジスメトリーとは，運動の範囲・速度・強さなどの調節不能のことである。

脊髄の構造と機能

中枢神経系のうち，脊柱管内にある部分を脊髄 spinal cord という。脊髄は，太さ 1.0～1.2 cm，長さ約 40 cm の円柱状器官で，上は大後頭孔で延髄につづき，下は脊髄円錐となって第 1 腰椎下縁の高さで終わる（図94）。脊髄下端の位置は，新生児では第 3 腰椎，生後 3 か月で第 1～2 腰椎と，成長に伴って変化するが，これは脊髄と脊椎の成長が並行していないためである。

1. 脊髄の外形

脊髄の表面には縦走する溝があり，その場所によって前正中裂・前外側溝・後

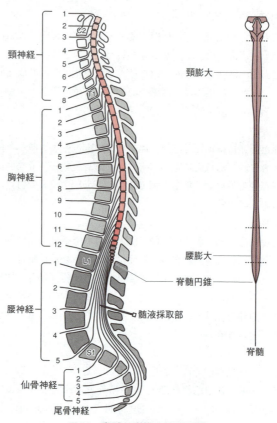

図94 脊髄と脊椎の位置関係

正中溝・後外側溝とよばれる。前・後外側溝からは根糸とよばれる脊髄神経線維の束が出入りし，それぞれ前根および後根をなす。前根と後根は分節ごとに合し，31対の脊髄神経となって椎間孔から出たのち，前枝と後枝とに分かれる。なお，後根は脊柱管内において脊髄神経節（後根神経節）を形成する（図95）。

脊髄は脊椎に対応して頸髄・胸髄・腰髄・仙髄・尾髄に区分される。各部はさらに頸髄で8つ，胸髄で12，腰髄および仙髄で各5つ，尾髄で1つの分節に細分され，脊髄神経も出入りする分節ごとに，第1〜8頸神経（略号 C_1〜C_8），第1〜12胸神経（T_1〜T_{12}），第1〜5腰神経（L_1〜L_5），第1〜5仙骨神経（S_1〜S_5）および尾骨神経（Co）の計31対に分けられる。

脊髄は脊柱管よりも短いため，脊髄分節は脊椎より上に位置することが多い。これはとくに脊髄下部において顕著で，腰神経や仙骨神経は脊髄円錐よりも下に下行してから椎間孔を出る。このため，第2腰椎以下の脊柱管内には脊髄神経の

束がソーメンのように垂れ下がっており，これを馬尾という。また，頸髄下部と腰髄には紡錘状のふくらみ（頸膨大・腰膨大）がみられる（図94）。これは，内部に上肢や下肢に向かう神経細胞が集まっているためである。

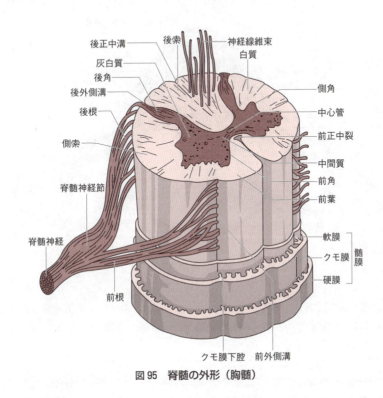

図95　脊髄の外形（胸髄）

2. 脊髄髄膜

脊髄は，脳と同様に 3 葉の髄膜に包まれている（図96）。

（1）**脊髄硬膜**　spinal dura mater

脊柱管内面をおおう骨膜をかねる外板と，いわゆる硬膜である内板からなり，はさまれた空間（硬膜上腔）には脂肪組織と椎骨静脈叢が含まれる。脊髄硬膜は上方で脳硬膜に移行し，下方は第 2 仙椎の高さで硬膜椎骨となって尾骨に付着する。なお，内板とクモ膜との間にはせまい硬膜下腔が認められる。

（2）**脊髄クモ膜**　spinal arachnoid

硬膜の深層にみられる薄い膜で，上方は脳のクモ膜に連なる。クモ膜の下層は脳脊髄液で満たされたクモ膜下腔で，内部にはクモ膜と軟膜とを連絡する網状の細線維束があり，脊髄をゆるく支持する。クモ膜下腔の下端はおよそ第 2

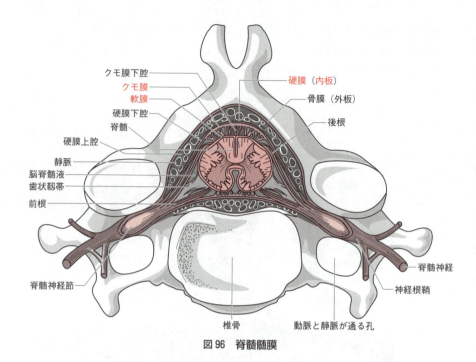

図96 脊髄髄膜

仙椎の高さにあり，脊髄下端（第1～2腰椎）より数cm下方に位置する。このため，髄液採取の目的で腰椎クモ膜下腔に穿刺する場合は第4～5腰椎間の高さで行うことが多い。

（3）脊髄軟膜　spinal pia mater

脊髄軟膜は血管を伴って脊髄の表面に直接はりつく。軟膜は脊髄側面からは約20対の歯状靱帯を，脊髄円錐下端からは糸状の終糸を出して硬膜に付着し，脊髄の位置を保持している。これらは脳におけるクモ膜小柱に相当する構造である。

3. 脊髄の内部構造

脊髄は中枢神経系の一部で，脊髄反射の中枢としてはたらくとともに，脳と末梢とを連絡する神経路（伝導路）としての役割ももつ。反射中枢の部分は神経細胞体からなる灰白質，神経路の部分は主として有髄線維からなる白質である。脳と異なり，断面では表層に白質が位置し，灰白質は深層にみられる（図95）。

（1）脊髄灰白質

脊髄の横断面では，脳室につづく中心管を囲むようにH字形の灰白質がみられる。前方への突出を前角（前柱），後方への突出を後角（後柱）といい，前角と後角とを結ぶ中心部（H字の横棒部分）は中間質あるいは灰白交連とよばれ

る。脊髄前角は運動性領域で，主として前根をつくる運動ニューロンの細胞体が位置し，後角は脳に向かう感覚ニューロンが含まれる。また，胸髄では中間質の外側部分が発達し，側角（側柱）を形成する。ここには，脊髄交感神経の節前ニューロンの細胞体が集まっており，ここから出た神経線維は脊髄前根から交感神経幹を経由して内臓へと向かう。なお，胸髄の後角基部には胸髄核（クラーク核）がみられ，下半身からの意識されない深部感覚を小脳へ送る中継核となっている。

（2）脊髄白質

脊髄の白質は，H 字形の灰白質によって前索・側索・後索の 3 部に仕切られる。後索はヒトで発達しており，とくに頸髄では内側の薄束（ゴル束）と外側の楔状束（ブルダッハ束）とに区別される。白質は脳と末梢とを結ぶ神経路（伝導路）の通り道となっている。各部を通る代表的伝導路を大まかに記すと次のようにまとめられる。

- 前索：前脊髄視床路（粗大触圧覚）
　　　　各種運動路（おもに錐体外路系）
- 側索：外側脊髄視床路（温痛覚）
　　　　後脊髄小脳路（下半身の深部感覚）
　　　　外側皮質脊髄路（いわゆる錐体路）
- 後索：長後索路（精細触圧覚）

中枢神経系を保護する組織

頭蓋腔内において，脳は 3 重の髄膜 meninges によって包まれている（**図97**）。もっとも外側の硬膜 dura mater は頭蓋腔の内面をおおう厚い膜で，左右大脳半球を分ける大脳鎌や，小脳と後頭葉を分ける小脳テントといった仕切りを形成し，脳の位置を安定させる役割になっている。また，脳硬膜内には硬膜静脈洞が走っており，外傷などで静脈洞が破れると硬膜と骨との間に出血して硬膜外血腫 epidural hematoma を生じる。なお，頭頂部にある上矢状静脈洞にはクモ膜が顆粒状構造（クモ膜顆粒）となって突出する。クモ膜顆粒は脳脊髄液を静脈洞に送る排泄部位と考えられている。

硬膜の深層に位置するクモ膜 arachnoid は，オブラートのような半透明の膜で，その下には脳脊髄液で満たされるクモ膜下腔を備える。このように，脳は脳脊髄液に浮かんだ状態にあり，外部からの衝撃がじかに影響しないしくみとなっている。脳脊髄液は，脳室（側脳室・第 3 脳室・第 4 脳室）内の脈絡叢で 1 日約 500 mL 産生される。その後，第 4 脳室のマジャンディ孔（正中口）とルシュカ孔（外側口）から出てクモ膜下腔を循環した後，上矢状静脈洞に突出しているクモ膜顆粒から排泄される（**図98**）。脳室の容量は約 20 mL，クモ膜下腔の容量は

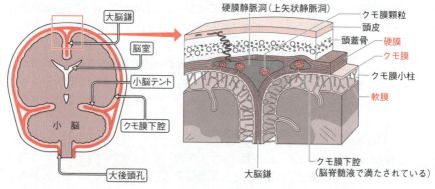

図97 脳髄膜

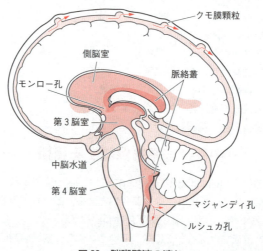

図98 脳脊髄液の流れ

約130 mLであり，1日に3〜4回入れ替わる計算になる。脳脊髄液の産生と排泄のバランスが崩れると，髄液の圧が亢進して頭蓋内圧亢進などを起こすことがある。なお，脳表面の動脈はクモ膜下腔に面して走っているため，損傷されるとクモ膜下出血 subarachnoid hemorrhage を起こしやすい。

　もっとも内側には脳表面に密着する軟膜 pia mater があり，クモ膜との間に張るクモ膜小柱によって脳の位置が保持されている。

伝導路

ニューロンの連絡によって形成された情報伝達経路を神経路 neural pathway という。末梢神経系ではいわゆる神経（神経線維の束）が神経路であるが，中枢神経系においては同じ情報を伝える神経線維が集まった部位を指す。中枢神経系における神経路のうち，起始と終止が共通のニューロンで形成される部分をとくに伝導路 nerve tract という。伝導路は，末梢や下位中枢から上位中枢へ信号を送る上行性伝導路と，上位中枢から末梢へと信号を送る下行性伝導路とに大別される。

1. 上行性（求心性）伝導路

感覚性伝導路ともいう。末梢で受けた感覚情報を中枢へと送る経路で，種々の感覚によって次のように異なる経路を形成する。

（1）識別型精細触圧覚の伝導路（後索-内側毛帯路）（図99）

物の形状など，細かい感触に関わる感覚を識別型精細触圧覚という。この感覚は後根から脊髄に入り，そのまま同側の後索（薄束・楔状束）を上行して延髄の後索核に至る（長後索路）。延髄では後索核（薄束核・楔状束核）でニューロンをかえ，反対側に交叉して内側毛帯を上行，視床に入る。視床からの

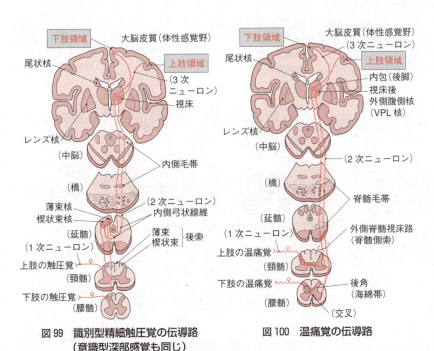

図99 識別型精細触圧覚の伝導路（意識型深部感覚も同じ）

図100 温痛覚の伝導路

ニューロンは内包後脚を通って大脳皮質体性感覚野に達する。なお，識別型触圧覚は上肢と下肢とでは異なる経路で伝えられる。下肢からの精細触圧覚は薄束を通って薄束核へ，上肢からのものは楔状束を通って楔状束核へむかう。
（2）温痛覚の伝導路（図100）
　熱さや痛みの感覚はもっとも身近な感覚といえる。温痛覚は後根から脊髄に入り，後角でニューロンをかえたのち，反対側に交叉して側索の外側脊髄視床路を上行，視床に至る。ここで再びニューロンをかえ，内包後脚を通って大脳皮質体性感覚野に至る。
（3）非意識型深部感覚の伝導路（図101）
　筋の緊張度や関節内圧といった，姿勢保持などに必要な感覚を深部感覚といい，意識にのぼるものと意識にのぼらないものがある。多くの深部感覚は大脳皮質に至らず，小脳に送られるため意識されない。これを非意識型深部感覚といい，上半身と下半身で異なる経路によって伝えられる。
　①上半身の非意識型深部感覚：上半身の感覚は後根から脊髄に入ったのち，同側の後索を上行して延髄の副楔状束核（楔状束核の背側にある）に至り（長後索路），ここでニューロンをかえて小脳に入る。
　②下半身の非意識型深部感覚：下半身の感覚も後根から脊髄に入り，同側の

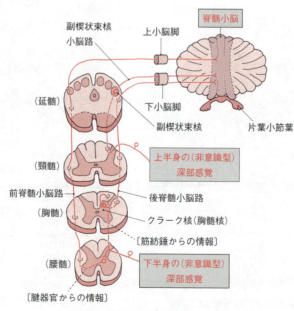

図101　非意識型深部感覚の伝導路

後索を上行するが，T₁〜T₃の胸髄核（クラーク核）でニューロンをかえ，同側の側索後部を通って小脳に入る（後脊髄小脳路）。

これに対し，振動覚や関節の曲がり具合（位置覚）は意識されるので意識型深部感覚とよばれる。患者が自覚することから，診察の対象となる深部感覚で識別型精細触圧覚と同様の経路で中枢に伝えられる。

すなわち，後根から脊髄に入ったニューロンは同側の後索を上行して延髄の後索核に至る（長後索路）。後索核からのニューロンは反対側に交叉し，内側毛帯を通って視床に入った後，再びニューロンをかえて大脳皮質に達する。

2. 下行性（遠心性）伝導路

運動性伝導路ともいう。広い意味では腺分泌や平滑筋を支配する自律神経系の経路（下行性自律神経路）も含まれるが，ふつうは随意運動の伝導路を指す。

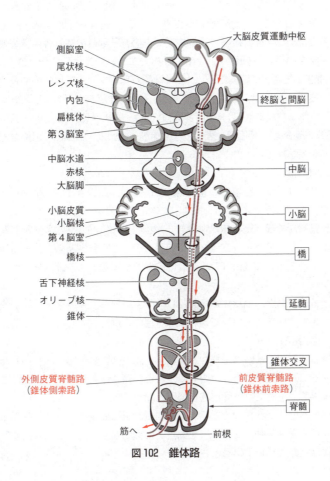

図102　錐体路

（1）錐体路系

錐体路 pyramidal tract は「骨格筋の随意運動にあずかる下行性伝導路」のことである。狭義には，延髄の錐体あるいはそれ以下の脊髄で交叉する皮質脊髄路（大脳皮質から脊髄に至る伝導路）を意味するが（図102），皮質延髄路（皮質核路）も含めて広義の錐体路あるいは錐体路系として扱われることも多い。いずれも内包を通り，反対側に交叉して分布するため，大脳の出血などが起こると病巣とは反対側に片麻痺（一側の麻痺）が生じる。

①皮質脊髄路：大脳皮質から脊髄に至る伝導路を指す。大脳皮質運動野からのニューロンは，内包（後脚）・大脳脚（中央部）を通って延髄錐体に達し，ここで約80％が反対側に交叉する。交叉したニューロンは，脊髄側索の外側皮質脊髄路（錐体側索路）を下行し，同側の脊髄前角運動ニューロンに連結する。錐体で交叉しなかったニューロンは，脊髄前索の前皮質脊髄路（錐体前索路）を下行し，脊髄で反対側に交叉してから前角運動ニューロンに至る。

②皮質延髄路（皮質核路）：大脳皮質運動野から脳幹の運動性脳神経核に至る伝導路をいう。運動野（下1/3）からのニューロンは，内包（膝）・大脳脚（内側部）を通って脳幹に入り，多くは反対側に交叉して目的の脳神経核に至る。皮質延髄路は，動眼神経核（Ⅲ）・滑車神経核（Ⅳ）・三叉神経運動核（Ⅴ）・外転神経核（Ⅵ）・顔面神経核（Ⅶ）・疑核（Ⅸ，Ⅹ，Ⅺ）・舌下神経核（Ⅻ）に連絡し，外眼筋・表情筋・咀嚼筋・咽頭筋・喉頭筋・舌筋など頭頸部の筋を支配する。

（2）錐体外路系

元の意味は「錐体路以外の運動路」であるが，ふつう「感覚情報を統合して錐体路を制御するシステム」を指す。錐体外路系の中枢となるのは，大脳皮質・大脳基底核（被殻／尾状核／淡蒼球）・視床・赤核・黒質・小脳・前庭神経核・網様体などからなるネットワークであり，ここから脊髄運動ニューロンを制御する指令が送られる（図103）。脊髄に向かう伝導路としては次のようなものがある。

①網様体脊髄路：網様体から起こり，一部交叉して脊髄を下行し，頸膨大や腰膨大の介在ニューロンに連絡する。筋の活動を調節することで運動の円滑化にはたらく。

②前庭脊髄路：前庭神経核から起こり，同側の脊髄前索を下行して脊髄前角ニューロンに連絡する。小脳や半規管との連絡によって姿勢保持にはたらく伝導路で，正確には外側前庭脊髄路という。

③赤核脊髄路：赤核から起こって反対側の脊髄側索を下行，介在ニューロンを介して脊髄運動ニューロンを間接的に抑制する。ヒトでは未発達で，網様体脊髄路が代行しているとされる。

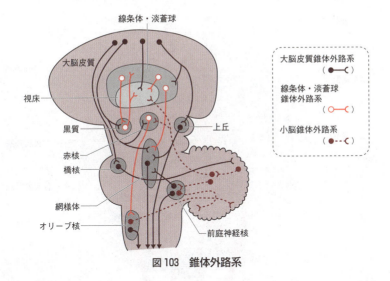

図103 錐体外路系

④視蓋脊髄路：上丘（視蓋）の神経細胞から起こる経路。中脳で交叉したのち頸髄に至り，介在ニューロンを介して運動ニューロンを制御する。視覚刺激に対する頸部の反射運動にはたらく。

脳の血液循環

1. 脳の動脈分布

脳に分布する動脈は，内頸動脈あるいは椎骨動脈の枝である（図104）。内頸動脈は総頸動脈から分かれ，頸動脈管から頭蓋腔に入る。椎骨動脈は鎖骨下動脈の枝で，大後頭孔から頭蓋腔に入り，延髄の前で左右が合して脳底動脈となる。脳底動脈は脳底部で左右に分かれ，内頸動脈などとともにウィリス動脈輪（大脳動脈輪）を形成する。脳に向かう動脈の大半は，この動脈輪あるいは脳底動脈からの枝である。〔注：ウィリス動脈輪を構成する動脈は，前大脳動脈・前交通動脈・内頸動脈・後大脳動脈・後交通動脈の5種類とするのが一般的である〕

（1）大脳に分布する動脈（図105）

①前大脳動脈：後頭葉をのぞく大脳内側面に分布する。深部に向かう枝には内側線条体動脈などがあり，内包前脚付近に分布する。

②中大脳動脈：外側面や島葉など広範囲に分布する。深部に向かう枝にはレンズ核線条体動脈があり，大脳基底核・内包・視床に分布する。レンズ核線条体動脈は脳出血の好発部位で，卒中動脈ともよばれる。また，内頸動脈の枝である前脈絡叢動脈も内包や外側膝状体に分布するため，閉塞などで対側

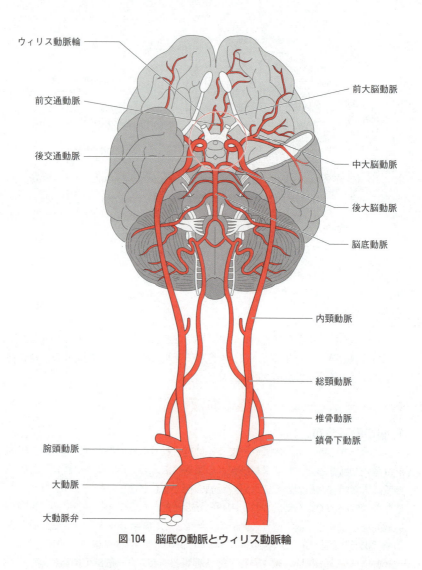

図104　脳底の動脈とウィリス動脈輪

の片麻痺や半盲が起こる（前脈絡叢症候群；フォン・モナコフ症候群）。
③後大脳動脈：後頭葉や側頭葉下面に分布する。深部に分布する枝は，内包後脚や視床後部に分布する。梗塞などにより，対側の片麻痺（内包の障害）や感覚異常（視床の障害）を生じる。

（2）脳幹や小脳に分布する動脈

　小脳には上小脳動脈と前・後下小脳動脈が分布する。上小脳動脈は脳底動脈の枝で，中脳〜橋・小脳の上半部（小脳核を含む）を栄養する。一方，前下小

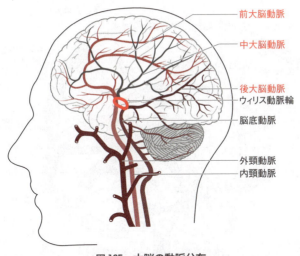

図105　大脳の動脈分布

脳動脈は虫部（一部）と片葉に，椎骨動脈の枝である後下小脳動脈は虫部垂・小節・小脳扁桃などに分布する。すなわち前・後下小脳動脈の梗塞では前庭小脳が障害されるため，高頻度にめまいが現れる。なお，橋の腹側面には脳底動脈から分かれた数対の橋動脈が分布する。

2. 脳の静脈分布

脳の静脈血は，その大部分が硬膜静脈洞から内頸静脈を通って心臓へ還流する。脳静脈血の流れは領域などによって多少異なるが，大まかにいえば次の3つに分けられる（図106）。

（1）脳上半部表面からの血液
　　上吻合静脈（トロラール静脈）や上大脳静脈から上矢状静脈洞に注ぎ，横静脈洞・S状静脈洞を経て内頸静脈に至る。

（2）脳下半部表面からの血液
　　下吻合静脈（ラベ静脈）から横静脈洞に注ぐ経路と，浅中大脳静脈から海綿静脈洞に注ぐ経路がある。海綿静脈洞からは上・下錐体静脈洞経由で内頸静脈に至る。

（3）脳の深部からの血液
　　脳深部の静脈血は，おもに大大脳静脈（ガレン静脈）から直静脈洞に注ぎ，横静脈洞・S状静脈洞を経て内頸静脈に至る。なお，直静脈洞は下矢状静脈洞からの血液も受ける。

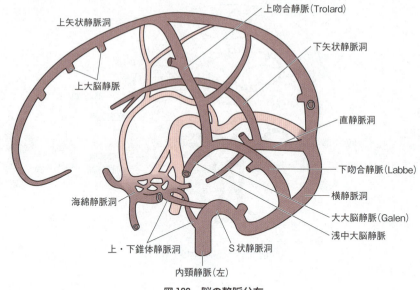

図106　脳の静脈分布

疾病の成り立ち

脳実質の病変による障害

◆**脳　炎　encephalitis**

　脳実質に起こる炎症。原因として，ウイルス・リケッチア・細菌・スピロヘータ（梅毒）・原虫（トキソプラズマなど）などがあるが，とくに重要なのがウイルス性脳炎で，次のようなものがある。

　急性ウイルス性脳炎：日本脳炎やポリオがよく知られる。ウイルスは皮膚・粘膜から末梢神経（単純ヘルペスなど）あるいは血液循環（日本脳炎・ポリオなど）を介して中枢神経系に至る。ウイルス性脳炎の10～20％を占めるとされる単純ヘルペス脳炎では側頭葉や辺縁系が侵され，意欲低下・異常行動・記憶障害などを生じる。

　亜急性硬化性全脳炎：麻疹ウイルスの長期持続感染によって発生する慢性進行性の脳炎。小児に多く，麻疹罹患後1～10数年で発症する。大脳皮質・基底核・脳幹の萎縮が強く，知能低下や錐体外路症状などを起こしたのち除脳硬直となり，約2年で死に至る。

　エイズ脳症（HIV脳症）：後天性免疫不全症候群（AIDS）の原因ウイルスであるヒト免疫不全ウイルス（HIV）による脳症。大脳が萎縮し，記憶障害・運動失調・認知症などが現れる。エイズによる免疫不全のため，日和見感染による真菌性髄膜炎などを合併する例も多い。

錐体外路系の障害

◆**パーキンソン病　Parkinson's disease**

　黒質のメラニン含有細胞の脱落変性による神経伝達物質（ドパミン）欠乏で生じる疾患。黒質は線条体と連絡をもつ錐体外路系の神経核であり，その変性により錐体外路系の障害が出現する。症状としては運動調節異常（小刻み歩行・歩行開始困難など）や不随意運動（振戦など）がみられる。なお，脳炎や脳血管障害後の黒質～線条体系障害により同様の症状を示すものをパーキンソン症候群という。

髄膜の病変による障害

◆**髄膜炎　meningitis**

　3葉ある髄膜のうち，おもにクモ膜や軟膜に炎症が起こる。細菌やウイルス感染による髄膜炎は急性に，結核菌や真菌感染・悪性腫瘍などによる髄膜炎は比較的慢性に経過する。髄膜刺激症状として次のような症状が現

れる。

1．項部硬直
髄膜の過敏性増大により，首を前屈させると痛みを感じる。これを避けようとするために首の筋硬直が起こる。

2．ケルニッヒ徴候
仰臥位の患者の頭を前屈させると，股関節と膝関節の屈曲が起こる。小児では上半身が持ち上がることもある。

3．頭　痛
髄膜の血管透過性亢進による浮腫で，発痛物質（ブラジキニン・セロトニン・ヒスタミンなど）が遊離して頭痛を起こす。

頭蓋内圧亢進が進むと，嘔気・嘔吐・うっ血乳頭・複視・意識混濁などの症状も現れる。

脳循環障害

◆脳血管障害　cerebravascular disease；CVD

脳血管自体に病的変化が生じたものを脳血管障害といい，虚血性脳血管障害（脳梗塞・一過性脳虚血発作）と，出血性脳血管障害（クモ膜下出血・脳出血）とに大別される。よく用いられる脳卒中 cerebral apoplexy は「脳循環障害による意識障害と麻痺を主徴とし，症状が24時間以上持続する症候群」で，基本的には脳血管障害と同義とされる。

1．脳梗塞　cerebral infarction
血栓や塞栓による脳動脈閉塞で脳組織が局所壊死におちいったもの。壮年〜老年期に好発する。脳血栓の多くは粥状動脈硬化によるもので，血流の遅い夜間睡眠中に発症し，朝に気づく例が多い。一方，脳塞栓は弁膜症などのある心臓に生じた血栓による脳動脈閉塞が多く，急激な発症が特徴的である。

2．一過性脳虚血発作　transient ischemic attack；TIA
意識喪失あるいは脳梗塞様の症状を示すが，24時間以内に症状が消退するものをいう。脳局所の血流が一過性に低下することで起こる。脳組織の壊死に至ることはないが，脳梗塞の前駆症状である場合も多いので注意を要する。

3．クモ膜下出血　subarachnoid hemorrhage；SAH
脳血管からの出血がクモ膜下腔に入ったもの。ウィリス動脈輪など，クモ膜下腔を走る動脈分岐部の動脈瘤破裂によるものが70〜80％を占める。それ以外では，動静脈奇形（5〜10％），もやもや病などがある（図107）。急激に発症し，激しい頭痛や嘔吐，意識混濁，項部硬直を認め，出血が多い場合は急死の原因となる。

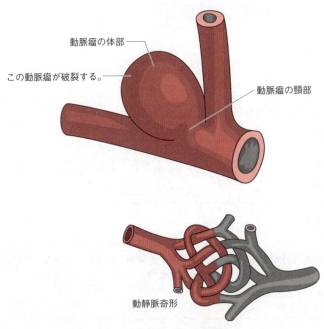

図 107 クモ膜下出血の原因

4．脳出血　cerebral hemorrhage

脳実質内に出血が起こったもので，局所に血腫を生じる。原因の多くは細小動脈分岐部に生じた動脈瘤破裂であり，高血圧症に合併する高血圧性脳出血が多いが，動静脈奇形や血管腫でも生じる。脳出血は大脳基底核付近に好発し，被殻出血（約40％）や視床出血（約30％）によって反対側の片麻痺と感覚障害を生じる。

既出問題チェック 中枢神経系

▱ 感覚性言語中枢のある部位はどこか。85-A1
1 前頭葉
2 側頭葉
3 頭頂葉
4 後頭葉

● 解答・解説
1 ×前頭葉（優位半球）にある言語中枢は運動性言語中枢（ブローカ領域）である。
2 ○｝狭義の感覚性言語中枢（ウェルニッケ領域）は側頭葉にある（ただし、広義の
3 ×｝ウェルニッケ領域には頭頂葉の一部（角回・縁上回）が含まれる）。
4 ×後頭葉には視覚中枢が位置する。

▱ 脳幹に**含まれない**のはどれか。84-A49, 95-P5
1 間　脳
2 中　脳
3 小　脳
4 延　髄

● 解答・解説
1 △中脳・橋・延髄を脳幹というが、これに間脳を含めることもある。
2 ○間脳を脳幹に入れる場合、中脳以下を下位脳幹という。
3 ×小脳は脳幹の後方に位置し、脳幹とは別個の部分とされる。したがって、脳幹には含まれない。
4 ○延髄は脳幹の最下部をなし、下方で脊髄に連なる。

▱ 脊髄で正しいのはどれか。97-P6
1 小脳に連なる。
2 脊柱管内にある。
3 2層の膜で保護されている。
4 第10胸椎の高さで終わる。

● 解答・解説
1 ×脊髄の上端は大後頭孔で脳幹（上から中脳・橋・延髄）に連なり，小脳は脳幹の後ろに位置する。
2 ○中枢神経系のうち，脊柱管内に位置する部分を脊髄という。
3 ×中枢神経系（脳＋脊髄）は髄膜とよばれる3層の膜（外から硬膜・クモ膜・軟膜）で包まれている。
4 ×脊髄の下端は，通常，第1腰椎の高さに位置する。

◻ 小脳の機能はどれか。**2つ選べ。** 104-P81
1 関節角度の知覚
2 振動感覚の中継
3 姿勢反射の調節
4 随意運動の制御
5 下行性の疼痛抑制

● 解答・解説
1 ×関節角度の知覚は位置覚といわれる意識型深部感覚の1つであり，脊髄から大脳皮質の中枢へ伝達される（意識にのぼる→大脳皮質に入力する）。
2 ×振動感覚も意識型深部感覚である。
3 ○姿勢反射とは，ある姿勢を保持するために筋緊張が反射的に出現する現象で，姿勢や運動中の平衡を適正に維持するのに関連する反射である。中枢は延髄と脊髄にあり，小脳によって統合されている。
4 ○自己の意思あるいは意図に基づく運動が随意運動である。小脳は身体の平衡，運動機能の調節をしている。
5 ×下行性疼痛抑制系とは，脳幹から脊髄に向かって下行する抑制性ニューロンによって，脊髄後角での痛み情報の一部がニューロンに伝わらないようにして痛みをやわらげる神経路のことである。

◻ 体温を調節しているのはどれか。 104-P11
1 橋
2 小　脳
3 中　脳
4 視床下部

● 解答・解説

1 ×橋は中枢神経の上部（大脳，間脳）と下部（脊髄，延髄）とを連結し，さらに小脳からの微妙な調節を運動神経に加えている。また第5〜8脳神経の神経核が存在する。

2 ×小脳の両側の大きな部分を占める小脳半球では，四肢の協調運動や随意運動（意識的な動き）の微妙な調節を行っている。中央部では体幹の平衡感覚，随意運動の調節をつかさどる。

3 ×中脳は断面図ではミッキーマウスの顔を逆さにした形を考えてほしい。耳にあたる部分が運動ニューロンの走行部分で顔の部分は動眼神経核，滑車神経核，黒質が存在している。

4 ○視床下部は間脳の一部，自律神経の中枢ともいわれている。摂食中枢，体温中枢が存在している。クモ膜下出血や脳出血でこの部分の障害があると体温異常をきたすことがある。

✎ 前頭葉の障害に伴う症状で正しいのはどれか。**2つ選べ**。 104-P87
1 人格の変化
2 感覚性失語
3 自発性の欠乏
4 平衡機能障害
5 左右識別障害

● 解答・解説

1 ○人格の変化によって，周囲に理解されにくい異常な言動がみられるようになったり，表面的には丁寧だが気持ちがこもっていないような態度がみられることがある。

2 ×感覚性失語は，言葉を話したり書いたりすることは可能であるが，言い間違いや意味不明の言葉が多く，また，他者の話を聞いても理解できないことが特徴である。感覚性言語中枢（ウェルニッケ中枢）は側頭葉にある。

3 ○自発性が欠乏することによって，自発語が低下したり，促しに対して動作が緩慢になるなどの言動がみられることがある。

4 ×平衡機能障害は，運動麻痺がないにもかかわらず，立位や座位のときに体が回ったり，動いているように感じる障害であり，運動の遂行を安定して行えない状態である。

5 ×左右識別障害は，自己の身体や対象物の左右を識別することが障害された状態である。

一問一答（〇，×を答えよ）

- 1 大脳の表面は白質と黒質とからなる。95-P5
- 2 小脳の下端に下垂体が位置する。95-P5
- 3 間脳は視床と視床下部とからなる。95-P5
- 4 呼吸中枢は延髄にある。86-A7, 88-A7, 103-A26
- 5 食欲中枢は延髄にある。81-A90, 86-A7, 88-A7
- 6 対光反射中枢は中脳にある。86-A7, 88-A7
- 7 間脳が障害されると呼吸の抑制を生じる。91-A6
- 8 延髄が障害されると除脳硬直を起こす。91-A6
- 9 髄膜は外側から硬膜，軟膜，クモ膜である。93-P6
- 10 軟膜下は脳脊髄液で満たされている。93-P6
- 11 脳脊髄液はリンパ管に吸収される。93-P6
- 12 錐体路の中枢は大脳皮質の中心後回にある。70-P12, 92-A5
- 13 錐体路は，脊髄の感覚神経に連絡する。92-A5
- 14 錐体路の大多数は延髄で交差する。92-A5

●解答・解説

- 1 ×大脳の表面（大脳皮質）は神経細胞体が集まった灰白質で構成されている。
- 2 ×下垂体は間脳（視床下部）の下端に位置する。
- 3 〇間脳は左右の大脳半球（終脳）に挟まれた部分で，視床と視床下部から構成される。
- 4 〇延髄には呼吸中枢や循環中枢などの生命維持中枢がある。
- 5 ×摂食・飲水・体温調節などの中枢は間脳の視床下部にある。
- 6 〇対光反射中枢は，中脳の動眼神経副交感神経核（エディンガー・ウェストファール核）である。
- 7 ×呼吸中枢は延髄の網様体部分にあり，延髄の障害で呼吸抑制が起こる。
- 8 ×中脳が上丘と下丘の間で切断されると，骨格筋の異常緊張（除脳硬直）が引き起こされる。
- 9 ×髄膜は脳・脊髄を包む3葉の膜で，外表面側から硬膜，クモ膜，軟膜の順に並ぶ。
- 10 ×脳脊髄液（髄液）はクモ膜下腔を満たしている。
- 11 ×脳脊髄液はクモ膜顆粒から硬膜静脈洞（上矢状静脈洞など）に排出される。
- 12 ×錐体路をなすニューロンは，前頭葉の大脳皮質（中心前回）に細胞体をもつ。
- 13 ×錐体路（皮質脊髄路）は「骨格筋の随意運動にあずかる下行性伝導路」であり，脊髄前角の運動ニューロンに連絡する。
- 14 〇錐体路（皮質脊髄路）をなすニューロンの約80％は，延髄の錐体交叉において反対側へ交差する。

4. 末梢神経系

末梢神経系の分類

末梢神経系は，出入りする中枢神経系によって脳神経と脊髄神経とに区別される。すなわち，頭蓋の孔を通りおもに脳に出入りする末梢神経を脳神経，脊髄に出入りする末梢神経を脊髄神経という。主として脳へは頭部から，脊髄へは体幹や四肢から情報が出入りする。つまり，最短距離で中枢と目的地との間を往復できるようになっている。一方，末梢神経は分布先によっても区別され，皮膚や骨格筋に分布する体性神経と，内臓に分布する臓性神経とに分けられる。臓性神経のうち，心筋・平滑筋・腺を支配するものをとくに自律神経という。これらの分類はまったく別の次元によるものであり，混同しないように注意する必要がある。例えば，1つの脳神経や脊髄神経に，体性神経ニューロンと自律神経ニューロンとが一緒に含まれているものもある（表13）。

表13　末梢神経の分類

出入りする場所による分類
・脳神経：頭蓋の孔を通って脳に出入りする12対の末梢神経※
・脊髄神経：椎間孔を通って脊髄に出入りする31対の末梢神経
分布先による分類
・体性神経：皮膚や骨格筋に分布し，意識下の運動と感覚に関与する
・臓性神経：内臓の運動と感覚に関与する
（自律神経：心筋・平滑筋および腺に分布する臓性神経）

※ 脳神経のうち副神経は脊髄から出るニューロンを含む

脳神経

頭蓋の孔を通り，おもに脳に出入りする末梢神経（神経線維束）を脳神経 cranial nerves という。全部で12対あり，出入りする順に番号と名前がつけられている（図108）。ここでは，脳神経を大きく3つのグループに分けて示す。

1. 頭部の三大感覚器官を支配する脳神経

頭部にある特徴的な感覚器官である眼・鼻・耳からの感覚を脳に伝える神経。基本的にはすべて感覚神経である。

（1）嗅神経（Ⅰ）

　嗅覚を伝える感覚神経。視神経（眼）・内耳神経（耳）とともに頭部の三大感覚器官を支配する神経としてまとめられる。鼻腔の天井部にある嗅上皮から起こり，脳の嗅球に入る。

（2）視神経（Ⅱ）

　視覚を伝える感覚神経。頭部の三大感覚器官のうち，眼を支配する。眼球の網膜から起こり，視神経管を通って頭蓋内に入り，下垂体の前で視交叉をつくったのち視索となって脳に入り，ニューロンをかえて後頭葉の1次視覚野に達する。

（3）内耳神経（Ⅷ）

　頭部三大感覚器の1つである耳を支配する神経。聴覚を伝える蝸牛神経（聴神経）と平衡感覚を伝える前庭神経からなる。蝸牛神経は内耳のラセン器（コルチ器）からの信号を，前庭神経は前庭半規管（平衡斑・膨大部稜）からの信号を伝える。内耳道で合流したのち顔面神経の外側で橋に入る。

2. 脊髄から出る運動神経に相等する脳神経

　脊髄の前根に相等する特徴をもつ神経で，眼球や舌の運動を支配する運動神経である〔三（Ⅲ）四（Ⅳ）郎（Ⅵ）の舌（Ⅻ）と覚えるとよい〕。

（1）動眼神経（Ⅲ）

　眼球運動にはたらく外眼筋を支配する神経。中脳から出て眼窩に入り，上直筋・下直筋・内側直筋・下斜筋および上眼瞼挙筋などに分布する。また，瞳孔の平滑筋を支配する自律神経線維も含まれ，対光反射の経路としてもはたらく。

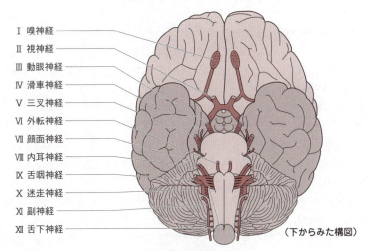

Ⅰ 嗅神経
Ⅱ 視神経
Ⅲ 動眼神経
Ⅳ 滑車神経
Ⅴ 三叉神経
Ⅵ 外転神経
Ⅶ 顔面神経
Ⅷ 内耳神経
Ⅸ 舌咽神経
Ⅹ 迷走神経
Ⅺ 副神経
Ⅻ 舌下神経

（下からみた構図）

図108　脳神経

（2）滑車神経（Ⅳ）

動眼神経や外転神経とともに外眼筋を支配する神経。中脳の背側から出て前に回り、眼窩に入って上斜筋を支配する。

（3）外転神経（Ⅵ）

動眼神経や滑車神経とともに外眼筋を支配する。橋の下縁から出て眼窩に入り、外側直筋を支配する。

（4）舌下神経（Ⅻ）

舌を動かす舌筋を支配する運動神経である。

3. エラからつくられた器官を支配する脳神経

眼・鼻・耳・舌筋をのぞく頭頸部の内臓（下等動物のエラが変化してできた器官）に分布するニューロンを含む脳神経。基本的に運動ニューロンと感覚ニューロンの両方を含んでいる。

（1）三叉神経（Ⅴ）

顔面の感覚を伝える神経。眼球や前頭部の感覚を伝える眼神経（V_1）・頬や上顎（歯を含む）の感覚を伝える上顎神経（V_2）・下顎部の感覚を伝える下顎神経（V_3）からなる。橋の高さで出たのち半月神経節（ガッサー神経節）をつくり、V_1〜V_3に分かれる。下顎神経には咀嚼筋などを支配する運動神経線維も含まれる。

（2）顔面神経（Ⅶ）

顔面筋のほか、涙腺や唾液腺（舌下腺・顎下腺）分泌・味覚（舌前方2/3）などを支配する神経。橋の下縁外側を出た後、内耳道から顔面神経管を通って茎乳突孔より出る。その後、耳下腺内で神経叢をつくって分枝し、各表情筋に分布する。

（3）舌咽神経（Ⅸ）

舌の後方1/3の味覚と感覚、咽頭の感覚や運動をつかさどり、嚥下運動などにはたらく。耳下腺分泌を支配するほか、血液のO_2分圧（頸動脈小体）を伝えるはたらきもある。

（4）迷走神経（Ⅹ）

咽頭の運動や感覚を支配するニューロンのほか、内臓に広く分布する自律神経（副交感神経）線維を含む。声帯を支配して発声にはたらく反回神経を出すほか、心臓・気管支・食道などの胸部臓器や、骨盤部をのぞく腹部臓器に分布する。

（5）副神経（Ⅺ）

もともとは迷走神経の一部。延髄から出る延髄根と、脊髄から出る脊髄根とがある。延髄根は迷走神経に合流して口蓋筋や咽頭筋を支配し、脊髄根は僧帽筋や胸鎖乳突筋を支配する（つまり、僧帽筋などはもともとはエラを動かす筋である）。

脊髄神経

椎間孔を通り，おもに脊髄から出る末梢神経（神経線維束）を**脊髄神経** spinal nerves という。**頸神経** 8（C_1〜C_8）・**胸神経** 12（T_1〜T_{12}）・**腰神経** 5（L_1〜L_5）・**仙骨神経** 5（S_1〜S_5）・**尾骨神経** 1（Co）の計 31 対 からなる（p.160 の図 94，図 110）。それぞれの脊髄神経は，脊髄の各レベルに出入りする**前根**（運動ニューロンの束）と**後根**（感覚ニューロンの束）が合したものである（p.161 の図 95）。

1. 前根・後根とベル・マジャンディの法則

脊髄神経は脊髄に出入りする前根と後根とが合してできる。**後根**は脊髄に入る**感覚ニューロン**からなり，その神経細胞体は椎間孔のところで**脊髄神経節（後根神経節）**をつくる。私たちの身体のすみずみに分布している感覚線維は，ここにある神経細胞の突起である。一方，**前根**は脊髄から出る**運動ニューロン**からなる。前根はおもに**脊髄前角（前柱）**細胞の突起からなり，胸神経では側角（側柱）にある交感神経細胞の突起も含まれる。**前角のニューロン**は骨格筋の運動を，**側角ニューロン**は内臓平滑筋や血管・腺分泌などを支配する。このように「前根は運動ニューロン，後根は感覚ニューロンからなる」という原則を**ベル・マジャンディの法則**という。

2. 前枝・後枝と皮膚分節（デルマトーム）

前根と後根は各レベルごとに合して 1 本の神経となるが，脊柱管を出てから再び前・後 2 本の枝に分かれる。両枝とも感覚線維と運動線維を含む混合性神経である。一般に前枝の方が太く，体幹の大部分と四肢全域を支配するのに対し，後枝は後頭部・背部の正中付近にのみ分布する。なお，脊髄神経の分布には規則性があり，とくに感覚線維はレベルごとに帯状の皮膚分布を示す。これを**皮膚分節（デルマトーム）**といい，大まかにいうと，乳頭のレベルには T_4，臍のレベルには T_{10}，鼠径部には L_1 が分布する（図 109）。

3. 脊髄神経叢　spinal plexus

胸神経をのぞく脊髄神経の前枝は，左右両側でいくつかが集まってネットワークを形成する。このネットワークを**神経叢**といい，各脊髄神経はここで互いに連絡したのち新たな末梢神経に分かれる。脊髄神経叢には，**頸神経叢・腕神経叢・腰神経叢・仙骨神経叢・陰部神経叢**などがある（図 110）。

（1）頸神経叢

C_1〜C_4 の前枝によってつくられる。主として頸部の皮膚や筋を支配するが，**横隔神経**（C_3〜C_5）は胸腔内を下行して横隔膜の感覚・運動を支配する。

（2）腕神経叢

C_5〜C_8 と T_1 の前枝によって形成される（**ゴロー・ナナ・ヤイチ**と覚えるとよい）。腕神経叢からは上肢に分布する多くの末梢神経が出る。**腋窩神経**は三角

> V_1
> V_2 }三叉神経
> V_3
> C_2：後頭部上部
> C_3：後頭部下部
> C_4：肩（肩峰）
> C_5：肘関節外側
> C_6：母指・示指（1, 2指）〜前腕外側
> C_7：中指（3指）
> C_8：小指（5指）
> Th_1：前腕内側
> Th_4：乳頭
> Th_6：剣状突起
> Th_{10}：臍
> L_1：鼠径部（〜大腿内側）
> L_2：大腿前面
> L_3：膝
> L_4：脛骨内果
> L_5：下腿外側〜足背
> S_1：足〜足部外側〜足底
> S_2：膝窩〜大腿後面
> S_3：坐骨部分
> S_4：肛門

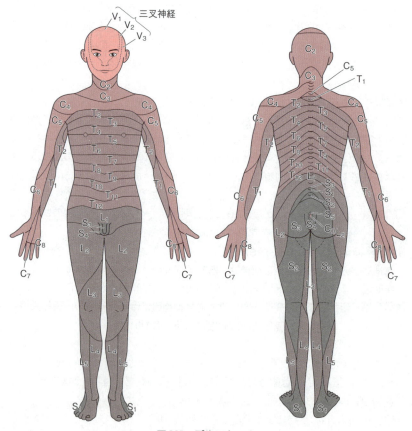

図109　デルマトーム

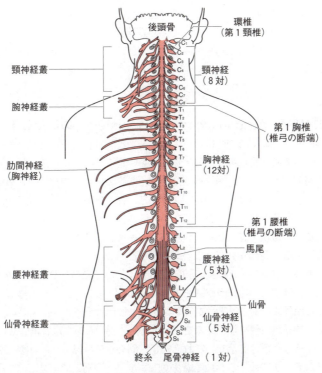

図110　脊髄神経叢

筋を含む肩領域に，筋皮神経は上腕の屈筋（上腕二頭筋など）に分布し，正中神経と尺骨神経が前腕～手の屈筋を支配する。また，橈骨神経は上肢の伸筋すべてと背面の皮膚を支配する。なお，手の皮膚には正中神経（手掌の母指側）・橈骨神経（手背の母指側）・尺骨神経（小指側）が分布する。

（3）腰神経叢

（T_{12}）L_1～L_4の前枝によってつくられる。下腹部～大腿の皮膚と筋に分布する。最大の枝である大腿神経は大腿伸筋（大腿四頭筋など），閉鎖神経は内転筋群を支配する。

（4）仙骨神経叢

L_4，L_5およびS_1～S_3の前枝によってつくられる。腰神経叢と連続するので，腰仙骨神経叢として一緒に扱われることもある。仙骨神経叢の枝である坐骨神経は人体最大の末梢神経で，大腿屈筋（半腱様筋・半膜様筋・大腿二頭筋）に分布した後，総腓骨神経（下腿前面と足背の筋）と脛骨神経（下腿後面と足底の筋）に分かれる。

(5) 陰部神経叢

S_2〜S_4の前枝によってつくられる。仙骨神経叢の一部として扱われることもある。ここから出る陰部神経は会陰や外陰部の皮膚や筋・外肛門括約筋などに分布する。

自律神経系

1. 自律神経系　autonomic nervous system　のはたらき

末梢神経系は支配する場所により体性神経系と臓性神経系に区別される。体性神経系とは、皮膚や骨格筋からの感覚刺激を中枢に伝え、骨格筋の随意運動にはたらく経路である。一方、臓性神経系とは、内臓の感覚を中枢に伝えると同時に内臓機能の調節を行う経路をいう。すなわち、体性神経系が「外界の刺激や情報を受け、外に反応を起こす経路」であるのに対し、臓性神経系は「体内から情報を受け、体内の環境を整えるための経路」である。臓性神経系のうち、とくに心筋・平滑筋・腺を制御する経路を自律神経系という。

自律神経系は交感神経と副交感神経からなり、多くの器官で互いに拮抗的もしくは相補的にはたらいてバランスをとっている。一般に、交感神経はエネルギーを消費する活動すなわち「闘争あるいは逃走」にはたらく。交感神経は、戦ったり逃げたりする際に骨格筋に血液を送り（心拍亢進・末梢血管収縮など）、内臓機能を抑制するはたらきを示す。これに対し、副交感神経は「安静状態」をもたらすシステムで、次に起こる活動に備えてエネルギーの補充や準備にはたらく。このため、副交感神経刺激では心拍減少・末梢血管拡張・消化機能亢進などがみられる（表14）。これら自律神経のはたらきを調節する最高中枢は視床下部にあり、ここから脳神経核や脊髄側角を介して内臓機能が調節されるしくみである。

表14　自律神経系の機能

交感神経（闘争 or 逃走を考える）	臓　器	副交感神経（安静状態を考える）
散瞳（敵をカッとにらみつける）	瞳　孔	縮瞳（相手をやさしくみつめる）
分泌抑制（泣いている場合じゃない）	涙　腺	分泌促進（静かに涙することも）
分泌抑制（ヨダレだらだらじゃ闘えない）	唾液腺	分泌促進（気がゆるんでる証拠だね）
亢進（全身の骨格筋に血を送る）	心　拍	緩徐（リラックス、リラックス）
運動抑制（消化はあとまわし）	胃　腸	運動促進（消化は安静時）
収縮（血圧が上がる）	末梢血管	拡張（血圧が下がる）
収縮（鳥肌が立ってくる）	立毛筋	弛緩（鳥肌は立たない）
分泌促進（そりゃ汗も出るでしょ）	汗　腺	分泌抑制（安静時はそれほど汗は出ない）
弛緩（おしっこしている場合じゃない）	膀　胱	収縮（排尿は安静時）

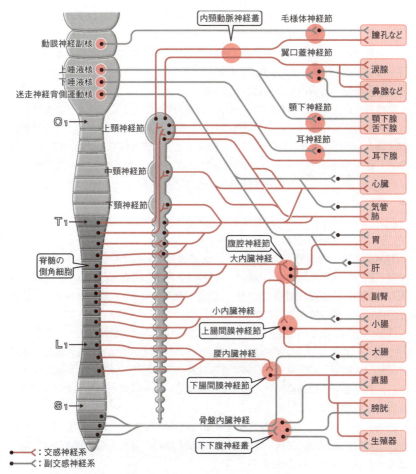

図111　自律神経ニューロンの走向

2. 自律神経系のニューロン

　自律神経のニューロンは脳神経や脊髄神経に混じって中枢を出るが，その後の内臓に向かう末梢部では独立して走向する．すなわち，骨格筋を支配する運動ニューロンと異なり，自律神経の遠心性ニューロンは末梢で自律神経節を形成し，ここで次のニューロンに交代する．すなわち，末梢の自律神経は2つのニューロン（神経節より前の節前線維・神経節より後の節後線維）からなり，中枢から出る部分は節前線維でできた部分である（図111）．なお，自律神経ニューロンから出る伝達物質は，副交感神経では節前・節後線維ともにアセチルコリン

である（コリン作動性線維という）が，交感神経では節前線維はアセチルコリンであるのに対し，節後線維ではノルアドレナリンがその役割をになう（アドレナリン作動性線維）。ただし，エクリン汗腺にはコリン作動性の節後線維が分布する（例外的にアセチルコリンが分泌される）。

3. 交感神経　sympathetic nerve

交感神経の節前線維は脊髄（T_1〜L_3）の側角細胞から起こるため，脊髄側角を交感神経の下位中枢ともいう。側角から出た線維は脊髄を前根から出て交感神経幹（神経細胞体の集まり）に入り，一部は交感神経幹神経節（椎傍神経節ともいう）で節後線維に連絡するが，他は素通りして末梢の交感神経節（椎前神経節）に向かい，ここでニューロンを節前ニューロン（線維）から節後ニューロン（線維）に交代する。

胸髄上部からの交感神経線維は頸部の交感神経幹神経節（上・中・下頸神経節）や上位の胸部交感神経幹に向かい，頭頸部や心臓・肺などに分布する。とくに下頸神経節と第1胸神経節は融合し，星状神経節を形成することも多い。これらの神経節からの節後線維は脳神経や脊髄神経と合流して各部に向かう。分布先は眼球・涙腺・唾液腺・鼻腺・甲状腺・咽頭・喉頭に加え，心臓神経叢や肺神経叢を経由して心臓や肺にも分布する。

胸髄中部〜下部からの交感神経線維はおもに腹部内臓に分布する。とくにT_5〜T_9からの線維は大内臓神経を，T_{10}〜T_{12}からの線維は小内臓神経を形成して腹腔に入り，大動脈周囲の椎前神経節（腹腔神経節・上腸間膜神経節・腎臓神経節など）に達する。この神経節から出る節後線維は，胃・肝臓・小腸・大腸・腎臓・副腎などの腹部臓器に分布する。

一方，腰髄から出る交感神経線維は腰内臓神経となって下腸間膜神経節に入り，ここで節後線維に交代して腹部〜骨盤部の臓器に分布する。分布先は卵巣・精巣・直腸・膀胱などである。

4. 副交感神経　parasympathetic nerve

副交感神経は脳幹と仙髄に下位中枢を有しており，ここから末梢に向かう節前線維が出る。すなわち，脳幹から起こる動眼神経（Ⅲ）・顔面神経（Ⅶ）・舌咽神経（Ⅸ）・迷走神経（Ⅹ）と，仙骨神経（S_2〜S_4）から出る骨盤内臓神経（勃起神経ともいう）の2系統に副交感線維が含まれる。このうち，脳幹からの節前線維は効果器近くの神経節でニューロンを交代するのに対し，仙髄からの神経は下下腹神経叢に至り，ここで節後線維となる。

5. 内臓感覚と自律神経

胸腹部内臓には，触覚や温度覚はないが痛覚はみられる。ただし，この痛覚は内臓平滑筋の伸展刺激などで生じるもので（内臓痛覚），皮膚の切り傷などで感じる痛覚とは異なる。また，血液のO_2分圧や血液pH値を感知する化学受容器（頸

動脈洞，頸動脈小体など，p.347〜348 参照）からの情報も内臓感覚に含まれる。これらの内臓感覚を伝えるニューロンには，交感神経ニューロンとともに胸髄〜腰髄に入るものと，副交感神経ニューロンと一緒に迷走神経や仙骨神経となって脳や仙髄に入るものがある。

6. 腸管神経系　enteric nervous system

　消化管の運動や分泌機能には，筋間神経叢（アウエルバッハ神経叢）や粘膜下神経叢（マイスネル神経叢）がはたらいている。これらの消化管壁内神経叢は自律神経系による調節を受けるが，独立したネットワークを形成しており，自律的な消化管運動・分泌も行われている。このネットワークを腸管神経系という。

疾病の成り立ち

末梢神経の伝導障害

◆顔面神経麻痺　facial nerve paralysis

　顔面神経には，①顔面神経核から出る運動性線維，②上唾液核から出る副交感神経線維，孤束核（こそくかく）に入る味覚の線維などが含まれる。また，運動核には大脳皮質運動野からニューロンが入力しており，さまざまな場所の障害で顔面神経麻痺を生じる。ここでは中枢性麻痺と末梢性麻痺に区別して示す。

　中枢性顔面神経麻痺：顔面神経核より中枢側の障害で起こる核上性麻痺と，それより末梢側の障害で起こる核下性麻痺とに大別される（**図112**）。核上性麻痺は脳出血などでみられるが，この際，口輪筋は片側麻痺を生じるのに前頭筋は麻痺症状を示さないことが多い。これは「顔面上部の筋は左右両側の大脳皮質の支配を受ける」ことによる。核下性麻痺は橋レベルの障害で生じることが多く，同じレベルに位置する外転神経も一緒に侵される場合がある。

　末梢性顔面神経麻痺：顔面神経は，顔面筋のほか，アブミ骨筋・涙腺や唾液腺の分泌・舌前2/3の味覚などを支配している。このため，顔面神経が末梢で障害されると，顔面筋麻痺・難聴・眼球乾燥・口渇・味覚障害などの症状が障害と同じ側に出現する。一般に，上記の症状を示す典型的顔面神経麻痺をベル麻痺という。

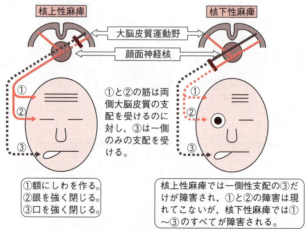

図112　顔面神経の中枢性麻痺

自律神経の調節障害

◆**自律神経失調症　dysautonomia**

　交感神経と副交感神経のバランスが崩れて起こる一連の症状群を自律神経失調症という。さまざまな自覚症状（愁訴）を示すが，いわゆる自律神経障害と異なり，症状に対応する器質的異常はみとめられない。自覚症状は頭痛・めまい・疲労感・不眠・ふるえ・冷感・発汗異常・動悸・胸部圧迫感・胸痛・便秘・下痢など多彩である。また，神経症や心身症との鑑別も困難である。

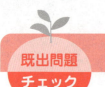

末梢神経系

既出問題チェック

☐ 末梢神経とその作用の組合せで正しいのはどれか。97-P7
1. 橈骨神経────母指の屈曲
2. 尺骨神経────手関節の背屈
3. 坐骨神経────大腿の伸展
4. 腓骨神経────足の背屈

● 解答・解説

1. ×橈骨神経は上肢の伸筋を支配する神経であり、母指に対しても伸展にはたらく。
2. ×手関節の背屈は前腕の伸筋群の作用で起こる運動であり、これを支配するのは橈骨神経である。
3. ×坐骨神経は大腿後面の筋（大腿屈筋＝ハムストリングス）を支配し、股関節の伸展と膝関節の屈曲にはたらく。
4. ○足の背屈は下腿前側の筋（総腓骨神経支配）によって起こる。

☐ 脳神経とその障害による症状との組合せで正しいのはどれか。96-P6, 103-P29
1. 顔面神経────顔の感覚
2. 視神経────複視
3. 舌下神経────舌の偏位
4. 動眼神経────眼球の外転不能
5. 三叉神経────額のしわ寄せ不能

● 解答・解説

1. ×顔面神経は運動性の神経で表情筋のほか、涙腺・顎下腺・舌下腺の分泌、味覚（舌背）もつかさどる。
2. ×視神経は視覚にはたらく感覚神経であり、眼球運動障害によって起こる複視の直接の原因とはならない。
3. ○舌下神経は舌筋を支配する運動神経であり、障害されると舌の運動麻痺を起こす。麻痺を生じた側の舌筋は収縮できないため、舌の偏位が起こる。
4. ×眼球の外転不能は外側直筋を支配する外転神経障害によって起こる。動眼神経は外側直筋と上斜筋（滑車神経支配）をのぞく上直筋・下直筋・内側直筋・下斜筋を支配する。
5. ×三叉神経は顔面の感覚と咀嚼筋を支配する神経であり、額のしわを含む顔面筋を支

配するのは顔面神経である。

◯「両眼を強く閉じてください」というと図のような表情になった。
異常のある神経はどれか。92-A7
1 動眼神経
2 三叉神経
3 外転神経
4 顔面神経

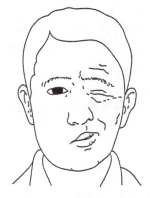

● 解答・解説
1 ×動眼神経はおもに眼球運動にはたらく筋を支配する神経であり，顔面筋の収縮には関与していない。
2 ×三叉神経は顔面の感覚と咀嚼筋を支配する神経であり，顔面筋は支配していない。
3 ×外転神経は眼球の外側直筋を支配する神経であり，顔面筋とは関係しない。
4 ◯「両眼を強く閉じよ」という指示に対して片側しか閉じることができない場合は，顔面筋を支配する顔面神経麻痺がもっとも疑われる。

◯副交感神経の作用はどれか。2つ選べ。99-A82, 100-P84, 102-P81
1 瞳孔の散大
2 発汗の促進
3 心拍数の低下
4 気管支の拡張
5 消化液の分泌亢進

● 解答・解説
1 ×瞳孔散大筋には交感神経が分布しており，その刺激で収縮し，瞳孔を散大（散瞳）させる。「運動時は周囲がもっと見えた方がよい」と覚えよう。一方，瞳孔括約筋には副交感神経が分布しており，瞳孔を収縮（縮瞳）させる。
2 ×汗腺は交感神経の単独支配であり，その刺激で汗が分泌される。「運動時は汗が出る」と覚えよう。
3 ◯心臓には交感神経と副交感神経の両方が分布しており，交感神経の刺激で心拍数は

増加，副交感神経の刺激で心拍数は低下する。「運動時は筋にたくさんの血液を送る必要がある」と覚えよう。

4 ×気管支には交感神経と副交感神経の両方が分布しており，交感神経の刺激で拡張し，副交感神経の刺激で収縮する。「運動時は血液にたくさんの酸素を取り入れる必要がある」と覚えよう。

5 ○消化液の分泌腺には交感神経と副交感神経の両方が分布しており，交感神経の刺激で分泌が抑制され，副交感神経の刺激で分泌が亢進する。「運動時は消化している場合ではない」と覚えよう。

📝 閉眼に関与する神経はどれか。104-A78
1 動眼神経
2 滑車神経
3 三叉神経
4 外転神経
5 顔面神経

● 解答・解説
1 ×動眼神経は，外眼筋のうち，上直筋，下直筋，内側直筋，下斜筋を支配するだけでなく，上眼瞼挙筋を支配し，上眼瞼を挙上させ開眼させる。
2 ×滑車神経は，外眼筋のうち上斜筋を支配する。
3 ×三叉神経は，顔面や角膜，舌の前2/3の痛覚などを伝えるほか，そしゃく筋にも関与している。
4 ×外転神経は，外眼筋のうち外側直筋を支配する。
5 ○顔面神経は眼輪筋を含む顔面の筋肉を支配している。眼輪筋は眼裂を輪状に囲み，眼裂を閉鎖させる。顔面神経麻痺により，まぶたを閉じることができなくなり，兎眼を呈する。

📝 伸張反射の構成要素はどれか。2つ選べ。104-A83
1 骨　膜
2 筋紡錘
3 腱紡錘
4 脊髄側角
5 運動神経

● 解答・解説
1 ×骨膜には痛覚や振動覚を伝える感覚ニューロンが分布している。おもに侵害刺激を感じとり，伸張反射の反射弓の構成にはあずからない。
2 ○筋紡錘は筋の伸張を感受する感覚受容器であり，ここからの感覚ニューロンは脊髄で運動ニューロンに連絡して伸張反射の反射弓を構成する。
3 ×腱紡錘は関節の動きを伴わない筋収縮（何かを支えるときなど）の際，腱の緊張度を感じとる感覚受容器であり，伸張反射には関与しない。
4 ×脊髄側角には自律神経ニューロンの細胞体があり，伸張反射の反射弓を構成する運動ニューロンは脊髄前角にある。
5 ○運動神経すなわち運動ニューロンは，筋紡錘から脊髄に入った感覚刺激を受けて反射的に骨格筋収縮を起こす。

一問一答（○，×を答えよ）
1 下顎部の腫瘍摘出術は顔面神経麻痺を伴うことがある。90-A6
2 甲状腺摘出術は反回神経麻痺を伴うことがある。90-A6
3 項部リンパ節生検は副神経麻痺を伴うことがある。90-A6
4 扁桃腺摘出術は舌下神経麻痺を伴うことがある。90-A6
5 ドパミンは神経伝達物質である。88-A14
6 ドパミンはカテコールアミンの一つである。88-A14
7 ドパミンには強心作用がある。88-A14
8 ドパミンには腎血流量を減少させる作用がある。88-A14

● 解答・解説
1 ○顔面神経は舌骨上筋の一部（顎二腹筋・茎突舌骨筋）や広頸筋に枝を出すため，下顎部の手術で麻痺を起こすことがある。
2 ○反回神経（←迷走神経）は気管と食道の間を走り甲状腺にも分布するため，手術で損傷されやすい。
3 ×項部リンパ節（後頭リンパ節など）は後頭部表層にあり，胸鎖乳突筋深層を通る副神経との関連は少ない。
4 ×舌下神経は舌の下方にあり，口蓋扁桃（舌咽神経支配）付近を通ることはまずない。
5 ○黒質から線条体へ向かうニューロンなどでは，ドパミンが神経伝達物質としてはたらく。
6 ○カテコール核をもつ生理活性アミンをカテコールアミンといい，生体ではアドレナリン・ノルアドレナリン・ドパミンがある。
7 ○ドパミンには強心作用や腎血管拡張作用がみられる。
8 ×ドパミンは腎血管を拡張させ，腎血流を増加させる。

第6章　感覚と認識

1 感　覚 …………………… 198
2 視　覚 …………………… 200
3 聴覚と平衡覚 ……………… 213
4 嗅覚と味覚 ………………… 219
5 皮膚感覚 …………………… 223

1. 感 覚

感覚とは

　感覚とは，外界および体内環境の変化を情報として感じとるはたらきである。環境の変化は感覚受容器で刺激として受けとられ，感覚（求心性）ニューロンによって脳の特定部位に送られた後，連合野でさまざまな情報と統合されることで情報として認識される。感覚にはいろいろな種類があるが，感覚受容器の存在部位により，**特殊感覚**，**体性感覚**，**内臓感覚**に分けられる。

1. 感覚のもつ性質
　一定の強さに達した感覚刺激は受容器で受けとられる。感覚受容器で受けとることのできる最低の刺激の強さを**閾値**といい，受容器の種類や部位により異なる。また，同じ感覚刺激がつづくと感覚に対する感受性が低下したり，受容器じたいの反応が弱くなることがある。これを**順応**といい，刺激が連続していても感覚情報の認識は低下〜消失する。順応の起こりやすさは感覚の種類で異なり，嗅覚・味覚・視覚（明暗）は順応しやすいが，痛覚や位置覚は順応しにくい。

2. 特殊感覚
　頭部だけにある特殊な感覚器（眼・耳・鼻・口）で受けとられる感覚で，**視覚**・**聴覚**・**平衡覚**・**嗅覚**・**味覚**が含まれる。

3. 体性感覚
　全身の皮膚や運動器で感じとられる感覚を**体性感覚**といい，皮膚や粘膜の受容器が受けとる**表在感覚（皮膚感覚）**と，筋・腱・骨膜の受容器が受けとる**深部感覚（固有感覚）**に分けられる。伸展・圧力・痛覚の受容器はどちらにもみられるが，温度覚の受容器はおもに皮膚に備わっている。なお，表在感覚は意識されるものが多いが，関節内圧などの深部感覚には意識にのぼらないものもある。

4. 内臓感覚
　内臓の受容器で感じとられ，自律神経の中の感覚ニューロンによって伝えられる。空腹感・便意・尿意・吐き気などの感覚のほか，体温や血圧および血液の酸素分圧やpH値などの意識されない感覚も含まれる。これらの情報は体内環境の維持に重要である。また，内臓平滑筋の伸展による痛みも**内臓感覚**の1つ（**内臓痛覚**）である。

既出問題チェック 感　覚

☑ 最も**順応**しにくいのはどれか。95-P7
1 痛　覚
2 嗅　覚
3 味　覚
4 視　覚

● 解答・解説
1 ×触圧覚や温度覚などと違い，痛覚では持続刺激に対して順応は起こらない。
2 ○嗅覚は順応を起こしやすく，臭気にも比較的簡単に慣れる。
3 ○味覚は順応が速いため，同一の味覚器を持続刺激すると味の強さは弱まる。
4 ○暗さや明るさの変化に対して網膜の感度が変化することで順応を生じる（明順応・暗順応）。

2. 視　覚

●――― **目の構造** ―――●

目（視覚器）は眼球と付属器（眼瞼・涙器・外眼筋）からなり，脂肪組織とともに眼窩におさまっている。

1. 眼　球　eyeball

眼球は直径 25 mm ほどの球体で，眼球鞘（囊）とよばれる結合組織の袋に包まれ，眼窩におさまっている。眼球自体は 3 層の眼球壁（外膜・中膜・内膜）と眼球内容（水晶体・硝子体）からなり，後面では視神経が眼球壁を貫いて内面に入り込む（図 113）。

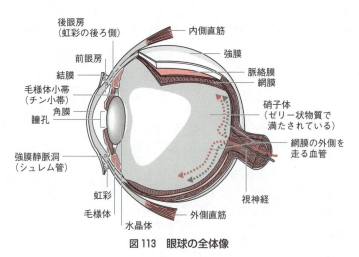

図 113　眼球の全体像

（1）外　膜（強膜　sclera・角膜　cornea）

眼球線維膜ともいう。線維性結合組織からなる膜で，後方の強膜と前方の角膜とに大別される。強膜は血管に乏しい白色の線維性膜で，いわゆる白目をなす。角膜は眼球前部に位置する厚さ 1.0 mm ほどの透明膜で，径約 10 mm のいわゆる黒目部分をなし，角膜上皮（眼球結膜のつづき）・前境界板（ボウマン膜）・角膜固有質・後境界板（デスメ膜）・角膜内皮の各層から構成される。角膜固有質は規則的に配列するコラーゲン線維からなり，血管分布がないため高い透明度と屈折率を示す。また，毛様体筋の収縮によって弯曲がかわるため，

焦点距離の調節にもはたらく。一方，角膜には豊富な感覚神経が分布するため，きわめて敏感である。なお，強膜と角膜の境界部（角膜の辺縁部）には輪状に走る強膜静脈洞（シュレム管）があり，眼房水の排出部位をなす。

（2）中　膜（脈絡膜・毛様体・虹彩）

　色素と血管に富むため，眼球血管膜あるいはブドウ膜とよばれ，外部からの光をさえぎるとともに，眼球の栄養にも関わる。主要部の脈絡膜と，前方の虹彩・毛様体が区別される。

　①脈絡膜　choroidea：強膜の内面に接する厚さ150μmほどの膜。血管や色素に富むブドウ色の膜で，内膜（網膜）の神経上皮層に栄養を与える役割をもつが，感覚神経の分布はみられない。

　②毛様体　ciliary body：脈絡膜の前につづく輪状部で，後面に毛を放射状に並べたような模様があるためにこの名がある。水晶体辺縁を囲んで位置し，内部に平滑筋（毛様体筋）を含む。毛様体は無数の線維（毛様体小帯；チン小帯）で水晶体と連結し，毛様体筋によってその厚さを調節する（図114）。すなわち，近くを見るときは毛様体筋が収縮して小帯がゆるみ，水晶体が厚くなって，近くに焦点をあわせる。また，毛様体からは眼房水が産生される。眼房水は弱アルカリ性の透明な液体で，虹彩をはさむ後眼房から前眼房へ向かって流れる。眼房水は水晶体や角膜に栄養を供給するとともに，その圧（眼圧）によって眼球壁を維持する作用もあるが，産生・排出バランスがくずれると病的な圧亢進を呈することもある（緑内障）。

　③虹彩　iris：毛様体の前端には虹彩が位置する。虹彩は水晶体の前方に位置するドーナツ形の膜で，中央には光を通す瞳孔を備える。虹彩の前面は色素量により異なる色調を呈し，いわゆる瞳の色をなす。虹彩の内部には瞳孔散大筋と瞳孔括約筋があり，前者は交感神経，後者は副交感神経の支配を受ける。なお，虹彩と角膜とが接する部分を虹彩角膜角（隅角）といい，ここにある隙間（フォンタナ腔）から内部の強膜静脈洞（シュレム管）に眼房水が排出される（図114）。

（3）内　膜（網膜　retina）

　眼球壁の最内層をなす膜で，発生学的には脳の一部である。毛様体と虹彩の内面をおおう前方部分には神経細胞がないために光を感じないが（網膜盲部），後方の大部分は神経細胞をもち，網膜視部という。網膜は外表面側から①色素上皮層・②視細胞層・③外境界膜・④外顆粒層・⑤外網状層・⑥内顆粒層・⑦内網状層・⑧神経節細胞層・⑨神経線維層・⑩内境界膜の10層を区別するが，光刺激の伝達という点からみると次の3段階に区分できる。すなわち，1）網膜の底にある色素上皮層に達した光はこれに接する視細胞（杆体細胞と錐体細胞）で受けとられ，2）内顆粒層に核をもつ双極細胞に伝わったのち，3）神経

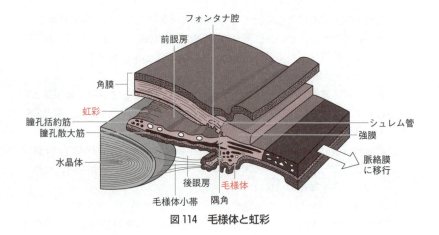

図114 毛様体と虹彩

細胞から視神経となって中枢に送られる（図115）。

視細胞のうち，杆体細胞はロドプシンという感光色素をもち，明暗（光）を感じとるが色の区別はしない。一方，錐体細胞はイオドプシンという感光色素をもち，赤・青・緑の3色を感じとる。杆体細胞は網膜の周辺に分布して暗所での光を感知するのに対し，錐体細胞は網膜の中心部（黄斑）に集中しており，色覚と視力に関係する。

（4）水晶体　lens

調節可能な凸レンズ状構造で，径約 10 mm，厚さは遠くを見るときで約 3.7 mm，近くを見るときで約 4.4 mm 程度に変化する。毛様体小帯（チン小帯）によって毛様体と連結し，毛様体筋が小帯の緊張を調節することで水晶体の厚みが調節される。発生上は外胚葉由来の上皮細胞に由来するが，形成後は無核となって透明性を確保する。水晶体は水晶体質からなり，表面を水晶体包（被膜）によって包まれる。水晶体質は一生涯にわたって形成されつづけるが，加齢とともに中心部に硬化が起こり，ときに内部に白濁を生じる（白内障 cataract）。

（5）硝子体　vitreous body

眼球内腔を満たす透明なゼリー状物質。視神経乳頭付近と視部前縁で網膜に強く連結し，眼球の形状を保持する。生後の硝子体には血管分布はみられないが，胎生期には網膜中心動脈から起こる硝子体動脈によって栄養され，生後にもその痕跡（硝子体管）をみることがある。硝子体は透明だが，内部に混濁や浮遊細胞が混在することがあり，蚊が飛んでいるように感じることから飛蚊症とよばれる。

2. 付属器（副眼器）

眼球に付属する器官としては，眼瞼・涙腺・外眼筋があげられる。

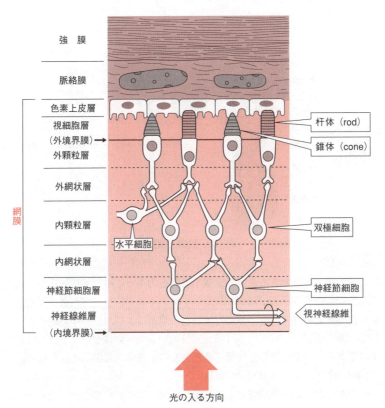

図115　網膜の構造と光刺激の伝達経路

(1) 眼瞼　eyelids（図116）

　眼瞼（まぶた）は眼を保護する蓋であり，眼瞼裂をはさんで上眼瞼と下眼瞼とからなる。眼瞼裂の内側端・外側端をそれぞれ内眼角（目頭）・外眼角（目尻）という。眼瞼の表面は皮膚でおおわれ，眼瞼の縁で裏面をおおう眼瞼結膜に移行する。眼瞼には瞼板腺（マイボーム腺）といわれる脂腺があり，その分泌液は眼球に広がった涙液の表面をおおって乾燥を防ぐ。また，ここには上眼瞼で約100本，下眼瞼で約50本の睫毛（まつ毛）が生え，睫毛の毛包脂腺（ツァイス腺）や睫毛腺（モル腺）を認める。いわゆるモノモライ（外麦粒腫）は毛包脂腺の急性化膿性炎症である。なお，眼瞼結膜は眼瞼の上下で強膜表面をおおう眼球結膜となり，角膜では角膜上皮に移行する。

(2) 涙腺　lacrimal gland（図116）

　眼球の外上方には涙腺があり，ここで産生される漿液を涙液という。産生さ

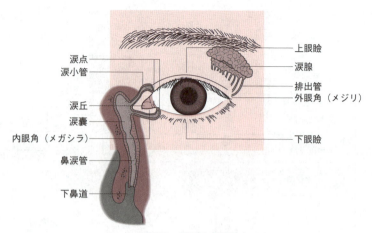

図116　眼瞼と涙器

れた涙液は，まばたきによって眼球前表面を内下方に向かって送られ，内眼角にある涙点から涙小管・涙嚢・鼻涙管を経て下鼻道に排出される。通常は下鼻道に至る前に蒸発するが，涙液が多いと下鼻道に入り，いわゆる鼻水の一部となる。涙液には，リゾチーム（抗細菌酵素）・IgA（免疫グロブリン）などが含まれており，角膜を潤して保護するとともに，洗浄・殺菌にもはたらく。

（3）外眼筋　extraocular muscles

　眼球を動かす筋を外眼筋あるいは単に眼筋という。ふつうは内側直筋・外側直筋・上直筋・下直筋・上斜筋・下斜筋の6種類を指すが，これに上眼瞼挙筋を含めることも多い。支配神経は，外側直筋（外転神経支配）と上斜筋（滑車神経支配）をのぞいてすべて動眼神経支配である（p.206の『眼球運動』を参照）。

視覚の伝導路と認識

1. 網膜〜外側膝状体（図117）

　視覚情報を伝えるニューロンは，網膜の視細胞につづく双極細胞（1次ニューロン）から神経節細胞（2次ニューロン）へと連絡される（図115）。神経節細胞の突起は視神経乳頭に集まり，神経束（視神経）を形成して眼球を離れる。視神経は下垂体窩の前で視交叉をつくったのち視索となって外側膝状体へ至る。この間，視交叉では左右の神経線維の半分が交叉する。交叉する神経線維は，網膜内側半（視野の外側半）からの線維であり，視交叉の内側で交叉する。このため，視交叉内側部の障害（下垂体腫瘍など）により両耳側半盲（視野の外側部欠損）が起こる。

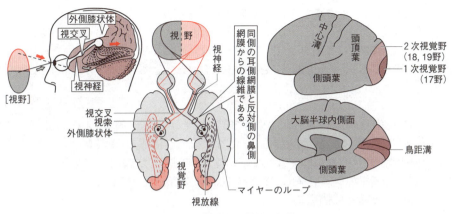

図117 視覚中枢と視覚の伝導

2. 外側膝状体～1次視覚野（図117）

　外側膝状体から出た3次ニューロンは，内包後部を通って視放線を形成，後頭葉の1次視覚野に達する。この際，視野下半部（網膜上半部）からのニューロンは1次視覚野の上部（鳥距溝より上の領域）に至る。これに対し，視野上半部（網膜下半部）からのニューロンは側頭葉の前部で反転（マイヤーのループ）を形成したのち，1次視覚野の下部（鳥距溝より下の領域）に達する。なお，1次視覚野に入った情報は単に「見えている」というだけで，この情報が周辺の2次視覚野から連合野に送られてはじめて「認識」される。なお，視索の線維の一部は中脳に送られ，瞳孔反射などに関わる（P.207の『眼球に関する反射』を参照）。

3. 情報の認知：位置・形状・色

　1次視覚野（後頭葉）に入った情報は，周辺の2次視覚野から連合野に送られてはじめて認識される。すなわち，2次視覚野は1次視覚野の視覚情報から特徴抽出を行い，幾何学的形状・色・奥行きなどの特徴を認識する。とくに後頭葉内側面の2次視覚野には，白と黒以外のすべての色を認識する領域（色認識領域）があり，ここに分布する後大脳動脈に持続的血圧低下が生じるとすべてが白黒像に見える色盲を生じる。

　2次視覚野からの情報は頭頂連合野や側頭連合野に送られ，見えている対象としての認識が行われる。このうち，頭頂連合野は位置や空間認識などに関わる領域で，対象物と自分や他の物体との位置関係の認知が行われる。このため，頭頂連合野の損傷では，帰り道がわからない（道順障害），目の前の物に正確に手を伸ばせない（視覚性失見当），物体が平面に見える（立体視障害）などの症状が現れる。

これに対し，側頭連合野は物や顔の識別に関わる領域で，とくに側頭葉下部が重要な役割をはたす。このため，アルツハイマー病などで側頭葉を中心とするこの領域が障害されると，見えている物が何かわからなくなったり（物体失認），自分の家族やペットの顔が識別できなくなる（相貌失認）などの症状が出現する。

眼球運動

眼球運動は外眼筋（図118）の作用で起こり，それぞれの外眼筋による作用は次のように区分することができる。しかしながら，実際の眼球運動では，それぞれの外眼筋が別々に動くわけではない。いくつかの外眼筋が協同してはたらき，これによって左右の眼球が同じ対象を向くように調節が行われる。

1. 内側直筋と外側直筋

内側直筋は眼球を内側（鼻側）に，外側直筋は眼球を外側（耳側）に向ける作用を示す。したがって，左側の人を横目で見るような場合には，左眼の外側直筋（外転神経支配）と右眼の内側直筋（動眼神経支配）が同時にはたらくことになる。

2. 上直筋と下直筋

これらの筋は眼が外側（耳側）を向いた状態（外転位）で上下運動にはたらく。すなわち，外転位において，上直筋は眼球を上に向け，下直筋は眼球を下に向ける。このため，眼を外側上方に向ける運動は外側直筋と上直筋，外側下方に向ける運動は外側直筋と下直筋によって行われる。上直筋と下直筋はいずれも動眼神経支配である。

3. 上斜筋と下斜筋

これらの筋は眼が内側（鼻側）を向いた状態（内転位）で上下運動にはたらく。すなわち，内転位において，上斜筋は眼球を下に向け，下斜筋は眼球を上に向け

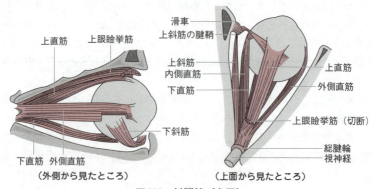

図118　外眼筋（右目）

る。このため，眼を内側上方に向ける運動は内側直筋と下斜筋，内側下方に向ける運動は内側直筋と上斜筋によって起こる。名称と運動方向の上下が逆転してわかりにくいが，両斜筋の付着が独特であるために生じる。なお，まっすぐ上方を見る場合は上直筋と下斜筋（ともに動眼神経支配）が，下方を見る場合は下直筋（動眼神経支配）と上斜筋（滑車神経支配）がはたらく。とくに，上方を見る場合は上眼瞼挙筋（動眼神経支配）も作用するので上眼瞼が挙上する。

眼球に関する反射

1. 対光反射（図119）

眼に光を当てると瞳孔の縮小（縮瞳）が起こる。これを対光反射といい，光を当てた側とともに反対側の眼にも縮瞳が生じる。いずれも脳幹を経由した反射による現象で，光を当てた側に起こる縮瞳反射を直接対光反射，反対側に起こるものを間接対光反射という。

対光反射において，刺激は視神経→視交叉→視索と伝わる。視覚路はここから外側膝状体に向かうが（図117），対光反射の入力は視索から中脳の視蓋前域に向かい，ここから両側のエディンガー・ウェストファール核（EW核；動眼神経副交感神経核）に入る。

EW核からの遠心性ニューロンは，動眼神経を通って眼窩内にある毛様体神経節に入り，ここから短毛様体神経となって瞳孔括約筋に至る。視蓋前域からの線維が両側のEW核に分布することが，直接・間接反射の出現する理由である。

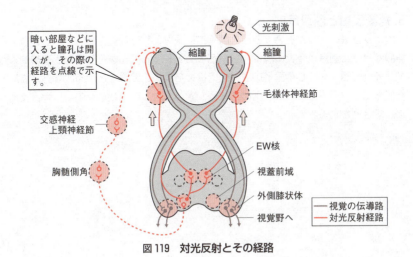

図119 対光反射とその経路

2. 輻輳反射（近見反射）（図120）

針穴などを近くで見ようとすると，両側の内側直筋の作用で寄り眼（輻輳）が起こると同時に縮瞳がみられる。このような反応を輻輳反射（近見反射）という。この場合，刺激は視覚情報として視覚野まで送られたのち前頭眼野に至る。ここからは輻輳を起こす経路（動眼神経核→内側直筋）と，縮瞳を起こす経路（EW核→毛様体神経節→虹彩）とがはたらき，これによって反応が現れる。対光反射と異なり，大脳皮質を経由するので厳密には反射とはいえない。

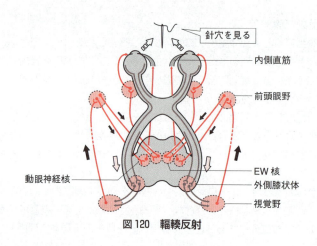

図120　輻輳反射

3. 角膜反射と瞬目反射

ホコリが眼に入ったときなどに，瞬間的に眼をとじる反射を角膜反射という。角膜が受けた刺激は三叉神経第1枝（眼神経）によって脳幹に送られ，連絡する顔面神経（Ⅶ）を介して両側の眼輪筋にはたらくことで眼をとじる。なお，強い光刺激によって眼をとじる反射は視神経が求心路としてはたらくので，瞬目反射として区別される。

疾病の成り立ち

屈折異常（図121）

◆近 視　myopia（short-sightedness）

　水晶体から入った平行光線が網膜の前方に像を結んでしまう状態。遠くのものは平行光線として眼に入るため，はっきり見ることができない。凹レンズによって入力光線を広げることで矯正される。

◆遠 視　hypermetropia（far-sightedness）

　水晶体から入った平行光線が網膜の後方に像を結んでしまう状態。近くを見る場合，水晶体の厚みを増して屈折率を高めることが必要だが，遠視では厚み調節の限界を超えるため焦点をあわせられない。凸レンズによって入力光線を中心に向けることで矯正される。

◆乱 視　astigmatism

　水晶体表面の不整やゆがみにより，縦軸および横軸上での屈折に差が生じ，網膜状に像を結べなくなったもの。軸の方向によって厚みの違うレンズによって矯正される。

◆老 視　presbyopia

　加齢とともに水晶体質の弾力性が失われることで生じる調節異常。とくに水晶体を厚みを増せないため，近くのものがはっきり見えなくなるが，同時に遠くのものにも焦点をあわせにくくなるため，二重焦点レンズによる矯正が必要となる。

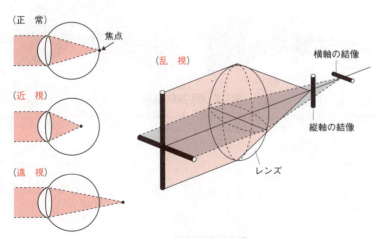

図121　屈折異常の病態

水晶体の構造・機能障害

◆白内障　cataract

水晶体の深部に硬化・混濁を生じたもの。水晶体は水晶体質が被膜によって包まれたもので，水晶体質は水分に富むやわらかい無核構造をなす。水晶体質は生涯にわたって形成され，内部に蓄積していくため，25歳頃から中心部に水分を失った硬化部分（水晶体核）が現れる。水晶体核は加齢とともに硬化して混濁を生じやすくなる。

房水の流出障害

◆緑内障　glaucoma

眼房水の循環障害などによる眼圧上昇のために視神経障害を生じたもの。後眼房の毛様体から産生された眼房水は，前眼房の隅角（虹彩角膜角）にある強膜静脈洞（シュレム管）から排出される。正常では眼房水の産生と排出は平衡状態にあり，眼房水量や眼圧は一定に保持されるが，排出障害などがあると眼圧上昇を生じる（図122）。なお，眼圧は正常であっても，視神経の脆弱さによって発症するタイプの緑内障もある。

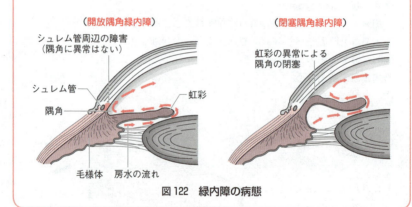

図122　緑内障の病態

既出問題チェック 視 覚

☑ 光を屈折する眼の構造はどれか。103-A28
1 結　膜
2 角　膜
3 強　膜
4 網　膜

● 解答・解説
1 ×結膜は，眼球前面の強膜部分（白目の部分）と眼瞼の内面をおおう膜である。光が透過する角膜部分には存在しないため，光の屈折とは直接関係しない。
2 ○眼球壁の外層をなす外膜（線維膜）のうち，虹彩〜瞳孔の前面（黒目部分）をおおう透明な膜を角膜といい，弯曲しているため通過光は屈折する。
3 ×眼球壁の外層をなす外膜（線維膜）のうち，角膜の後方部分を強膜といい，いわゆる白目を指す。
4 ×網膜とくに視部は，光情報を受けとる部分であり，屈折には関与しない。

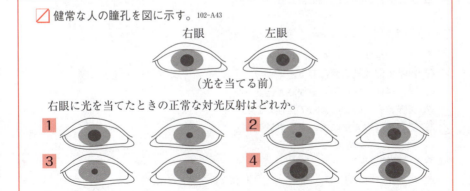

● 解答・解説
1 ×間接対光反射は認めるが，直接対光反射が認められないことから異常所見である。
2 ×直接対光反射は認めるが，間接対光反射が認められないことから異常所見である。
3 ○両側が縮瞳しており直接対光反射，間接対光反射ともに認められることから正常所見である。

4 ×瞳孔が散大（瞳孔が生理的な大きさよりも開いた状態）し，対光反射も認められないことから脳幹機能が失われていることを表す異常所見である。

◻ 老視の原因はどれか。102-P75
1 瞳孔括約筋の筋力低下
2 水晶体の弾力低下
3 網膜の色素変性
4 硝子体の混濁
5 水晶体の混濁

●解答・解説
1 ×瞳孔括約筋は，瞳孔を縮瞳させるはたらきがある。瞳孔括約筋が麻痺すると，散瞳したままの状態になってしまい，患者は羞明（通常の光を異常にまぶしく感じる状態）を訴える。
2 ○加齢現象に伴い，水晶体の弾性が低下して調節力が弱くなり，近方視が困難になった状態を老視という。
3 ×網膜色素変性症は，網膜の視細胞，とくに杆体細胞が進行性に変性する遺伝性の疾患の総称で，夜盲，輪状の求心性視野狭窄で発症し，視力低下が徐々に進行する。
4 ×硝子体に加齢現象などさまざまな理由で不透明な部分ができ，その混濁した部分が網膜に投影されると，患者は飛蚊症として自覚する。
5 ×水晶体が混濁した状態を白内障という。

一問一答（○，×を答えよ）
◻1 網膜の錐体では色彩を感じる。89-A6
◻2 視覚中枢は側頭葉にある。89-A6
◻3 視神経は眼球運動をつかさどる。89-A6
◻4 交感神経の興奮によって流涙が起こる。94-P6
◻5 交感神経の興奮によって視野狭窄が起こる。94-P6

●解答・解説
1 ○網膜の視細胞には，明暗を感じる杆体と色を感じる錐体がある。
2 ×視覚中枢（視覚野）は後頭葉の後部内側面を中心に位置する。
3 ×視神経は視覚に関わる神経であり，眼球運動には動眼・滑車・外転神経がはたらく。
4 ×涙腺からの涙液分泌は，顔面神経に含まれる副交感神経によって支配されているため，通常，交感神経興奮では涙液は分泌されない。
5 ×視野狭窄は視野異常の1つで，網膜もしくは視覚路の障害によって起こる症状である。交感神経興奮と直接の因果関係はない。

3. 聴覚と平衡覚

耳の構造

耳（平衡聴覚器）は，外耳・中耳・内耳に区別される（図123）。しかしながら，平衡覚器としてはたらくのは内耳の前庭・半規管であり，それ以外の部分は聴覚器としてのはたらきが主となる。

1. 外 耳　external ear

外耳は耳介と外耳道からなる。耳介は内部に弾性軟骨からなる骨格を有する集音器で，ネコなどの動物では耳介を動かして音を集めることができる。一方，外耳道は共鳴管の役割をもつ。ヒトの外耳道は直径約7 mm，長さ約2.5 cmであるが，これはヒトにとってもっとも聞きやすい3,400ヘルツ前後の音がよく共鳴するサイズとされている。外耳道の外1/3は軟骨，内2/3は骨によって囲まれ，内

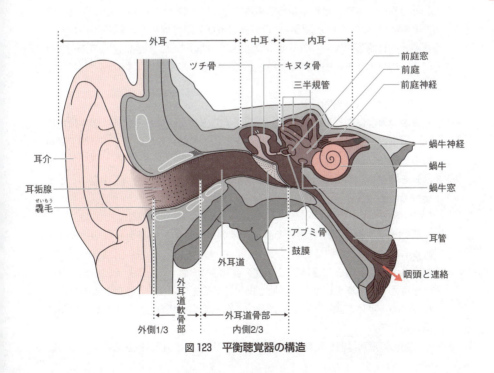

図123　平衡聴覚器の構造

面は薄い皮膚でおおわれる。

2. 中 耳　middle ear

鼓膜より中にある空間を鼓室といい，ここに備わる鼓膜・耳小骨（ツチ骨・キヌタ骨・アブミ骨）などを含めて中耳という。中耳は鼓膜の振動を耳小骨の振動として内耳に伝える役割をはたす。

（1）鼓　膜

直径 1 cm，厚さ 0.1 mm ほどの楕円形の膜で，鼓室に向かって漏斗状に浅くくぼむ。鼓膜は外耳道からつづく皮膚層，鼓室粘膜につづく粘膜層，そして両者の間の固有層の 3 層からなり，血管や神経も分布している。

（2）鼓　室

外耳道からつづく側頭骨内の空洞。内側壁には前庭窓（卵円窓）と蝸牛窓（正円窓）とがあり，膜を隔てて内耳に連絡する。鼓膜の振動として捉えられた音は，ツチ骨・キヌタ骨・アブミ骨の順にテコの原理で増幅され，前庭窓から内耳の蝸牛に送られ，ここを満たす外リンパに振動を伝える。なお，鼓室は長さ 30 mm ほどの耳管（ユースタキ管）によって咽頭と連絡しており，鼓室内の気圧と外気圧とを調節する役割をになっている。

3. 内　耳　internal ear（図 124）

内耳は前庭・半規管と蝸牛からなる構造で，いずれも側頭骨内において迷路構造（骨迷路）をなす。骨迷路の中にほぼ同じ形状の膜性構造（膜迷路）がみられ，骨迷路と膜迷路の間は外リンパ液，膜迷路の内部は内リンパ液によって満たされている。内耳のうち，蝸牛は聴覚器として，前庭・半規管は平衡覚器としてはたらく。

（1）蝸　牛　cochlea

カタツムリに似た外観を呈し，2 回転半のらせん状管からなる。蝸牛は前庭階・蝸牛管・鼓室階からなる 3 階構造を示し，前庭窓から始まる前庭階で耳小骨の振動をリンパ液が受ける。振動は蝸牛管に備わっているラセン器（コルチ器）を刺激し，ここに分布している蝸牛神経（聴神経）によって中枢へと伝えられる。

（2）前庭・半規管

前庭・半規管は平衡覚器であり，身体の傾き情報を感じる前庭 vestibular organ と，回転や加速度を感じる半規管 semicircular canals とに区分される。前庭は半規管と蝸牛の連結部に位置する袋（卵形嚢・球形嚢）で，内部に平衡斑を備える。平衡斑には有毛細胞があり，その上に平衡砂とよばれる結晶が並んでいる。身体が傾くと平衡砂が動いて有毛細胞を刺激し，その情報が中枢に伝えられる。

一方，半規管は互いに直交する 3 つの半リング状の管からなるため三半規管

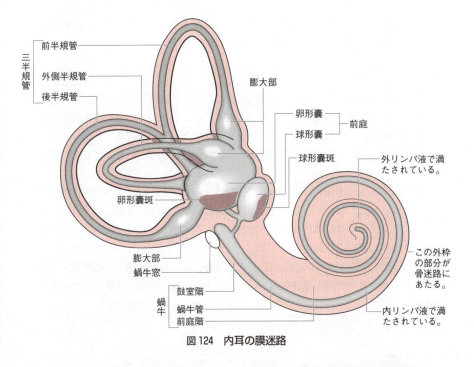

図124 内耳の膜迷路

ともよばれ，その基部の膨大部には膨大部稜とよばれる装置が備わっている。身体が回転すると半規管内のリンパ液が動き，膨大部稜の感覚細胞がこれを感じとって中枢へ送るしくみである。

● 平衡覚 ●

平衡覚には身体の傾き（重力）や直線的加速を感じるものと，回転加速度の情報を感じるものとがある。傾きは前庭の平衡斑で，回転加速度は三半規管の基部にある膨大部稜で受けとられたのち，いずれも前庭神経によって中枢へ送られる。すなわち，前庭神経節の双極性神経細胞の中枢性突起（この束が前庭神経 vestibular nerve とよばれる）により，延髄の前庭神経核に伝えられる。その後，平衡覚情報は次の3つのルートによって処理・対応される。

①視床を経由して大脳に送られ，身体の傾きや回転を実感する。
②前庭小脳路を介して小脳に送られ，小脳を中心とする錐体外路系（小脳前庭核線維・前庭脊髄路など）によって骨格筋の緊張が調節される。なかでも前庭脊髄路は，骨格筋の緊張調節指令を送る経路として姿勢の保持に重要な役割をはたすとされる。
③外眼筋を支配する脳神経核（Ⅲ，Ⅳ，Ⅵ）に送られ，眼球の位置を反射的

に調節する。これは視線の位置を水平に保とうとするもので，前庭動眼反射 vestibulo-ocular reflex とよばれる。

聴 覚

　聴覚は蝸牛のラセン器（コルチ器）で受けとられ，蝸牛神経（聴神経）によって中枢へ送られる。聴覚路は，基本的には 4 つのニューロンの連絡によって構成される（図 125）。これらのニューロンは聴覚路を通じて「音の高さ」の順に配列しており，聴覚野（側頭葉の横側頭回）では内側→外側部に向かって高音→低音を感じとる細胞が並ぶ。

　1 次ニューロンはラセン神経節の双極性ニューロンであり，中枢側の突起は蝸牛神経 cochlear nerve として橋の背側および腹側の蝸牛神経核に達する。2 次ニューロンは蝸牛神経核から出て一部交叉し，中脳の下丘に達する（下丘は音源の方向を向く運動にも関わる）。下丘から出た 3 次ニューロンは内側膝状体に至り，ここで 4 次ニューロンとなって 1 次聴覚野に終わる。一側の 1 次聴覚野が障害されると反対側の聴力障害を生じるが，両側性支配であるため完全聴力消失には至らない。

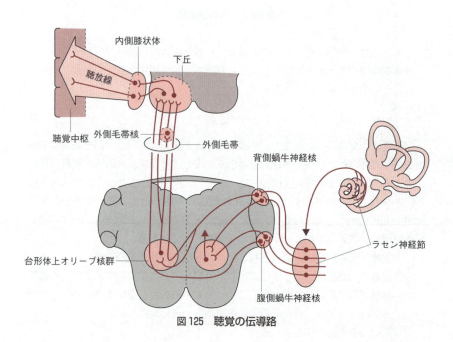

図 125　聴覚の伝導路

疾病の成り立ち

平衡覚の障害

◆**乗り物酔い（動揺病）** motion sickness

加速度病ともいう。反復性の加速度運動を原因とする前庭・半規管の異常興奮によって発症する。急激な運動が反復されると，視界の動きなどと平衡感覚との間にずれが生じ，感覚情報に矛盾が起こることで内耳前庭が異常興奮すると説明される。このため，内耳が抑制された状態（酒酔い・内耳性難聴など）では発症しにくいという。

聴覚の障害

◆**難　聴** deafness

聴覚器あるいは聴覚伝導路の障害によって発症する聴覚機能不全。外耳・中耳の障害によって起こる伝音性難聴と，内耳および聴覚路の障害によって起こる感音性難聴とに大別される。

伝音性難聴は，蝸牛の入口である前庭窓（卵円窓）への音の伝導が障害されることで発症する。耳垢(じこう)・中耳炎などのほか，アブミ骨筋麻痺（顔面神経麻痺）などでも生じる。内耳以後の感音部が正常であれば，骨に振動を伝えることで音を聴取できる。これを骨伝導という。

感音性難聴は，内耳もしくは内耳神経〜聴覚野の障害で起こる。代表的なものはラセン器の感覚細胞障害で，老人性難聴やメニエール病およびストレプトマイシン難聴（ストマイ難聴）などではこの部位に異常が現れる。

聴覚と平衡覚

既出問題チェック

□ 中耳にあるのはどれか。102-P26
1 前庭
2 蝸牛
3 半規管
4 耳小骨

● 解答・解説
1 ×前庭は三半規管とあわせて前庭半規管とよばれる内耳の平衡覚器である。
2 ×蝸牛は2回転半の管からなる内耳の聴覚器である。
3 ×半規管は前・後・外側の3種の半リング状管からなる内耳の平衡覚器である。
4 ○耳小骨は鼓膜と蝸牛とを連絡する3つの小骨で中耳（鼓室）にある。

一問一答（○，×を答えよ）

□ 1 内耳は耳管により外界に通じている。81-A29
□ 2 耳小骨は4個ある。85-A6
□ 3 耳管は中耳内の圧を調節する。85-A6
□ 4 音は蝸牛（管）で伝えられる。85-A6
□ 5 平衡覚は三叉神経が支配する。85-A6
□ 6 平衡機能に関与する感覚は聴覚である。98-A20

● 解答・解説
1 ×耳管は外界（咽頭）と中耳（鼓室）とを連絡する管である。
2 ×耳小骨には，ツチ骨・キヌタ骨・アブミ骨の3つがある。
3 ○耳管は鼓室（中耳）の内圧を調整するはたらきを示す。
4 ○蝸牛（管）は音の感受装置であり，内耳神経（Ⅷ）のうちの蝸牛神経によって伝えられる。
5 ×平衡感覚は前庭・半規管で感受され，内耳神経（Ⅷ）のうちの前庭神経によって伝えられる。
6 ×聴覚は内耳蝸牛のラセン器（コルチ器）で感受され，蝸牛神経（内耳神経の一部）によって中枢へ送られる。平衡機能に対して直接の影響はない。

4. 嗅覚と味覚

嗅覚と嗅覚受容器

嗅覚は動物にとって重要な情報収集機能であるが，ヒトの嗅覚は動物に比べるとかなり劣る。匂いを感じる受容器は鼻腔天井部にある切手一枚分ほどの嗅上皮（嗅粘膜上皮）である（図126）。ヒトの嗅上皮には約500万個の嗅細胞が備わっており，これが匂いの受容細胞であると同時に嗅覚伝導路の1次ニューロンをなす。

嗅細胞は先端にある線毛を鼻粘膜表面の粘液層に出し，ここにある受容体が粘液に進入してきた匂い物質を受けとめる。匂い物質を受けた線毛には小さな電気的興奮（受容体電位）が起こり，嗅細胞の細胞体へ伝わる。細胞体に伝わった受容体電位は全体で大きな電気信号（活動電位）となり，これが嗅覚情報として中枢へと送られる。

嗅覚の1次ニューロンは嗅細胞であり，その中枢側の突起が嗅神経 olfactory nerve とよばれる。嗅神経は篩骨を通って頭蓋腔に入り，嗅球で2次ニューロンに連絡する。2次ニューロンは嗅索から外側嗅条とよばれる線維束を通って鉤や側頭葉下内側部の皮質，扁桃体などに終わる。この付近が1次嗅覚中枢とされる

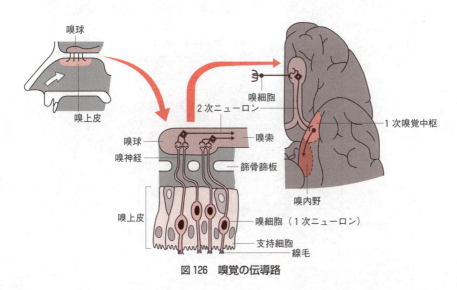

図126　嗅覚の伝導路

が，信号は嗅内野や鉤近くの領域（嗅覚連合野）に達し，さらに大脳皮質・辺縁系・視床下部などに連絡する。これらの連絡は匂いの識別や記憶あるいは情動と関係してはたらく。

● 味覚と味蕾 ●

　味覚には甘味・苦味・塩味・酸味・うま味（グルタミン酸による）の5種類がある。従来，それぞれの味に対する感受性は舌の領域で異なるとされていたが，現在では味刺激となるイオンや物質の違いで味が異なると考えられている。

　味覚の受容器を味蕾 taste bud といい，舌をはじめとする口腔粘膜内に位置する。味蕾はその名前のとおり蕾のような構造で，数種類の細胞によって構成されるが，その本体をなすのは味細胞（味覚受容細胞）である。味細胞の先端部には指状の突起が備わっており，粘膜表面の開口部である味孔で口腔面に露出している（図127）。水や唾液に溶けた味物質は味孔内の指状突起によって受容され，その興奮は味蕾内で味細胞とシナプス連絡している味覚神経細胞（1次ニューロン）に伝えられる。

　味覚の1次ニューロンは延髄の孤束核に向かうが，その経路は味蕾の存在部位によって異なる。大まかにいえば，舌の前2/3からの1次ニューロンは顔面神経を通るのに対し，舌の後1/3や咽頭からのニューロンは舌咽神経を経由する。また，喉頭蓋付近からの1次ニューロンは迷走神経（上喉頭神経）の一部として延髄へ送られる。

　孤束核からの2次ニューロンは同側の視床VPM核に送られ，ここで3次ニューロンに交代する。3次ニューロンは頭頂弁蓋部付近（43野）にある大脳皮質味覚中枢に終わる（図128）。

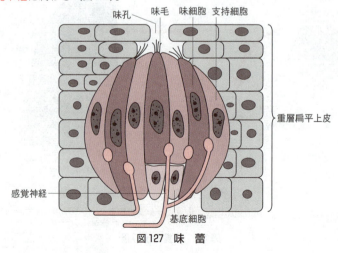

図127　味　蕾

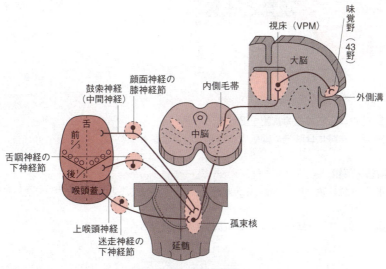

図128 味覚の伝導路

感覚と認識

既出問題チェック 嗅覚と味覚

一問一答（○，×を答えよ）

- [ ] 1 味覚は舌下神経の支配を受ける。81-A29
- [ ] 2 舌下神経には味覚に関係する神経線維が含まれている。74-A1

● 解答・解説

1 ×味覚は顔面神経（Ⅶ）や舌咽神経（Ⅸ）に含まれる味覚ニューロンによって伝えられる。

2 ×舌下神経（Ⅻ）は舌の運動に関与する神経である。

5. 皮膚感覚

皮膚感覚について

●感　覚　sensation

　身体の内外から刺激（感覚情報）を受け，その情報を中枢に伝える神経を感覚神経という。場合によって「知覚」を「感覚」と同義に用いることもあるが，本来は異なる意味であり，ここではすべて「感覚」に統一して用いることにする。

　感覚には，外界からの刺激を受けて中枢へと伝える「体性感覚」と，体内（内臓）の情報を受容して中枢へ送る「内臓感覚」とがあり，体性感覚は体性神経，内臓感覚は臓性神経の感覚神経線維によって伝えられる。

　一方，感覚には意識される感覚と，意識されない感覚とがある。温覚・冷覚・痛覚・触圧覚などは意識される感覚であり，これは感覚情報が大脳皮質に送られることで「実感」される感覚を指す。一方，腱の緊張度・関節内圧・血圧などはふだん意識されない感覚であり，これらの多くは小脳や脳幹などの下位中枢に送られ，ここで処理されて反射的に反応を起こす。これらの感覚は大脳に送られないために「実感」されない。

　感覚のうち，皮膚や粘膜から送られてくる情報を皮膚感覚 cutaneous sensation（表在感覚）という。皮膚感覚には，痛覚・温度覚・触覚・圧覚などがあり，皮膚にはそれぞれの感覚を受けもつ受容器や神経終末が分布する。その分布密度は場所や種類によって異なるが，それぞれの感覚刺激を感じる皮膚上の点を痛点・温点・冷点・触圧点といい，その密度は，痛点 50～200/cm^2，温点 1～2/cm^2，冷点 4～20/cm^2，触圧点 25/cm^{2}とされる。

皮膚の感覚受容器

　皮膚に分布する皮神経のうち，立毛筋や血管および汗腺に分布する交感神経線維をのぞくと，その大部分は感覚神経線維からなる。感覚神経線維の終末は主として真皮や皮下組織の表層部にあり，一部は感覚受容装置を形成する。感覚神経終末には次のようなものがある（図129）。

（1）自由神経終末

　神経線維が末端に近づくにつれて髄鞘を失い，裸の軸索となって終末分枝に分かれて終わる。皮膚では真皮や毛包の周囲に多くみられ，痛覚・触覚などを受けとる。とくに毛包周囲では柵状に並んだ神経終末が触覚や圧覚を感じとる。毛髪

に触れただけで感じるのはこの終末が刺激されるためである。

（2）メルケル小体

表皮基底層や毛包にみられる神経終末部に形成される受容装置。神経線維は髄鞘を失い，メルケル細胞とよばれる明調細胞の底面に円盤状に広がって連絡する。触覚の受容にあずかる。

（3）マイスネル小体

手指の掌側面などの無毛部に発達する。長さ100 μmほどの楕円形をなし，乳頭にはまり込むように位置する。迂曲する神経線維と触覚細胞からなる触覚の受容装置である。

（4）ファーター・パチニ小体

層板小体ともよばれ，タマネギの断面のような構造を示す。手指などの無毛部や関節包・骨膜などに，直径0.5～1.0 mmの球状構造としてみられ，圧覚の受容装置とされる。

このほか，爪床や陰部にみられるゴルジ・マッツォニ小体（球状小体）・粘膜や結膜などにみられるクラウゼ小体などは機械的刺激の感受に関わるとされる。また，足底の皮膚にみられるルフィニ小体は膠原線維の伸展を感受するとされ，その機能は腱の伸展刺激を感じとる腱紡錘と類似している。

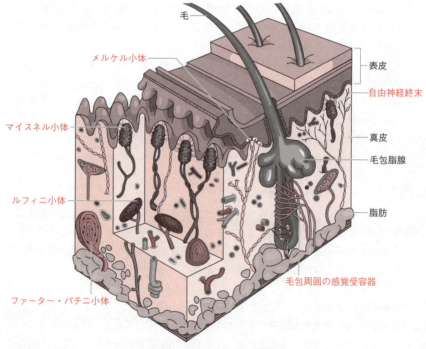

図129　皮膚の感覚神経終末

既出問題チェック 皮膚感覚

> ☑ 表在感覚の受容器が存在する部位はどれか。102-P13
> 1 筋　肉
> 2 皮　膚
> 3 関　節
> 4 骨

● 解答・解説

1 ×骨格筋には筋紡錘という受容器があり，筋の伸展状態を検知する。これは深部感覚である。
2 ○皮膚と粘膜に分布する自由神経終末は，温覚や痛覚の受容器としてはたらく。また，マイスネル小体やファーター・パチニ小体といった受容体があり，触覚や圧覚を検知する。これらは表在感覚（皮膚感覚）である。
3 ×関節を構成する関節包と靱帯には，関節の屈曲状態や動きを検知するいくつかの受容器がある。これらは深部感覚である。
4 ×骨膜に分布する自由神経終末は侵害受容器としてはたらき，これにより骨組織の損傷は痛みとして感じられる。これは深部感覚である。

第7章 内分泌系調節

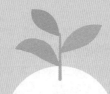

1 内分泌系のしくみ …………… 228
2 内分泌器官の構造とホルモンの
　機能 …………………………… 237

1. 内分泌系のしくみ

内分泌系とホルモン

1. ホルモン　hormone

　ホルモンとは「体内でつくられ，体液（血液）中に分泌されて全身を循環し，標的器官に微量で作用して生理機能を呼び起こす物質」である。現在では，ビタミンや酵素なども含め，生体機能の液性調節にあずかる「生体活性物質」あるいは「情報伝達物質」をまとめてホルモンとよんでいる。

　ホルモンの分泌腺は導管をもたず，内分泌腺（体液中に直接分泌する腺）とよばれる。一方，汗腺や唾液腺などのように，導管を通して体表や体内の腔所に分泌液を送り込む腺を外分泌腺という。導管は図130に示すように，上皮組織が一部落ち込んで形成された腺上皮の間に存在している。これに対し，内分泌腺は必ずしも器官として存在する訳ではなく，散在する細胞がホルモンを分泌することもある。ホルモンの作用を受ける器官（組織・細胞）はホルモンごとに決まっており，これを標的器官（組織・細胞）という。

2. ホルモンの生理作用

　ホルモンは多種多様であり，その作用もさまざまであるが，大まかには次のように分類することができる。

（1）内部環境の恒常性を保つ作用を示すホルモン
- 体液量や浸透圧の調節〔バソプレシン〕

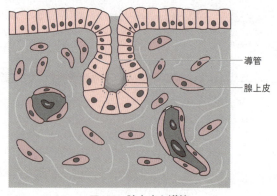

図130　腺上皮と導管

- Na^+ および K^+ 濃度の調節〔アルドステロン〕
- 血中 Ca^{2+} 濃度の調節〔パラソルモン／カルシトニンなど〕
- 血糖値の調節〔インスリン／グルカゴン／カテコールアミン〕

（２）外部環境への適応にはたらくホルモン
- 低酸素状態（高地など）での赤血球生成亢進〔エリスロポエチン〕
- 寒冷順応および産熱〔甲状腺ホルモン（サイロキシン・トリヨードサイロニン／カテコールアミン〕

（３）成長にはたらくホルモン
- 骨の成長と蛋白同化（合成）〔成長ホルモン〕
- 代謝および成長の促進〔甲状腺ホルモン〕

（４）生殖機能にはたらくホルモン
- 性成熟と生殖・妊娠〔性（腺）ホルモン〕

表15　ホルモンの種類と作用

部　位		ホルモン	おもな作用ほか
下垂体	前葉	成長ホルモン（GH）	代謝促進，骨の成長・促進，発育促進
		甲状腺刺激ホルモン（TSH）	甲状腺ホルモンの分泌刺激
		副腎皮質刺激ホルモン（ACTH）	副腎皮質ホルモンの分泌刺激
		卵胞刺激ホルモン（FSH）	卵巣や精巣の成熟
		黄体形成ホルモン（LH）	性腺ステロイド生成の刺激
		乳腺刺激ホルモン（プロラクチン）	乳腺発達，乳汁生成刺激，催乳ホルモン
	後葉	バソプレシン（ADH）	尿細管で水の再吸収促進，血管収縮（血圧↑），抗利尿ホルモン
		オキシトシン	子宮収縮促進，乳汁射出作用，子宮収縮ホルモン
松果体		メラトニン	日内リズムの調節
甲状腺		チロキシン（サイロキシン）(T_4）*	代謝促進，エネルギー産生増加
		トリヨードサイロニン（T_3）*	サイロキシンより作用が強い
		カルシトニン（CT）	骨吸収抑制（血中カルシウム↓）
副甲状腺		パラソルモン（PTH）	骨吸収促進（血中カルシウム↑）
副腎	皮質	糖質コルチコイド	糖代謝の調節，抗炎症作用，ストレス反応
		アルドステロン	血中ナトリウム↑，血中カリウム↓
		副腎アンドロゲン	男性ホルモン作用（女性にもある）
	髄質	アドレナリン（Adr）〔約80％〕	交感神経興奮類似作用，心拍促進
		ノルアドレナリン（N-Adr）	末梢血管収縮（血圧上昇）
腎臓		レニン	血圧上昇
		エリスロポエチン	赤血球生成促進
膵島（ランゲルハンス島）	A	グルカゴン	肝臓のグリコーゲン分解促進⇒血糖上昇
	B	インスリン	血糖降下作用
	D	ソマトスタチン	インスリン・グルカゴンの調節
精巣		テストステロン（アンドロゲン）	精子形成，ライディッヒ細胞から分泌
卵巣		卵胞ホルモン（エストロゲン）	卵子の発育，排卵，性成熟，卵胞細胞から分泌
		黄体ホルモン（プロゲステロン）	妊娠の維持，排卵抑制，黄体から分泌

＊をあわせて甲状腺ホルモンという。カルシトニンは甲状腺の傍濾胞細胞から分泌されるホルモン。

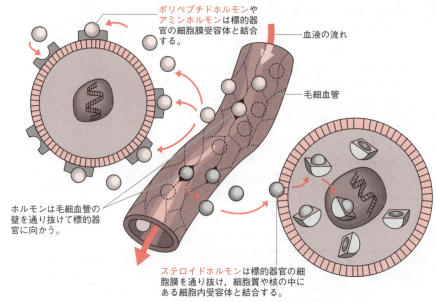

図131　ホルモンの標的器官への作用

3. ホルモンの化学構造
ホルモンをその化学構造からみると，次の3種類に分類される。
（1）ポリペプチドホルモン
　　数個〜200個のアミノ酸が鎖状に連結したポリペプチド（蛋白質の仲間）からなるホルモン。標的器官の細胞膜受容体と結合して細胞内における酵素反応を起こし，これによって種々の生理作用を発現させる（図131）。多くのホルモンはこのグループに属し，下垂体ホルモンや消化管ホルモン，それに膵島ホルモン（インスリン／グルカゴンなど）もこれに含まれる。
（2）ステロイドホルモン
　　コレステロールから合成されるホルモンで，化学構造にステロイド骨格をもつ。コルチゾールやアルドステロン（副腎皮質）・エストロゲンやプロゲステロン（卵巣）・テストステロン（精巣）などがこれに含まれる。ステロイドホルモンは細胞質や核の中にある細胞内受容体に結合し，核に含まれるDNAの特定部分を活性化することで生理作用を発現する（図131）。
（3）アミンホルモン（アミノ酸誘導体ホルモン）
　　アミノ酸からつくられる化合物で，ホルモンの中でも分子量の小さいグループである。アドレナリン（副腎髄質）・サイロキシン（甲状腺）・メラトニン（松果体）などが含まれる。標的器官への作用機序は，甲状腺ホルモンのみ他のホ

ルモンと異なる。すなわち，アドレナリンやメラトニンは標的細胞の細胞膜受容体に結合して作用するのに対し，甲状腺ホルモンは細胞内受容体に結合することではたらく。

ホルモンの作用機序

ホルモンは標的器官（組織・細胞）に対してのみ作用する。各組織（細胞）には「特定のホルモンに対する受容体」が備わっており，この受容体によって受けとるホルモンが決まっているためである。ホルモンの血中濃度は 10^{-6}〜10^{-12} mol/L と低いが，高い親和性をもつ受容体に特異的に結合することで作用が発揮されるしくみとなっている。このようなホルモンの受容体には，細胞膜に存在するものと核または細胞質内に存在するものとがあり，したがって，ホルモンの作用機序も 2 種類に大別される（図132）。なお，同じホルモンであっても，標的組織（細胞）が違えば活性化される酵素や遺伝子も異なる。すなわち，標的細胞が替われば発揮される作用も変わることになる。1 つのホルモンにいくつかの作用がみられるのはこの理由による。

1. 細胞膜受容体

ポリペプチドホルモンやアミンホルモンの多くは，標的細胞の細胞膜表面にある細胞膜受容体に結合する（図131）。ホルモンが受容体に結合することにより，その部に位置するアデニル酸シクラーゼという酵素が活性化され，細胞内のATP（アデノシン三リン酸）からサイクリック AMP（cAMP）がつくられる。cAMPは細胞内で一連の酵素反応を起こし，これによって種々の生理作用が発現される。すなわち，cAMP は，ホルモンが伝えた指令を細胞内で伝達する「2 番目のメッセンジャー」としてはたらく物質である（第 1 メッセンジャーはホルモン自体である）。このような過程で作用を発現するホルモンには，カテコールアミン（心収縮増強）・副腎皮質刺激ホルモン・性腺刺激ホルモンなどがある。例として，アドレナリンが肝細胞の受容体に結合しグリコーゲンの分解を促進するメカニズムを図133に示す。

2. 細胞内受容体

ステロイドホルモンのように，分子量の小さなホルモンは細胞膜を通過し，細胞質または核に存在する細胞内受容体に結合する。ホルモンと結合した受容体は，DNA 上の特定部分（転写鋳型）を活性化し，その活性部に RNA ポリメラーゼが結合することで鋳型に合った mRNA が転写される。これにより，一連の蛋白合成反応が起こり，生理作用が発現される。このようなかたちで作用を発揮するホルモンには，ステロイドホルモン（性ホルモン・副腎皮質ホルモンなど）のほか，甲状腺ホルモンがある。

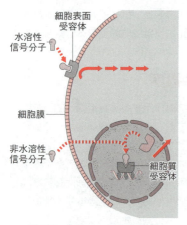
図132 ホルモンの作用機序

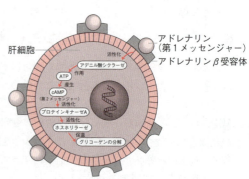
図133 アドレナリンの作用機序

ホルモン分泌の調節機構

生体の内部環境は一定に保たれている（ホメオスターシス；恒常性）。内分泌系も生体の恒常性を保持するように調節されており，必要に応じてホルモン分泌の促進や抑制が起こる。ホルモン分泌の調節機構は複雑であるが，次のように大別される。

1. 血中濃度による調節

ホルモンによっては，特定の物質の血中濃度によって分泌が調節される。例えば，血中カルシウム濃度の減少により，副甲状腺（上皮小体）からのパラソルモン分泌が増加する。また，血糖値が上昇すると膵島（ランゲルハンス島）のB（β）細胞からインスリンの分泌が起こり，血糖値が低下すればインスリン分泌は抑制される。

2. 自律神経による調節

内分泌腺には自律神経系の支配による調節を受けるものがある。例えば，ランゲルハンス島からのホルモン分泌は，ここに分布する迷走神経（副交感神経）の影響を受け，インスリン分泌は迷走神経刺激によって促進される。また，副腎からのカテコールアミン分泌は交感神経刺激によって促進される。

3. 上位ホルモンによる調節

下垂体ホルモンは，視床下部ホルモンにより分泌促進あるいは抑制の調節を受ける。成長ホルモン（GH）分泌を調節する成長ホルモン放出ホルモン（GRH）や抑制ホルモン（GIH）などがその例である。また，下垂体前葉からも下位内分泌腺を調節するホルモンが分泌され，甲状腺にはたらく甲状腺刺激ホルモン（TSH），副腎皮質にはたらく副腎皮質刺激ホルモン（ACTH）などがある。

4. フィードバック機構による調節

ホルモン自体の血中濃度による調節をフィードバックといい，血中濃度上昇により上位内分泌腺からの刺激ホルモンの分泌を調節するしくみである．例えば，甲状腺ホルモン濃度が増加すると，これが下垂体や視床下部にはたらき，TSH 分泌や TSH 放出ホルモン（TRH）分泌を抑制する（ネガティブ・フィードバック）（図134）．また，女性の性周期では，エストロゲンやプロゲステロンが視床下部に作用し，性腺刺激ホルモン放出ホルモン（LH-RH, FSH-RH）の分泌促進にはたらく（ポジティブ・フィードバック）．性腺刺激ホルモン放出ホルモンには黄体形成ホルモン放出ホルモン（LH-RH）と卵胞刺激ホルモン放出ホルモン（FSH-RH）がある．黄体形成ホルモン（LH）と卵胞刺激ホルモン（FSH）をあわせてゴナドトロピン（Gn）とよぶため，性腺刺激ホルモン放出ホルモンをゴナドトロピン放出ホルモン（GnRH）とよぶこともある．なお，FSH の分泌促進は，実際には

表16 代表的ホルモンのフィードバック機構

内分泌器官	ホルモン	正のフィードバック/刺激	負のフィードバック
下垂体後葉	抗利尿ホルモン	血漿浸透圧上昇 組織間液減少	血漿浸透圧低下 組織間液増加
	オキシトシン	子宮頸部刺激/乳頭刺激	子宮収縮/乳管収縮
下垂体前葉	成長ホルモン	GRH 増加	ソマトスタチン増加
	甲状腺刺激ホルモン	TRH 増加	甲状腺ホルモン増加
	副腎皮質刺激ホルモン	ACTH 放出ホルモン増加	コルチゾール増加
	卵胞刺激ホルモン	GnRH 増加	エストロゲン増加
	黄体化ホルモン	GnRH 増加	プロゲステロン増加
	プロラクチン	TRH 増加	ドパミン増加
甲状腺	トリヨードサイロニン	甲状腺刺激ホルモン増加	T_3増加
	チロキシン（サイロキシン）	甲状腺刺激ホルモン増加	T_4増加
	カルシトニン	血中 Ca 濃度上昇	血中 Ca 濃度低下
副甲状腺	パラソルモン	血中 Ca 濃度低下/P 濃度上昇	血中 Ca 濃度上昇
副腎皮質	コルチゾール	ACTH 増加	ACTH 減少
	アルドステロン	ACTH 増加/血中 K 濃度上昇	ACTH 減少/K 濃度減少
副腎髄質	アドレナリン	ACTH 放出ホルモン増加	？
膵臓	インスリン	血糖値上昇	血糖値低下
	グルカゴン	血糖値低下	血糖値上昇
卵巣	エストロゲン	GnRH 増加	GnRH 低下
	プロゲステロン	GnRH 増加	GnRH 低下
精巣	テストステロン	LH 増加	LH 低下

GRH：成長ホルモン放出ホルモン/TRH：甲状腺刺激ホルモン放出ホルモン/ACTH：副腎皮質ホルモン/GnRH：ゴナドトロピン放出ホルモン/LH：黄体化（黄体形成）ホルモン

LH-RHの作用によるもので，FSH-RHは存在しないという考え方が現在は有力である。

5. その他の調節機構

ホルモン分泌は大脳からの影響も受ける。ストレスでACTH分泌が増加したり，精神的理由によって女性の性周期が不順となるのはその例である。また，気温の低い冬季に甲状腺ホルモン分泌が増加したり，日内変動が顕著にみられるホルモンもある。

6. ストレスホルモン

侵害刺激であるストレスから身を守るために，刺激に応答して分泌されるホルモンをストレス（応答）ホルモンという。ストレス応答は，大きく次の2つのシステムによって調節されるが，いずれも視床下部がその中枢としてはたらく。すなわち，視床下部はストレス応答を統合する中枢である。

（1）視床下部〜交感神経〜副腎髄質系　sympatheic-adrenal-medullary axis

ストレスが加わると，視床下部から交感神経系を介して副腎髄質や交感神経節に指令が伝えられ，アドレナリンやノルアドレナリンの作用によって，交感神経興奮状態（心拍亢進，血圧上昇，発汗，血糖値上昇，闘争反応など）が生じる。これらは緊急事態に対する防御反応だが，長期化すると血流減少・コレステロール上昇・動脈硬化を生じ，脳梗塞や心筋梗塞の原因ともなる。

（2）視床下部〜下垂体〜副腎皮質系　hypothalamic-pituitary-adrenal zxis

ストレスが加わると，視床下部は副腎皮質刺激ホルモン放出因子（CRF）を分泌，下垂体前葉からACTHが放出されて，副腎皮質からの糖質コルチコイド分泌を促進する。糖質コルチコイドは抗炎症作用や抗うつ作用をもつため，ストレス負荷状態の改善が期待されるが，長期にわたると他のホルモンとのバランスが崩れ，ストレス応答が低下する。なお，CRFは下垂体からのβ-エンドルフィン（内在性鎮痛物質で脳内麻薬の1つ）分泌も促進する。

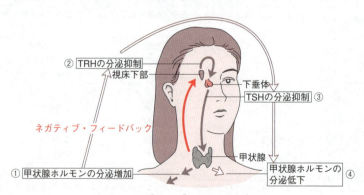

図134　ネガティブ・フィードバック

内分泌系のしくみ

既出問題チェック

☑ 外分泌器官はどれか。100-P11
1. 副　腎
2. 胸　腺
3. 涙　腺
4. 甲状腺

● 解答・解説
1. ×副腎は外側の副腎皮質と内側の副腎髄質に分かれる。副腎皮質は副腎皮質ステロイド（コルチゾール，アルドステロンなど）を分泌し，副腎髄質はカテコールアミンであるアドレナリンなどを分泌する内分泌器官としてはたらく。
2. ×胸腺は分泌器官ではない。
3. ○涙腺は涙を分泌する外分泌器官である。
4. ×甲状腺は，甲状腺ホルモンおよびカルシトニンを分泌する内分泌器官である。

☑ ホルモンとその産生部位の組合せで正しいのはどれか。104-P29
1. エリスロポエチン――――――膵　臓
2. アドレナリン――――――――副腎皮質
3. 成長ホルモン――――――――視床下部
4. レニン―――――――――――腎　臓

● 解答・解説
1. ×エリスロポエチンはその90％が腎臓で生成されるホルモンで，赤血球生成を促進する作用を示す。
2. ×アドレナリンは副腎髄質から分泌されるホルモンで，神経節や脳神経系の神経伝達物質でもある。
3. ×成長ホルモンは脳下垂体前葉から分泌されるホルモンで，視床下部の成長ホルモン放出因子による作用を受けて分泌が促進される。
4. ○レニンは腎臓の傍糸球体細胞から生成される酵素。肝臓や脂肪細胞で生成されるアンジオテンシノーゲンを分解してアンジオテンシンを生成，これが副腎皮質のアルドステロン産生を促進することで血圧上昇にはたらく（レニン-アンジオテンシン-アルドステロン系）。

◪ ホルモンとその作用の組合せで正しいのはどれか。104-A27
1 バソプレシン――――――利尿の促進
2 オキシトシン――――――乳汁産生の促進
3 テストステロン――――――タンパク合成の促進
4 アルドステロン――――――ナトリウムイオン排泄の促進

● 解答・解説

1 ×バソプレシンは別名抗利尿ホルモン（antidiuretic hormone；ADH）という。したがって，その名の通り，利尿作用に対して抗するので尿量を少なくする。
2 ×オキシトシンは周産期に作用し，分娩後の子宮復古（拡張した子宮の平滑筋の収縮）と射乳（乳腺平滑筋収縮）に作用する。プロラクチンの乳汁産生促進と間違えないように！
3 ○テストステロンは男性ホルモンといわれるが，女性にも少量ながら存在する。男性的特徴として筋肉増大や骨格の幅や厚みの発達，すなわち蛋白質合成促進に関与する。
4 ×アルドステロンは血液におけるナトリウムとカリウムのバランスを制御するホルモンで，アルドステロンの分泌により，ナトリウムの再吸収が促進される。

◪ ホルモンとその作用の組合せで正しいのはどれか。96-P8，100-A28
1 成長ホルモン――――――血糖値の上昇
2 バソプレシン――――――尿量の増加
3 コルチゾール――――――血中カリウム値の上昇
4 アンジオテンシンⅡ――――――血管の拡張

● 解答・解説

1 ○成長ホルモンは骨や筋の成長以外に，代謝促進，血糖値上昇，恒常性の維持，体脂肪動員の促進などの作用を有する。
2 ×バソプレシン（抗利尿ホルモン：ADH）は下垂体後葉から分泌されるホルモンで，腎臓の集合管における水の再吸収を促進することで尿量を減少させ，血漿浸透圧の上昇を抑制する。
3 ×コルチゾールは副腎皮質から分泌される糖質コルチコイド（グルココルチコイド）の代表であり，糖代謝をはじめ，蛋白代謝，脂質代謝，電解質代謝，骨代謝，さらに免疫機構にも関与している。また炎症を抑制する作用もある。糖質コルチコイドにはわずかに鉱質コルチコイド作用もあるので，ナトリウムの再吸収とカリウム利尿が亢進して，血中カリウム値は低下する。
4 ×アンジオテンシンⅡはホルモンというより生理活性物質といった方がよいが，血管収縮作用とアルドステロン分泌を促進する作用を有する。それゆえ血圧は上昇する。

2. 内分泌器官の構造とホルモンの機能

視床下部ホルモン

視床下部は間脳の最も腹側に位置する領域で，視交叉～乳頭体の部分を指す（p.146 の図77 参照）。視床下部は小さな領域であるが，機能的には自律神経系の中枢であるとともに，内分泌系の中枢としてもはたらく。すなわち，視床下部ホルモンは内分泌系の最上位ホルモンである。視床下部からは，下垂体前葉のホルモン分泌を調節するホルモンと，下垂体後葉から放出されるホルモンとが分泌されている。

1. 視床下部・下垂体系

視床下部からは，下垂体前葉ホルモンの分泌を刺激あるいは抑制するホルモンが分泌される。これらのホルモンは，下垂体門脈系を介して下垂体前葉に送られ，前葉のホルモン分泌調節にはたらく（図135）。代表的なものとして，放出ホルモン 6 種類と抑制ホルモン 3 種類が知られる。

〔放出ホルモン〕
①成長ホルモン放出ホルモン（GRH）
②プロラクチン放出ホルモン（PRH）
③甲状腺刺激ホルモン放出ホルモン（TRH）
④副腎皮質刺激ホルモン放出ホルモン（CRH）
⑤性腺刺激ホルモン放出ホルモン（FSH-RH／LH-RH）
⑥メラニン細胞刺激ホルモン放出ホルモン（MSH-RH）

〔抑制ホルモン〕
①成長ホルモン抑制ホルモン（GIH；ソマトスタチン）
②プロラクチン抑制ホルモン（PIH）
③メラニン細胞刺激ホルモン抑制ホルモン（MIH）

2. 下垂体後葉ホルモン

下垂体後葉にはホルモン産生細胞は存在せず，ここで分泌されるバソプレシン（ADH；抗利尿ホルモン）とオキシトシン（子宮収縮ホルモン）は，視床下部で産生される。すなわち，バソプレシンやオキシトシンは視床下部の室傍核や視索上核でつくられ，神経軸索により下垂体後葉に送られて分泌される（図135，次項参照）。

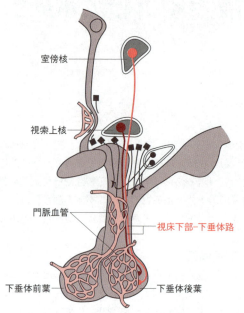

図135 視床下部・下垂体系

● ─── 下垂体の構造とホルモン ─── ●

1. 下垂体　pituitary gland（hypophysis）

　脳底部（間脳の視床下部）からぶら下がる小指頭大の内分泌腺（p.146の図77参照）で，重さは0.5〜0.7gあり，蝶形骨の下垂体窩（トルコ鞍）におさまる。下垂体は，腺組織からなる腺性下垂体（前葉）と，神経組織である神経性下垂体（後葉）とに大別される。

（1）腺性下垂体（広義の前葉）

　前葉に相当する部分で，主部（前部），中間部および隆起部からなる。前葉の80％を占める主部（前部）は咽頭粘膜から形成された部分で，上皮性の腺細胞からなる。腺細胞は酸好性細胞（α細胞・ε細胞），塩基好性細胞（β細胞・δ細胞），色素嫌性細胞などに分類されており，前葉ホルモンを分泌する。隆起部は主部から上方に伸びた部分で，下垂体茎を囲んで位置する。なお，ヒトの中間部は未発達で詳細は明らかでない。

（2）下垂体門脈系

　腺性下垂体には脳底部にある大脳動脈輪（ウィリス動脈輪）からの枝が分布する。この枝は，漏斗において毛細血管網を形成したのち，数本の小静脈となって下行し，前葉で再び毛細血管網をつくる（図135）。この血管系を下垂体

門脈系といい，視床下部で生成されたホルモンを前葉に輸送する経路となっている。すなわち，視床下部ホルモンは漏斗部の毛細血管内に分泌されて前葉に送られ，ここで毛細血管を出てそれぞれの腺細胞にはたらく。なお，前葉の毛細血管網は集合したのち海綿静脈洞に注ぐ（図136）。

（3）神経性下垂体（後葉）

神経性下垂体はいわゆる下垂体後葉に相当する部分で，漏斗と神経葉とからなる。神経性下垂体は第3脳室底から形成された神経組織からなり，腺細胞は含まれない。すなわち，後葉ホルモン（オキシトシン・バソプレシン）は下垂体ではなく視床下部にある神経核（室傍核・視索上核）で産生されたホルモンである。これらのホルモンは，神経突起の中を送られて後葉に達し，ここで毛細血管内に分泌される。このように神経細胞の末端から分泌される様式を神経分泌という。

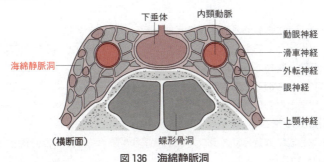

図136 海綿静脈洞

2. 下垂体前葉ホルモン

下垂体前葉から分泌されるホルモンには，甲状腺・副腎皮質・性腺を刺激してホルモン分泌を促すホルモンに加え，成長ホルモンと乳腺刺激ホルモン（催乳ホルモン）がある。これらはペプチドあるいは糖蛋白からなり，ポリペプチドホルモンに属する。

（1）成長ホルモン（GH）

α細胞から分泌されるポリペプチドホルモンで，骨や軟部組織の成長促進にはたらく。血中濃度は20～30週の胎児で高い（＞120 ng/mL）が，成人では10～30 ng/mLに減少する。GH産生腫瘍などでは100～500 ng/mLに達すると，巨人症や末端肥大症を引き起こす。

（2）甲状腺刺激ホルモン（TSH）

β細胞で産生される糖蛋白で，甲状腺ホルモンの分泌を促進する。正常血中濃度は約5 ng/mL。

（3）副腎皮質刺激ホルモン（ACTH）

α細胞で産生されるポリペプチドホルモン。副腎皮質の束状層を刺激し，糖

質コルチコイド分泌にはたらく。またメラニン細胞刺激作用があり，アジソン病でACTH増加が起こると皮膚色素沈着を生じる。血中濃度には日内変動がみられ，一般に午前に高く，午後に低い。

（4）性腺刺激ホルモン（ゴナドトロピン）

卵胞刺激ホルモン（FSH）と黄体形成ホルモン（LH）とがあり，いずれもδ細胞で産生されるポリペプチドホルモンである。FSHは，女性では卵胞発育を刺激して卵胞ホルモン（エストロゲン）の分泌を促進し，男性では精子形成にはたらく（精子形成ホルモン）。LHは，女性では黄体を刺激して黄体ホルモン（プロゲステロン）の分泌を促し，男性では精巣の間質細胞（ライディッヒ細胞）にはたらいて男性ホルモン分泌を促進する（間質細胞刺激ホルモン）。なお，排卵直前にはエストロゲン上昇によってFSHとLHが一過性に増大し，排卵を誘発する（排卵サージという）。

（5）プロラクチン（PRL）

ε細胞で産生されるポリペプチドホルモン。乳腺を刺激して乳汁分泌にはたらくことから，乳腺刺激ホルモンあるいは催乳ホルモンともよばれる。また，黄体を刺激・維持して黄体ホルモン分泌を促し，妊娠中や授乳期の排卵を抑制するはたらきもある。血中濃度は約30 ng/mLであるが，妊娠10週頃より増加し，出産とともに急激に増大する。

3. 中間部ホルモン

メラニン合成にはたらくメラニン細胞刺激ホルモン（MSH）が分泌される（血中濃度20〜110 ng/mL）。

4. 下垂体ホルモン

下垂体後葉（神経性下垂体）からは，オキシトシン（子宮収縮ホルモン）とバソプレシン（抗利尿ホルモン）が分泌される。これらは視床下部で産生されたあと，神経軸索によって下垂体後葉に送られ，神経末端から血液中に分泌される（神経分泌）。

（1）オキシトシン（OT）

視床下部（室傍核・視索上核）で産生され，下垂体後葉で分泌されるポリペプチドホルモン。妊娠末期の子宮に作用し，子宮収縮と陣痛を引き起こすとともに，分娩後の射乳にはたらく。

（2）バソプレシン（VP）

視床下部（室傍核・視索上核）で産生されるポリペプチドホルモン。遠位尿細管における水の再吸収を促進し，体液量や浸透圧の調節にはたらくため，抗利尿ホルモン（ADH）ともいう。血圧低下や血液浸透圧上昇が起こるとADHの分泌は増加し，末梢血管を収縮させて血圧を維持する。反対にADHが減少すると尿量は著しく増加する（尿崩症）。

甲状腺の構造とホルモン

1. 甲状腺　thyroid gland

　気管上部の前面に位置する蝶形の内分泌腺で，左右2葉とこれを結ぶ峡部からなる。しばしば錐体葉（すいたいよう）という突起が上方に伸びている（図137）。重さは約20 gで，内分泌器官としては最も大きい。甲状腺は濾胞（ろほう）とよばれる袋状構造の集合からなり，濾胞のまわりは毛細血管で囲まれる。濾胞は単層の濾胞上皮細胞によって囲まれ，甲状腺ホルモンはこの細胞で生成される。なお，濾胞周囲の間質には傍濾胞細胞（C細胞）とよばれる細胞があり，ここからはカルシトニンとよばれるホルモンが分泌される（図138）。

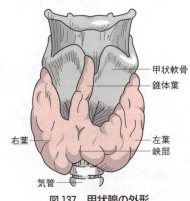

図137　甲状腺の外形

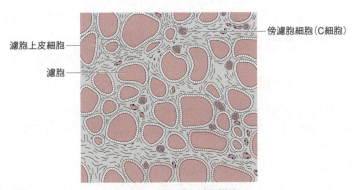

図138　甲状腺の微細構造

2. 甲状腺ホルモン　thyroid hormone（T_3・T_4）

　チロシンというアミノ酸にヨウ素が結合したかたちのホルモン。1分子にヨウ素が3個ついたトリヨードサイロニン（T_3）と，4個ついたサイロキシン（T_4）

内分泌器官の構造とホルモンの機能

とがある。一般にT₃の方が作用が強く，全身の代謝亢進による酸素消費増大・成長ホルモン補助による発育促進など示す。また，カテコールアミン分泌促進により，交感神経刺激と類似の作用（瞳孔散大・心拍亢進・発汗など）が現れる。

濾胞上皮細胞で産生された甲状腺ホルモンは，蛋白（グロブリン）と結合したサイログロブリンのかたちで濾胞内に貯蔵され，必要に応じて再吸収されたのち血液中に分泌される。血液中の甲状腺ホルモンは，ほとんどが血漿蛋白と結合した結合型として存在しているが，実際に生理活性を示すのはこれらの蛋白と結合していない遊離型である（図139）。

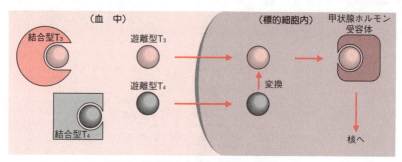

図139　甲状腺ホルモンの結合型と遊離型

3. カルシトニン　calcitonin（CT）

甲状腺の濾胞間結合組織にある傍濾胞細胞（C細胞）から分泌されるポリペプチドホルモン。骨形成（骨へのCa移行）を促進するとともに，腎臓におけるCa^{2+}，Na^+，Cl^-の排出を増加し，体液の浸透圧調節を行う。これにより血中Ca^{2+}濃度は低下する。つまり，カルシトニンはCa^{2+}に対し，パラソルモンと拮抗的にはたらく。

副甲状腺（上皮小体）の構造とホルモン

1. 副甲状腺（上皮小体）　parathyroid gland

甲状腺の裏面にある米粒大淡黄色の小体（図140）。両側の上下に2個ずつあり，1個の重さは100 mgほどである。実質はおもに主細胞と酸好性細胞から構成されるが，加齢とともに脂肪細胞も増加する。

副甲状腺ホルモン（上皮小体ホルモン，パラソルモン）は主細胞から分泌される。主細胞は不規則な細胞索を形成し，その間には洞様毛細血管が網目状をなして分布する。主細胞はホルモン分泌機能の状態によって様相が異なり，機能活性が高いときは暗調で，ゴルジ装置・粗面小胞体・分泌顆粒に富むため，とくに暗主細胞とよばれる。

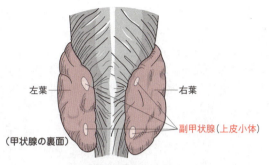

図140　副甲状腺（上皮小体）

2. パラソルモン　parathormone（PTH）

　副甲状腺（上皮小体）の主細胞から分泌されるポリペプチドホルモン。カルシウム代謝に関係する種々の作用を示す。すなわち，骨から血中への Ca^{2+} 取込み（骨吸収）や尿細管からの Ca^{2+} 再吸収を促進するとともに，腎臓におけるビタミンD活性化により腸管からの Ca^{2+} 吸収を促進する。これにより，パラソルモンは血中 Ca^{2+} 濃度の上昇に作用する。

　パラソルモンが不足するとカルシウムの尿中への排泄が増加し，血中 Ca^{2+} 濃度が低下するため神経や筋の興奮性が増加する。神経や筋は細胞膜における Na^+ や K^+ の流れによって興奮を生じるが，Ca^{2+} はこれを抑える作用（膜安定化作用）を示す。低カルシウム血症で筋けいれん（テタニー）を起こしやすいのは，膜安定化作用の低下により神経や筋が過敏状態になるためと考えられる。

　一方，副甲状腺の機能が亢進すると，骨吸収がすすんで血中 Ca^{2+} 濃度が上昇する。このため，骨がもろくなって骨折を起こしたり，尿細管での再吸収をしのぐ尿中カルシウム排泄の増加によって尿路結石を生じやすくなる。

～副甲状腺機能亢進で尿中カルシウム排泄量が増えるわけ～

　パラソルモンは尿細管での Ca^{2+} の再吸収を促進するはたらきがある。つまり，Ca^{2+} が尿に排泄されにくくするわけである。では，なぜ副甲状腺（上皮小体）機能の亢進で尿中カルシウム排泄が増加するのだろう。それは，パラソルモンは Ca^{2+} の再吸収率を上昇させるが，絶対量を増加させるわけではないからである。

　健常者では，腎臓の遠位尿細管に到達する Ca^{2+} はおよそ750 mg/日で，パラソルモンの作用でその約80％が再吸収されている。すなわち，残りの20％，150 mg の Ca^{2+} が排泄されることになる。上皮小体機能の亢

内分泌系調節

進でパラソルモンが増加すると,血中カルシウム濃度が上昇するので,腎臓の糸球体で濾過されるカルシウム量が増えることになる。例えば,通常 750 mg のカルシウム濾過量が増加して 1,200 mg/日の Ca^{2+} が遠位尿細管に到達したとする。そして,パラソルモンの作用で尿細管での再吸収率が上昇して 85% になったと仮定する。これをもとに Ca^{2+} 排泄量を計算すると,1,200 − (1,200 × 0.85) = 180 となる。

このように,尿細管での Ca^{2+} 再吸収が促進されたにも関わらず,通常 150 mg のカルシウム排泄量が 180 mg に増加していることがわかる。

膵島の構造とホルモン

1. 膵島(ランゲルハンス島)

膵臓の内分泌細胞群を膵島(ランゲルハンス島)といい,膵臓全体でおよそ 100 万個ある。膵島は直径 0.1 mm の小粒状構造で,ヘマトキシリン・エオジン染色では,濃染する外分泌部に対し膵島は淡染する。膵島の血管は有窓性の洞様毛細血管で,外分泌部の毛細血管とくらべて著しく太い(図141)。なお,膵島は膵頭より膵体,膵尾に多くみられる。

膵島の腺細胞には,A(α)細胞・B(β)細胞・D(δ)細胞などがある。酸好性のA(α)細胞は全体の約 20% を占め,グルカゴンを分泌する。もっとも多いのはB(β)細胞(約 70%)で,インスリンを分泌する。また,全体の 10% を占めるD(δ)細胞は,ソマトスタチンを分泌する。このほか,PP細胞からは膵ポリペプチドが分泌され,胃液の酵素分泌促進,胆汁分泌や腸管運動抑制にはた

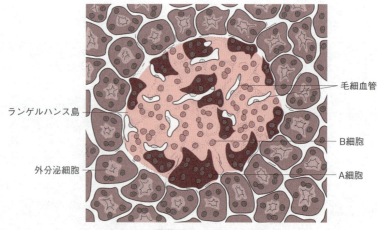

図141　膵臓のランゲルハンス島

らく。

2. インスリン insulin

膵島のB（β）細胞から分泌されるポリペプチドホルモン。全身の細胞とくに肝細胞・筋細胞・脂肪細胞などに作用し，血液中のグルコース・脂肪酸・アミノ酸の取り込みを助けて，グリコーゲン・脂肪・蛋白質の合成を促進する。すなわち，インスリンは各細胞のエネルギー源確保にはたらくホルモンである。なかでも代表的な作用はグルコースの取り込み促進で，これによりインスリンは血糖値を下げるはたらきを示す。なお，腸管で栄養が吸収されて血糖値が高まると，これを刺激としてインスリンが放出される。

3. グルカゴン glucagon

A（α）細胞で産生されるポリペプチドホルモン。肝臓のグリコーゲンをグルコースとして血中に放出するとともに，アミノ酸からグルコースをつくる糖新生にもはたらく。このように，グルカゴンはインスリンと拮抗する血糖上昇作用を示す。しかし，グルカゴンの作用で放出されたグルコースは，各組織においてインスリンの存在下で利用されるため，両者は協同的にはたらくともいえる。なお，血糖上昇にはたらくホルモンとしては，ほかにアドレナリン・サイロキシン・糖質コルチコイド・成長ホルモン・ACTHなどがある。

4. ソマトスタチン somatostatin

膵島のD細胞から分泌されるポリペプチド。視床下部で産生されるGH抑制ホルモン（GIH）と同じ物質で，一般に分泌抑制的な作用を示す。すなわち，膵島ではインスリンやグルカゴン，下垂体では成長ホルモン（GH），消化管では胃のガストリンや十二指腸のセクレチン分泌を抑制する。

副腎皮質の構造とホルモン

1. 副腎皮質 adrenal cortex

副腎は，腎臓上部をおおうように位置する1対の扁平な器官で，皮質と髄質とから構成される（図142）。皮質と髄質とは別個の内分泌器官であり，皮質が腺組織からなるのに対し，髄質は神経組織からなる。

副腎皮質は副腎の表層部分であり，副腎実質の80〜90％を占める。組織学的には，表層から球状帯・束状帯・網状帯の3層からなり，それぞれ異なるホルモンの分泌にあずかる。

（1）球状帯

被膜の直下に位置する細胞層。微細な脂肪滴を含む弱塩基好性細胞から構成される。電解質コルチコイドを分泌する。

（2）束状帯

皮質中央部の大部分を占める細胞層。縦長の細胞索をなす多角形細胞からな

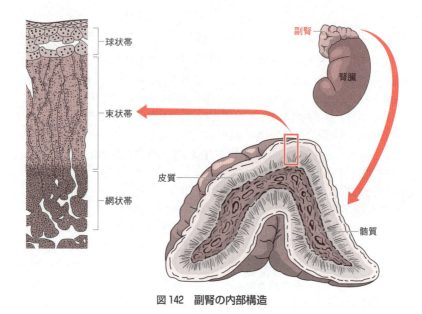

図142　副腎の内部構造

り，とくに表層の細胞は脂肪滴に富む。束状帯からは糖質コルチコイドが分泌される。

（3）網状帯

　副腎皮質の最深部にある層。脂肪滴の少ないエオジン好性細胞から構成される。網状帯は性ホルモンを分泌する。

2. 副腎皮質ホルモン

　副腎皮質では，コレステロール代謝で生成されるステロイドホルモンが分泌される。副腎皮質のホルモンは，電解質代謝に影響する電解質コルチコイド・糖代謝に関わる糖質コルチコイド・性ホルモンに大別され，それぞれが異なる細胞層で産生される。

　副腎皮質ホルモンは常に血液中に存在するが，その分泌はおもに下垂体前葉の副腎皮質刺激ホルモン（ACTH）による調節を受けている。ただし，電解質コルチコイド（アルドステロン）の場合は，このほかに，レニン・アンジオテンシン系・血中NaおよびK濃度によって影響を受ける（図143）。

（1）電解質コルチコイド（MC）

　球状帯から分泌されるアルドステロンを代表とするホルモン。コレステロールからプロゲステロン・コルチコステロンを経由して生成される。アルドステロンは血圧下降を刺激として分泌され，腎臓の遠位尿細管〜集合管にはたらき，Na^+の再吸収とK^+の排泄を促進して体液量の減少を防ぐ。

アルドステロンの分泌はレニン・アンジオテンシン・アルドステロン系によって調節される。出血などで循環血液量減少や血圧低下が起こると，腎臓(糸球体傍細胞)からレニンが分泌され，肝臓でつくられるアンジオテンシノーゲンにはたらいてアンジオテンシンIをつくる。アンジオテンシンIは血液中のアンジオテンシン変換酵素(ACE)によってアンジオテンシンIIに変化する。アンジオテンシンIIは副腎皮質の球状帯に作用してアルドステロン分泌を増加させ，これにより腎臓の遠位尿細管からのNa^+再吸収が亢進する。このNa^+輸送により浸透圧差が生じ，水も再吸収される。つまり，Na^+に引かれて水が尿細管から吸収されて体液が保持される。

(2) 糖質コルチコイド(GC)

束状帯から分泌されるホルモンで，コルチゾールやコルチゾンに代表される。コレステロールからプロゲステロン・17α-ヒドロキシプロゲステロンを経て生成される。コルチゾールは，糖新生の促進による血糖値上昇・抗炎症作用・利尿作用などを示すほか，中枢神経系にはたらいて精神高揚作用を示す。

(3) 性ホルモン

網状帯からは，デヒドロエピアンドロステロン(DHEA)とよばれる男性ホルモンと，微量の女性ホルモンが分泌される。DHEAの作用は弱い(精巣から

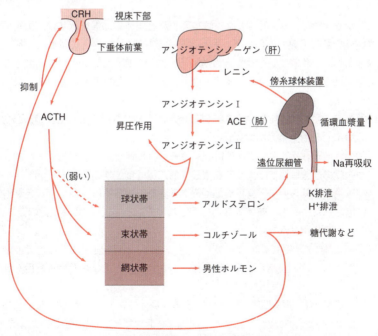

図143 副腎皮質ホルモンの産生調節

の男性ホルモンの約 1/50 といわれる）が，女性では副腎が男性ホルモンを産生する唯一の場所なので臨床上重要な意味をもつ．例えば，過剰分泌となると更年期の女性ではヒゲや変声を生じ，成長期の女性では筋骨の発育などの男性化徴候が起こる．DHEA は，精巣から分泌される男性ホルモンとともに 17-ケトステロイド（17-KS）として尿中に排泄される．

副腎髄質の構造とホルモン

1. 副腎髄質　adrenal medulla

副腎の約 10％を占め，その中心部で皮質に包まれて位置する（図142）．下垂体後葉と同様，神経組織から分化して形成されたもので，交感神経系の刺激を受けると，アドレナリンおよびノルアドレナリンという 2 種類のホルモン（カテコールアミン）が分泌される．組織学的には，重クロム酸カリで褐色に染まるクロム親性細胞から構成され，細胞質にはカテコールアミンを含む分泌顆粒がみられる．

2. 副腎髄質ホルモン

副腎髄質からは，アミノ酸誘導体ホルモンであるドパミン・ノルアドレナリン（NA）・アドレナリン（Ad）などが分泌される．これらはフェニルアラニンからチロシンを介し，ドパミン→ノルアドレナリン→アドレナリンの順に合成される．

下に示すように，Ad と NA は交感神経刺激と同様の効果を示すが，両者の間にはいくつかの相違がみられる．もっとも大きな違いは，Ad には強心作用・血糖値上昇作用・代謝亢進作用などが強くみられるのに対し，NA は末梢血管収縮による昇圧作用を強く示す点である．また，ドパミンは腎動脈の拡張による利尿作用を示す．

　①強心作用：Ad で強く，NA ではほとんどみられない．これにより，心拍数の増加や心拍出量の増大が起こる．

　②血管収縮作用：NA でとくに強くみられ，血圧上昇にはたらく．なお，筋や内臓の血管は Ad によって拡張し，血流量は増加する．

　③平滑筋収縮作用：子宮平滑筋や瞳孔散大筋に対しては，Ad・NA とも収縮にはたらく．一方，気管支や消化管に対してはともに収縮抑制に作用し，気管支拡張作用を示す．

　④糖代謝：Ad で強く亢進され，グリコーゲン分解を促進することで血液中のグルコース（血糖）を増加し，脳・筋・心臓などのエネルギー利用を高める．

なお，副腎髄質からのアドレナリン分泌は身体にストレスが加わると刺激され，下垂体からの副腎皮質刺激ホルモン分泌を促進するほか，視床下部にはたらくことで交感神経刺激作用を起こす．

消化管ホルモン

1. 消化管ホルモンとは
消化管粘膜から分泌される生理活性物質で，次のような特徴をそなえる。すなわち，
①消化管粘膜に散在する特定の細胞で産生される。
②血液循環によって移動し，消化液分泌や消化管運動を調節する。
③ほとんどはポリペプチドホルモンおよび類似構造をもつ物質である。
④摂取した食物や消化物がホルモンの分泌刺激となる。
などである。一般に，消化管ホルモンは，分泌部より口側の消化管では機能抑制に，肛門側では機能促進にはたらく。

2. 消化管ホルモン
最初に発見された消化管ホルモンはセクレチン（1902年）で，ついでガストリン（1905年），コレシストキニン（1928年）などが明らかになり，現在では20種類以上の消化管ホルモンが認められている。

（1）ガストリン（Ga）
胃幽門部粘膜のG細胞から分泌されるホルモン。主成分はアミノ酸17個からなるポリペプチドホルモンで，蛋白質・アルコール・カフェインなどの刺激で分泌され，胃酸分泌や運動の促進，膵外分泌促進（膵液の分泌促進），胆囊収縮，食道筋収縮などにはたらく。

（2）セクレチン（Se）
十二指腸粘膜のS細胞から分泌されるポリペプチドホルモン。酸性の胃内容物が十二指腸に送られることで分泌され，膵液分泌や胆囊収縮を促進する。また，ガストリンと反対に，胃液分泌や運動の抑制および食道筋弛緩にはたらく。

（3）コレシストキニン・パンクレオザイミン（CCK-PZ）
上部小腸粘膜のM細胞やI細胞から分泌されるポリペプチドホルモン。胆囊収縮やオッディ括約筋弛緩にはたらくコレシストキニンと，膵酵素分泌にはたらくパンクレオザイミンとが同一物質と確認され，現在では単にコレシストキニンともいう。小腸に送られてきた脂質や蛋白質が分泌刺激となり，胆囊収縮や膵液分泌にはたらくとともに，胃の運動抑制にも作用する。

（4）胃抑制ペプチド（GIP）
上部小腸粘膜のK細胞から分泌されるポリペプチドホルモン。発見された当初は混合物としてエンテロガストロンとよばれたが，現在は分離されたためGIPという。上部小腸の粘膜に脂肪酸やブドウ糖などが触れると分泌が起こり，名前の通り，胃液分泌・胃運動・ガストリン分泌の抑制などにはたらく。

（5）モチリン

上部小腸粘膜のE細胞やC細胞から分泌されると推測されている。十二指腸内のアルカリ性物質に反応し，おもに胃や腸管の運動促進にはたらく。

（6）ソマトスタチン（Ss）

成長ホルモン分泌抑制物質として発見されたホルモン。膵臓ランゲルハンス島のD（δ）細胞や，胃粘膜のD細胞から分泌され，ガストリン・セクレチン・インスリン・グルカゴンなどの分泌を抑制する。

以上の消化管ホルモンの分布をまとめると図144のようになる。

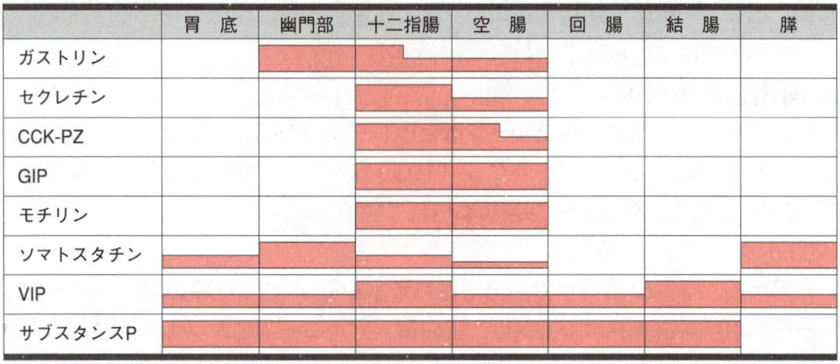

	胃底	幽門部	十二指腸	空腸	回腸	結腸	膵
ガストリン		■	■				
セクレチン			■	■			
CCK-PZ			■	■			
GIP			■	■			
モチリン			■	■			
ソマトスタチン	■	■	■	■	■		■
VIP	■	■	■	■	■	■	
サブスタンスP	■	■	■	■	■	■	■

VIP：血管作用性小腸ペプチド

図144　消化管ホルモンの分布

腎臓のホルモン

腎機能はホルモンによる調節を受けているが（第11章参照），腎臓自体にも内分泌機能があり，数種のホルモンを分泌している。

1. レニン　renin

腎臓の糸球体傍細胞から分泌されるポリペプチドホルモン。血圧低下により腎血流量が減少すると，腎臓から血中へと分泌される。レニンは，血中のアンジオテンシノーゲン（血漿グロブリン）をアンジオテンシンⅠ（AⅠ）に変えるはたらきを示し，AⅠはさらに血液中の酵素（ACE）によってアンジオテンシンⅡ（AⅡ）に活性化される。

AⅡは強い血管収縮作用による昇圧作用を示すとともに，副腎皮質（球状帯）からのアルドステロン分泌にはたらく。アルドステロンは遠位尿細管におけるNa$^+$の再吸収を促進し，体液量の増加にはたらく。このように，レニンからはじまるホルモン連鎖をレニン・アンジオテンシン・アルドステロン系という。

2. エリスロポエチン　erythropoietin

尿細管周囲の線維芽細胞で産生される糖蛋白ホルモン。おもに血漿の酸素分圧により調節され，低酸素が分泌刺激となるが，呼吸性アルカローシス（CO_2の不足）や貧血（ヘマトクリット値低下）で産生増加が起こる。

エリスロポエチンは骨髄に作用し，赤芽球系幹細胞の分化・増殖にはたらくことで赤血球生成を促す。エリスロポエチン濃度が低いと幹細胞が細胞死（アポトーシス）を起こし，貧血を生じる。慢性腎不全にみられる貧血は，エリスロポエチンの生成不良が原因の1つと考えられている。

3. 活性型ビタミンD

ビタミンDは，レバーなどに含まれる7-デヒドロコレステロール（プロビタミンD）からつくられる脂溶性ビタミンである。プロビタミンDは紫外線照射により皮膚でコレカルシフェロールになり，肝臓および腎臓で酸化されて活性型ビタミンDとなる。

活性型ビタミンDは，腸管からのカルシウムの吸収を促進し血中Ca^{2+}濃度を上昇させ，また骨組織におけるリン酸カルシウムの沈着（骨形成）にはたらく。ビタミンD欠乏が骨形成に悪影響をおよぼすのはもちろんだが，日光浴（紫外線照射）の不足も活性型ビタミンDの不足を生じ，幼児期に不足するとくる病を引き起こす。

これまでみてきたカルシトニン，パラソルモン，活性型ビタミンDによる血中Ca^{2+}濃度の調節系を表17と図145に示す。

表17　CT，PTH，ビタミンD_3による血清Ca^{2+}の調節

	血清Ca^{2+}濃度	機　序
カルシトニン（CT）	Ca^{2+}↓	尿へCa^{2+}を排出する／骨へCa^{2+}を移行させる
パラソルモン（PTH）	Ca^{2+}↑	骨と腎から血中へCa^{2+}を取り込む
ビタミンD_3	Ca^{2+}↑	腸から血中へCa^{2+}を取り込む

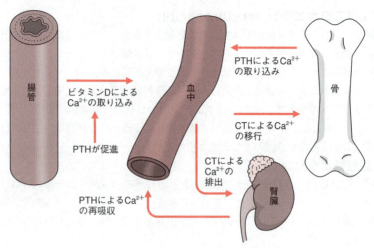

図145 Ca²⁺の代謝とホルモンのはたらき

性（腺）ホルモン

1. 精巣ホルモン

精巣は精子形成器官であるが，同時に男性ホルモン（アンドロゲン）を分泌する内分泌器官でもある。精巣で生成される男性ホルモンはテストステロン testosterone とよばれ，精巣の間質細胞（ライディッヒ細胞）から分泌されるステロイドホルモンである。テストステロンはコレステロールからデヒドロエピアンドロステロン（DHEA）を経て生成され，周囲の毛細血管内に放出される。

男性ホルモンは，思春期になると男性生殖器の成熟をはじめとする第二次性徴を促すとともに，精子形成にはたらく。したがって，男性ホルモンが低下すると性器（陰茎・精嚢・前立腺など）の発達が妨げられ，性器以外の部分に生じる第二次性徴（ひげの発生・のど仏の隆起・変声など）も発現が遅れる。

精巣の機能は，下垂体からの性腺刺激ホルモン（ゴナドトロピン）のはたらきで，思春期に活発化する。性腺刺激ホルモン（FSH・LH）は男女に共通のホルモンであるが，男性の場合，卵胞刺激ホルモン（FSH）は精細管における精子形成にあずかり，黄体形成ホルモン（LH）は間質細胞刺激ホルモンとしてテストステロンの産生促進にはたらく。

2. 卵巣ホルモン

卵巣は卵胞の成熟にあずかるとともに，女性ホルモンを分泌する内分泌腺でもある。卵巣から分泌される女性ホルモンには，卵胞ホルモン（エストロゲン）と黄体ホルモン（プロゲステロン）があり，いずれもコレステロールからプレグネ

ノロンを経て合成されるステロイドホルモンである。

(1) エストロゲン　estrogen

　卵胞ホルモンともいい，卵巣のグラーフ卵胞から分泌されるステロイドホルモンである。エストロン（E_1）・エストラジオール（E_2）・エストリオール（E_3）の3種類があるが，作用はエストラジオールが最も強く，次いでエストロン・エストリオールの順である。エストロゲンは，女性の第二次性徴や生殖器成熟，卵胞発育や子宮内膜増殖にはたらく。また，妊娠維持や分娩時の子宮筋収縮・乳腺発育に作用し，妊娠中は胎盤（栄養膜細胞）から多量に分泌される。

　エストロゲンは卵胞期後期に増加し，FSH・LHの一過性増大（排卵サージ）を誘発するとともに，子宮頸管粘液の粘性低下・増量・牽糸性増加にはたらき，排卵期に一致して精子が通過しやすい状況をつくる。さらに，エストロゲンはプロゲステロンと協調して子宮内膜の着床準備にはたらき，着床が起こらない場合には内膜剥離によって月経を生じる。

(2) プロゲステロン　progesterone

　黄体ホルモンともいい，主として黄体細胞から分泌される。同様の作用を示すホルモンを総称してゲスターゲンともいい，妊娠中は胎盤の栄養膜細胞からも分泌される。分泌量は卵胞期で約5 mg/日，黄体期で約30 mg/日であるが，妊娠中は胎盤からの分泌が主体をなし，妊娠6か月頃までに300 mg/日に達する。プロゲステロンはエストロゲンにより肥厚した子宮内膜増殖を停止し，子宮腺分泌の促進・子宮筋の緊張低下にはたらいて流産を防止するとともに，性腺刺激ホルモン放出ホルモン（LH-RH）分泌を抑制して妊娠中の排卵を抑制する。なお，視床下部の温熱中枢を刺激して基礎体温を上昇させる作用もある。

疾病の成り立ち

甲状腺ホルモンの分泌異常

◆バセドウ病　Basedow's disease

びまん性甲状腺腫脹と甲状腺機能亢進症状を生じる疾患。米国ではグレーブス病ともいい，甲状腺腫・眼球突出・心悸亢進をメルゼブルグの三徴候という。甲状腺刺激ホルモン（TSH）受容体に自己抗体が結合し，これを TSH の作用と認識した甲状腺が機能亢進状態となることで生じる。従来，Ⅱ型アレルギーの亜型とされたが細胞傷害型でなく持続性の細胞刺激型抗体による反応であるため，現在はⅤ型アレルギーに分類される。

甲状腺ホルモンには発育・代謝亢進・心機能刺激・血圧上昇など交感神経類似の作用があるため，甲状腺ホルモンの分泌過剰により，発汗・発熱・体重減少・微熱・高血圧・心悸亢進などの症状を引き起こす（図146）。

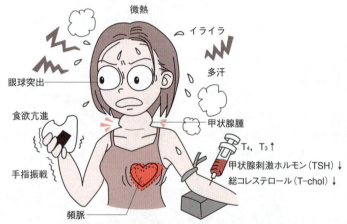

図146　バセドウ病の症状（交感神経刺激と類似の作用）

副腎皮質ホルモンの分泌異常

◆クッシング症候群　Cushing's syndrome

副腎皮質ホルモン（糖質コルチコイド）の過剰分泌（投与）によって生じる症状群。とくに下垂体腺腫からの副腎皮質刺激ホルモン（ACTH）分泌により，両側副腎皮質過形成を生じたものをクッシング病という。中心性肥満・満月様顔貌・バッファローハンプ（下頸部の脂肪沈着）・高血圧・多毛・性腺機能不全・糖尿病（血糖上昇作用）などの症状を生じる。

このほか，副腎皮質の腫瘍によって起こるものや，副腎皮質ホルモン連用の副作用によって発症するものがある。

◆**アジソン病　Addison's disease**
　慢性的な副腎皮質機能障害による副腎皮質ステロイドの合成・分泌不全症。約70％は自己免疫反応を原因とするが，副腎結核（10～15％）や悪性腫瘍の転移でも発症する。副腎皮質は90％以上が障害されるまで症状が出ないため，症状が出現した時点では副腎皮質の正常組織はほとんど残存しない。主たる症状は副腎皮質ホルモン減少による全身疲労感・低血圧である。ほかには下垂体からACTHが過剰に分泌され，これのもつメラニン細胞刺激作用によってメラニン産生細胞機能が亢進し，皮膚や粘膜に色素沈着を生じる。手・顔・陰部・乳輪などに著しい色素沈着が起こり，口腔粘膜にも黒色斑点を生じる。

副腎髄質ホルモンの分泌異常

◆**褐色細胞腫　phenochromocytoma**
　副腎髄質や交感神経節のクロム親性細胞から発生する腫瘍。カテコールアミンの過剰産生による多彩な症状を示す。カテコールアミンは，交感神経興奮による血圧上昇や，肝臓のグリコーゲン分解促進による血糖上昇を起こすため，代表的な5H（高血圧 hypertension・頭痛 headache・発汗過多 hyperhydrosis・高血糖 hyperglycemia・代謝亢進 hypermetabolism）症候のほか，視力障害・動悸・起立性低血圧などの多彩な症状を示す。血中および尿中カテコールアミン濃度上昇などによって診断される。

女性ホルモンの分泌異常

◆**更年期障害　climacteric disturbance**
　閉経の前後数年間に現れる不定愁訴症候群。この時期を更年期といい，卵巣機能低下による内分泌環境の変調（エストロゲンやプロゲステロンの分泌低下と下垂体からのFSH・LH分泌亢進など）が起こる。この内分泌変調が不定愁訴のおもな成因と考えられ，内分泌や自律神経機能の中枢である視床下部が影響されることで多彩な症状が生じると推測されている。しかし，社会的・心理的要因もはたらいており，単なるホルモン異常として片づけることはできない。

既出問題チェック

内分泌器官の構造とホルモンの機能

☑ 視床下部の機能で正しいのはどれか。**2つ選べ**。103-A83
1 感覚系上行路の中継核
2 長期記憶の形成
3 摂食行動の調節
4 飲水行動の調節
5 姿勢の調節

● 解答・解説
1 ×感覚系上行路の中継核は，視床下部の上にある視床である。
2 ×反復によって短期記憶を長期記憶に変換する際には，海馬が重要な役割をになっていると考えられている。
3 ○摂食・満腹中枢は視床下部にある。
4 ○飲水中枢は，視床下部にある。
5 ×小脳では，運動系の統合的な調節を行っており，自転車に上手に乗れるのは小脳の機能による。

☑ 抗利尿ホルモン〈ADH〉について正しいのはどれか。101-A29
1 尿細管における水分の再吸収を抑制する。
2 血漿浸透圧によって分泌が調節される。
3 飲酒によって分泌が増加する。
4 下垂体前葉から分泌される。

● 解答・解説
1 ×抗利尿ホルモンは，その名の通り尿生成を低下させるホルモンであり，尿細管における水の再吸収促進にはたらく。
2 ○血漿浸透圧上昇や循環血液量低下など，体内の水分不足を示す状態で抗利尿ホルモンの分泌は刺激される。
3 ×アルコールには利尿作用があり，飲酒中は抗利尿ホルモン分泌が抑制される。体内のアルコールが代謝されるとともに抗利尿ホルモン分泌が活発化する。
4 ×抗利尿ホルモンは，視床下部で生成され，下垂体後葉から分泌される。

◢ 血中カルシウム濃度を上昇させるホルモンを分泌する器官はどれか。89-A26, 102-A26
1 副甲状腺
2 甲状腺
3 下垂体
4 副　腎

● 解答・解説
1 ○副甲状腺（上皮小体）から分泌されるパラソルモンは，骨から血液中へのカルシウム取り込み（骨吸収），尿細管からのカルシウム再吸収，腎臓におけるビタミンD活性化による腸管のカルシウム吸収を促進し，血中カルシウム濃度上昇に作用する。
2 ×甲状腺の傍濾胞細胞から分泌されるカルシトニンは，骨へのカルシウム貯蔵（骨形成），腎臓におけるカルシウム排出を促し，血中カルシウム濃度を低下させる。
3 ×下垂体からは，カルシウム代謝に直接関係するホルモンや，副甲状腺のパラソルモン分泌を刺激するホルモンの分泌は認められていない。
4 ×副腎からは，血中カルシウム濃度に関わるホルモンの分泌は認められていない。

◢ 塩辛いものを多く摂取したときに分泌活動が亢進する内分泌器官はどれか。93-P8
1 ア
2 イ
3 ウ
4 エ

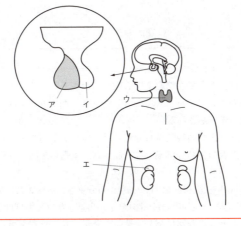

● 解答・解説
1 ×下垂体前葉。浸透圧による直接の影響はない。
2 ○下垂体後葉。抗利尿ホルモン（バソプレシン）の分泌は血液浸透圧の影響を受け，塩分摂取などで浸透圧が高まると分泌亢進，浸透圧が低下すると分泌減少が起こる。
3 ×甲状腺。下垂体前葉のTSHで調節される。
4 ×副腎。副腎皮質ホルモンは下垂体前葉のACTH，副腎髄質ホルモンは延髄（交感神経中枢）や視床下部に調節されている。

☑ 副腎皮質ステロイドの作用はどれか。97-P10, 100-A24
1 炎症の抑制
2 食欲の抑制
3 免疫の促進
4 血糖の低下
5 血圧の低下

● 解答・解説
1 ○強い抗炎症作用と抗浮腫作用がある。
2 ×食欲が亢進するため，癌末期の食欲不振の治療として使用する。
3 ×抗アレルギー作用により免疫は抑制され，感染しやすくなる。
4 ×血糖は上昇するため，糖尿病には禁忌である。
5 ×弱いながらミネラルコルチコイド作用もあるので，血圧は上昇する。

☑ 思春期に分泌が増加するホルモンはどれか。103-P5
1 グルカゴン
2 オキシトシン
3 カルシトニン
4 アンドロゲン

● 解答・解説
1 ×グルカゴンは，ヒトで血糖を下げる唯一のホルモン，インスリンの拮抗ホルモンである。膵臓のランゲルハンス島から分泌され，グルカゴンはα細胞から，インスリンはβ細胞から分泌される。
2 ×オキシトシンは下垂体後葉から分泌されるペプチドホルモンである。視床下部の室傍核と視索上核の神経分泌細胞で合成され，下垂体周囲の下垂体門脈系から全身に分布する。
3 ×カルシトニンは甲状腺傍濾胞（C）細胞から分泌されるペプチドホルモンで，血中Ca濃度調節にあたる。Ca濃度上昇により分泌が促進され，Ca濃度低下で分泌抑制される。
4 ○アンドロゲンとは思春期に第二次性徴を発現させる物質を指し，ステロイドホルモンである。男性では精巣のライディッヒ細胞から，女性では卵胞上皮細胞で合成される。

◻ エリスロポエチンの産生が高まるのはどれか。97-P1
1 血圧の低下
2 血糖値の低下
3 腎機能の低下
4 動脈血酸素分圧の低下

● 解答・解説

1 ×血圧低下による腎血流量の減少は糸球体傍細胞からのレニン分泌を促し，アンジオテンシンとアルドステロンを介して体液量増加（血圧上昇）を起こす。
2 ×血糖値の低下（とくに動脈血）が起こると摂食中枢が反応して空腹感が生じる。インスリンを除く多くのホルモンが血糖上昇作用を有している。
3 ×腎機能とは，体液の量や組成を一定に保つ（ホメオスターシス）ための尿（水分や電解質）の排出調節を指し，エリスロポエチンとの直接の関連はない。
4 ○動脈血の酸素分圧が低下するとエリスロポエチン分泌が増加し，赤血球の生成が促される。

一問一答（○，×を答えよ）

◻ 1 血圧が低下しても抗利尿ホルモンの分泌は亢進しない。91-A8
◻ 2 抗利尿ホルモンの分泌刺激因子はレニン・アンジオテンシンである。90-A8
◻ 3 サイロキシン（T_4）の分泌刺激因子はカルシトニンである。90-A8
◻ 4 血圧が低下しても甲状腺ホルモンの分泌は亢進しない。91-A8
◻ 5 副甲状腺ホルモンによって骨吸収が促進される。88-A1
◻ 6 アルドステロンは代謝を促進するホルモンである。89-A11
◻ 7 血糖値の上昇によって糖質コルチコイドの分泌が促進される。89-A7
◻ 8 コルチコステロイドの分泌刺激因子は副腎皮質刺激ホルモンである。90-A8
◻ 9 アルドステロンの分泌刺激因子は血漿浸透圧である。90-A8
◻ 10 血圧の低下によって副腎髄質ホルモンの分泌が促進される。89-A7, 91-A8
◻ 11 アドレナリンには血糖上昇作用がある。94-P8
◻ 12 インスリンは消化管ホルモンである。88-A4
◻ 13 ガストリンは消化管ホルモンである。88-A4
◻ 14 ペプシンは消化管ホルモンである。88-A4
◻ 15 血圧が低下してもレニンの分泌は亢進しない。91-A8
◻ 16 性腺刺激ホルモン放出ホルモンは視床下部から分泌される。80-A3, 86-A139, 88-A136
◻ 17 卵胞刺激ホルモンは視床下部から分泌される。88-A136
◻ 18 プロゲステロンは脳下垂体前葉から分泌される。86-A139, 88-A136
◻ 19 黄体形成ホルモン（LH）は排卵を誘発するホルモンである。84-A77, 87-A136, 89-A7
◻ 20 閉経前には性腺刺激ホルモンの分泌は減少する。88-A143

☑ 21 エストロゲンは代謝を促進するホルモンである。89-A11
☑ 22 精子の頸管粘液貫通性はエストロゲンの作用によって促進される。89-A131

● 解答・解説

1 ×血圧低下が起こると抗利尿ホルモン（ADH）が増加し，末梢血管を収縮させて血圧を維持する。
2 ×ADH（抗利尿ホルモン）の分泌は血液浸透圧によって調節される。
3 ×サイロキシン（T_4）の分泌刺激因子としては，TSH・血中 T_4 濃度低下・寒冷曝露などがある。
4 ○甲状腺ホルモンには血圧調節作用はない。血圧調節にはレニン・ADH などがはたらく。
5 ○副甲状腺ホルモン（パラソルモン）は骨吸収（骨から血中への Ca 放出）にはたらく。
6 ×アルドステロンは腎臓の遠位尿細管にはたらき，Na^+ の再吸収と K^+ の排泄を促進する。
7 ×糖質コルチコイドは糖新生により血糖値を上昇する。血糖値低下にはインスリンがはたらく。
8 ○コルチコステロイドの分泌は，副腎皮質刺激ホルモン（ACTH）によって促進される。
9 ×アルドステロンの分泌はレニン・アンジオテンシン系によって調節される。
10 ○カテコールアミンの中でも，ノルアドレナリンは強い血管収縮作用による昇圧作用を示す。
11 ○アドレナリンは副腎髄質から分泌されるホルモンで，強心作用・血管収縮・平滑筋収縮とともに糖代謝の亢進作用を示し，血糖を増加させて脳・筋・心臓のエネルギー利用を高める。
12 ×消化管ホルモンは消化管粘膜から分泌され，内分泌器から分泌されるインスリンなどとは区別される。
13 ○ガストリンは胃幽門部の G 細胞から分泌される消化管ホルモンで，胃酸分泌や運動促進にはたらく。
14 ×ペプシンは胃液に含まれる消化酵素で，ペプシノーゲンの形で主細胞から分泌される。
15 ×血圧低下が起こると腎臓からレニンが分泌され，アンジオテンシンを介して昇圧にはたらく。
16 ○性腺刺激ホルモン放出ホルモン（FSH-RH・LH-RH）は視床下部から分泌される。
17 ×卵胞刺激ホルモン（FSH）は，下垂体前葉から分泌される性腺刺激ホルモンである。
18 ×プロゲステロン（黄体ホルモン）は，おもに卵巣の黄体から分泌される。
19 ○FSH や LH が一過性に増大してピークをなすと，排卵が誘発される（排卵サージ）。
20 ×閉経前は卵巣機能低下が起こるため，下垂体からの FSH・LH 分泌亢進がみられる。
21 ×エストロゲンは，女性の第二次性徴・生殖器成熟・排卵誘発・妊娠の維持・乳腺発育などに関わる。
22 ○エストロゲンは，排卵期に一致して頸管粘液の性状を変化させ，精子の通過を容易にする。

第 8 章 運動系

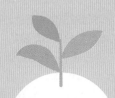

1 体位と体部 ………… 262
2 骨　格 ………………… 266
3 筋の収縮 ……………… 287
4 骨格筋 ………………… 294
5 運　動 ………………… 317

1. 体位と体部

基本体位

基本体位 anatomical position は解剖学的正位ともいい，正面を見て立った状態（立位）で，手のひらを前に向けておろした姿勢（図147）のことである。医学領域で身体について表現するときの基準となる姿勢（体位）である。誤解を防ぐため，患者がいかなる姿勢をとっていても，この基本体位を想定して表現する約束となっている。なお，左右は患者（相手）からみた左右で表すのが原則である。

体位を表す用語（方向・位置）

1. 身体の方向（図147）

ヒトの身体の位置関係を示す表現にも次のような決まりがある。

① 上・下：より頭に近い側を上 superior，より足に近い側を下 inferior という。上方・下方ともいう。

② 前・後：腹側を前 anterior，背側を後 posterior というが，ヒトの場合は前・後のかわりに腹側 ventral，背側 dorsal も同じ意味で用いられる。

③ 内側・外側：身体の中心を通る垂直線を正中線といい，これに近い側を内側

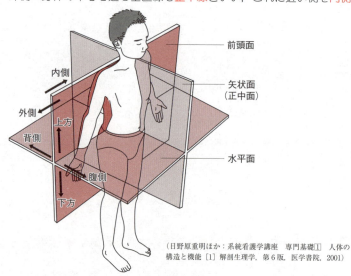

（日野原重明ほか：系統看護学講座　専門基礎①　人体の構造と機能 [1] 解剖生理学．第6版，医学書院，2001）

図147　基本体位と身体の方向・断面

medial，これから遠い側を**外側** lateral という。解剖学的正位では，手の母指は身体のもっとも外側にある。

④近位・遠位：体幹あるいは起始部に近い側を**近位** proximal，体幹あるいは起始部から遠い側を**遠位** distal という。

⑤浅・深：体表に近い側を**浅** superficial，体表から遠い側を**深** deep という。これと似た用語として，身体の中に近い側を**内** internal，体表に近い側を**外** external ともいう。

2. 身体の断面（図147）

医療画像などで身体内部を表現する場合には「断面」を用いる。

①**矢状面** sagittal plane：身体の前後に走る垂直面を矢状面といい，とくに身体の中心を通る矢状面を**正中矢状面**もしくは**正中面**という。なお，正中面・矢状面上に位置する垂直線はそれぞれ正中線・矢状線とよばれる。

②**前頭面** frontal plane：左右に走る垂直面。**前額面**あるいは**冠状面** coronal plane ともいう。冠状とはティアラやカチューシャ（髪どめ）の位置に相当する。

③**水平面** horizontal plane：身体を水平に横切る断面で，通常は**横断面** transverse plane と同義に用いられる。

3. 体腔と体壁

内臓が入る空所を**体腔** body cavity という（図148）。体腔は**胸腔** thoracic cavity と**腹腔** abdominal cavity からなり，さらに**骨盤腔** pelvic cavity を区別することもある。ふつう**頭蓋腔**（あるいは，ずがいくう）cranial cavity は体腔には含めない（脳は内臓でないため）。

それぞれの体腔を囲む壁の部分を**体壁** body wall という。体壁は胸腔を囲む**胸壁** thoracic wall，腹腔を囲む**腹壁** abdominal wall などがある。

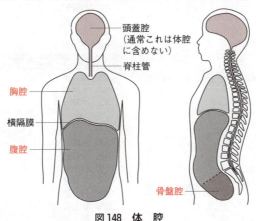

図148 体　腔

体部と部位（表18，図149）

表18 体部と部位

体 幹 body trunk

頭 部
1．前頭部
2．頭頂部
3．側頭部
4．後頭部

顔面部
5．眼窩部
6．眼窩下部
7．頬骨部
8．鼻 部
9．口 部
10．頬 部
11．オトガイ部

頸 部
12．前頸部（前頸三角）
⇒胸鎖乳突筋前縁，下顎骨下縁，正中線で囲まれ，次の4つに細分される。
13．オトガイ下三角
⇒舌骨，顎二腹筋前腹，正中線で囲まれる三角。（オトガイ下リンパ節が位置する）
14．顎下三角
⇒顎二腹筋の前腹・後腹と下顎骨下縁で囲まれる三角。（顎下腺・顎下リンパ節・顔面動-静脈・舌神経・舌下神経が通る）
15．頸動脈三角
⇒胸鎖乳突筋前縁，顎二腹筋後腹，肩甲舌骨筋上腹で囲まれる。（総頸動脈・内頸静脈・迷走神経が通る）
16．筋三角
⇒胸鎖乳突筋，肩甲舌骨筋上腹，正中線によって囲まれる。（前頸静脈・浅頸リンパ節が位置する）
17．胸鎖乳突筋部
18．小鎖骨上窩
19．後頸三角
⇒胸鎖乳突筋後縁，鎖骨，僧帽筋前縁で囲まれ，次の2つに細分される。
20．外側（後頸）三角
⇒胸鎖乳突筋，僧帽筋，肩甲舌骨筋下腹で囲まれる三角。
21．肩甲舌骨（鎖骨）三角〔大鎖骨上窩〕
⇒肩甲舌骨筋下腹，胸鎖乳突筋，鎖骨で囲まれる三角。（鎖骨下動-静脈が通る）
22．後頸部（項部）

胸 部
23．鎖骨下部（鎖骨下窩）
24．胸骨部
25．胸筋部（乳房部）
26．腋窩部，腋窩
27．乳房下部

腹 部
28．上腹部　上胃部（心窩部）
29．　　　　下肋部（季肋部）
30．中腹部　側腹部
31．　　　　臍 部
32．下腹部　鼠径部
33．　　　　恥骨部

背 部
34．脊柱部
35．肩甲部
36．肩甲上部
37．肩甲下部
38．腰 部
39．仙骨部

会陰部
40．肛門部（肛門三角）
41．尿生殖部（尿生殖三角）

体 肢 limb, extremity

上 肢
42．肩峰部
43．三角筋部
44．上腕部
45．肘 部
46．肘 窩
47．前腕部
48．手根部
49．手 背
50．手 掌

下 肢
51．殿 部
52．大腿部
53．大腿三角
⇒鼠径靱帯，縫工筋の内側縁，長内転筋の外側縁で囲まれる三角。（大腿動-静脈・大腿神経・深鼠径リンパ節が位置する）
54．前膝部
55．後膝部
56．膝 窩
57．下腿部
58．踵 部
59．足 背
60．足 底

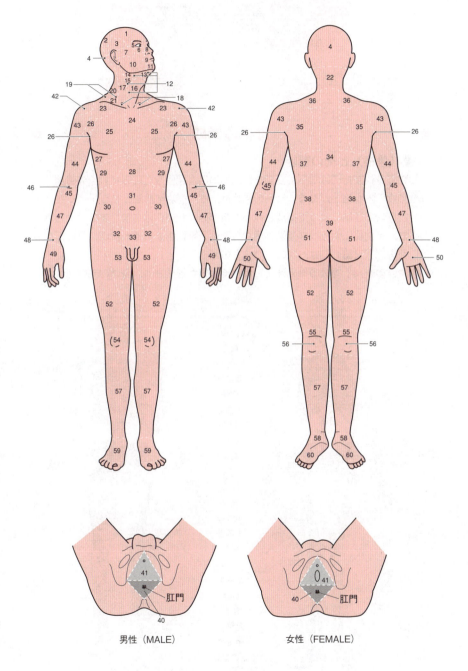

図149　人体の部位

2. 骨　格

骨格の構成

1. 骨（骨格）とその機能

　動物の身体支持にはたらく器官を骨格といい，昆虫などにみられる外骨格と，脊椎動物の内骨格とがある。ヒトの骨格は，個人差や年齢差もあるが，約 200 個の骨と軟骨の連結によって構成される（図150）。骨格にはさまざまなはたらきがあるが，見た目に明らかな運動作用から運動器系に含まれる。実際に骨になっている機能（役割）には，次のようなものがある。

　①身体の支持：複数の骨の連結によって骨格が形成され，身体の支持にはたら

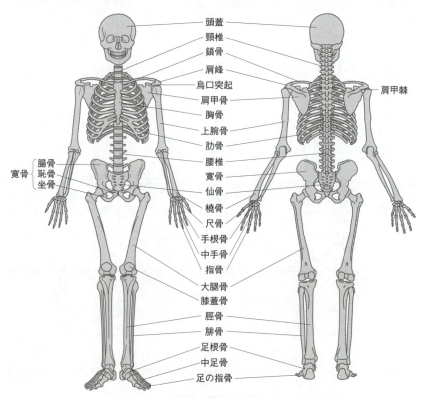

図150　身体の骨格

く。
②**身体の運動**：骨は筋の付着部であり，筋収縮による受動的運動器官としてはたらく。
③**臓器の保護**：内臓の周囲を取り囲むことでこれを保護する。頭蓋（とうがい）・胸郭・骨盤などにみられる役割である。
④**カルシウム代謝**：体内のカルシウムの99％は骨に含まれ，必要に応じて血液中に動員される。上皮小体（副甲状腺）から分泌される**パラソルモン** parathormon は骨からのカルシウム動員（骨吸収）を促進し，甲状腺から分泌される**カルシトニン** calcitonin は抑制にはたらく。
⑤**骨髄造血**：生後における造血はもっぱら骨髄で行われ，赤血球・白血球・血小板が新生される。

2. 骨の形態

骨は，その形態から長骨・短骨・扁平骨・不規則骨などに分類される（図151）。
①**長　骨**　long bone：上肢や下肢にみられる縦に長い骨。筋収縮によってテコとして動かされ，身体の支持や運動にはたらく。上腕骨・橈骨・尺骨・大腿骨・脛骨・腓骨などが含まれる。とくに，なかに髄腔とよばれる空洞があるものを**長管骨**ともいう。
②**短　骨**　short bone：手根骨や足根骨のような立方形に近い骨。複数の骨が集まり，運動性は低いが弾力性に富む骨格を構成する。

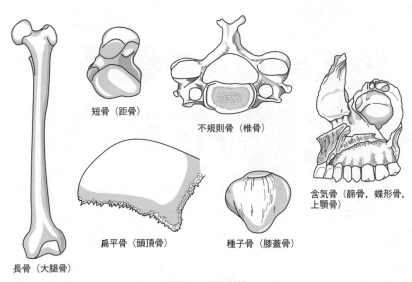

図151　骨の形態

③**扁平骨**　flat bone：頭蓋冠の骨のような板状の骨。頭頂骨・後頭骨・前頭骨・胸骨・肩甲骨などが含まれる。本書では不規則骨としたが，寛骨を扁平骨とすることもある。

④**不規則骨**　irregular bone：椎骨や寛骨および多くの顔面骨のように不規則な形状を示す骨。

⑤**含気骨**　pneumatized bone：内部に粘膜でおおわれた空洞をもち，外部と連絡口を有する骨。上顎骨（上顎洞）・篩骨（篩骨洞）・蝶形骨（蝶形骨洞）・側頭骨（乳突洞）・前頭骨（前頭洞）などがある。

⑥**種子骨**　sesamoid bone：筋の停止腱内に生じる小骨。比較的大きい種子骨としては，膝蓋骨（大腿四頭筋の停止腱）や豆状骨（尺側手根屈筋の停止腱）などがある。

3. 骨の構造（図152）

骨質はその形態から緻密質と海綿質とに区別される。

①**緻密質（緻密骨）**：骨表層をなす部分で，肉眼的にはカルシウムの固まりにみえるが，顕微解剖学的には血管などが走る（**ハバース管**）やこれを連絡する（**フォルクマン管**）を多数含む。ハバース管の周囲は何層もの骨層板（**ハバース層板**）で同心円状に囲まれ，バウムクーヘンのような円柱構造（**骨単位**）が形成される。各層板の間には**骨小腔**とよばれる空所が並び，ここに**骨細胞**が存在

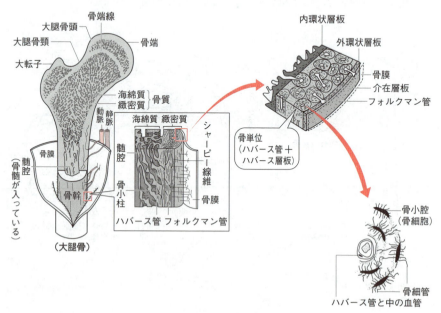

図152　骨の構造

する。骨小腔とハバース管とは骨細管で連絡され、骨細胞はここを通して栄養を受ける。

②海綿質（海綿骨）：骨深部をなす構造で、入り組んだ骨梁（骨小柱）から構成される。骨梁の走向は外力に沿って変化し、力学的に効率のよい状態が維持される。長骨の骨幹（中央部）では、この骨梁が少なくなって空間を形成している。これを髄腔とよぶ。骨梁と骨梁の間には骨髄組織が詰まっており、ここで造血が行われる。また、骨の表面は密性結合組織である骨膜に包まれている。骨膜には血管と神経が走っているため、骨折などの損傷で痛みを感じる。骨膜には造骨機能もあり、緻密骨の外側に新しい骨質を付け加えて骨を太くしている。

4. 骨の組成

骨は歯のエナメル質に次いで硬い組織である。骨の組成は1/4が水、1/4が細胞や膠原線維を主体とする有機物であり、のこりはハイドロキシアパタイト（$Ca_{10}[PO_4]_6[OH]_2$；水酸化リン灰石）とよばれる無機質からなる。子どもの骨では膠原線維などの有機物を豊富に含むため、外力に対して弾力をもち、骨折も生木と同様の折れ方（若木骨折）を示す。これに対し、大人の骨では無機質の割合が多いために弾力に乏しく、乾燥した木と同様の折れ方をする。また、子どもの骨では骨形成細胞なども多く含まれるため、大人に比べて骨折治癒も早い。

5. 軟骨の構造

軟骨は、骨とともに骨格をつくる支持組織で、サメなどの軟骨魚類では骨格の大半を占めるが、ヒトなどでは骨が骨格の主体となる。

軟骨は軟骨細胞とゲル状の細胞間質（軟骨基質）からなる結合組織で、全体を軟骨膜で包まれる。血管・神経・リンパ管を欠き、酸素や栄養は組織液からの拡散で供給されるため、血管の豊富な骨に比べて損傷後の修復は困難とされる（半月板損傷などは治りにくい）。

軟骨基質は豊富なコラーゲンに加え、コンドロイチン硫酸・ヒアルロン酸・蛋白質からなるプロテオグリカン（蛋白質に糖鎖がついたもの）を含むため、マイナス電荷によりナトリウムイオンとともに多量の水を引きつける。このため、軟骨基質の約80％は水分である。

6. 軟骨の分類

軟骨は、軟骨基質の成分によって次のように分類される。

- 硝子軟骨：半透明の均質無構造な軟骨で、関節軟骨、気管軟骨、甲状軟骨など、もっともふつうにみられる。硝子軟骨はコラーゲンを豊富に含むため機械的刺激に抵抗性があり、関節面のクッションとしてはたらく。また、胎児の骨格はほとんどが硝子軟骨でできており、これが骨に置換されることで骨がつくられる（軟骨内骨化）。

- 線維軟骨：椎間円板，恥骨結合，関節半月，関節円板など，骨の連結部にみられる軟骨。基質はコラーゲンに富み，強い圧力に耐える硬い性質を備える。
- 弾性軟骨：豊富な弾性線維を含む弾力性の高い軟骨で，耳介軟骨や喉頭蓋軟骨などが該当する。

身体の支柱

身体の支柱となる部分を体幹といい，いわゆる胴体を指す。体幹の骨は脊柱と胸郭に大別されるが，実際に身体を支えるのは脊柱である（p.279『頭蓋骨・胸郭・骨盤』参照）。

1. 脊　柱　vertebral column

脊柱は椎骨（脊椎）vertebra が重なりあってできる長さ 70 cm ほどの柱状骨格で，身体の中軸をなし，上方では頭蓋と連結してこれを支え，下方では脊椎の下端部（仙骨・尾骨）が骨盤の後面を形成する（図153）。ヒトの脊柱は全体にゆるいSを重ねたような前後の弯曲を示す。これは直立二足歩行に伴って生じたもので，四足動物や新生児の脊柱は全体的に後弯（後方へ凸の弯曲）を示すが，首がすわる頃から頸椎に，直立歩行が始まる頃から腰椎に前弯（前方へ凸の弯曲）が出現する。このため，後弯を1次弯曲，前弯を2次弯曲ともいう。

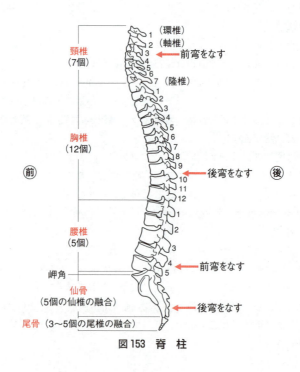

図153　脊　柱

2. 椎骨の基本構造

椎骨はそれぞれの存在部位を付した名称でよばれ，頸椎（7個）・胸椎（12個）・腰椎（5個）・仙椎（5個）・尾椎（3～5個）からなる。成人では仙椎や尾椎は骨融合し，それぞれ仙骨・尾骨を形成する（図153）。

椎骨は部位によって異なる形態を示すが，その基本的構成は共通である（図154）。すなわち，椎骨は椎体と椎弓からなり，椎弓には4種類7個の突起が備わっている。椎体は椎骨の前部を占める短円柱形の構造で，上下に隣り合う椎体と椎間円板（椎間板）を介して連結する。椎体の後側にはU字形の椎弓が位置し，椎体との間に円形の椎孔をなす。椎孔は，椎骨が連結してつくられる脊椎では脊柱管を形成する。なお，椎弓が椎体から起こる基部（椎弓根）の上下には切れ込みがあり，これを上椎切痕・下椎切痕という。上椎切痕は，上位椎骨の下椎切痕と向かい合い，椎間孔（脊髄神経の出入口）を形成する。

椎弓には，後方に棘突起，両側方に横突起，上下に各1対の関節突起が備わる。棘突起や横突起は筋の付着部をなし，関節突起は上下の椎骨との間に椎間関

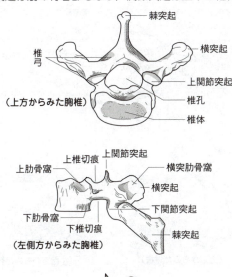

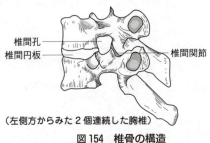

図154 椎骨の構造

節を形成する。すなわち，椎骨は椎間円板と1対の椎間関節によって連結することで脊柱を形成する。

3. 椎骨の区分

（1）頸　椎（7個）

　　頭蓋の直下でこれを支える7個の椎骨。前弯を示して連結し，脊柱ではもっとも自由に動く。頸椎は特徴的構造を有し（図155），第2～6頸椎にみられる棘突起先端の二分（第2頸椎は逆V字形を示すことが多い），横突起にみられる横突孔（第6頸椎より上を椎骨動脈が通る）などが代表的である。また，第1頸椎と第2頸椎も特殊な形状を示す。第1頸椎は椎体を欠く輪状の頸椎で，環椎 atlas とよばれる。その椎体は第2頸椎に融合して歯突起となるため，第2頸椎は軸椎 axis とよばれる。頭蓋は環椎と強く連結しており，軸椎の歯突起を軸として回旋することで首が回る（この関節を正中環軸関節という）。なお，一般に下位頸椎は回旋よりも屈伸にはたらく。

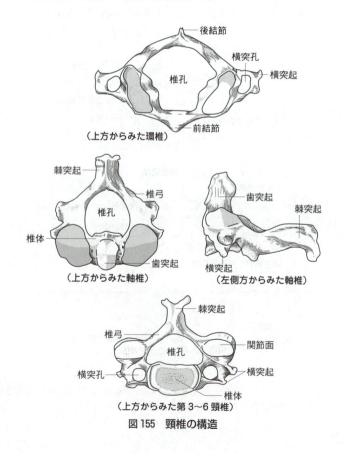

図155　頸椎の構造

(2) 胸　椎（12個）

　胸郭の後部をつくる椎骨で，後弯を示すように連結する。もっとも基本的な形を示す椎骨であるが，肋骨と連結する関節面の存在が他の椎骨との大きな違いとなっている。すなわち，椎体の後外側面の上下に上・下肋骨窩が，横突起先端に横突肋骨窩があり，それぞれ肋骨と関節を形成する（図154）。

(3) 腰　椎（5個）

　上半身の体重を支える大きな椎体を特徴とする。直立に伴う前弯を示し，仙骨との境界はとくに前方へ突出する。横突起のようにみえる突起は肋骨突起とよばれ，本来の肋骨が腰椎に融合したものである（図156）。

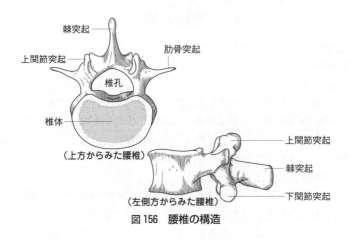

図156　腰椎の構造

(4) 仙　骨

　5個の仙椎の融合によって形成された骨（図157）。尾椎とともに脊柱下端部をなすとともに，骨盤の後面をつくる。仙骨は後弯を示し，前面は凹面，後面は凸面をなす。

　正面では逆三角形状で，腰椎側を仙骨底，尾骨側を仙骨尖という。仙骨底前縁の正中点，つまり仙骨底の中でもっとも前方へ突出している点はとくに岬角とよばれ，骨盤計測の際の基準点とされる。また，後面正中には棘突起が融合してできた正中仙骨稜があり，その下部の仙骨裂孔は，脊柱管からつづく仙骨管の下口をなす。なお，前後面における仙椎の境界には椎間孔にあたる前・後仙骨孔がみられ，仙骨神経前枝・後枝が出入りする。

(5) 尾　骨

　3～5個の尾椎の融合によって形成された骨（図157）。仙骨下端と連結して骨盤後面下端を構成する。

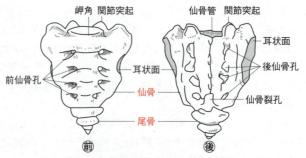

図157 仙骨と尾骨の構造

四肢の骨

1. 上肢骨（図158, 159, 160）

〔上肢帯骨〕

（1）鎖骨 clavicle

全長を皮下に触れるゆるいS状の骨。胸骨との間に上肢と体幹を連絡する唯一の関節（胸鎖関節）を形成する。鎖骨はこの関節を支点として分回し運動（注：分回し…コンパスのこと）を起こし、肩甲骨を動かすことで肩関節自体の位置をかえ、上肢の運動領域を広げている。

（2）肩甲骨 scapula

逆三角形の扁平骨で、背側では第2〜7肋骨の高さに位置する。背面の上1/3の付近には肩甲棘とよばれる隆起があり（p.266の図150）、その外側端はひろがって肩峰となり、鎖骨の外側端と連結する。また、肩甲骨上縁の関節窩付近からは前方に向けて烏口突起が突出し、烏口腕筋や上腕二頭筋の起始をなす。なお、肩甲骨外側端の肩峰下には関節窩があり、上腕骨頭と肩関節をなす。

〔自由上肢骨〕

（1）上腕骨 humerus

上腕をなす長さ30 cmほどの長骨。

近位端：上腕骨頭が肩甲骨との間に肩関節をなす。肩関節は浅い球関節（p.323の図203）で可動範囲が広い反面、脱臼しやすい。頭基部を囲む浅い凹みを解剖頸といい、その外側に大結節、前側に小結節が位置する。大結節には上腕を外旋させる筋（棘上筋・棘下筋・小円筋）、小結節には上腕を内旋させる筋（広背筋・大円筋など）が付着する。大・小結節の下はやや細い外科頸をなし、上腕骨体に移行する。

上腕骨体：中央外側には三角筋が停止する三角筋粗面、後面には橈骨神経溝があり、これに沿って橈骨神経が走る。橈骨神経は上肢で最も太く、骨に接して走るため骨折や圧迫で障害されやすい。

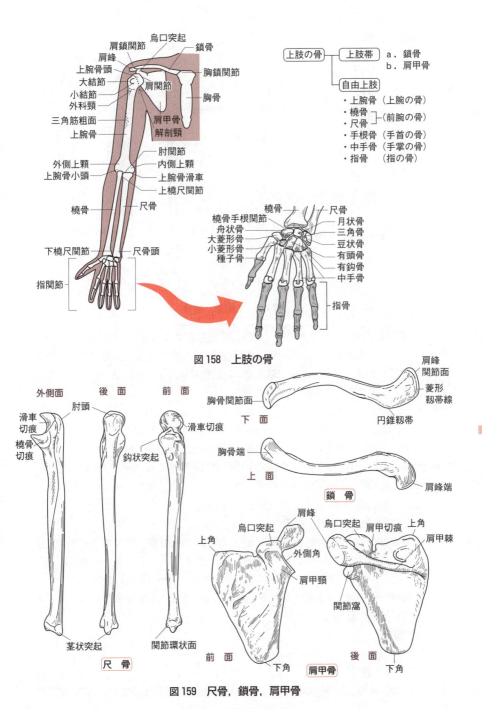

図158 上肢の骨

図159 尺骨, 鎖骨, 肩甲骨

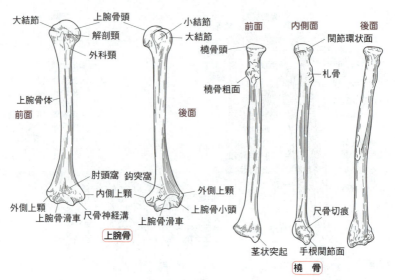

図160　上腕骨，橈骨

遠位端：肘関節をなす滑車（尺骨と関節）および上腕骨小頭（橈骨と関節）があり，その両側には内側上顆（前腕屈筋の起始部）と外側上顆（前腕伸筋の起始部）が張り出す。内側上顆後面には尺骨神経が走っており，肘を打ったときにしびれるのはこの部の刺激による。

（2）橈骨 radius と尺骨 ulna

前腕には，母指側の橈骨と小指側の尺骨とがある。尺骨上端には滑車切痕があり，上腕骨滑車と関節する。切痕の下部外側には橈骨切痕があり，バットのグリップエンドのような橈骨頭と上橈尺関節を形成する。一方，尺骨下端（尺骨頭）は細く，関節環状面と橈骨下端の尺骨切痕との間に下橈尺関節をなす。上・下橈尺関節はいずれも車軸関節に属する。

（3）手根骨・中手骨・指骨

手首は8個の手根骨〔近位列（母指側から）：舟状骨・月状骨・三角骨・豆状骨，遠位列（母指側から）：大菱形骨・小菱形骨・有頭骨・有鉤骨〕でできており，手のひらは5本の中手骨，そして指は母指（2本）をのぞいて3本の指骨（基節骨・中節骨・末節骨）からなる。手においては母指をのぞいて手根中手関節の運動性は低い。

2. 下肢骨

〔下肢帯骨〕

（1）寛骨 hip bone

腸骨・坐骨・恥骨が融合してつくられる骨（図161）。これら3つの骨は，小

児では大腿骨との間に股関節をなす寛骨臼を中心に接し，ここでY字軟骨によって連結している。寛骨上半部は腸骨からなり，その上縁（腸骨稜）を左右で結んだ線（ヤコビー線）は第4腰椎棘突起の高さを通るため，腰椎穿刺の際の目安となる。

　寛骨下半部は，後部の坐骨と前部の恥骨によって形成される。坐骨には坐骨結節（腰掛けた状態で体重を支える）や坐骨棘とよばれる突起があり，寛骨と仙骨を連結する靱帯（仙結節靱帯・仙棘靱帯）の付着部をなす。これらの靱帯により，仙骨と寛骨の間には大・小坐骨孔が形成され，骨盤に出入りする神経や血管（坐骨神経など）の通路となる。坐骨と恥骨とは融合して閉鎖孔をつくり，その前上縁を閉鎖動・静脈と閉鎖神経が通る。なお，腸骨稜前端の上前腸骨棘と恥骨結節との間には鼠径靱帯が張る（図162）。

〔自由下肢骨〕
（1）大腿骨　femur

　人体で最大の長骨（長さ約40 cm）（図163）。

　近位端：寛骨臼と関節する大腿骨頭があり，その関節面には大腿骨頭靱帯が付着する大腿骨頭窩がみられる。骨頭の下は大腿骨頸をなし，その下には大転子（中・小殿筋や梨状筋の停止部）や小転子（腸腰筋の停止部）がみられる。

　遠位端：下端は左右に張り出して内側顆・外側顆を形成し，脛骨との間に膝関節を形成する。内側顆と外側顆の間は，前面では膝蓋面，後面で深く凹んだ顆間窩をなす。なお，内側顆・外側顆の上方には腓腹筋の起始をなす内側および外側上顆が認められる。

（2）膝蓋骨　patella

　膝の前にある栗の実に似た骨で，大腿四頭筋の腱に生じた種子骨とされる

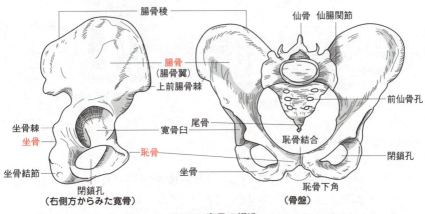

図161　寛骨の構造

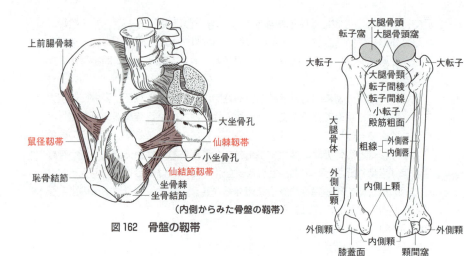

図162 骨盤の靱帯

図163 大腿骨

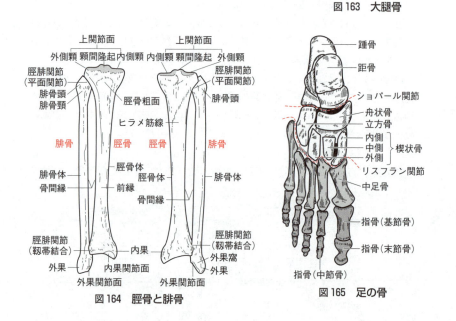

図164 脛骨と腓骨

図165 足の骨

（p.266 の図150）。

（3）脛骨 tibia と腓骨 fibula

　下腿は脛骨（内側）と腓骨（外側）とから構成される（**図164**）。体重を支える役割はおもに太い脛骨に課せられており，その上端には膝関節をなす上関節面，下端には足関節をなす外果関節面および内果関節面がみられる。なお，内

果（内くるぶし）は脛骨，外果（外くるぶし）は腓骨下端にみられる膨らみである。

(4) 足根骨・中足骨・指骨

足は7つの足根骨（距骨・踵骨・舟状骨・立方骨・内側-中間-外側楔状骨）と5本の中足骨，そして14本の指骨からなる（図165）。手に比べて運動性は低いが，全体にアーチ（足弓）をなして組み合わさっており，歩行の際の衝撃を吸収するしくみとなっている。

頭蓋骨・胸郭・骨盤

1. 頭蓋 cranium；skull

15種類23個の骨によって形成される頭部の骨格を頭蓋という（図166）。頭蓋は，脳の容器をなす神経頭蓋（脳頭蓋）と消化器や呼吸器の入口をなす顔面頭蓋（内臓頭蓋）に大別され，これらを構成する骨をそれぞれ頭蓋骨・顔面骨という。ただし，頭蓋骨と顔面骨の区分は必ずしも一定していない。ここでは以下のような区分とした。

(1) 脳頭蓋

脳の容器をなす頭蓋部分を脳頭蓋といい，脳が入っている空間を頭蓋腔という。頭蓋腔は天井部分の頭蓋冠と床部分をなす頭蓋底からなり，頭蓋底はさらに前頭蓋窩・中頭蓋窩・後頭蓋窩に区分される（図167）。このように，頭蓋腔を囲む（脳頭蓋を構成する）骨を頭蓋骨といい，前頭骨・頭頂骨・後頭骨・側頭骨・蝶形骨・篩骨が含まれる（図166）。

①前頭骨：前頭部にある皿状の骨。眼窩上部〜前額部をなし，前頭蓋窩の構成にあずかる。眉間の内部には前頭洞とよばれる空洞（副鼻腔）を備える（図168）。頭頂骨との縫合を冠状縫合というが，胎児期には未完成で，とくに正中部には広い隙間（大泉門）がみられる。

②頭頂骨：頭頂部をつくる左右1対の扁平骨。左右の頭頂骨は正中で矢状縫合によって連結する。

③後頭骨：頭蓋底〜後頭部をなし，後頭蓋窩をつくる。底部には頭蓋腔と脊柱管を連絡する大後頭孔があり，その両側に環椎と関節する後頭顆をもつ。頭頂骨との縫合はラムダ縫合とよばれる。

④側頭骨：頬部・側頭部・中頭蓋窩および後頭蓋窩の一部をなす不規則な形の骨。側頭部はおもに鱗部，中頭蓋窩は錐体からつくられる。錐体の内部には中耳（鼓室）や内耳（蝸牛・前庭・半規管）を含む。なお，鱗部と頭頂骨などとの縫合を鱗状縫合という。

⑤蝶形骨：頭蓋底中部にあり，前頭蓋窩後部・中頭蓋窩・後頭蓋窩前部を構成する。中央の蝶形骨体から，左右に大翼と小翼，下方に翼状突起を出す。

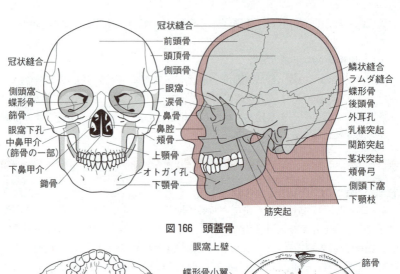

図166 頭蓋骨

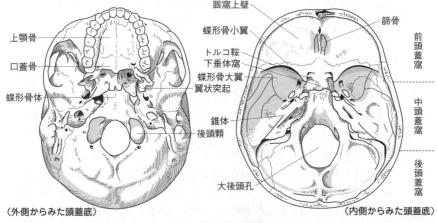

図167 脳頭蓋の頭蓋底

体上面は鞍状構造（トルコ鞍）を示し，中心には下垂体を入れる凹み（下垂体窩）が備わる。

⑥篩　骨：鼻腔の上部〜外側壁，眼窩の内側壁および前頭蓋窩の正中部を構成する。上鼻甲介・中鼻甲介は篩骨の一部である（注：下鼻甲介は独立した骨）（図166, 168）。眼窩と鼻腔の間の部分は内部に多数の小腔（副鼻腔）をもち，篩骨蜂巣とよばれる。

（2）顔面頭蓋・内臓頭蓋

消化器や呼吸器の入口を囲む領域を顔面といい，その骨格を顔面頭蓋という。顔面頭蓋には，口を囲む上顎骨・口蓋骨・頬骨・下顎骨・舌骨や鼻腔を囲む鼻骨・鋤骨・涙骨・下鼻甲介が含まれる（図166, 167, 168）。

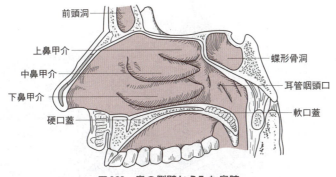

図168 鼻の側壁からみた鼻腔

①**上顎骨**：鼻腔外側壁・眼窩底・骨口蓋前部および上顎の歯槽などをつくる1対の骨。内部に**上顎洞**とよばれる空洞（副鼻腔）を備える。鼻腔面の**鼻涙溝**は，**涙骨**などとともに**鼻涙管**をつくる。

②**口蓋骨**：口蓋と鼻腔外側壁の後部をつくる1対のL字形骨。

③**頰骨**：眼窩外側壁・頰・頰骨弓前半部をつくる有対の骨。

④**下顎骨**：U字形に並んだ歯槽をもつ**下顎体**と，後上方に伸びる**下顎枝**からなる。下顎枝の上端は，側頭筋がつく**筋突起**と顎関節をつくる**関節突起**とに分かれる。下顎体の内部には，下顎の歯や付近の感覚を支配する**下歯槽神経**（←下顎神経）が通る**下顎管**を有する。

⑤**舌骨**：喉頭の上方で皮下に触れるU字形の小骨（p.340の**図213**参照）。頭蓋骨の中で，唯一ほかの骨と接しない（筋と靱帯だけで頭蓋と結合している）。

⑥**その他の顔面骨**：主として鼻腔を囲む**鼻骨**（鼻背の骨）・**鋤骨**（鼻中隔）・**涙骨**（涙囊をつくる）・**下鼻甲介**（鼻腔の外側壁）などが含まれる。

2. 胸郭 thorax

胸骨・**肋骨**（12対）・**胸椎**（12個）によって構成されるカゴ状の骨格を**胸郭**といい，内部に心臓・肺などの胸部臓器を入れる（**図169**）。胸郭上端には胸骨上縁・第1肋骨・第1胸椎からなる開口があり，**胸郭上口**とよばれる。一方，胸郭下端には胸骨下端・第12肋骨・肋骨弓・第12胸椎で囲まれる**胸郭下口**がみられる。

（1）**肋骨** rib

各肋骨は骨性の**肋硬骨部**と軟骨性の**肋軟骨部**からなる。第1～7肋骨は別々の肋軟骨を介して胸骨と連結するが，**第8～10肋骨**の肋軟骨は**第7肋軟骨**に付着して**肋骨弓**を形成する。なお，**第11および12肋骨**は短く，胸骨と連結しない。

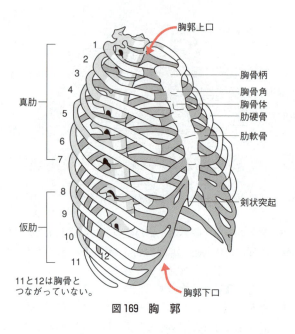

図 169 胸　郭

（2）胸　骨　sternum
　胸骨柄・胸骨体・剣状突起の3部からなる扁平骨。胸骨柄と胸骨体との連結部を胸骨角（ルイ角）といい，両側に第2肋軟骨との関節面をもつ。また，胸骨角を通る水平面を胸骨角平面といい，気管分岐の高さに一致する。

3. 骨　盤　pelvis
　骨盤は，下肢帯としてはたらくと同時に，内部の臓器（骨盤内臓）を保護する役割をになう。骨盤は仙骨（＋尾骨）と左右の寛骨からなり，底のない桶のような形を呈する（p.274の図157，p.277の図161）。仙骨は5個の仙椎の融合によって形成された骨で，仙腸関節（半関節）によって両側の寛骨と連結し，下端は尾骨と連結する（仙尾連結）。また，左右の寛骨は前方で恥骨結合（線維軟骨結合）によって連結する。
　骨盤は，岬角（仙骨底前縁正中の点）と恥骨上縁を通る平面（骨盤上口）により，上方の大骨盤と下方の小骨盤とに区分される（図170）。小骨盤に囲まれた空間を骨盤腔といい，ここに子宮・卵巣・膀胱・直腸などの骨盤内臓が位置する。なお，尾骨先端・坐骨結節・恥骨結合下縁を結ぶ開口は骨盤下口とよばれる（図171）。
　直立位における骨盤は前方に約60°傾いている。このため，尾骨先端は恥骨結合よりやや高い位置にあり，恥骨結合と左右上前腸骨棘は同一前頭面上に位置する。この状態で，骨盤上口と骨盤下口の中央点を結ぶ曲線を骨盤軸といい（図171），

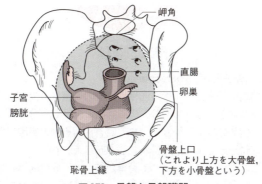

図170　骨盤と骨盤臓器

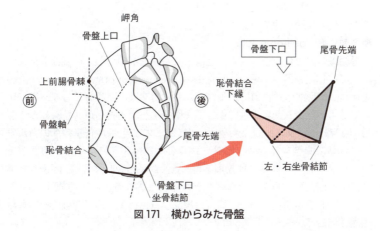

図171　横からみた骨盤

出産時にはこの軸に沿って胎児の頭が移動する。骨盤軸は四足動物ではほぼ直線的だが，ヒトでは約90°曲がっており，ヒトの分娩が重い理由の1つとなっている。

疾病の成り立ち

骨の代謝異常

◆骨粗鬆症（骨多孔症） osteoporosis

骨組織の組成は正常だが，単位面積当たりの骨量が減少した病態で，骨の体積減少を特徴とする（図172）。骨では常に骨吸収と骨形成が行われており，正常ではその間に平衡が保たれている。何らかの原因で平衡がくずれ，骨吸収が骨形成を上回ると骨粗鬆症が起こる。

骨粗鬆症には，骨形成が低下して骨量が減少する低代謝回転型骨粗鬆症（老人性骨粗鬆症など）と，骨吸収過剰によって骨量減少を生じる高代謝回転型骨粗鬆症（副甲状腺機能亢進症など）がある。一般に，骨粗鬆症は加齢・閉経・栄養障害・内分泌疾患などが原因で生じ，とくに閉経後10年頃の女性に発症しやすいとされる。

◆骨軟化症 osteomalacia

骨組織へのカルシウム沈着が阻害される疾患群のうち，骨端線閉鎖後の成人に生じたもの。小児に生じたものはくる病 rickets といい，成長障害を伴う。骨形成は骨基質にカルシウムが沈着することで起こるが，骨軟化症ではカルシウム沈着障害によって多量の未石灰化骨基質（類骨）が生じる（図172）。ビタミンDが腸管からのカルシウム吸収や骨基質へのカルシウム沈着に関与するため，ビタミンDの代謝障害をきたしている例が多い。一般には，ビタミンD摂取不足・腸管からの吸収障害・肝障害や腎障害によるビタミンD活性化障害などが原因とされる。なお，腸管におけるリンの吸収阻害や抗けいれん薬（カルシウム拮抗薬）の長期服用でも骨軟化症が起こる。

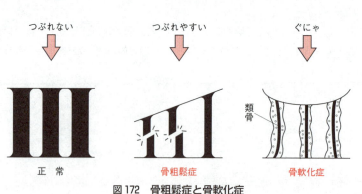

図172　骨粗鬆症と骨軟化症

脊椎椎間板の障害

◆**椎間板ヘルニア　vertebral disc herniation**

椎間円板の変性により，表層の線維輪の破綻部から内部の髄核が脱出したものをいう。中高年の場合，髄核が脱出しないで椎間円板自身が椎体から剥がれて脱出することがある（**図173**）。脊髄や神経根を圧迫するようになると，疼痛や機能障害を引き起こす。脊柱の弯曲が前弯から後弯に移行する領域に多く，第4～5腰椎レベル，次いで下部頸椎に発症する。これは弯曲移行部では椎間円板に負担がかかりやすいためと理解される。

椎間板ヘルニアの症状は発症部位によって異なる。すなわち，頸椎の椎間板ヘルニアでは頸部～上肢の痛み・感覚障害・運動麻痺などが，腰椎では腰痛・下肢痛（坐骨神経痛など）・下肢の感覚障害・運動麻痺などがみられる。

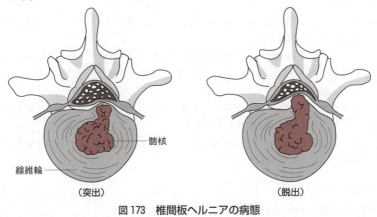

図173　椎間板ヘルニアの病態

既出問題チェック 骨格

□ 前腕の図を示す。99-A11
矢印で示す骨はどれか。
1 腓骨
2 橈骨
3 脛骨
4 尺骨

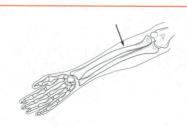

● 解答・解説

1 ×腓骨は脛骨と対になって存在する下腿の骨である。長骨のうちもっとも細長い骨で、脛骨の外側にある。
2 ○橈骨は前腕の外側（橈側または母指側）にある長管状骨で、上端と下端で前腕の内側（尺側または小指側）にある尺骨と関節する。下端は上端に比較して著しく大きいのも特徴である。
3 ×脛骨は下肢の一部，脛（すね）に相当する部分を形成する骨である。腓骨と対になり，膝関節を介して大腿骨と連結する。
4 ×橈骨と並んで前腕内側（小指側）にある長管状骨である。この骨は橈骨とは逆に上端部が大きく，下端部が小さい。

一問一答（○，×を答えよ）

□ 1 骨芽細胞は骨の吸収を行う。96-P9
□ 2 カルシトニンは骨破壊を促す。96-P9
□ 3 長管骨の成長は骨膜で行われる。96-P9
□ 4 血清カルシウム値の調節に関わる。96-P9

● 解答・解説

1 ×骨吸収とは骨のカルシウムを血中に吸収することであり，破骨細胞がこれにはたらく。骨芽細胞は骨におけるカルシウムの貯蔵（骨形成）にはたらく。
2 ×カルシトニンは甲状腺の傍濾胞細胞から分泌されるホルモンで，破骨細胞を抑制して骨吸収（骨破壊）を低下させる。
3 ×長管骨の長さの成長は軟骨とくに骨端軟骨が成長しながら骨化することで起こる。ただし，太さの成長は骨膜によって行われる（本選択肢は説明不足）。
4 ○骨は全身のカルシウム量（約1 kg）の99％を貯蔵しており，骨吸収と骨形成のバランスをとることで血清カルシウム値の調節にはたらく。

3. 筋の収縮

筋の構造

　ほとんどの細胞はアクチンやミオシンという蛋白質を含む。これらはカルシウムイオン（Ca^{2+}）の存在下ではたらく収縮装置であり，細胞自体の運動にも関わる。筋細胞はこのような収縮装置が発達し，強い収縮性をもつ細胞として分化したものである。

　筋は骨格筋・心筋・平滑筋に分けられる。どの筋細胞（筋線維）もアクチンやミオシンでできた筋フィラメントを含むが，骨格筋や心筋線維では規則的な配列によって縞模様（横紋）が形成されるのに対し，平滑筋では規則性がないため横紋はみられない。横紋がみられる骨格筋と心筋は組織学的に横紋筋といわれる。骨格筋は意識的に動かせる随意筋であるが，心筋と平滑筋は不随意筋である。心筋は横紋筋なのに不随意筋であることに注意したい。

1. 骨格筋（図174）

（1）筋線維と筋原線維

　骨格筋は筋束が集まってかたちづくられている。筋束は多数の筋線維（筋細胞）の束で，表面を薄い膜（筋周膜）で包まれ，さらに多数の筋束が筋上膜でまとめられて個々の筋となる。骨格筋線維は太さ10～100 μm，長さ5～10 cmにおよぶ細長い細胞で，辺縁に多数の核をもつが，これは複数の細胞の融合（合胞体という）によって筋線維がつくられるためである。

　骨格筋線維の中には何百本もの筋原線維がつまっており，この筋原線維が収縮単位としてはたらく。筋原線維は横紋構造を示すが，これは筋節（サルコメア）の規則的なくり返しによってできる。筋節とはZ帯～Z帯の部分をいい，含まれている筋フィラメントの配列によってA帯・H帯・I帯などに区別される。

（2）筋フィラメント

　筋原線維は，太いミオシンフィラメントと細いアクチンフィラメントからなる。これらのフィラメントは一部が重なり合うかたちで並んでおり，細いフィラメントが太いフィラメントの間を滑るように動くことで収縮が起こる（滑走説という）。

　細いフィラメントは長さ1 μm，太さ6～8 nmのフィラメントで，アクチン・トロポミオシン・トロポニンという3つの蛋白質によって形成される。このうち，トロポミオシンはアクチンフィラメントの構造安定化に，トロポニンは収

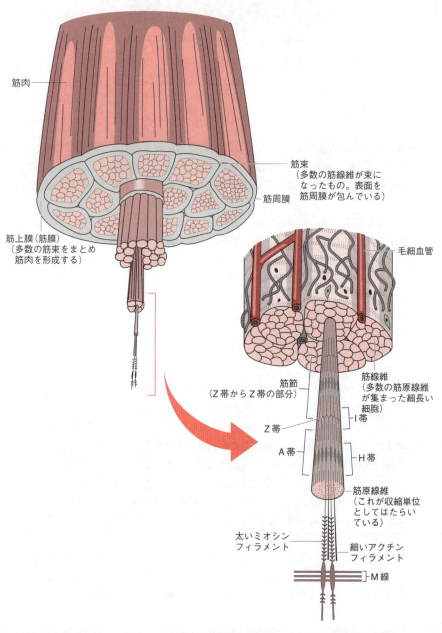

図174 骨格筋の構造

縮調節にはたらく。一方，太いフィラメントは直径約 15 nm, 長さ 1.5 μm ほどのフィラメントで，球状の頭をもつミオシンの集合からなり，この頭の部分がアクチンフィラメントとの結合部位となる。

（3）運動終板

骨格筋には運動神経線維が分布しており，その接合部は運動終板とよばれる（図175）。神経を伝わってきた電気的刺激により，神経終末からはアセチルコリンが放出される。アセチルコリンは筋細胞膜に小さな電気的興奮（脱分極）を起こすが，これがある程度に達すると骨格筋線維に興奮（活動電位）が生じ，筋細胞の収縮が始まる。

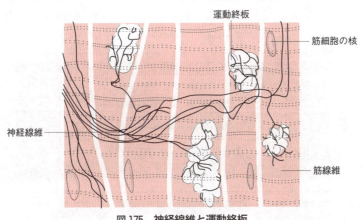

図175　神経線維と運動終板

2. 心　筋

心筋は横紋筋に含まれ，その収縮も筋フィラメントの滑り込みによって起こる（滑走説）が，骨格筋とは異なる形態的特徴を備える。すなわち，心筋は短円柱状の細胞から構成され，各細胞は電気的に連続している。このため，刺激が到達すると心筋全体が1つの細胞であるかのように一斉に収縮する。

3. 平滑筋

内臓や血管壁の平滑筋細胞にも，アクチンやミオシンのフィラメントは含まれているが，規則的配列は示さないため横紋構造はみられず，収縮機構も滑走説では説明できない。

筋収縮のメカニズム

1. 興奮・収縮連関

　骨格筋の細胞膜に電気的興奮が生じてから収縮が起こるまでの過程を興奮・収縮連関という。神経の興奮が筋線維に達し，細胞膜に興奮（活動電位）が発生すると，その興奮は横行小管系（T管系）を介して筋小胞体に送られる。興奮を受けた筋小胞体は内部のふくらんだ部分（終末槽）に貯蔵していたCa^{2+}を筋原線維の細胞質内に放出し，細胞質のCa^{2+}の濃度を高めることで筋フィラメントの収縮反応を起こす（図176）。

　心筋の場合も基本的には骨格筋と同様であるが，筋小胞体のCa^{2+}のほか，細胞外から流入するCa^{2+}も収縮に関わる。このため，心筋の収縮は細胞外カルシ

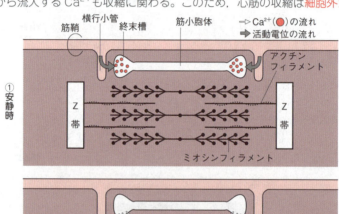
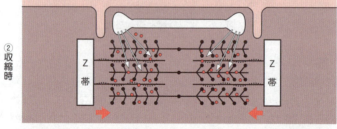
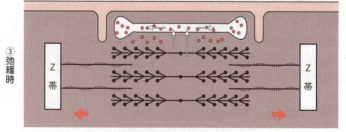

（堺章：新訂　目でみるからだのメカニズム，新訂版，医学書院，2000）
図176　筋の収縮と弛緩

ウム濃度に影響され，低 Ca^{2+} 血症などで弱められることになる。なお，平滑筋では小胞体が未発達なため，基本的には細胞外 Ca^{2+} の流入で収縮が起こる。

2. 筋フィラメントの収縮反応

筋細胞内に Ca^{2+} が入ると，Ca^{2+} はアクチンフィラメント上にあるトロポニンと結合し，離れていたアクチンフィラメントとミオシンフィラメントの側枝（頭）とが連結される。アクチンフィラメントと連結したミオシンフィラメント側枝は，アクチンフィラメントを引き込むように作用し，これにより Z 帯の間隔（筋節）は短縮され，筋の収縮が起こる（滑走説）。このとき，放出された Ca^{2+} は再び筋小胞体に回収・貯留される。筋小胞体の周囲の Ca^{2+} 濃度が下がるとフィラメントはもとの位置に戻り，筋は弛緩状態に戻る。

3. 単収縮　twitch と強縮　tetanus

1 回の刺激で起こる筋収縮を単収縮という。しかし，実際に起こる骨格筋の収縮はほとんどが持続的収縮であり，単収縮がみられることはまずない。すなわち，ふだん生じている骨格筋の収縮は，反復する単収縮刺激によって加重された大きな収縮であり，これを強縮という。例えば固いビンのふたを開けるようなとき，私たちは筋を収縮させた状態を持続するが，この状態が強縮にあたる。これに対し，心筋の収縮は常に単収縮のくり返しであり，刺激の頻度をあげても骨格筋のように強縮を起こすことはない。心筋は，骨格筋に比べて不応期（次の刺激に対して興奮可能になるまでの時間）が長く，収縮中に次の刺激が到達しても興奮しないためである。

筋収縮のエネルギー

1. アデノシン三リン酸（adenosine triphosphate；ATP）

筋収縮にはエネルギーが必要である。このエネルギーはアデノシン三リン酸（ATP）から得られる。すなわち，Ca^{2+} がアクチンフィラメント上にあるトロポニンと結合し，アクチンフィラメントがミオシンフィラメントの側枝（頭）と結合するとき，ミオシンの酵素（アデノシン三リン酸分解酵素）によって ATP が ADP（アデノシン二リン酸）に分解され，そのときにエネルギーが放出される。このエネルギーによってミオシンの頭が動き，結合したアクチンフィラメントはミオシンフィラメントの間を滑走する。

2. 筋収縮のエネルギー源

筋収縮はフィラメントを構成するミオシンとアクチンが ATP からエネルギーを得て反応することによって起こる。すなわち，筋収縮の直接のエネルギーは，ATP から ADP への分解〔ATP⇌ADP＋エネルギー〕によってまかなわれる。一般に，筋細胞が ATP を得る過程は次の 3 つのタイプに大別される。

タイプ 1：筋に存在するクレアチンリン酸（CP）の分解により，ATP が生成

される。このため，クレアチンリン酸を分解することで筋収縮のエネルギーを得ることができるが，CPの量に限りがあるため，せいぜい数秒しか持続できない。陸上の短距離走ではおもにこの方法でエネルギーを得る。

タイプ2：ATPは，筋に蓄えられているグリコーゲンの分解によっても供給される。この過程は解糖とよばれ，グリコーゲンをピルビン酸に分解し，ATPと乳酸を生成する反応である。解糖は無酸素状態でATPを合成する反応であり，短時間であればクレアチンリン酸からのATPと解糖によるATPによって無酸素運動が可能となる。

タイプ3：酸素が供給される場合，ピルビン酸は乳酸にはならずにクエン酸回路（TCA回路）に取り込まれ，大量のATPが生成される。これはいわゆる有酸素運動におけるエネルギー補給であり，血液から供給されるグルコースや脂肪酸もATPを得る原料となる。マラソンの途中でスタミナドリンクを補給するのもこの理由からである。

3. 乳酸は疲労物質？

乳酸は，激しい運動における解糖（グリコーゲンからピルビン酸に分解してエネルギーを得る過程；タイプ2）の副産物とされてきた。乳酸は強い酸性を示すので，筋細胞内にたまるとその収縮能力を低下させ，感覚線維を刺激して熱感や痛みを生じる。乳酸が疲労物質とよばれるのはこのためである。一方で，乳酸は肝臓でグルコースに変換され，筋に送られてエネルギー源として再利用される。骨格筋のエネルギー源であるグルコースは，筋に貯蔵されているグリコーゲンから得られるがその貯蔵量には限界があり，容易にエネルギー不足が起こる。このため，乳酸由来のグルコース供給は筋運動の継続に必須である。激しい運動で生じる筋疲労や熱感には乳酸が関与しているが，これらの症状は，運動を持続するための「ペースダウンを促すシグナル」であり，過度の運動による破綻防止にはたらくと考えられている。

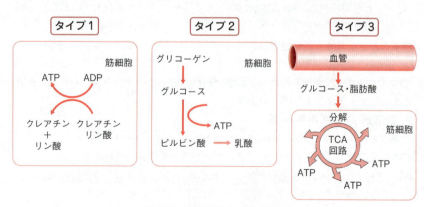

図177　筋収縮のエネルギー

筋の収縮

☑ 骨格筋の収縮について正しいのはどれか。90-A9, 93-P9, 103-A27
1 筋収縮のエネルギー源は ADP である。
2 収縮力は関節が伸展した状態で最大となる。
3 骨格筋は副交感神経の指令を受けて収縮する。
4 アクチンがミオシン上を滑走して筋収縮が起こる。

● 解答・解説
1 ×筋収縮のエネルギー源は ATP（アデノシン三リン酸）で，ADP に分解されるときに出すエネルギーが使われる。
2 ×筋収縮力は，弛緩時の長さの 1.2〜1.3 倍に伸展されたときにもっとも強くなる。
3 ×骨格筋に収縮指令を伝える神経を（体性）運動神経（運動ニューロン）という。
4 ○細いアクチンフィラメントが太いミオシンフィラメントの上を滑るように動くことで筋収縮が起こる。

一問一答（○，×を答えよ）
☑ 1 筋原線維のフィラメントは Ca^{2+} の存在で機能する。90-A9
☑ 2 等尺性収縮では筋の起始部と停止部とが近づく。90-A9
☑ 3 骨格筋収縮にはカルシウムイオンが必要である。93-P9
☑ 4 骨格筋収縮時にミオシンフィラメントの長さは短縮する。93-P9
☑ 5 骨格筋収縮の結果グリコゲンが蓄積される。93-P9

● 解答・解説
1 ○刺激により筋小胞体から放出された Ca^{2+} が，筋原線維のフィラメントどうしを引き寄せることで筋収縮が起こる。
2 ×起始〜停止間距離をかえず，張力を増加させる収縮を等尺性収縮という。
3 ○細胞外カルシウムイオンの流入により，細胞内のカルシウム濃度が上昇すると筋フィラメントが収縮し，筋の収縮が起こる。
4 ×アクチンフィラメントとミオシンフィラメントが指を組むようにスライドする（滑走説）ことで筋の短縮が起こる。
5 ×乳酸が疲労物質として筋に蓄積する。グリコゲンは筋収縮のエネルギー源として利用される。

4. 骨格筋

骨格筋とは

1. 骨格筋の定義

骨格と協同して身体の運動にはたらく筋を骨格筋という。この定義に厳密に従えば，骨格筋とは「骨に付着してこれを動かす筋」のことであり，皮膚につく表情筋（皮筋という）や喉頭軟骨に付着する喉頭筋（軟骨筋という）は骨格筋には含めない。しかし，一般的には心筋と平滑筋をのぞく筋をまとめて骨格筋とするのがふつうである。ヒトでは体重の約40％を骨格筋が占める。なお，1つの関節に対して同様の作用を示す筋を協力筋，反対の作用を示す筋を拮抗筋という。肘関節でいえば，上腕筋と上腕二頭筋は屈曲にはたらく協力筋であり，上腕三頭筋は伸展にはたらくため，上腕筋や上腕二頭筋に対しては拮抗筋の関係にある。

2. 起始と停止

一般に，骨格筋は関節をはさんで位置する2つの骨に付着し，この関節の運動にはたらく。この付着部のうち相対的に動きの小さい側を起始，大きく動く側を停止という（図178）。肘を動かす筋では，動きの少ない上腕側が起始，動きの大きい前腕側が停止となる。

また，筋の起始側部分を筋頭，停止側部分を筋尾といい，間にはさまれた部分を筋腹という。なかには2か所以上に起始（筋頭）をもつ筋があり，その数によって二頭筋（例：上腕二頭筋）・三頭筋（上腕三頭筋）・四頭筋（大腿四頭筋）

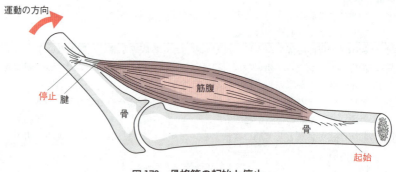

図178　骨格筋の起始と停止

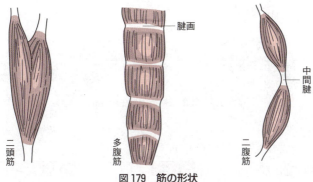

図179 筋の形状

に分けられる。なお，複数の筋が縦に並んだかたちの筋もあり，二腹筋（顎二腹筋）や多腹筋（腹直筋）がある。これらは途中に中間腱をはさんでいる（図179）。

筋の補助装置

筋の補助装置としては次のようなものがあげられる（図180）。

（1）筋　膜

　筋または筋群を包む結合組織性の膜。血管や神経の通路となるほか，収縮時の筋を保護する役割もある。四肢の伸筋と屈筋とを仕切る筋間中隔も筋膜の発達したものである。

（2）腱　鞘

　四肢の筋の腱の周囲をとり囲む結合組織性の袋を指す。内部に滑液を含むことにより，腱の摩擦を防いで運動の円滑化にはたらく。ここに炎症が生じたものを腱鞘炎という。

（3）滑液包

　摩擦が起きやすい場所の筋や腱をおおい，なかに滑液を含む袋。骨と皮膚が接近する場所や関節付近にみられ，筋・腱と皮膚や骨との間をすべりやすくする。三角筋下包・肘頭皮下包などがある。

（4）滑　車

　腱の走向を転換するための骨性ないし軟骨性の装置。眼窩内側上部にある上斜筋の滑車が代表的。

（5）種子骨

　腱の中に生じる小骨。腱にかかる圧力を軽減する。大腿四頭筋腱（膝蓋骨）や尺側手根屈筋腱（豆状骨）などに生じる。

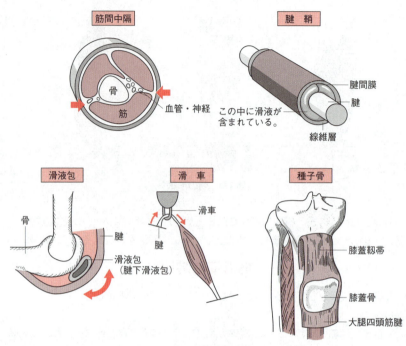

図 180　筋の補助装置

抗重力筋と役割

姿勢は重力に対抗して反射的に保たれる（姿勢反射）。この姿勢を保つためにはたらく筋を抗重力筋 antigravity muscle といい，ヒトの場合，背側の伸筋が直立位を保持するための抗重力筋としてはたらく。代表的な抗重力筋としては，頭半棘筋・脊柱起立筋（最長筋・腸肋筋・棘筋）・ハムストリングス（大腿二頭筋・半腱様筋・半膜様筋）・下腿三頭筋（腓腹筋・ヒラメ筋）などがあげられる（図 181, 182）。

1. 姿勢反射　posture reflex

一定の姿勢を保持するために，各部の筋活動を協調的に起こす反射機構の総称。姿勢反射の入力情報としては，視覚・前庭感覚・筋受容器からの情報や皮膚感覚などが関わり，前庭脊髄路や網様体脊髄路などの錐体外路系を介して出力される。通常，次のようなものが姿勢保持にはたらく反射としてあげられている。

（1）支持反射

足底を地面につけるとその足の関節が固定され，姿勢を保とうとする反射。足底皮膚にある触圧覚受容器などからの情報によって，抗重力筋に指令が送られると考えられている。

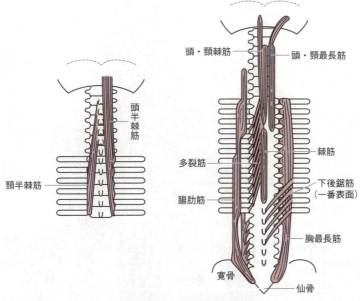

図181　頭半棘筋と脊柱起立筋

（2）**緊張性頸反射**

　首を一側に向けると，同側の上下肢が伸展，対側の上下肢に屈曲を起こす反射。首の位置関係が頸椎や筋の受容器で感知されて生じる。同様に，首の後屈では上肢の伸展と下肢の屈曲が，前屈では上肢の屈曲と下肢の伸展が現れる。入力情報は C_1〜C_3 から入るため，この部の損傷があると反射は消失する。

（3）**緊張性迷路反射**

　前庭（平衡斑）が重力情報を感知して起こす反射。前庭神経核を反射中枢とし，前庭脊髄路が遠心路となる。具体的には，頭をうつ向け（首は伸ばしたまま）にすると上肢が伸展・下肢が屈曲し，仰向けにすると四肢が伸展する。

（4）**迷路性立ち直り反射**

　身体を傾けても頭部は正常の位置に保とうとする反射。前庭からの情報を受け，頸部の筋緊張を調節することで生じる。

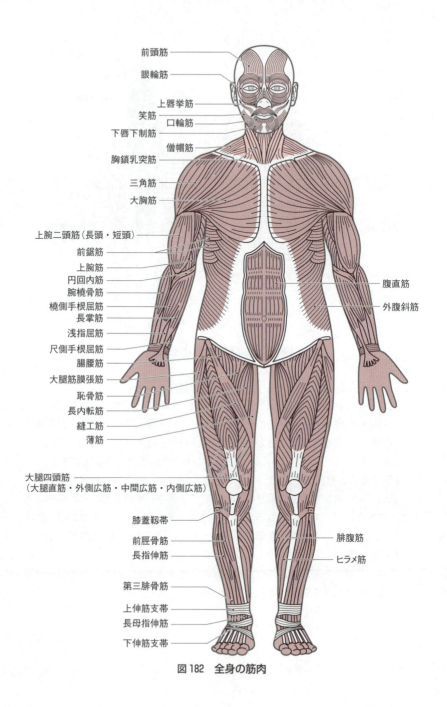

図182 全身の筋肉

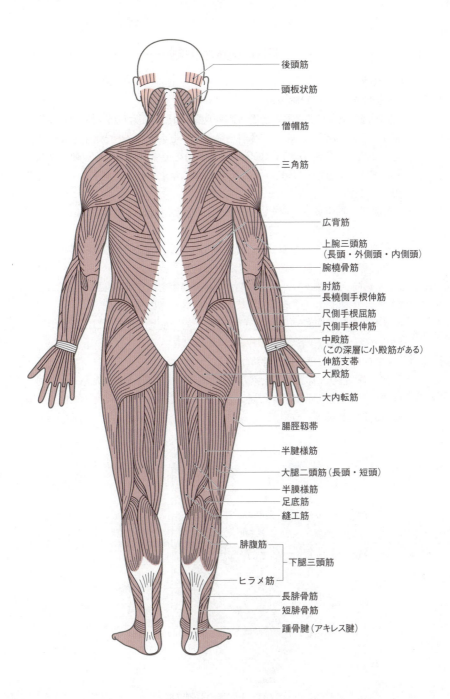

四肢の筋と役割

1. 上肢の筋
(1) 上肢帯の筋（図182,183）

①僧帽筋：肩甲骨の運動と上腕運動時の肩甲骨固定にはたらく。外後頭隆起〜第12胸椎棘突起に起始し，肩甲棘〜鎖骨に停止する。副神経と頸神経叢支配。

②前鋸筋：肩甲骨の胸郭への固定と肩関節を上外方に向ける運動にはたらく。第1〜9肋骨に起始し，肩甲骨内側縁に停止する。長胸神経（腕神経叢の枝）支配。

③小胸筋：肩甲骨を前下方に動かす筋。胸壁に起始し，肩甲骨烏口突起に停止する。内側胸筋神経（腕神経叢の枝）支配。

④肩甲挙筋：肩甲骨を挙上する筋。第1〜4頸椎横突起から起こり，肩甲骨上角に停止する。肩甲背神経（腕神経叢の枝）支配。

⑤菱形筋：大・小あり，肩甲挙筋と同様の作用を示す。下位頸椎に起始し，肩甲骨内側縁に停止する。肩甲背神経（腕神経叢の枝）支配。

⑥鎖骨下筋：胸鎖関節の運動にはたらく。第1肋骨から起こり，鎖骨下面に停止する。鎖骨下筋神経（頸神経叢の枝）支配。

(2) 肩関節にはたらく筋（図182,184）

①大胸筋：抱きしめ運動（上腕の内旋・内転・前方挙上）にはたらく。鎖骨・胸骨・肋骨および腹直筋鞘に起始し，上腕骨に停止する。内側・外側胸筋神経（腕神経叢の枝）支配。

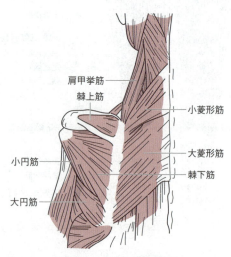

図183　上肢帯の背側筋群

②広背筋：背中に手をまわす筋。胸椎～仙骨・腸骨に起始し，上腕骨に停止する。胸背神経（腕神経叢の枝）支配。
③三角筋：上腕の三方向への挙上（屈曲・外転・伸展）にはたらく。鎖骨～肩甲棘から起こり，上腕骨につく。腋窩神経（腕神経叢の枝）支配。
④小円筋：上腕を外旋する筋。大円筋上方で肩甲骨から起こり，上腕骨大結節に停止する。腋窩神経（腕神経叢の枝）支配。
⑤棘上筋：上腕の外転にはたらく。肩甲骨棘上窩に起始し，上腕骨大結節につく。肩甲上神経（腕神経叢の枝）支配。
⑥棘下筋：上腕の外旋にはたらく筋。肩甲骨の棘下窩に起始し，上腕骨大結節に停止する。肩甲上神経（腕神経叢の枝）支配。
⑦大円筋：上腕を内旋する筋。肩甲骨下部から起こり，上腕骨前面に停止する。肩甲下神経（腕神経叢の枝）支配。
⑧肩甲下筋：上腕を内旋する。肩甲骨前面（肩甲下窩）に起始し，上腕骨に停止する。肩甲下神経（腕神経叢の枝）支配。
⑨烏口腕筋：肩関節の内転と屈曲にはたらく。肩甲骨烏口突起に起始し，上腕骨につく。筋皮神経（腕神経叢の枝）支配。

（3）肘関節にはたらく筋（図182）

①上腕二頭筋：肘の屈曲と前腕の外旋（ビンの蓋を開けるときの動作）にはたらく。短頭は肩甲骨の烏口突起，長頭は関節窩の上部に起始し，橈骨粗面に停止する。筋皮神経（腕神経叢の枝）支配。

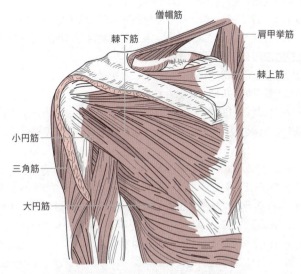

図184　肩関節にはたらく筋（背側筋群）

②上腕筋：肘関節の屈曲にはたらく。上腕骨から起こり，尺骨粗面につく。筋皮神経支配。
③腕橈骨筋：半回内位における肘の屈筋。カバンやビールジョッキを持ち上げるときにはたらく。上腕骨から起こり，橈骨に停止する。橈骨神経（腕神経叢の枝）支配。
④上腕三頭筋：肘を伸ばす筋。長頭は肩甲骨，外側頭と内側頭は上腕骨に起始し，尺骨の肘頭につく。橈骨神経支配。なお，肘筋は上腕三頭筋の一部が分離したものである。

（4）前腕表層の屈筋（図182）

上腕骨内側上顆に起始をもつ筋群。尺側手根屈筋（尺骨神経支配）以外は正中神経に支配される。

①浅指屈筋：物を握る際にはたらく筋。4本の腱に分かれ，手根管を通って示指〜小指の中節骨に停止する。
②尺側手根屈筋：手首を掌側や小指側（尺側）に曲げる筋。
③橈側手根屈筋：手首を掌側や母指側（橈側）に曲げる筋。
④長掌筋：手首の屈曲にはたらくが作用は弱く，ときに欠ける。
⑤円回内筋：前腕の回内（手のひらを下に向けるように前腕をねじる）にはたらく。

（5）前腕深層の屈筋（図185）

前腕骨間膜の周辺に起始する筋。深指屈筋の尺側部（尺骨神経支配）をのぞいて正中神経支配。

①深指屈筋：第2〜5指の末節を曲げる筋。各指の末節骨につく。橈側部は正中神経，尺側部は尺骨神経支配。深指屈筋腱は，浅指屈筋・長母指屈筋・橈側手根屈筋の腱とともに手根管を通る。
②長母指屈筋：母指の末節骨についてこれを曲げる。
③方形回内筋：前腕の回内にはたらく主要筋。

（6）前腕の伸筋（図186）

上腕骨外側上顆を中心に起こる前腕〜手の伸筋群。すべて橈骨神経の支配を受ける。

①長・短橈側手根伸筋：手首を手背側と母指側に曲げる筋。
②総指伸筋：第2〜4（5）指の伸展にはたらく筋。
③小指伸筋：第5指の伸展にはたらく筋。この筋はしばしば欠けるが，そのときは総指伸筋が腱を1本出して小指の伸展にはたらく。
④尺側手根伸筋：手首の背屈と尺屈にはたらく。
⑤回外筋：上腕二頭筋とともに前腕の回外（手のひらが上を向くように前腕をねじる）にはたらく。

⑥長母指外転筋：母指の外転筋。橈骨・尺骨・前腕骨間膜から起こり，母指の中手骨に停止する。

⑦長・短母指伸筋：前腕骨間膜を中心に起こる母指の伸筋。両筋の腱の間は手を開くとへこむことから解剖学的嗅ぎタバコ入れとよばれる（ここに嗅ぎタバコを入れたという）。

（7）手の筋（図187）

①母指球筋：母指の基部の膨らみをなし，その運動にはたらく。母指対立筋（支配：正中神経）・短母指屈筋（正中神経／尺骨神経）・母指内転筋（尺骨神経）・短母指外転筋（正中神経）からなる。

②小指球筋：小指の基部の膨らみをなし，その運動にはたらく。小指対立筋・小指外転筋・短小指屈筋がある。すべて尺骨神経支配。

③虫様筋：手のひらと指の間の関節（MP関節）の屈曲にはたらく。4つのうち，第1～2は正中神経，第3～4は尺骨神経支配である。

④骨間筋：手を開く（指を外転する）背側骨間筋と，手を閉じる（指を内転する）掌側骨間筋がある。尺骨神経支配。

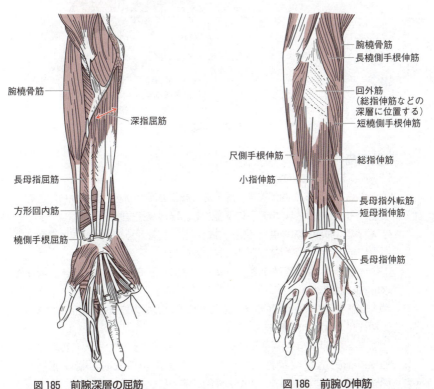

図185　前腕深層の屈筋　　　　図186　前腕の伸筋

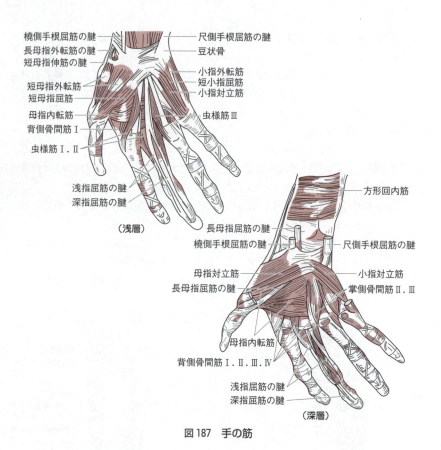

図187 手の筋

2. 下肢の筋

（1）下肢帯の筋（**図182**）

　①腸腰筋：股関節を曲げる筋。腸骨翼に起こる腸骨筋と，腰椎から起こる大腰筋からなり，大腿骨小転子に停止する。腰神経叢支配。

　②大殿筋：股関節の伸展と外旋にはたらく。寛骨から起こり，腸脛靱帯・大腿骨に停止する。下殿神経（仙骨神経叢の枝）支配。

　③中・小殿筋：股関節を外転し，歩行の際に片足で体重を支える。上殿神経（仙骨神経叢の枝）支配。

　④大腿筋膜張筋：股関節の外転・直立時における膝の伸展位固定にはたらく。上殿神経（仙骨神経叢の枝）支配。

　⑤回旋筋群：大殿筋の深層に位置し，股関節の外旋にはたらく6種類の筋。仙骨神経叢支配の梨状筋・上双子筋・下双子筋・内閉鎖筋・大腿方形筋と，閉鎖神経（腰神経叢の枝）支配の外閉鎖筋からなる。

（2）大腿の筋（図182, 188）
　①縫工筋：股関節と膝関節の屈曲にはたらく。上前腸骨棘から起こり，脛骨内側につく。大腿神経（腰神経叢の枝）支配。
　②大腿四頭筋：おもに膝関節の伸展にはたらく。大腿直筋・内側広筋・外側広筋・中間広筋の4筋に分けられる。大腿直筋だけが寛骨に起始し，股関節の屈曲にもはたらく。下端は共通の膝蓋腱となって脛骨粗面に停止する。大腿神経（腰神経叢の枝）支配。
　③内転筋群：大腿の内転にはたらく5種類の筋。長内転筋・大内転筋・短内転筋・恥骨筋・薄筋からなり，閉鎖神経の支配を受けるが，坐骨神経（大内転筋の一部）と大腿神経（恥骨筋）も分布する。
　④ハムストリングス：大腿後面に位置する筋（大腿二頭筋・半腱様筋・半膜様筋）。股関節の伸展と膝の屈曲にはたらく。坐骨結節から起こり，膝窩上縁をつくって終わる。坐骨神経支配。
（3）足首にはたらく筋（図182）
　①足を背屈する筋：ムコウズネ（弁慶の泣き所）の外側に位置する筋（前脛骨筋・長母指伸筋・長指伸筋・第三腓骨筋）がはたらく。総腓骨神経（←坐骨神経）から分かれた深腓骨神経に支配される。

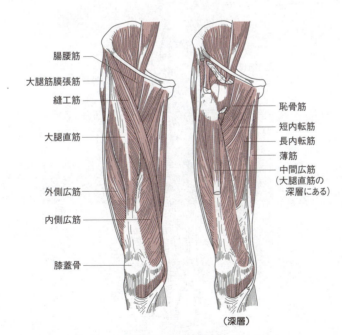

図188　大腿の前方筋

②足を底屈する筋（図182,189）：下腿三頭筋と，その深層にある長母指屈筋・長指屈筋・後脛骨筋がはたらく。支配神経は脛骨神経（←坐骨神経）。このうち，下腿三頭筋はアキレス腱となって踵骨に停止し，残りの3筋は内果の下（足根管）を通って足底に向かう。

③足を外反する筋（図182）：外反（足底を外側に向ける）には，長・短腓骨筋（浅腓骨神経支配）と第三腓骨筋（深腓骨神経支配）がはたらく。浅・深腓骨神経はいずれも総腓骨神経（←坐骨神経）の枝。

④足を内反する筋（図182,189）：内反（足の内側縁をもちあげる）には，前脛骨筋・後脛骨筋・長母指屈筋・長指屈筋の4筋がはたらく。

（4）足の筋

①足背の筋：第1～4指を伸ばす短指伸筋があり，第1指につく部分をとくに短母指伸筋という（いずれも深腓骨神経支配）。また，下腿に位置する長母指伸筋および長指伸筋はおもに足首の背屈にはたらくが，同時に足指の伸展にも作用する。

②足底の筋：母指球筋（母指外転筋・短母指屈筋・母指内転筋）・小指球筋（小指外転筋・短小指屈筋）のほか，短指屈筋・虫様筋・骨間筋・足底方形筋などがある。運動性は低いが，足を保持する作用を示す。すべて内側・外側足底神経（←脛骨神経）の支配を受ける。

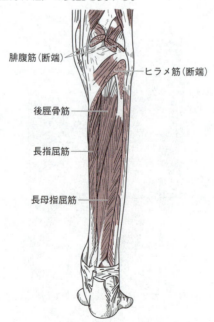

図189　足を底屈する筋（下腿後方筋の深層）

頸部の筋と役割

頸部の筋は，首の運動と固定にはたらく筋群と，咀嚼・嚥下・発声の際にはたらく筋群とに大別される。さらに，後者には舌骨上筋と舌骨下筋があり，口腔・咽頭・喉頭の筋群と協同して作用する。

（1）首を動かす筋
①胸鎖乳突筋（図182）：首を動かす代表的な筋。胸骨・鎖骨から起こり，側頭骨乳様突起に停止する。両側の収縮では顎を引き，片側の収縮では首をかしげる作用を示す。副神経（Ⅺ）・頸神経叢支配。
②板状筋・半棘筋：頭が前傾しないように固定する筋。頸部の固有背筋で，首の後屈作用もある。脊髄神経後枝支配。
③後頭下筋（図190）：うなじの深部に位置する筋群。大後頭直筋・小後頭直筋・上頭斜筋・下頭斜筋からなり，首の後屈（両側収縮）と回旋（片側収縮）にはたらく。後頭下神経（第1頸神経後枝）支配。
④椎前筋（図191）：頸椎前面に位置する筋群。頸長筋・頭長筋・前頭直筋・外側頭直筋からなり，首の前屈（両側収縮）と回旋（片側収縮）にはたらく。頸神経前枝支配。
⑤前・中・後斜角筋（図191）：首の前屈・回旋にはたらくが，本来は吸気時に肋骨をもちあげる呼吸の補助筋。頸椎横突起から起こり，第1～2肋骨に停止する。頸神経叢支配。なお，前および中斜角筋の間の隙間を斜角筋隙といい，鎖骨下動・静脈と腕神経叢が通る。

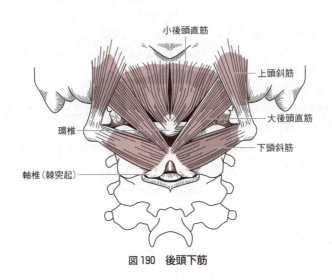

図190　後頭下筋

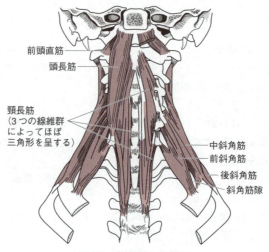

図191 椎前筋と斜角筋

（2）舌骨上筋（図192）
　下顎骨・舌骨を連絡し，咀嚼や嚥下の際にこれを動かす筋。
①顎二腹筋：側頭骨から起こり（後腹），舌骨につく中間腱を経て下顎骨に向かう（前腹）二腹筋。前腹は下顎神経（V₃），後腹は顔面神経（Ⅶ）に支配される。
②茎突舌骨筋：茎状突起（側頭骨）から舌骨に向かう。顔面神経支配。
③顎舌骨筋：下顎骨内面と舌骨の間にはり，口腔底をなす筋。顎舌骨筋神経（←下顎神経）支配。
④オトガイ舌骨筋：オトガイ棘（下顎骨）に起始し，舌骨に停止する筋。舌下神経（Ⅻ）支配。

（3）舌骨下筋（図192）
　舌骨の下方にあり，嚥下や発声の際に舌骨や喉頭を動かす4筋（胸骨甲状筋・甲状舌骨筋・胸骨舌骨筋・肩甲舌骨筋）。すべて頸神経ワナ（第1～3頸神経の前枝が形成するループ状の連絡；「ワナ」とは輪状や弓状の解剖的構造のよび名）の支配を受ける。

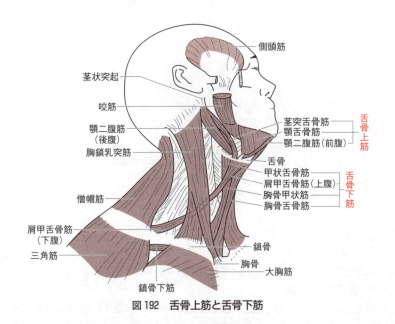

図192　舌骨上筋と舌骨下筋

咀嚼筋と表情筋

　頭部の筋は，咀嚼筋と表情筋の2群に大別することができる。発生上は，いずれもエラ（鰓弓とか咽頭弓とよばれる）の部分から発達してきた内臓の一部で，咀嚼筋は第1咽頭弓（顎骨弓），表情筋は第2咽頭弓（舌骨弓）に由来する。したがって，支配神経も顎骨弓に分布する下顎神経（V_3）と，舌骨弓に分布する顔面神経（Ⅶ）となる。

（1）咀嚼筋（図193）

　咀嚼にはたらく4筋からなり，すべて下顎神経（V_3）支配である。咀嚼は顎関節の運動で，下顎の上下・前後・側方移動と，これらを組み合わせた回旋（臼磨運動）から構成される。すなわち，4筋が協同してはたらくことで咀嚼運動が起こる。

　①側頭筋：おもにかみ合わせにはたらく筋。コメカミにあり，側頭鱗から起こって下顎骨筋突起に停止する。なお，コメカミは米を噛むときに動くことから命名されたという。

　②咬　筋：もっとも表層にある咀嚼筋。頬骨弓から起こり，下顎角外面につく。かみ合わせや歯を食いしばるときなどに強い作用を示す。

　③外側翼突筋：上顎にある蝶形骨翼状突起に起始し，下顎骨関節突起につく頬深部の筋。顎の前突（両側収縮）や側方移動（片側収縮）およびすり合わ

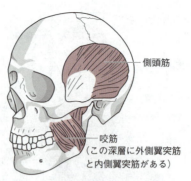

図193　咀嚼筋

せ運動（臼磨運動）にはたらく。
④**内側翼突筋**：最も深層の咀嚼筋。蝶形骨翼状突起から起こり，下顎角内面に停止する。下顎を引き上げる作用を示す。

（2）**表情筋**（図194）

顔面筋ともいい，もとはエラに水を送るための筋であり，四足動物では顔面の開口部（目・耳・鼻・口）の開閉にはたらく筋群を指す。表情筋は顔面の皮膚に停止する皮筋であり，すべて顔面神経（Ⅶ）に支配される。

①**後頭前頭筋**：頭蓋冠をおおう薄い筋。後頭筋～帽状腱膜～前頭筋から構成される。額のシワや眉の挙上にはたらく。

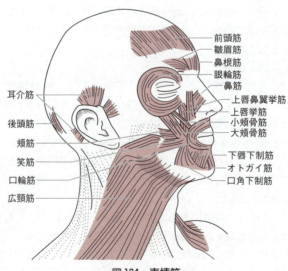

図194　表情筋

②耳介周囲の筋：前・後・上耳介筋。本来の役目は外耳孔の開閉だが，ヒトでは退化的である。
③眼の周囲の筋：眼を閉じる眼輪筋，眉間にしわを寄せる皺眉筋（あるいは，すうびきん），鼻根にしわをよせる鼻根筋などがある。
④鼻　筋：鼻翼（コバナ）付近にあり，本来は鼻孔の開閉にはたらくが，ヒトでは痕跡的である。
⑤口の周囲の筋：口を閉じる口輪筋，笑うときに上唇を挙上する大頬骨筋，泣くときに上唇を挙上する上唇挙筋や小頬骨筋，への字口をつくる口角下制筋，口角を横に引く頬筋などがある。
⑥広頸筋：頸部前面をおおう薄い表情筋。牛などは，これを動かして顔にとまる虫を追い払う。

呼吸筋

呼吸は，胸郭運動により肺が拡張と縮小をくり返すことで起こる。すなわち，胸郭が拡大すると肺も拡張して空気が取り込まれ，胸郭が縮小すると肺も縮小して空気が押し出される。このような胸郭の運動にはたらく筋を呼吸筋といい，横隔膜や胸壁の筋がその主体をなすが，ほかに頸部や腹部の筋群も協同してはたらく。

1. 横隔膜　diaphragm

もっとも主要な呼吸筋。胸腔と腹腔を境している膜状の骨格筋で（図195），胸郭下口の周縁部（胸骨・肋骨・腰椎）から起こり，ドーム状をなして中央の腱中心に停止する。収縮すると横隔膜は下降し，胸腔は拡大して吸気が起こる。妊娠などで子宮が大きくなると横隔膜は下げにくくなるため，妊婦さんは肩で息をするようになる。横隔神経（頸神経叢の枝）支配。

なお，横隔膜には3か所の孔があり，大動脈裂孔（T_{12}の高さ）を大動脈と胸管が，食道裂孔（T_{10}の高さ）を食道や迷走神経が，大静脈孔（T_8の高さ）を下大静脈が通る。

2. 吸気にはたらく筋

安静時呼吸では，代表的な吸気筋は横隔膜であるが，横隔膜のほかに外肋間筋（図196）や肋骨挙筋といった胸壁の筋（肋間神経支配）も吸気運動にはたらく。なお，激しい運動のあとのように「肩で息をする」場合には，斜角筋・肩甲挙筋・胸鎖乳突筋など「肩を挙上する筋」もはたらく。

3. 呼気にはたらく筋

安静時呼吸における呼気はほとんど受動的運動であるが，努力呼吸での呼気には，内肋間筋（図196）・肋下筋・胸横筋などの胸壁の筋（肋間神経支配）とともに，腹直筋・内腹斜筋・外腹斜筋・腹横筋などの腹壁筋（すべて腰神経前枝支配）も呼気にはたらく。クラシック歌手などは，腹壁の筋をつかって呼気を調節する

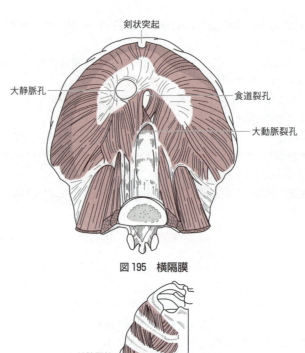

図195 横隔膜

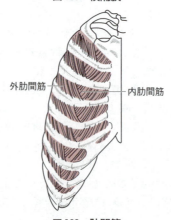

図196 肋間筋

ことで声の出し方をコントロールする。

骨盤底筋と役割

　会陰（骨盤下口）を漏斗状にふさぐ膜状の筋を**骨盤底筋**といい，**骨盤隔膜**と**尿生殖隔膜**とから構成される（**図197**）。骨盤底筋は，排便や分娩でいきむ際に，骨盤内臓が逸脱しないように下から支える役割をはたす。

1. 骨盤隔膜　pelvic diaphragm

　肛門挙筋と**尾骨筋**とから構成される漏斗状構造で，その中央部を**肛門管**が貫く。肛門挙筋はさらに，部位によって**恥骨直腸筋**・**恥骨尾骨筋**・**腸骨尾骨筋**に細

分される。これらの筋はすべて陰部神経叢（S_2〜S_4前枝）の支配を受ける。なお，肛門挙筋の表層に外肛門括約筋がみられるが，同筋は本来は尿生殖隔膜と同じ「排泄腔を囲む筋」に属する。

2. 尿生殖隔膜　urogenital diaphragam

　会陰の前半部（尿生殖部）に位置する筋群で，尿道括約筋・深会陰横筋・浅会陰横筋・坐骨海綿体筋・球海綿体筋が含まれる。これらは基本的には「排泄腔を囲む筋」であり，外肛門括約筋も含めて陰部神経に支配される。これは，元来，尿道と肛門が共通の総排泄腔をつくっていた名残りである。

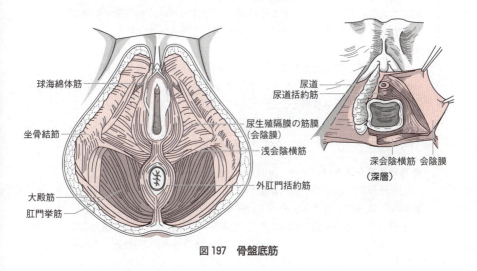

図197　骨盤底筋

疾病の成り立ち

筋肉のけいれん

◆こむらがえり　cramps

　有痛性筋けいれん（筋クランプ）。その病態や発症機序は明らかでないが，一般には体内の電解質異常とくに Ca^{2+} や Mg^{2+} の不足が関係すると推測されている。神経や筋は，細胞膜における Na^+ や K^+ の流れによって電気的興奮を生じるが，細胞外液の Ca^{2+} はこの Na^+ 電流や K^+ 電流の増加を抑える作用を示す（膜安定化作用）。低カルシウム血症では，膜安定化作用が低下するために神経や筋が過敏状態になり，筋けいれん（テタニー）を生じやすくなる。

　また，骨格筋は筋小胞体の Ca^{2+} が筋細胞内に流入すると収縮し，逆に Ca^{2+} が筋小胞体に回収されると弛緩する。Mg^{2+} は，Ca^{2+} を筋小胞体に回収するのに必要な物質で，低マグネシウム血症で筋けいれんが起こりやすいのは，Ca^{2+} の回収低下のためとされる。

筋肉の萎縮

◆進行性筋ジストロフィー　progressive muscular dystrophy

　遺伝子異常による進行性の筋萎縮をきたす疾患。筋線維の大小不同・横紋消失・硝子化に始まり，さらには筋線維の壊死・萎縮を生じる。侵された部位は筋力低下におちいり，腱反射低下などの症状を示す。重症なデュシェンヌ型ジストロフィー（X染色体劣性遺伝）では，四肢近位の筋萎縮で発症し，最終的には心筋障害に至る。筋壊死により，筋細胞に含まれるクレアチンキナーゼ（筋細胞の代謝にはたらく酵素；CK）が血液中に出るため，血中CK値の上昇が起こる。なお，細胞間質に起こる線維化や脂肪浸潤で仮性肥大をみることもある。

筋肉の炎症

◆多発性筋炎　polymyositis

　自己免疫機序によって筋組織内に炎症を生じたもの。筋線維の破壊により，筋肉痛や筋力低下（とくに上肢帯や下肢帯などに多い）が出現する。同様の炎症でも，ウイルスや細菌感染によるものなどは含まれない。筋肉破壊によるクレアチンキナーゼ（CK）の放出により，血中CK値が上昇する。同様に血中AST（GOT）（アミノ酸代謝酵素の1つ）やLDH（糖をエネルギーに変えるときにはたらく酵素）も高値を示す。なお，CKはクレアチンホスフォキナーゼ（CPK）とも呼ばれていた。

既出問題チェック 骨格筋

☐ 骨格筋について**誤っている**のはどれか。85-A7
1 横紋筋である。
2 体重の40％以上を占める。
3 体温を調節する。
4 関節に安定性を与える。

● 解答・解説
1 ○骨格筋と心筋は，組織学的分類では横紋筋に属する。
2 ○ヒトでは体重の約40％を骨格筋が占めるといわれる。
3 ×骨格筋収縮による熱産生量は全組織中最大であるが，体温調節は視床下部で行われる。
4 ○骨格筋は運動のほか，肩関節の回旋筋腱板のように関節を安定させるはたらきもある。

☐ 吸息時に収縮する筋はどれか。**2つ選べ**。104-A84
1 腹直筋
2 腹横筋
3 横隔膜
4 外肋間筋
5 内肋間筋

● 解答・解説
1 ×腹直筋は前腹壁の筋であり，努力呼気（ふつうに呼気した後さらに呼息する）時に他の腹壁筋（内-外腹斜筋，腹横筋）とともにはたらく。
2 ×腹横筋は側腹壁の筋で努力呼気時にはたらく。
3 ○横隔膜は安静時の吸気にはたらくもっとも主要な筋である。収縮により平坦化することで胸腔を下方に広げ，吸気を起こす。
4 ○外肋間筋は肋骨を挙上して胸郭を広げることで，横隔膜とともに吸気にはたらく。
5 ×内肋間筋は努力呼気時に肋骨を下げて胸郭を狭め，呼気を助ける。

◰ 股関節を屈曲させる筋肉はどれか。86-A5, 93-P10
1 腸腰筋
2 大殿筋
3 大腿四頭筋
4 腹直筋

● 解答・解説
1 ◯大腰筋と腸骨筋はあわさって腸腰筋をなし，大腿骨の小転子に停止する。この筋は股関節の屈曲にはたらく。
2 ×大殿筋は股関節の伸展と外旋にはたらく。
3 ×大腿四頭筋は大腿の伸筋として膝関節の伸展にはたらく（大腿直筋のみ股関節の屈曲にもはたらく）。
4 ×腹直筋は前腹壁の筋で，股関節には直接作用しない。

◰ 上腕を外転させる筋肉はどれか。96-P10
1 大胸筋
2 三角筋
3 上腕二頭筋
4 上腕三頭筋

● 解答・解説
1 ×大胸筋は肩関節の内転・屈曲（前方挙上）・内旋を行う筋で，何かを抱きしめるときにはたらく。
2 ◯三角筋は上腕の外転（側方挙上），屈曲（前方挙上），伸展（後方挙上）を行う筋で，上腕を挙上するときにはたらく。
3 ×上腕二頭筋は肘の屈曲と前腕の回外（手のひらを上に向ける）にはたらく。
4 ×上腕三頭筋は肘関節の伸展にはたらく。

5. 運　動

骨の連結

骨と骨との連結は介在する物質によって次のように分類される（図198）。

①**骨性連結**：骨どうしが骨によって連結し，全体で1つの骨になっているもの。成人の寛骨や仙骨が含まれる。

②**軟骨性連結**：骨と骨が軟骨で連結するもの。軟骨の種類により，**硝子軟骨結合**（頭蓋底・肋軟骨など）と**線維軟骨結合**（恥骨結合・椎間円板など）に区分される。

③**線維性連結**：骨が線維によって連結しているもの。頭蓋の縫合や骨間膜，歯の釘植がこれに含まれる。

④**滑膜性連結**：狭義の関節。骨どうしは滑液を含む**滑膜**の袋で連結される。

①〜③の不動結合に対して**可動結合**とよばれ，運動性が重要な四肢骨では連結の大半を関節が占める。

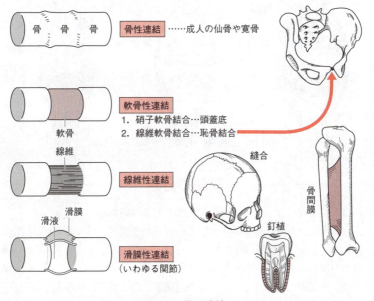

図198　骨の連結

関節の構造

関節の構造にはいくつかの型があるが，基本型，関節円板をもつ型，関節内靱帯や関節半月をもつ型を図199に示す。

①**関　節**　synovial joint：骨どうしの可動結合。相対する骨端の間に**関節腔**があり，内腔を少量の**滑液**が満たす。双方の骨端表面は**硝子軟骨（関節軟骨）**でおおわれ，そのうち凸側を**関節頭**，凹側を**関節窩**という。変形性関節症とは，この関節軟骨の変性で生じる病態（可動制限・変形など）である。なお，関節腔を包む関節包の内層は滑液を分泌する**滑膜**，外層は**線維膜**からなり，線維膜はシャーピー線維となって骨に連結する。

②**靱　帯**　ligament：結合組織の帯状構造で，相対する骨どうしを連結して関節の補強にはたらく。関節包外にあるものが多いが，ときに関節腔内を走るものがあり，**関節内靱帯**とよばれる。関節内靱帯には大腿骨頭靱帯（股関節）や膝十字靱帯（膝関節）がある。

③**関節円板（半月）**：顎関節・胸鎖関節・膝関節などでみられる軟骨性の板状構造。いずれも関節面の適合にはたらくもので，線維軟骨によってできている。

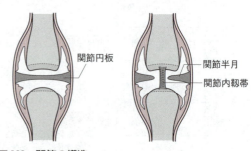

図199　関節の構造

関節の分類

関節はその形状によって次のように分類される（図200）。

①**球関節**：半球状の関節頭と浅い凹みからなる関節（例：肩関節）で，高い運動性を示す。関節窩が深いものを**臼状関節**といい，安定性は高いが運動性はやや落ちる（例：股関節）。

②**蝶番関節**：チョウツガイのような関節。肘の腕尺関節などにみられ，運動方向は限られる。

③双顆関節：関節頭が対をなすロッキングチェアのような関節（例：顎関節／膝関節など）。
④楕円関節（顆状関節）：関節頭が楕円形の関節（例：手関節）。回旋運動は不能。

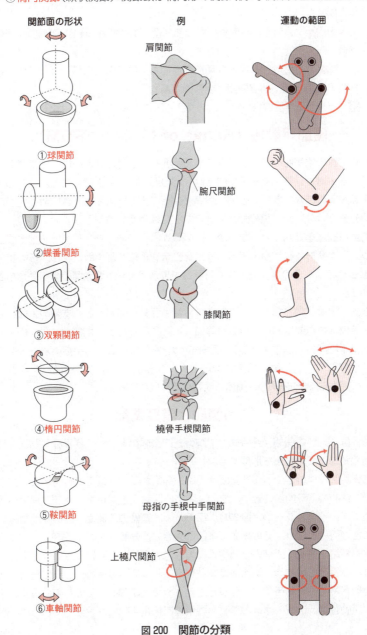

図200　関節の分類

⑤鞍関節：関節面が鞍状をなす関節。母指の手根中手関節にみられるように，運動性は比較的高い。
⑥車軸関節：軸を中心に回旋するタイプの関節（例：正中環軸関節／上・下橈尺関節など）。
⑦平面関節：関節面が平面をなす関節（例：椎間関節／手根間関節）。運動性は低い。
⑧半関節：小さな凹凸を示す関節面をもち，関節包と靱帯によって強く連結される関節（例：仙腸関節／手根間関節）。
注：半関節と平面関節の区別は一定していないので試験には出しにくい。

関節可動域（Range of Motion；ROM）

それぞれの関節を動かすことができる範囲を関節可動域といい，関節構造に加えて，筋・腱・靱帯・皮膚の伸展状態などの要素により規定される。個々の関節による差異のほか，年齢・性別・肥満度などによる個人差も大きいため，測定値は絶対的ではないが，関節障害の判定などには有用な情報となる。

関節可動域を計測・表示する際，その運動方向の始点となる肢位を基本肢位という。日本整形外科学会の表示法では解剖学的正位を基本肢位とし，この状態を0°としてここからの最大運動角で可動域を表示する。主要な関節の可動域を**表19**に示す。

なお，関節が動かなくなったとき，日常生活動作にもっとも支障の少ない肢位を良肢位（機能肢位）という。肩関節：外転位60〜80°，肘関節：屈曲位90°，前腕：半回内位（回内中間位），手関節：背側位10〜20°，手指：ボールをつかむような肢位，股関節：屈曲位15〜20°，外転位0〜10°，外旋位0〜10°，膝関節：屈曲位10〜20°，足関節：底屈位5〜10°である。

胸鎖関節と肩鎖関節

鎖骨は，丸い内側端（胸骨端）で胸骨と胸鎖関節をなし，扁平な外側端（肩峰端）で肩峰と肩鎖関節を形成する。
①胸鎖関節：体幹と上肢帯を連絡する唯一の関節で，分類上は鞍関節に分類されるが，きわめて球関節に近い。また，関節腔は第1肋骨にもおよび，関節円板の存在で高い運動性をもつ（**図201**）。このため，鎖骨の外側端は広い範囲で運動することが可能となり，その結果，上肢は大きな運動範囲を有する。
②肩鎖関節：鎖骨の外側端と肩甲骨の肩峰の内側縁との間にできる関節で，分類上は平面関節に属する。関節包は厚い靱帯によって補強され，さらに烏口突起とは菱形靱帯や円錐靱帯でしっかりと連結される（**図202**）。このため，肩鎖関節自体の運動性は低いが，鎖骨の運動を肩甲骨に伝えるのには役立っている。

表19 関節可動域

上肢

関節名(部位名)	運動方向	参考可動域の範囲	備考
肩(肩甲骨の動きも含む)	屈曲(前方挙上)	0~180°	
	伸展(後方挙上)	0~50	
	外転(側方挙上)	0~180	
	内転	0	
	外旋	0~90	
	内旋	0~90	
	水平屈曲	0~135	
	水平伸展	0~30	
肘	屈曲	0~145	
	伸展	0~5	

手指

関節名(部位名)	運動方向	参考可動域の範囲	備考
母指	橈側外転	0~60°	
	尺側内転	0	
	掌側外転	0~90	
	掌側内転	0	
	屈曲(MP)	0~60	
	伸展(MP)	0~10	
	屈曲(IP)	0~80	
	伸展(IP)	0~10	
	対立		上図のように母指先端と小指MP間の距離で表示。この運動は外転・回旋・屈曲の3要素の合成で軸心も1点でないので角度を計測することは困難
指	外転		
	内転		

下肢

関節名(部位名)	運動方向	参考可動域の範囲	備考
股	屈曲	0~90°、0~125 膝屈曲のとき	骨盤を固定する
	伸展	0~15	
	外転	0~45	
	内転	0~20	
	外旋	0~45	
	内旋	0~45	

(加藤光宝ほか:系統看護学講座 専門14 成人看護学10 運動器疾患患者の看護,第11版,医学書院,2003を改変)

(つづく)

(つづき)

関節名 (部位名)	運動方向	参考可動 域の範囲	備考
膝	屈曲	0〜130°	
	伸展	0	
足 (関節)	背屈	0〜20	
	底屈	0〜45	
足部	外返し	0〜20	
	内返し	0〜30	
	外転	0〜?	
	内転	0〜?	

体幹

関節名 (部位名)	運動方向		参考可動 域の範囲	備考
頸部	前屈 (屈曲)		0〜60°	
	後屈 (伸展)		0〜50	
	回旋 (捻転)	左旋	0〜70	
		右旋	0〜70	
	側屈	左屈	0〜50	
		右屈	0〜50	

(加藤光宝ほか：系統看護学講座　専門14　成人看護学10　運動器疾患者の看護，第11版，医学書院，2003を改変)

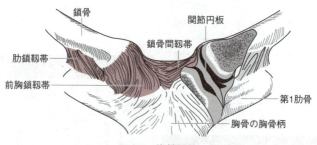

図201　胸鎖関節

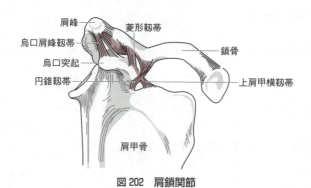

図202　肩鎖関節

肩関節と肩の運動

1. 肩関節　shoulder joint

　肩甲骨関節窩と上腕骨頭がなす関節を肩関節（臨床では肩甲上腕関節）といい，球関節に分類される（図203）。関節窩の周縁は線維軟骨からなる関節唇で囲まれるが，関節窩はきわめて浅く，上腕骨頭の1/3と相対するにすぎない。このような構造から，肩関節は高い運動性を備えるが，反面で安定性に欠けるため，外傷性脱臼の50％を占める。このため，肩関節にはさまざまな補強装置が備わっている（図203）。しかしながら，肩関節は下方（腋窩側）には補強装置をもたないため，脱臼は下方脱臼が多い。

　①烏口肩峰靱帯：烏口突起と肩峰を結ぶ強い靱帯で，肩関節を上からおおって関節包を補強する。

　②烏口上腕靱帯：烏口突起と上腕骨大結節を結ぶ靱帯で，肩関節関節包の前上面を補強し，上腕の外転に際して脱臼を防ぐ。

　③回旋筋腱板：肩甲骨から上腕骨に至る4つの回旋筋（肩甲下筋・棘上筋・棘下筋・小円筋）がつくる袖口構造。ローテーターカフともよばれ，肩関節を包み込んで肩関節の安定性を高める。

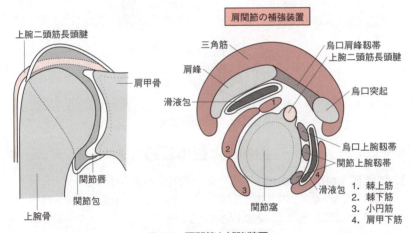

図203　肩関節と補強装置

2. 肩関節の運動

　肩関節は分回し運動が可能な球関節だが，その運動は次の6つに分解できる（図204）。肩関節では，屈曲・伸展・外転をあわせて挙上，内旋・外旋あわせて回旋ともいう。

①屈曲：上腕の前方挙上（前挙）
②伸展：上腕の後方挙上（後挙）
③外転：上腕の側方挙上（正中線から離れる動き）
④内転：上腕を正中線に近づける動き
⑤外旋：上腕を外側にねじる動き
⑥内旋：上腕を内側にねじる動き

　このうち，肩関節の外転は，約90°までは回旋をともなわずに行われる。しかし90°の時点で上腕骨頭関節面の上限に達するため，さらに外転するためには上腕を外旋する必要が生じる。実際に腕を挙上する場合は，自然に外旋しながら行っている。

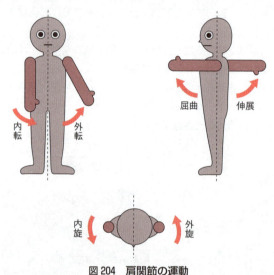

図204　肩関節の運動

肘関節と肘の運動

1. 肘関節　elbow joint

　上腕骨・尺骨・橈骨がなす複合関節で，以下の3つの関節から構成される。全体を共通の関節包に包まれ，内側部と外側部はそれぞれ内側および外側側副靱帯によって補強される（図205）。

①腕尺関節：肘関節の主体をなす。上腕骨滑車と尺骨の滑車切痕がなす蝶番関節で，屈曲・伸展にはたらく。

②腕橈関節：上腕骨小頭と橈骨頭上面による球関節。

③上橈尺関節：橈骨頭の環状関節面と尺骨の橈骨切痕がなす車軸関節。橈骨頭を囲む橈骨輪状靱帯によって保持されるが，乳幼児では橈骨頭が未発達な

ため，手を強く引くと橈骨頭が輪状靱帯の環から抜けることがある。これを肘内障 pulled elbow という。

2. 肘関節の運動

屈曲と伸展からなり，おもに腕尺関節のはたらきによる。腕橈関節や上橈尺関節は，屈伸には付随的な役割をはたすにとどまり，むしろ前腕の運動にはたらく。

3. 前腕の運動

おもに上・下橈尺関節によって起こる運動で，回内（手掌を下向きにする）と回外（手掌を上向きにする）に分けられる。両関節とも大きく動くのは橈骨であり，上橈尺関節では橈骨頭が輪状靱帯の環の中で回旋し，下橈尺関節では尺骨を軸としてその周りを橈骨下端が回転する。橈骨下端は手と連結しているので，この運動により手掌の向きをかえる（手のひらを返す）ことができる。

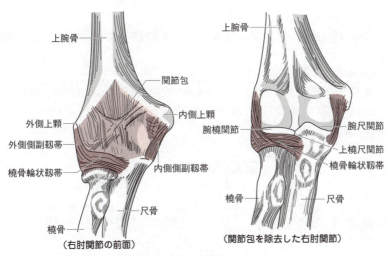

図205　肘関節

●────── 手指の関節と運動 ──────●

手指の関節には図206に示したようなものがある（p.275の図158も参照）。

（1）橈骨手根関節（手関節 wrist joint）

橈骨遠位端・関節円板・近位列の手根骨（舟状骨・月状骨・三角骨）によって形成される楕円関節。尺骨と手根骨の間に直接の連結はない。このため，転んで手をついたときには外力は橈骨に及び，この遠位端に骨折を起こしやすい（コリーズ骨折；コーレス骨折）。

屈曲（掌屈）・伸展（背屈）・内転（尺屈）・外転（橈屈）およびこれを組み合

わせた回し運動が可能である。運動範囲は内転（尺屈）は約45°，外転（橈屈）は約15°で，尺屈で大きい。これは，橈骨に比べて尺骨が手根から離れているためである。

（2）**手根間関節**

手根骨の間にある小さな**平面関節**。手根骨の近位列（舟状骨・月状骨・三角骨・豆状骨）と遠位列（大菱形骨・小菱形骨・有頭骨・有鉤骨）の間は一つづきの関節ともみなされ，**手根中央関節**とよばれる。いずれも運動性は制限される。

（3）**手根中手関節（CM関節）**

手根骨（遠位列）と中手骨とがなす関節。とくに，母指の手根中手関節（大菱形骨と第1中手骨底の間にできる**鞍関節**）は他の手根中手関節から独立しており，その向きも約90°ずれているので，他の指とは運動方向が異なる。

（4）**中手指節関節（MP関節）**

中手骨頭と指骨（基節骨）の間にできる**球関節**で，屈曲・伸展・外転・内転にはたらく。

（5）**指節間関節（IP関節）**

基節骨と中節骨および中節骨と末節骨の間につくられる**蝶番関節**。前者を**近位指節間関節（PIP関節）**，後者を**遠位指節間関節（DIP関節）**という。屈曲・伸展を起こす。

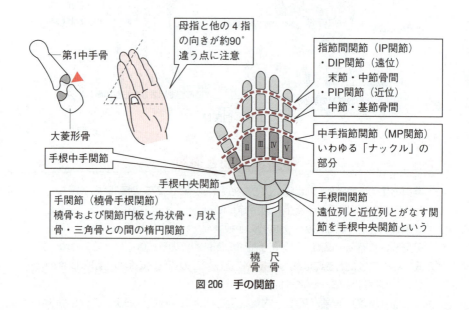

図206　手の関節

股関節と股の運動

1. 股関節　hip joint

寛骨臼と大腿骨頭がなす人体最大の球関節（臼状関節）。関節窩周縁は線維軟骨性の関節唇と寛骨臼横靱帯で囲まれ、関節窩を深くしている。厚い結合組織からなる関節包は、大腿骨頭および頸をまとめて包み、さらに以下の靱帯が補強する（図207）。

①**腸骨大腿靱帯**：寛骨臼上縁から大転子・転子間線に向かう逆Y字形の靱帯。股関節の前面を補強し、過伸展を防ぐ。
②**恥骨大腿靱帯**：恥骨上枝から小転子に向かい、関節包の前下面を補強する。
③**坐骨大腿靱帯**：関節包後面を補強する靱帯。
④**大腿骨頭靱帯**：大腿骨頭窩と寛骨臼底を連結する関節内靱帯。表面は滑膜でおおわれ、小児では内部を大腿骨頭の栄養血管が走る。成人ではこの血管が退化するため、大腿骨頸部骨折で骨頭の血行が遮断されると壊死を生じることがある（虚血性大腿骨頭壊死）。

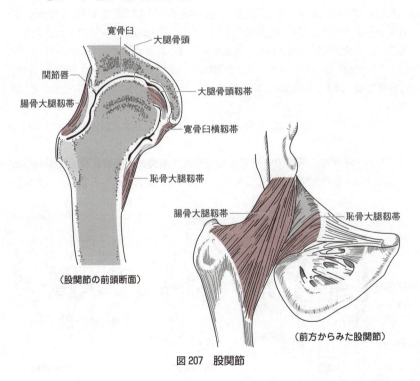

図207　股関節

2. 股関節の運動

股関節の運動は次の6つに分解することができる〔可動範囲〕。

①屈曲：大腿の前方挙上〔0～90°；膝屈曲をともなう場合 0～125°〕
②伸展：大腿の後方挙上〔0～15°〕
③外転：大腿の側方挙上〔0～45°〕
④内転：大腿を正中線に近づける動き〔0～20°〕
⑤外旋：大腿を外側にねじる動き〔0～45°〕
⑥内旋：大腿を内側にねじる動き〔0～45°〕

膝関節が伸展した状態では股関節の屈曲は制限される。大腿後側のハムストリングス（大腿二頭筋・半腱様筋・半膜様筋）は膝関節の屈曲と股関節の伸展に作用するので，膝の伸展位では伸張されており，股関節の屈曲に抵抗となるためである。

膝関節と膝の運動

1. 膝関節 knee joint

主体をなすのは大腿骨遠位端と脛骨近位端との間の関節であるが，大腿骨は膝蓋骨とも関節をなし，共通の関節包で包まれる。主部はロッキングチェアのかたちに似た顆状関節に分類される。脛骨の関節面には線維軟骨性の関節半月（C字形の内側半月・O字形の外側半月）が備わり，大腿骨の内側顆・外側顆との適合性を高める。また，膝関節には靱帯も多く，全体に安定性を増す役割をはたす（図208）。

①膝蓋靱帯：大腿四頭筋の停止腱で，膝蓋骨から膝関節包前面をなして脛骨粗面に付着する。

②膝十字靱帯：膝関節中央でⅩ状に交叉する関節内靱帯。脛骨前部から起こって大腿骨外側顆後部につく前十字靱帯と，脛骨後部から起こって大腿骨

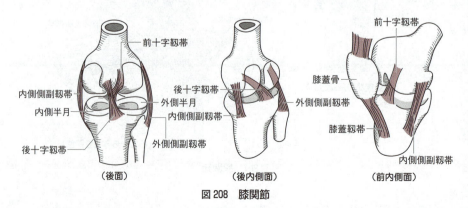

図208　膝関節

内側顆前部につく後十字靱帯とからなる。

③**内側・外側側副靱帯**：内側側副靱帯は幅広で，大腿骨内側上顆から起こって脛骨内側顆につく。外側側副靱帯は細く，大腿骨外側上顆から起こって腓骨頭につく。これらは関節包側面を補強し，側方への脱臼を防ぐ。靱帯は膝関節伸展位では緊張するが，屈曲位では弛緩するため，膝を曲げた状態では軽度の回旋が可能になる。

④**斜膝窩靱帯**：脛骨内側で半膜様筋腱から大腿骨外側顆後面につく靱帯。関節包後面を補強し，膝関節の過伸展を防ぐ。

⑤**弓状膝窩靱帯**：腓骨頭から起こって大腿骨内側顆につく靱帯。斜膝窩靱帯とともに関節包後面を補強する。

2. 膝関節の運動

基本的には屈曲と伸展（可動範囲：0～130°）からなるが，膝を屈曲させた状態では側副靱帯が弛緩するため，軽度回旋が可能となる。

足関節と足の運動

1. 距腿関節　ankle joint

脛骨・腓骨の遠位端と距骨との間にできる関節（図209）。足関節ともいうが，厳密には足関節は次に示す足根間関節を含めた名称である。蝶番関節ともされるが，その動きから「らせん関節」に分類される。距腿関節では，脛骨と腓骨の遠位端がつくる深い関節窩に，距骨の滑車が関節頭となってはまり込んで「ほぞ組

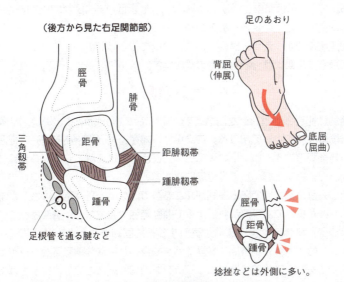

図209　距腿関節

み構造」をなす。関節包は前後側ではゆるいが内外側で厚く，さらに以下のような靱帯で補強されている。

①三角靱帯：内果より起こり，舟状骨・踵骨・距骨につく三角形の強靱な靱帯。関節の内側面を補強する。
②前・後距腓靱帯：外果から起こって距骨につく2つの靱帯。
③踵腓靱帯：外果から起こり，後下方に向かって踵骨につく。距腓靱帯とともに関節の外側面を補強する。足首の捻挫は過度の内反によって生じることが多く，この場合，関節外側面の靱帯や関節包が損傷を受ける。

2. 距腿関節の運動

伸展と屈曲に区分される。伸展時はやや外反（足底が外側を向く）をともない，屈曲時はやや内反（足底が内側を向く）をともなうが，これは次に示す足根間関節の作用が加わるためである。

①伸展（背屈）：つま先を上げる動き（足背側への屈曲）。
②屈曲（底屈）：つま先を下げる動き（足底側への屈曲）。

3. 足根間関節

足根骨どうしがつくる強い弾力性を示す関節群で，各関節の運動性は低いが，体重の支持や足の内反・外反にはたらく。足根間関節の底面には，底側踵舟靱帯（スプリング靱帯）・底側踵立方靱帯（短足底靱帯）などが張り，足弓（アーチ）の維持にはたらく。足根間関節に含まれるおもな関節には以下のようなものがある。なお，距踵舟関節と踵立方関節は横に並び，機能的に1つの関節とみなされるので，横足根関節（ショパール関節）ともよばれる（p.278の図165参照）。

①距骨下関節：距骨とその下の踵骨の間の関節。
②距踵舟関節：距骨・踵骨・舟状骨の間にできる関節。
③踵立方関節：踵骨と立方骨の間の関節。

● ─────────── **随意運動** ─────────── ●

意識的に発現させる運動を随意運動 voluntary movement といい，基本的には骨格筋の収縮によって起こる。この場合，随意運動（骨格筋収縮）の指令は大脳皮質運動野のニューロンに始まる錐体路によって送られ，脳神経核や脊髄前角の運動ニューロンを経由して骨格筋に達する。

しかし，錐体路だけで随意運動が起こる訳ではない。錐体路にはさまざまな神経回路がはたらいており，これによって運動範囲や強さなどが調節されている。このように，錐体路による運動を調節する神経回路をまとめて錐体外路系という。すなわち，錐体外路系は「感覚情報を統合し，円滑な随意運動を行うための調節系」であり，錐体路の運動ニューロンを制御することでその役割をはたしている。錐体外路系には大脳皮質連合野，大脳基底核（線条体・淡蒼球），小脳およ

び脳幹（赤核・黒質・網様体・前庭神経核など）が関わっており，錐体路はこれらの中枢からの制御のもとで随意運動を起こす（p.169の図103参照）。

不随意運動

不随意筋（平滑筋や心筋）の収縮による運動，つまり自律神経系に支配されている運動を不随意運動 involuntary movement という。

自律神経系は内臓機能の調節系であり，上位中枢は視床下部などにあるが，通常は脳神経核や脊髄側角の下位中枢を介する反射（自律神経反射）によって調節される。内臓などからの情報は下位中枢に送られ，ここから出る節前ニューロンによって指令が送られる。節前ニューロンは自律神経節で次のニューロン（節後ニューロン）に連絡し，指令はここを経て末梢の平滑筋や心筋に達する（p.187の図111参照）。

自律神経系の上位中枢は，脳幹（心臓中枢・呼吸中枢など）や視床下部（体温中枢・摂食中枢など）にある。これらの領域は，辺縁系や連合野とも連絡をもち，情動・記憶・内分泌などとも密接な関連を有している。驚いたときの心拍亢進や血圧変動，不安状態での消化管運動異常などはこの連絡経路が関係している。

なお，自律神経反射には，求心路・遠心路とも自律神経を介して生じる内臓反射（例：頸動脈圧迫で徐脈や血圧低下が起こる血圧反射）や，外部刺激（体性神経が求心路）に対して起こる体性・内臓反射（例：対光反射）などがある。

脊髄反射

求心性ニューロンで伝えられたインパルスが，シナプスを介して遠心性ニューロンに伝えられ，効果器（筋など）に生理作用が現れる現象を反射という。反射の経路を反射弓，シナプスにより情報を伝達する場所を反射中枢といい，大脳より下位の脳幹や脊髄に位置する。

一般には求心性インパルスが大脳へ伝わる前に遠心性ニューロンに伝わるため，暗闇で何かに手が触れた瞬間に引っ込める，といった動作が起こる。とくに，感覚（求心性）ニューロンのインパルスが脊髄の中で運動（遠心性）ニューロンに伝えられて起こる反射を脊髄反射といい，伸張反射，屈曲反射，内臓反射に分類される。

1. 伸張反射

筋に伸展刺激が加わると，元に戻ろうとして反射的に収縮する。この反射を伸張（伸展）反射といい，ヒトが直立姿勢を保つ際に重要な反射である。感覚ニューロンが運動ニューロンに直接連絡するため単シナプス反射ともよばれ，膝蓋腱反射など大部分の腱反射がこれに含まれる。

2. 屈曲反射

床に落ちている物を踏んだ瞬間に足を引っ込めるような反射。刺激から逃げるようにはたらくことから逃避反射とか防御反射ともいう。感覚ニューロンが介在ニューロンを介して運動ニューロンに連絡するため，多シナプス反射ともよばれ，いくつかの筋を同時に収縮させて手足を引っ込める。

3. 内臓反射

内臓からの感覚刺激により反射的に内臓運動を起こす反射で，自律神経系が反射経路をなすため，自律神経反射ともよばれる。排便，排尿，勃起，射精などのほか，食事後にトイレに行きたくなる胃大腸反射もこれに含まれる。

疾病の成り立ち

関節構造の障害

◆捻挫 sprain

無理な強制運動によって関節の支持組織に生じた損傷で，関節面の相互関係は正常に保たれている（ずれていない）もの。一般に，足関節のように運動域の小さな関節ほど起こしやすく，肩関節のように可動域の大きな関節ではむしろ脱臼を生じやすい。

◆脱臼 dislocation

関節面どうしが正常な可動域を超えて接触を失っている状態。外傷性脱臼・病的脱臼（先天性脱臼を含む）に大別される。外傷性脱臼では片方の関節端は関節包を破って外に逸脱するが，病的脱臼では関節包自体がゆるんでいるため，これが破綻することはない。一般に，外傷性脱臼は運動性の高い関節に多く，とくに肩関節脱臼は外傷性脱臼の約半数を占める。

◆亜脱臼（不全脱臼） subluxation

関節面どうしは正常な位置関係を失っているが，一部に接触面を残している状態を指す。外傷性亜脱臼・病的亜脱臼・先天性亜脱臼に区分される。

運 動

☑ 肩関節の外転の可動域測定で正しいのはどれか。99-A19

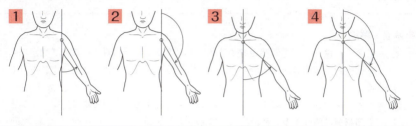

● 解答・解説

1 ○肩峰を通る床への垂直線を基点として側方挙上の角度を測定する。外転の可動域は0〜180°。
2 ×肩峰を通る床への垂直線を基点としているが側方挙上ではなく，180°から内転させている。
3 ×肩峰を通る床への垂直線ではなく身体の正中からの外転を測定している。測定方法として正しくない。
4 ×正中を基点としているので測定方法として正しくない。

☑ 仰臥位の患者の良肢位について正しいのはどれか。104-A41
1 肩関節外転90度
2 肘関節屈曲0度
3 膝関節屈曲90度
4 足関節底屈0度

● 解答・解説

1 ×肩関節は，30〜60°外転位をとることが望ましい。
2 ×肘関節は10〜90°くらい屈曲させることが望ましい。
3 ×膝関節は，20〜30°の屈曲位または0°が望ましい。
4 ○尖足予防のため内反尖足位（足関節底屈0°）をとることが多い。

☑ 関節軟骨を構成する成分で最も多いのはどれか。98-P81
1 アクチン
2 ミオシン
3 ケラチン
4 コラーゲン
5 グリコゲン

● 解答・解説
1 ×アクチンは筋原線維の細いフィラメントを構成する蛋白質である。また，あらゆる細胞の細胞骨格の構成成分であり，細胞の分裂，形態変化，運動などに関与している。
2 ×ミオシンは筋原線維の太いフィラメントを構成する蛋白質であり，アクチンとともに筋収縮に関与する。筋細胞以外にも存在する。
3 ×ケラチンは毛や爪，表皮などに存在する線維性蛋白質であり，外界から体を保護しなければならない部位に多く存在する。
4 ○コラーゲンは線維性蛋白質の1つである。体内の蛋白質の約30％を占めるともいわれており，骨や軟骨，腱などに多く存在している。関節軟骨においてはコラーゲン線維が組織の弾力性を増すのに貢献しており，クッションの役割をはたしている。
5 ×グリコゲンはグルコースを構成糖とする多糖で，動物の貯蔵糖としてほとんどの細胞内に存在する。特に肝臓や筋肉の細胞に多い。

一問一答（○，×を答えよ）
☑1 回旋運動は上部頸椎で，屈伸運動は下部頸椎でおもに行われる。83-A3
☑2 頭蓋骨の回旋運動は環軸関節による。90-A5
☑3 胸骨と鎖骨との関節を胸鎖関節という。84-A48
☑4 肩関節は肩甲骨と上腕骨との間の関節である。82-A29
☑5 股関節は寛骨臼と大腿骨頭との間の関節である。81-A28

● 解答・解説
1 ○上位頸椎ではおもに回旋，下位頸椎ではおもに屈伸が行われる。
2 ○頭蓋の回旋にもっとも大きく関与するのは正中環軸関節である。
3 ○胸骨柄の両側にある鎖骨切痕と，鎖骨の胸骨端とがなす関節を胸鎖関節という。
4 ○肩関節とは肩甲骨関節窩と上腕骨頭との関節で，臨床では肩甲上腕関節という。
5 ○股関節は寛骨臼と大腿骨頭とがなす臼状関節である。

第9章　呼吸の機構

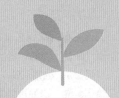

1 換気と発声 ……………………… 336
2 ガス交換とガスの運搬 ……… 358

1. 換気と発声

呼吸と呼吸器系の区分

1. 呼　吸　respiration

　ヒトが1日に必要とするエネルギー量は平均 2,400 kcal といわれ，このエネルギーは吸収によって得た栄養素（糖質・脂肪・蛋白質）を体内で代謝・燃焼させることによって産生される。燃焼とは，酸素（O_2）を使って酸化することであり，その結果として組織には二酸化炭素（CO_2）が生じる。このため，生物は外から O_2 を取り入れて CO_2 を排出しなければならず，この過程を呼吸という。

　このように，生物がエネルギーを得るには組織において物質代謝を進めなければならず，そのためには呼吸が必要である。呼吸が低下すれば代謝や CO_2 排出も低下するため，生命活動が阻害されるとともに，血液は酸性に傾いてアシドーシスを生じる。すなわち，呼吸は，エネルギー産生に必要な O_2 を取り入れるとともに，CO_2 を排出して体内の酸塩基平衡の調節にもはたらいているのである。ちなみに，ヒトは安静時に毎分 250 mL の O_2 を取り入れ，200 mL の CO_2 を排出している。この比率（排出 CO_2 量／消費 O_2 量）を呼吸商といい，生体における代謝の状態を反映する値として用いられている。

2. 呼吸器系の区分

　呼吸は，肺の空気を入れかえる換気（呼吸運動）と，体内で酸素と二酸化炭素を入れかえるガス交換とに区分される。これを呼吸器系でみると，鼻から肺胞に至る気道は換気に，肺胞はガス交換にはたらく部位ということができる。すなわち，呼吸器系は，そのはたらきから気道と呼吸部とに大別される（図210）。なお，肺胞で行われるガス交換（外呼吸：肺呼吸）のほか，血液と全身組織との間でもガス交換が行われ，これはとくに内呼吸（組織呼吸）とよばれる。

（1）気　道

　鼻腔・咽頭・喉頭・気管・気管支からなる部分で，ふつう上気道（鼻腔～喉頭）と下気道（気管より末梢）とに大別される。気管支は気管から分岐する（主）気管支に始まり，肺門から肺に進入すると右で3本（上葉・中葉・下葉），左で2本（上葉・下葉）の葉気管支に枝分かれする。葉気管支は，区域気管支・気管支枝と樹枝のように分岐し，細気管支・終末細気管支・呼吸細気管支を経て肺胞管から肺胞につづく。この間，気管支は約20回の分岐を行う。

（2）呼吸部

　肺におけるガス交換部位すなわち肺胞を指す。肺胞は周囲を毛細血管網におおわれた直径 0.1〜0.2 mm の袋状構造で，薄い隔壁を通して O_2 と CO_2 との交換を行っている。1 本の呼吸細気管支につづく肺胞は 15,000〜20,000 個，両側の肺で 6 億個を数えるため，ガス交換にあずかる肺胞の全表面積（呼吸面積）は 100 m^2 に達する。

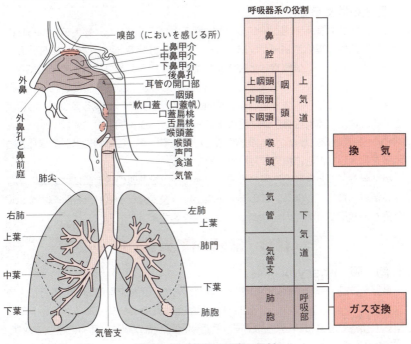

図 210　呼吸器系の器官と役割

鼻腔の構造と機能

1. 鼻腔　nasal cavity

　気道の入口部をなす空間で，前方は外鼻孔によって外界と，後方は後鼻孔によって咽頭鼻部（鼻咽頭）につづく（図 210）。

（1）鼻前庭

　外鼻孔のすぐ内部に位置する狭い領域。内面は皮膚によっておおわれるため，鼻前庭には粘膜ではみられない毛（鼻毛）が認められ，吸気の際に空気中の塵を除去する。

（2）**固有鼻腔**（鼻腔）

　　鼻前庭をのぞく本来の鼻腔を指し，**鼻中隔**で左右に分けられる。鼻腔は，それぞれ外側壁から突出する3つの庇(ひさし)のような突起（**上・中・下鼻甲介**）をもつため，鼻腔の外側部は**上・中・下鼻道**に分けられる。これに対し，鼻腔の内側部は床から天井まで一つづきの空間をなし，**総鼻道**とよばれる。なお，すべての鼻道は鼻腔後方で合流し，**鼻咽道**となって後鼻孔で咽頭につづく。

2. 鼻腔のはたらき

　　鼻腔の内面は**多列線毛上皮**からなる粘膜によっておおわれ，**線毛**のはたらきによって吸気中の異物や粘液が排出される。また，鼻腔の粘膜，とくに中鼻甲介〜下鼻甲介の粘膜下には豊富な毛細血管が備わっているため，鼻腔を通る吸気は1秒にも満たないわずかの時間で **37℃**，**湿度100％**まで加温・加湿される。しかしながら，ここにうっ血が起こると粘膜に浮腫が生じ，いわゆる鼻づまりの原因となる。また，軟骨性鼻中隔の粘膜下にも発達した血管網(もう)をもつ領域（**キーゼルバッハ部位**）があり，**鼻出血**の好発部位となっている。この領域は，外鼻孔から示指を挿入したときに指先が触れる付近である。

　　鼻粘膜の大部分は呼吸に関わる領域であるが，総鼻道の後上部には嗅覚に関与する領域（**嗅部**(きゅうぶ)）がある。この部の粘膜上皮は**嗅上皮**とよばれ，内部には約500万個もの**嗅細胞**（嗅覚の1次ニューロン）を備える。

●――――― 咽頭・喉頭の構造と機能 ―――――●

1. 咽　頭(いんとう) pharynx

　　鼻腔・口腔・喉頭の背側に位置する管状器官で，頸椎前面に沿って下行し，**第6頸椎の高さで食道につづく**（**図211**）。咽頭は消化管の一部であるが，ヒトでは空気の通路でもある。しかしながら，飲食物と呼吸気が同時に通ることはできず，嚥下(えんげ)時には呼吸が，呼吸時には嚥下が停止される。このため，嚥下と呼吸の調節がうまく行かないと**誤嚥**を起こし，食物が気道に進入して肺炎を生じることもある。

　　咽頭は鼻部・口部・喉頭部（上咽頭・中咽頭・下咽頭）に区分される。そのうち，本来の気道に属するのは**鼻部**（上咽頭；**鼻咽頭** nasopharynx）で，鼻呼吸の際の空気の通路をなす。このため，嚥下の際には**軟口蓋**(こうがい)（**口蓋帆**）が挙上して咽頭口部（中咽頭）との間が遮断され，飲食物が鼻腔に逆流しないようにはたらく。また，粘膜も，咽頭口部と喉頭部（下咽頭）では口腔と同様の重層扁平上皮であるのに対し，**鼻部では鼻腔と同様の多列線毛上皮からなる**。

　　咽頭鼻部には**リンパ組織**が備わり，吸気とともに進入する異物に対する**免疫**にはたらく。咽頭後上部にある**咽頭扁桃**は7〜8歳頃にもっとも発達し，ときに肥大（**アデノイド**）によって鼻呼吸を阻害することがある。また，耳管開口部の周囲にみられる耳管扁桃も，肥大によって中耳炎などを引き起こすことがある。

咽頭扁桃と耳管扁桃は口蓋扁桃，舌扁桃とともにワルダイエル咽頭輪を形成している（図212）。

咽頭の筋は茎突咽頭筋をのぞき，原則として迷走神経に支配される。このため，迷走神経が障害されると嚥下困難が起こる。

2. 喉　頭 larynx

咽頭と気管とを連絡する気道の一部で，同時に発声器官としてもはたらく。舌根の直下で喉頭蓋に始まり，咽頭下部の前を下行した後，第6頸椎の高さで気管に移行する（図211）。喉頭は，喉頭蓋軟骨・甲状軟骨・輪状軟骨・披裂軟骨・小角軟骨などの喉頭軟骨からなる骨格をもち（図213），体表からは前頸部において甲状軟骨による高まり（喉頭隆起；ノドボトケ）を確認できる。

喉頭には発声器官である声門が備わっている（図214）。声門は，両側壁から起こる前庭ヒダと声帯ヒダによって狭められた領域で，とくに左右の声帯ヒダにはさまれた間隙を声門裂という。声門裂は，呼吸時には開いているが発声時には閉じ，その隙間から空気を出すことで声帯ヒダを振動させて音声を発する。発声も含め，喉頭の運動には喉頭筋とよばれる筋群がはたらく。喉頭筋はほとんどが反回神経（←迷走神経）の枝である下喉頭神経に支配される。唯一，輪状甲状筋は上喉頭神経（←迷走神経）支配である。

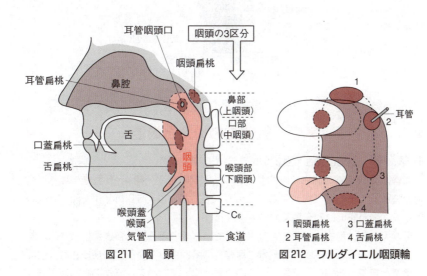

図211　咽　頭　　　　図212　ワルダイエル咽頭輪

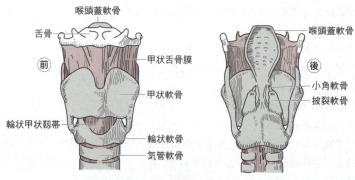

図213 喉頭の骨格

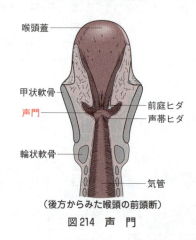

（後方からみた喉頭の前頭断）

図214 声門

●―――気管・気管支の構造と機能―――●

1. 気　管　trachea（図215）

　気管は第6頸椎の高さで喉頭からつづく管状器官で，第4〜5胸椎の高さ（気管分岐部）で左右の（主）気管支に分かれる。長さは約12 cm，内径は1.5 cmほどで，吸気時には若干長くかつ太くなる。

　気管の上部は前面〜側面を甲状腺がおおい，その後ろには食道が位置する。気管壁は16〜20個の馬蹄形の軟骨と線維性の膜および平滑筋から構成され，とくに食道と接する背側部は軟骨を欠くので膜性壁とよばれる。気管の粘膜は鼻腔や喉頭と同様の多列線毛上皮からなり，気管腺とよばれる粘液腺が備わっている。気管内に入った塵や腺からの分泌物は痰となって排出される。

2. 気管支　bronchus（図215）

（1）（主）気管支

気管につづいて肺門から肺内に入る気道を気管支といい，臨床領域では肺内の気管支と区別するため，気管から分岐する1対をとくに主気管支という。左主気管支（長さ約4.5cm）に比べて，右主気管支は短く（約3cm）かつ太い。また，左に比べて傾斜も急であるため，気道異物なども右気管支に入ることが多い。これは胸部の左よりに心臓が位置することによる。

（2）肺内気管支

気管支は肺門に入ると右で3本，左で2本の葉気管支に分かれる。葉気管支はさらに区域気管支→気管支枝→（小葉間）細気管支に分岐して肺小葉に入り，終末細気管支から呼吸細気管支となる。呼吸細気管支では壁の一部に肺胞がみられ，これより先は肺胞が管状に並ぶ肺胞管や袋状をなす肺胞嚢から肺胞へとつづく（図210, 216）。肺胞に至るまでの間に，気管支は約20回の分岐をくり返す。

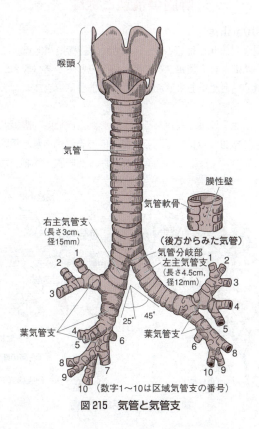

図215　気管と気管支

（3）気管支壁

　気管支の壁構造は基本的には気管のそれと同様であるが，太さによって構成は異なる。その境界は細気管支にあり，粘膜上皮も気管支では多列線毛上皮であったものが，細気管支以下で単層円柱上皮にかわる。また，平滑筋は認められるが，軟骨や腺は細気管支より末梢では認められなくなる。

　気道壁における平滑筋の存在は，喘息などと密接な関係がある。平滑筋は自律神経支配の不随意筋であり，反射的に気道の太さを変えることで空気の流れを調節している。交感神経刺激では平滑筋が弛緩して気管支は拡張するのに対し，副交感神経刺激では平滑筋収縮が起こって気管支は狭くなる。これは，煙などを吸い込んだときに反射的に気道を収縮させるしくみで，本来は肺を保護するためのものである。しかし，気管支喘息などで平滑筋がけいれん状態におちいると気道狭窄によって呼吸困難を生じる。このため，気管支喘息の一部では平滑筋弛緩を目的として交感神経刺激薬が用いられる。

肺胞の構造と機能

1. 肺　胞　alveolus

　呼吸細気管支より末梢には径 0.1〜0.2 mm の袋構造がある。これを肺胞といい，薄い肺胞中隔によって隣接する肺胞と隔てられている（図216）。肺胞中隔は毛細血管と少量の結合組織および肺胞内面をおおう肺胞上皮（呼吸上皮）から構成される。

　肺胞上皮細胞にはⅠ型とⅡ型がある。Ⅰ型肺胞上皮細胞（扁平肺胞細胞）は，肺胞内面の大半をおおう膜状の細胞で，直下にある毛細血管と基底膜を介して接する。すなわち，ガス交換はⅠ型肺胞上皮細胞・基底膜・毛細血管内皮を通して

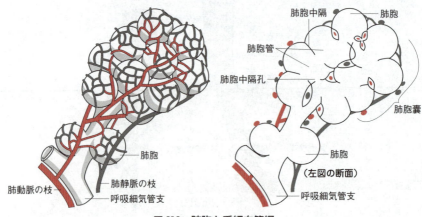

図216　肺胞と毛細血管網

行われ，この3つからなる隔壁構造を血液空気関門ともいう。

一方，Ⅱ型肺胞上皮細胞（大肺胞細胞）はⅠ型細胞に挟まれて位置する細胞で，表面活性物質（サーファクタント）を分泌する。肺胞は血液に浸った状態にあるため，表面張力によって縮まる方向へ力を受ける。このため，肺胞が内腔を広げるためには表面活性物質の存在が必要となり，これをⅡ型細胞が分泌している。表面活性物質は胎生26週頃から分泌される。このため，これ以前の未熟児では分泌が不十分なために肺胞拡張が困難となり，呼吸困難（特発性呼吸窮迫（切迫）症候群 idiopathic respiratory distress syndrome；IRDS）を引き起こすことがある。

2. 肺の血管

肺胞の周囲は発達した毛細血管網によって囲まれる（図216）。この毛細血管はCO_2を含んだ肺動脈からの血流を受け，ここでガス交換を受けてO_2を取り込んだ血液は肺静脈から左心房へと還流する。このようにガス交換（肺の機能）に関わる肺動脈〜肺静脈を機能血管という。これに対し，肺の栄養血管である気管支動脈は，大動脈から直接分枝し，気管支や気管支枝に沿って小葉の基部に達し，肺各部の組織や胸膜に分布する。なお，気管支動脈の一部には肺動脈の末梢枝と吻合するものもみられる。

● ─── **肺葉・肺区域** ─── ●

肺 lung は外呼吸にあずかる1対の器官で，図217に示すように両肺とも内側部が欠けた砲弾状を示し，胸膜に包まれて胸郭内に納まっている。若年者では鮮やかなピンク色を呈するが，成人では小葉間や肺胞間の結合組織に炭塵が沈着し，まだらな暗赤色を示す。

肺表面は横隔膜に接する横隔面（肺底）・肋骨に沿って位置する肋骨面・心臓側の内側面（縦隔面）に区別され，上端は肺尖とよばれる。内側面には心臓や大血管による圧痕のほか，肺動脈・肺静脈・気管支などが出入りする肺門があり，付近はリンパ節に富む。

肺は容積・重量とも左より右の方が10％ほど多い（右肺：左肺≒10：9）。両肺とも表面から肺実質を分ける切り込みがあり，右肺は斜裂（大葉間裂）と水平裂（小葉間裂）によって上葉・中葉・下葉に，左肺は斜裂によって上葉と下葉とに区分される。それぞれの肺葉はさらに肺区域に分けられ，左右とも約10区域（S^1〜S^{10}）を区別する（図218）。

肺葉や肺区域は，気管支の分岐によって区分されたもので，各葉に分布する気管支を葉気管支，各区域に分布する気管支を区域気管支という。左肺ではS^1とS^2が合し，S^7は欠如するため，実際は8区域である。

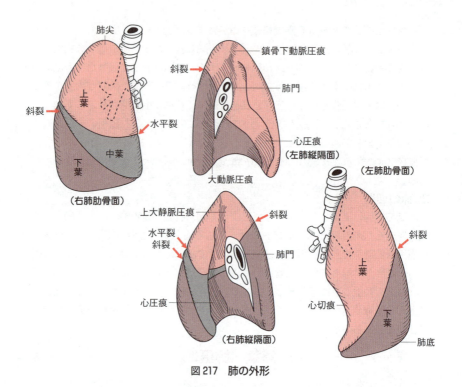

図217　肺の外形

〔右肺〕
上葉　S^1：肺尖区　　　S^2：後上葉区　　　S^3：前上葉区
中葉　S^4：外側中葉区　S^5：内側中葉区
下葉　S^6：上・下葉区　S^7：内側肺底区　　S^8：前肺底区
　　　S^9：外側肺底区　S^{10}：後肺底区

〔左肺〕
上葉　S^1+S^2：肺尖後区　　S^3：前上葉区　　S^4：上舌区
　　　S^5：下舌区
下葉　S^6：上・下葉区　S^8：前肺底区　　S^9：外側肺底区
　　　S^{10}：後肺底区

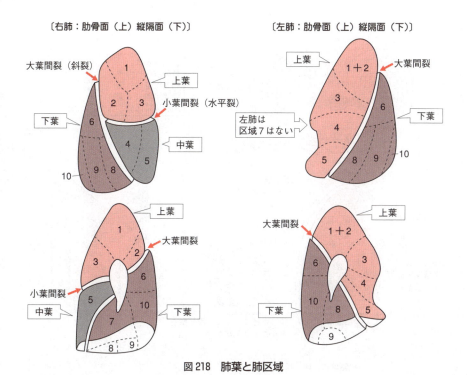

図218 肺葉と肺区域

胸膜と胸膜腔

　胸膜 pleura は腹膜などと同じ漿膜で，胸腔内面をおおう壁側胸膜と，肺表面に密着する肺胸膜（臓側胸膜）に分けられる（図219）。両胸膜は肺門の周囲で連絡し，胸膜腔とよばれる閉鎖空間をつくる。胸膜腔は胸膜から分泌される少量の胸膜液で満たされており，呼吸運動に際しての摩擦を減じる役割をはたす。また，胸膜腔は常に陰圧状態（呼気時：－4 mmHg）にあり，吸気時には胸郭の拡張でさらに陰圧化する（－8 mmHg）ことで肺を広げる。このため，胸壁や肺胞壁の損傷で胸膜腔に空気が入る（気胸）と陰圧が保てず，呼吸運動に障害を生じることがある。

　壁側胸膜は，胸壁の内面をおおう肋骨胸膜，横隔膜上面をおおう横隔胸膜，内側の心臓・大血管に面する縦隔胸膜の3部に分かれる。各部の境界にあたる胸膜腔は，深い吸気のときにも肺が入り込まない空所（胸膜洞）があり，各部の境界の名称から肋骨横隔洞・肋骨縦隔洞などを区別する。なお，肺尖部をおおう壁側胸膜の頂上部分をとくに胸膜頂という。ここには頸部からつづく筋膜（シブソン筋膜）が付着し，肺が下垂するのを防いでいる。

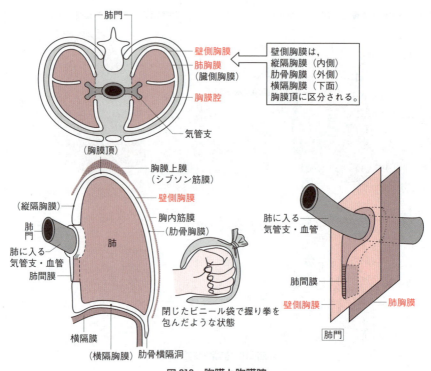

図219 胸膜と胸膜腔

呼吸運動と調節機構

1. 呼吸運動　breathing

肺胞内に新鮮な空気を供給することを**換気**といい，このために行われる胸郭の運動を**呼吸運動**という。呼吸運動は，息を吸う吸息と息をはく呼息とが交互にくり返されて起こる。

（1）**吸息（吸気）**　inspiration

　吸息は，おもに**横隔膜と外肋間筋の収縮**によって行われる（p.312 の図 195，196 参照）。ドーム状をなす横隔膜は収縮することによって平坦化するため，胸腔は下方に広がる。また，外肋間筋の収縮によって肋骨や胸骨が外に向かってもちあがり，胸腔は前後・左右に広がる。これによって胸膜腔が広げられ，その陰圧に引かれて肺が拡張する（肺胞内も陰圧化する）ことで空気の流入が起こる。なお，深呼吸や胸式呼吸の際には斜角筋や胸鎖乳突筋などもはたらく（p.308 の図 191，p.309 の図 192 参照）。妊娠中，子宮の拡大で横隔膜が下がりにくくなり，肩で息をする際も同様である。

　横隔膜の移動は，安静時呼吸で約 1.5 cm，深呼吸では 10 cm にも達する。

横隔膜の面積を 300 cm^2 とすると，安静時は約 450 mL，深呼吸では 3 L が横隔膜の運動による換気量という計算になる。

（2）呼息（呼気） expiration

呼息は基本的には受動的な運動で，横隔膜や外肋間筋などの弛緩と肺の弾性収縮力によって起こる。なお，自然な呼息からさらに息をはく場合は，内肋間筋や腹壁の筋がはたらいて胸郭を狭くする。

2. 呼吸の調節機構（図 220）

（1）呼吸中枢

呼吸は心拍などと同じく生命維持に必須の機能であり，延髄の呼吸中枢によって調節されている。すなわち，血液中の酸素濃度（分圧）や肺の状態などの情報を受けた呼吸中枢は，情報に応じた呼吸運動指令を反射的に送り出しているのである。呼吸中枢からの指令は脊髄に向かい，頸髄からは横隔神経，胸髄からは肋間神経を経由して，それぞれ横隔膜や肋間筋へと送られ，適切な呼吸運動を起こす（図 220 の②）。

このように，呼吸は無意識下で起こる自律機能であるが，呼吸中枢には大脳皮質からも入力があるため，随意的に呼吸運動を調節することもできるしくみ

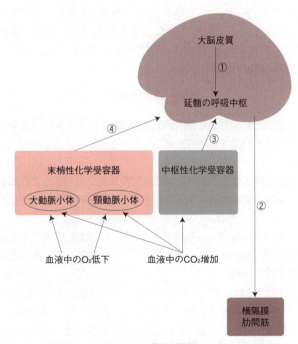

図 220　呼吸の調節

となっている（図220の①）。意識的に呼吸を速くしたり，ため息をついたりできるのはこのしくみによる。

（２）化学的調節

呼吸中枢は循環血や細胞外液の化学的組成に応じた呼吸調節を行う。このような情報を受けとる装置を化学受容器という。化学受容器では血液などの O_2 や CO_2 濃度（分圧），pH値などを感知している。化学受容器には，延髄の中枢性化学受容器と，その他の末梢性化学受容器があり，後者には頸動脈小体や大動脈小体が含まれる。

　a）中枢性化学受容器：脳脊髄液のpHを感受する受容器で，延髄呼吸中枢に位置する。血中の CO_2 は血液脳関門を通って容易に脳脊髄液に入るため，血中の CO_2 分圧が上昇すると脳脊髄液に CO_2 が拡散する。脳脊髄液に入った CO_2 は水と結合して H^+ と HCO_3^- を生じ，遊離した H^+ が化学受容器を刺激することで呼吸数の増加を起こす。すなわち，血中の CO_2 分圧上昇による脳脊髄液pHの低下が呼吸促進にはたらく（図220の③）。

　b）末梢性化学受容器：内外頸動脈の分岐部に位置する頸動脈小体や，大動脈弓に位置する大動脈小体がある。頸動脈小体は舌咽神経の頸動脈洞枝，大動脈小体は迷走神経を介して呼吸中枢に情報を送る。ともに，血液の O_2 分圧（PO_2）低下や CO_2 分圧（PCO_2）上昇，pH低下に反応して情報を送り，呼吸の促進にはたらく（図220の④）。このように，呼吸は体液の恒常性とくにpHの変動と密接に関連しており，相互に調節する機構となっている（p.29～30の『体液pHの調節機構』参照）。

肺機能の測定

肺機能を他覚的に知るためには，肺気量の変動・呼気および吸気のガス組成・血液の化学的組成を測定する必要がある。

（１）肺気量

肺に含まれる空気量を肺気量といい，呼吸運動にともなって変動する。したがって，肺気量の変動を測定することで呼吸運動の状態を知ることができる。肺気量の指標には以下のような値があり，一般に％肺活量＜80％の場合は拘束性換気障害（肺線維症，間質性肺炎など），１秒率＜70％では閉塞性換気障害（気管支喘息，肺気腫など）があるとされる。換気に関する用語をスパイログラム（図221）に示す。

　①１回換気量：１回の呼吸で吸入（呼出）される空気量（約500 mL）
　②予備吸気量：安静時吸気から吸入可能な空気量（約1,500 mL）
　③予備呼気量：安静時呼気から呼出可能な空気量（約1,500 mL）
　④残気量：最大呼気時に肺内に残る空気量（約1,500 mL）

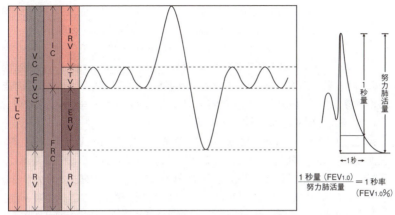

IRV：予備吸気量　TV：1回換気量　ERV：予備呼気量　RV：残気量　IC：深呼気量
FRC：機能的残気量　VC：肺活量　FVC：努力肺活量　TLC：全肺気量

図221　肺気量のスパイログラム

⑤**深吸気量**：安静時呼気から吸入可能な最大空気量（約2,000 mL）
⑥**機能的残気量**：安静時呼気で肺内に残る空気量（約3,000 mL）
⑦**肺活量**：最大吸気から呼出可能な最大空気量（約3,500 mL）
⑧**％肺活量**：肺活量の肺活量予測値に対する割合。つまり，同じ条件の健常人と比較した場合，その人の肺活量がどのくらいあるのかを判定したもの（正常＞80％）
　・肺活量予測値（男）：(27.63－0.112×年齢)×身長（cm）
　・肺活量予測値（女）：(21.78－0.101×年齢)×身長（cm）
⑨**全肺気量**：最大吸気時の肺内空気量（約5,000 mL）
⑩**努力肺活量**：最大吸気後に一気に呼出したときの肺活量（努力肺活量と肺活量は通常同じ値を示す）
⑪**1秒量**：努力肺活量における最初の1秒間での呼出量
⑫**1秒率**：1秒量が努力肺活量に占める割合（正常＞70％）

これらの値は各種の呼吸器疾患で変動するため，診断の指標として用いられる。
・肺活量：肺の拡張不全（胸膜炎・気胸・間質性肺炎など）で低下する。
・1秒率：閉塞性肺疾患（肺気腫・気管支喘息（ぜんそく）など）で低下する。
・全肺気量：肺の実質障害（肺水腫・肺線維症・肺うっ血・肺癌）や圧迫（気胸・胸水）で低下する。
・残気量：呼気のしにくくなる病態（肺気腫・気管支喘息）で増加する。

（2）呼気・吸気のガス組成
　外気（吸気）のガス組成は，N_2約79％，O_2約21％，CO_2約0.04％となっ

ている。肺胞では吸気中の酸素が拡散によって血液に移り，血液の二酸化炭素が呼気中に排出される。呼気のガス量をみると，N_2は79％で変動がないが，O_2は約16.5％，CO_2は約3.8％であり，O_2は4.5％の減少，CO_2は3.8％の増加を示す。これを指数として表したものが呼吸商 RQ（respiratory quotient）＝CO_2呼出量／O_2吸入量であり，呼吸の状態を示すだけでなく，体内における酸素消費つまり代謝の状態（酸素を用いたエネルギー産生）を反映している。

（3）血液の化学的組成

通常，血液の化学的組成の指標として，血液ガス分圧とpH値が用いられる。

①血液ガス分圧：肺胞における吸気のO_2分圧は，肺動脈血のO_2分圧より高く，反対にCO_2分圧はこれより低い。肺胞におけるガス交換は分圧の高い方から低い方へのガスの拡散によって起こるため，O_2は肺胞→血液，CO_2は血液→肺胞へと移動する。このガス交換の状態は，ガス交換を受けた動脈血のガス分圧を調べることで判断できる（基準値：O_2分圧≒95 mmHg，CO_2分圧≒40 mmHg）。

②血液 pH 値：血液は正常では pH≒7.4 の弱アルカリ性を示し，身体組織が生命活動を行うために最適な状態とされる。これは体液中の酸と塩基が平衡を保った状態であり，血液 pH 値はその指標とされる。

液体の pH は酸・塩基の量によって影響されるが，血液は重炭酸塩のはたらきによって変動をおさえている。例えば，酸（H^+を出す物質）が加わると重炭酸塩はこれと結合して炭酸をつくり，これをさらに H_2O と CO_2 に分解する。血液中に CO_2 が増加すると呼吸中枢が刺激され，呼吸数を増して肺からのCO_2排泄を早め，逆に血中のアルカリ（OH^-を出す物質）が多くなると呼吸数が減少し，CO_2の排泄を制限する。血液（体液）のこの状態は〔$CO_2+H_2O \leftrightarrows H_2CO_3 \leftrightarrows H^+ + HCO_3^-$〕と表わされ，呼吸や腎臓の排泄機構によって調節されている（p.29〜30の『体液 pH の調節機構』参照）。一般に，血液 pH が 7.35 より低くなった状態をアシドーシス，7.45 より高くなった状態をアルカローシスという（p.30の『アシドーシスとアルカローシス』参照）。

●――――― 声帯と発声 ―――――●

気管からの空気が声門（p.340の図214参照）を通過する際，声門をせばめて声帯を振動させることで発声が起こる。呼吸時には声門が広く開かれているため，発声は起こらないが，しゃっくりなどでは反射的に声門が閉じるために突発的に発声が起こることがある。

声の性質（母音や子音など）の変化は舌や口腔の作用によるが，声の高さは声帯の緊張などによって変化する。これはおもに喉頭筋（図222）のはたらきによるもので，およそ次のような作用がある。喉頭筋は，輪状甲状筋（上喉頭神経）を除いて，すべて下喉頭神経（←反回神経）の支配を受ける。

①声帯を緊張して高音を出す：輪状甲状筋……………………………………前筋
②声帯を弛緩して低音を出す：甲状披裂筋（声帯筋）……………………内筋
③声門を広げる：後輪状披裂筋………………………………………………後筋
④声帯を弛緩して声門を狭くする：外側輪状披裂筋／横・斜披裂筋…側筋／横筋

　①を声門緊張筋，②④をまとめて声門閉鎖筋，③を声門開大筋という。このように③は唯一の声門を開く筋であるため，両側の反回神経が麻痺すると声門が閉じて窒息する危険がある。

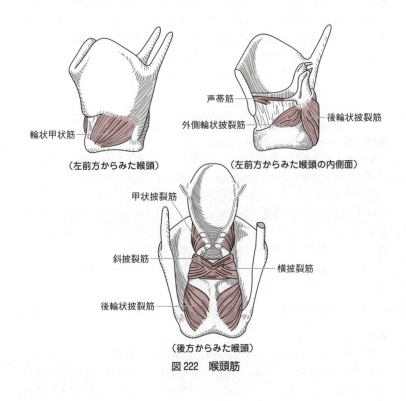

図222　喉頭筋

疾病の成り立ち

気管・気管支の障害

◆気管支喘息　bronchial asthma

気管支平滑筋のけいれんや気管支粘液分泌による気道狭窄から呼出障害発作を起こす病態。閉塞性肺疾患に含まれるとともに，好酸球などが関わる炎症性疾患でもある。息がはきにくい病態（呼気性呼吸困難）を示し，1秒率の低下（＜70％）を特徴とする。成因はⅠ型アレルギーが重視されており，血液中IgEや好酸球の増多がみられる。気管支平滑筋を弛緩させる交感神経刺激薬を投与したり，消炎作用や抗アレルギー作用をもつステロイドを用いたりする。なお，粘液の粘性が上がらないよう脱水に注意する必要がある。

肺胞の障害

◆肺気腫　pulmonary emphysema

肺胞腔の異常拡張（含気量増大）を呈し，肺胞壁の破壊を伴う病態。末梢気道を拡張する作用をもつ肺胞実質の気腫性変化と肺胞壁の破壊により肺胞壁の弾性が減少して収縮できなくなり，呼吸細気管支より末梢で気道の拡張障害を生じる（閉塞性肺疾患に含まれる）。呼気のはじめは気道内圧が高く閉塞は生じないが，呼気後半では気道内圧が下がるため，息をはききらないうちに末梢気道が閉塞する。1秒率の低下とともに残気量の増大を特徴とする。喫煙や加齢が原因ともされるが，蛋白分解酵素が関係するとの報告もある。

胸膜の障害

◆胸膜炎　pleuritis

肺炎や結核などの炎症が胸膜に波及し，胸腔内に滲出液（血漿成分などが漏れだしたもの）が貯留したもの。滲出液が化膿性の場合は膿胸を起こす。胸膜面にはフィブリン（線維素）が沈着するため，治癒しても線維素の器質化による肥厚や癒着を生じることが多い。

呼吸の異常

◆チェーン・ストークス呼吸　Cheyne-Stokes respiration

10秒ほどの無呼吸の後に深い過呼吸となり，再び浅くなって無呼吸となる周期をくり返すタイプの呼吸（図223）。無呼吸時に動脈血CO_2分圧が上昇，呼吸中枢が刺激されて呼吸が起こるが，CO_2分圧が低下することに

より再び無呼吸となる。脳疾患や中毒の末期症状である。

◆クスマウル呼吸　Kussmaul respiration
　異常に深くリズムの遅い呼吸が持続するタイプ（図223）。糖尿病や尿毒症による代謝機能不全ではケトン体（アセトン体）が生じるが，これが血中に出て起こるアシドーシス（ケトアシドーシス）により，換気量の大きな深い呼吸型を示す。

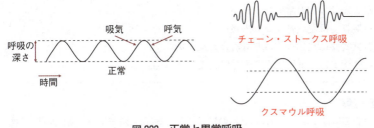

図223　正常と異常呼吸

換気と発声

既出問題チェック

☑ 気管支の構造で正しいのはどれか。100-P27
1 左葉には3本の葉気管支がある。
2 右気管支は左気管支よりも長い。
3 右気管支は左気管支よりも直径が大きい。
4 右気管支は左気管支よりも分岐角度が大きい。

● 解答・解説
1 ×右肺には3本，左肺には2本の葉気管支がある。（問題文の左葉は左肺の誤植と思われるが，いずれにしても×）
2 ×左気管支（長さ約5 cm）に比べ，右気管支（長さ約3 cm）は短い。
3 ○左気管支（太さ約12 mm）に比べ，右気管支（太さ約15 mm）は太い。
4 ×気管支の分岐角度（垂直線に対する傾き）は，右25°，左45°で，左気管支で大きい。

☑ 斜線部が左肺の下葉を示すのはどれか。99-P10

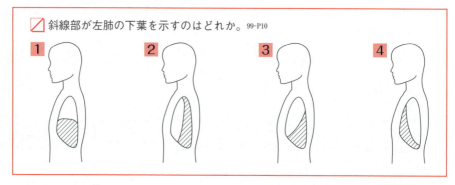

● 解答・解説
1 ×
2 ×
3 ○
4 ×
右肺は斜裂（大葉間裂）と水平裂（小葉間裂）によって3葉に，左肺は斜裂によって2葉に分けられる。斜裂という言葉から斜めの境界線のものを選ぶと1と2は除外される。

☑ 呼吸で正しいのはどれか。2つ選べ。 99-P11, 99-P78
1 内呼吸は肺で行われる。
2 呼気では CO_2 濃度が O_2 濃度よりも高い。
3 吸気時には外肋間筋と横隔膜筋とが収縮する。
4 呼吸を調節する神経中枢は橋と延髄とにある。
5 呼吸の中枢化学受容体は主に動脈血酸素分圧に反応する。

● 解答・解説

1 ×肺におけるガス交換（肺呼吸）を外呼吸というのに対し，末梢の組織と毛細血管におけるガス交換過程を内呼吸という。
2 ×吸気（外気）のガス組成は N_2（約80％），O_2（約20％），CO_2（約0.04％）で，呼気のガス組成は N_2（約80％），O_2（約16.5％），CO_2（約3.8％）である。
3 ○吸気はおもに横隔膜と外肋間筋の収縮によって行われる。ドーム状の横隔膜が平坦化し，同時に外肋間筋が収縮して胸郭を広げることで吸息が起こる。
4 ○呼吸運動（呼息と吸息）とその切り替えなどは，延髄を中心とする呼吸中枢および橋の呼吸調節中枢によってコントロールされている。
5 ×呼吸の中枢化学受容体は延髄にあり，脳脊髄液の CO_2 濃度変化を感知する。血中の CO_2 は脳脊髄液に移行しやすいため，血中の CO_2 分圧を反映する。

☑ 成人の呼吸運動で正しいのはどれか。96-P11
1 胸腔内圧は呼気時に陽圧となる。
2 呼吸筋は主に吸気に用いられる。
3 腹式呼吸は胸式呼吸より呼吸容積が大きい。
4 動脈血二酸化炭素分圧の低下は呼吸運動を促進する。

● 解答・解説

1 ×胸腔内圧は肺胞がつぶれないように常に陰圧に維持されており，吸気時で $-7 \sim -6$ cmH_2O，呼気時で $-4 \sim -2$ cmH_2O である。
2 ○安静時吸気は呼吸筋（横隔膜や外肋間筋など）の収縮により胸腔が広がって起こる。安静時呼気は胸郭や肺の弾性で起こる受動的現象である。
3 ×おもに横隔膜の収縮で行われる呼吸を腹式呼吸といい，肋間筋の収縮によって行われる呼吸を胸式呼吸という。胸式呼吸は運動時などに強く起こる。通常の生活を送っている際には腹式と胸式が混ざった呼吸をしているが，呼吸容積には差がない。
4 ×動脈血二酸化炭素分圧が上昇すると頸動脈小体などの感知器が作動し，呼吸が深く速くなる。

◢ 全肺気量の計算式を示す。101-P27

　　肺活量 + [　　　　] = 全肺気量
　　[　　　　] に入るのはどれか。

1 残気量
2 予備吸気量
3 1回換気量
4 予備呼気量

● 解答・解説

1 ○肺活量（最大吸息から最大呼息までの呼気量）に残気量を加えた量が肺内に入る最大の空気量（全肺気量）である。
2 ×予備吸気量は通常の吸息位から最大吸息位までの吸気量を指し，成人で平均約2Lである。
3 ×1回換気量は通常呼吸で出入する空気量で，成人で平均0.5Lである。
4 ×予備呼気量は通常の呼息位から最大呼息位までの呼気量を指し，成人で平均約1Lである。

◢ 閉塞性呼吸器疾患をもつ25歳の男性〔170 cm，65 kg〕の努力呼出曲線はどれか。91-A10

1 ①
2 ②
3 ③
4 ④

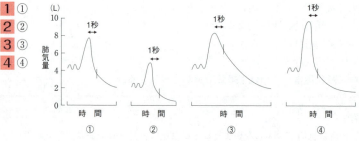

● 解答・解説

1 ×グラフ上，最大吸気位約8L，最大呼気位約2L，肺活量約6Lであるが，1秒量約4L，1秒率約70％で，正常よりやや低い。
2 ×最大吸気位約5L，最大呼気位<1L，肺活量約4Lであり，吸気量が少ない。
3 ○最大吸気位約8L，最大呼気位約2L，肺活量約6Lであるが，1秒量約2L，1秒率約30％と低く，閉塞性肺疾患にあたる。
4 ×最大吸気位約10L，最大呼気位約2L，肺活量約8L，1秒量約6L，1秒率75％で，正常範囲にある。

一問一答（○，×を答えよ）

1. 気管支は左右それぞれ3本の葉気管支に分かれる。90-A10
2. 気管異物は右気管支に入りやすい。81-A27, 83-A2, 86-A2, 90-A10
3. 気管支は迷走神経刺激で拡張する。90-A10
4. 気管支呼吸音は肺末梢部で聴取できる。90-A10
5. 左肺は3葉に分かれている。81-A27, 83-A2, 86-A2
6. 左肺は3葉に分かれ右肺の2葉より呼吸面積が大きい。78-P11, 81-A27, 83-A2, 86-A2
7. 胸膜は2枚の粘膜からなり，分泌物は摩擦防止にはたらく。66-P11, 84-A2
8. 吸気時に横隔膜は収縮する。89-A9
9. 吸気時に内肋間筋は収縮する。89-A9
10. 吸気時の胸腔内は陽圧である。89-A9, 94-P10
11. 吸気時の肺胞内は陽圧である。89-A9, 94-P10
12. 呼息中の肺胞内圧は陽圧である。94-P10

● 解答・解説

1. ×気管支は右で3本（上葉・中葉・下葉），左で2本（上葉・下葉）の葉気管支に分かれる。
2. ○左気管支に比べ右気管支は太く傾斜も急なため，気道内に異物が入りやすい。
3. ×気管支は交感神経刺激で拡張（平滑筋が弛緩）し，迷走神経（副交感神経）刺激で収縮する。
4. ×気管支音は呼気時に強く聞こえ，気管に近い領域（前胸壁上部・胸骨外側・肩甲骨間）で聴取される。
5. ×右肺は3葉（上葉・中葉・下葉），左肺は2葉（上葉・下葉）に分けられる。
6. ×肺の呼吸面積は両側で100m^{2}に達し，左肺より右肺で10%ほど大きい。
7. ×胸膜は2枚の漿膜からなり，分泌される胸膜液（漿液）は摩擦防止にはたらく。
8. ○横隔膜の収縮により胸膜腔は広がり，肺が拡張して吸気が起こる。
9. ×外肋間筋はおもに吸気に，内肋間筋は呼気にはたらく（外の空気を吸う，と覚えよう）。
10. ×吸気時には胸郭の拡大によって胸膜腔は陰圧化し，これに引っ張られて肺の拡張が起こる。
11. ×肺の拡張により肺胞内圧は陰圧化し，外気が肺胞に流れ込む。
12. ○大気圧に対して陽圧になるので，CO_2を多く含む空気を肺胞から排出することができる。

2. ガス交換とガスの運搬 (図224)

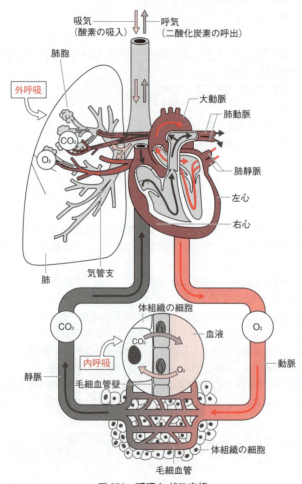

図224 呼吸とガス交換

拡散現象

肺胞と血液の間のガス移動は，分圧の高い方から低い方へ向かう**拡散現象**によって起こる。肺胞の O_2 分圧が約 100 mmHg，CO_2 分圧は約 40 mmHg であるのに対し，血液の O_2 分圧は 40 mmHg，CO_2 分圧は 46 mmHg である。この分圧差により O_2 は肺胞→血液へ，CO_2 は血液→肺胞へ拡散する。この際，肺胞〜血液間のガス拡散のしやすさを示す指標を**肺拡散能**といい，肺胞表面積や肺胞壁の厚さに影響される。なお，拡散は平衡状態になるまで行われるので，吸気量が十分であれば，ガス交換された血液のガス分圧は肺胞気と同等になる。

外呼吸

肺において，右心室から送られてきた血液中に酸素を取り入れ，同時に二酸化炭素を肺胞内に排出するまでの一連の動態を**外呼吸** external respiration（**肺呼吸** lung respiration）という。外呼吸はさらに，外気と肺胞との空気の入れかえ（**換気** ventilation）と，拡散現象で起こる肺胞・血液間の**ガス交換** gas exchange とに区分される。外呼吸において，ほとんどの O_2 は赤血球中のヘモグロビンと結合して運ばれるが，血液 100 mL 中のヘモグロビンが運ぶ O_2 量はおよそ 20 mL とされる。なお，O_2 と結合したヘモグロビンを**オキシヘモグロビン**，O_2 を離したヘモグロビンを**デオキシヘモグロビン**という。

内呼吸

肺における外呼吸によって血液中に取り込まれた酸素は，全身の組織に運ばれて消費される。すなわち，組織と毛細血管との間のガス交換によって O_2 は血液→組織へ，CO_2 は組織→血液へ拡散移動する。このガス交換過程を**内呼吸** internal respiration（**組織呼吸** tissue respiration）といい，赤血球中のオキシヘモグロビンは O_2 を放出してデオキシヘモグロビンとなり，血液は O_2 のかわりに CO_2 を受けとって肺へと向かう。組織のガス分圧は各組織の活動によって異なり，酸素消費の多い心筋や骨格筋あるいは分泌腺などでは O_2 分圧は低く（0〜20 mmHg），CO_2 分圧は高い（50〜70 mmHg）。

ガス分圧

N_2，O_2，CO_2 などがガス全体の中で占める圧を**分圧**という。医学・生理学上で重要なのは **O_2 分圧**と **CO_2 分圧**で，おもに血液中におけるガス分圧をいうことが多い。記号では P を用いるが，動脈血や肺胞のガス分圧を区別するため，**動脈血ガス分圧**は PaO_2 や $PaCO_2$，**肺胞のガス分圧**は PAO_2 や $PACO_2$ で表す。

酸素の運搬

肺で取り込まれた大部分の酸素（O_2）は赤血球中のヘモグロビン（Hb）と結合して運搬される。これを化学的溶存という。Hb は酸素との結合・放出が容易な構造をもち，1 g の Hb は 1.34 mL の O_2 と結合できる。したがって，Hb 濃度が 15 g/100 mL であれば，100 mL の血液では約 20 mL の O_2 が Hb と結合可能ということになる。

一方，酸素の一部は血液にそのまま溶け込んでおり，これを物理的溶存という。これは温度や酸素分圧に影響されるが，動脈血 O_2 の 1 ％ほどにとどまる。

二酸化炭素の運搬

全身の組織から血液に入った二酸化炭素（CO_2）は，血漿への物理的溶存（5％），赤血球内での物理的溶存（3％），Hb との結合（5％），赤血球内での重炭酸イオン（25％），血漿中の重炭酸イオン（60％）のかたちで運搬される（血漿中では CO_2 の 90％が重炭酸イオン，10％が物理的溶存である）。CO_2 の血液への溶解度は O_2 の約 20 倍であるが，実際には血漿 100 mL あたり 3.0 mL の CO_2 が溶け込む。一部の CO_2 は Hb のアミノ酸と結合してカルバミノ炭酸（Hb-NH-COOH）となって運ばれる。そのほかの CO_2 は赤血球中にある炭酸脱水素酵素によって炭酸となり，さらに解離して重炭酸イオンのかたちで運ばれる。

ガス交換とガスの運搬

既出問題チェック

□ 肺拡散能に影響を与えるのはどれか。95-P10
1 肺胞表面積
2 気道抵抗
3 死腔換気量
4 残気量

● 解答・解説
1 ○
2 ×
3 ×
4 ×

肺拡散能とは、肺胞まで運ばれてきた酸素が、どれくらい効率よく血液に受け渡されているかという指標である。つまり、「肺胞と肺胞毛細血管との間のガス拡散のしやすさ」を意味している。肺胞表面積および肺胞と肺胞毛細血管との距離が、ガス拡散のしやすさに大きな影響を与える。

□ 血液による二酸化炭素の運搬で最も多いのはどれか。92-A9
1 そのままの形で血漿中に溶解する。
2 赤血球のヘモグロビンと結合する。
3 重炭酸イオンになり血漿中に溶解する。
4 炭酸水素ナトリウムになり血漿中に溶解する。

● 解答・解説
1 ×
2 ×
3 ○
4 ×

血液に入った二酸化炭素（CO_2）は、物理的溶存（5〜8％）、Hbとの結合（5〜6％）、あるいは重炭酸イオン（85〜90％）のかたちで運搬される。血漿中ということであれば、物理的溶存が、その10％が物理的溶存、残り90％が重炭酸イオンのかたちで存在する。

一問一答（○、×を答えよ）

□ 1 吸入した空気は肺胞に達し酸素は血液中へ拡散する。81-A31
□ 2 肺胞における拡散能は炭酸ガスの方が酸素より高い。82-A33
□ 3 呼吸中枢にある化学受容体は酸素分圧の変化に敏感である。82-A33
□ 4 酸素分圧が低下すると末梢受容体からの刺激で換気量は増加する。82-A33
□ 5 動脈血検査で酸素分圧（PaO_2）95 mmHg は異常を示す値である。91-A11

- ☐ 6 動脈血検査で酸素飽和度（SaO_2）90％は異常を示す値である。91-A11
- ☐ 7 動脈血検査で炭酸ガス分圧（$PaCO_2$）40 mmHg は異常を示す値である。91-A11
- ☐ 8 動脈血検査で pH7.40 は異常を示す値である。91-A11
- ☐ 9 肺でのガス交換は拡散によって行われる。94-P11
- ☐ 10 酸素は炭酸ガスよりも血漿中に溶解しやすい。94-P11
- ☐ 11 酸素分圧の低下でヘモグロビンと酸素は解離しにくくなる。94-P11
- ☐ 12 静脈血中に酸素はほとんど含まれない。94-P11
- ☐ 13 動脈血中の酸素の多くはそのままの形で血漿中に溶解している。93-P11
- ☐ 14 貧血では動脈血中の酸素含量は低下する。93-P11
- ☐ 15 動脈血中の酸素飽和度85％は正常範囲内である。93-P11
- ☐ 16 橈骨動脈の酸素分圧は大腿動脈に比べ高い。93-P11

● 解答・解説

1 ○ 吸気中の酸素は拡散によって肺胞から血液中に移る。
2 ○ 血液への CO_2 の物理的溶解度は，O_2 の溶解度の20倍とされる。
3 × 延髄の化学受容器は脳脊髄液の CO_2 増加（pH低下）を感じ，呼吸中枢を刺激して呼吸を促進する。
4 ○ O_2 分圧が低下すると末梢性受容器を介して呼吸中枢が刺激され，換気量が増加する。
5 × 動脈血 O_2 分圧（PaO_2）の基準値は約 95 mmHg である。
6 ○ 酸素飽和度（血液中の酸素がヘモグロビンと結合している割合）の基準値は 92～96％ である。
7 × 動脈血 CO_2 分圧（$PaCO_2$）の基準値は約 40 mmHg である。
8 × 血液は正常では pH＝7.4 の弱アルカリ性を示す。
9 ○ ガス交換は，肺胞〜血液間の濃度勾配（ガス分圧の差）による拡散作用で起こる。
10 × 炭酸ガスの血漿中への溶解度は酸素の約20倍である。
11 × 酸素分圧の低いところで，ヘモグロビンは酸素と解離しやすくなる。この性質によって，酸素分圧の低い末梢組織でヘモグロビンは酸素を組織に与えることができる。
12 × 静脈血中にも酸素は含まれており，その酸素分圧は約 40 mmHg である。
13 × 血中の酸素の大部分は赤血球のヘモグロビンと結合して運搬される。
14 ○ 貧血ではヘモグロビン濃度が低いため，酸素含量も少なくなる。
15 × 酸素飽和度とは「ヘモグロビンのうちの何％が酸素化しているかを示す指標」であり，平地では健康成人で 94～97％ が基準値とされる。
16 × 動脈間において，酸素分圧には差はない。

第10章　栄養摂取の機構

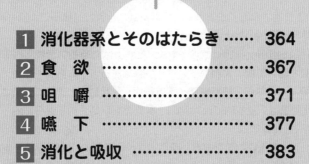

1. 消化器系とそのはたらき …… 364
2. 食　欲 ………………………… 367
3. 咀　嚼 ………………………… 371
4. 嚥　下 ………………………… 377
5. 消化と吸収 …………………… 383
6. 代　謝 ………………………… 408

1. 消化器系とそのはたらき

消化器系

　消化器系 digestive system は摂取した食物を分解（消化）し，そこから生命維持に必要な栄養素（エネルギー源）を吸収するための器官系である。吸収されたエネルギー源は細胞外液（血液など）によって各組織に送られ，ここで細胞の生命活動に利用される。なお，消化・吸収されなかった食物の残余は，不要物（便）として排泄される。ふつう，消化器系は消化管と付属器に大別される。

1. 消化管　alimentary canal

　消化管は gastrointestinal（GI）tract ともよばれる長い管腔臓器で，口腔・咽頭・食道・胃・小腸・大腸からなり，小腸はさらに十二指腸・空腸・回腸に，大腸は盲腸・上行結腸・横行結腸・下行結腸・S状結腸・直腸に区分される（図225）。消化管壁は，基本的には共通の3層構造を示し，内面から粘膜・筋層・外膜を区別する（図226）。

　①粘　膜：消化管内面をおおう膜構造で，粘膜上皮・粘膜固有層・粘膜筋板・粘膜下層からなる。なお，消化液などの分泌物は粘膜上皮から派生した構造で，組織学的には上皮組織に含まれる。粘膜下層には腺分泌などを支配する自律神経叢（マイスネル神経叢）が備わる。

　②筋　層：ふつうは二重の平滑筋層（内輪層・外縦層）からなり，両筋層間には消化管の運動機能に関わる自律神経叢（アウエルバッハ神経叢）が備わっている。ただし，胃の一部（噴門〜胃体上半部）は3層の筋層（内斜層・中輪層・外縦層）によって構成される（p.46 の図22, p.385 の図238 参照）。

　③外　膜：食道では膜状の結合組織からなるが，腹部消化管ではその表面を漿膜（腹膜）がおおう。

2. 付属器　accessory digestive organs

　付属器としては，口腔腺（耳下腺・顎下腺・舌下腺）・肝臓・胆嚢・膵臓などの消化腺のほかに歯・舌などが含まれる（図225）。消化腺には，このほかに，粘膜内に位置する小型の小唾液腺（舌腺・口唇腺など）や食道腺・胃腺・腸腺などがある。

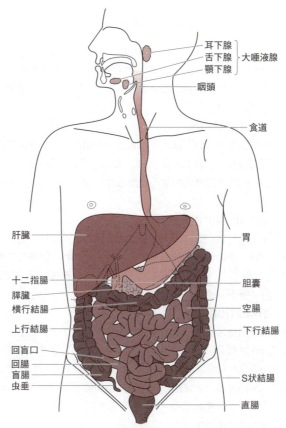

図225 消化器系の全景

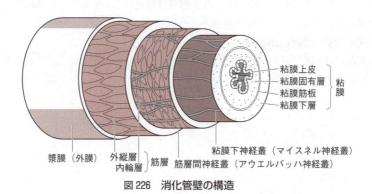

図226 消化管壁の構造

消化器系の役割

消化器系の基本的な目的は「栄養素の摂取」にあり，各部はこの目的のためにさまざまなはたらき（咀嚼・嚥下・消化・吸収・排泄など）を示す．なお，摂取される栄養素のうち，生体活動のエネルギー源として利用される糖質・脂質・蛋白質を三大栄養素という．

1. 咀嚼 mastication

摂取した食物を口腔において粉砕する運動を咀嚼という．基本的には咀嚼筋によって起こる下顎の随意運動であるが，舌・口唇・頬などの運動も関わっており，食物をすり潰して唾液と混ぜ合わせる役割もはたす．すなわち，咀嚼は機械的消化機能の一部をなす．

2. 嚥下 swallowing

十分にかみ砕かれた食塊を，口腔から食道・胃へと送り込む運動を指す．嚥下の初期は随意運動，その後は不随意運動によって行われ，同時に，咽頭鼻部閉鎖による逆流防止機能と，喉頭閉鎖による誤嚥防止機能が反射的にはたらく（p.377〜378の『嚥下の過程』参照）．

3. 消化 digestion

食物に含まれる栄養素を「吸収可能な状態まで分解する」こと．機械的消化と化学的消化に大別される．咀嚼や消化管運動は機械的消化であるが，同時に消化液による化学的消化を補助する役割も示す．化学的消化により，炭水化物はグルコースなどに，蛋白質はアミノ酸に，脂質は脂肪酸とグリセロールに分解され，消化管壁からの吸収が可能となる．

4. 吸収 absorption

消化された栄養素が，消化管粘膜から血管やリンパ管に取り込まれること．吸収された栄養素は種々の分解・合成過程（代謝という）を経て，生体構成物質や生命活動エネルギーに変換・利用される．

5. 排便 defecation

直腸に送られた食物残渣などを糞便として肛門から排出すること．ある程度の随意的調節は可能であるが，排便じたいは反射によって起こる（第11章参照）．

栄養摂取の機構

2. 食　欲

摂食の調節

1. 食欲中枢

　摂食にはおもに食欲中枢が関与する。食欲中枢は視床下部（間脳）にあり，空腹時に興奮する摂食中枢（視床下部外側野）と，満腹時に興奮する満腹中枢（視床下部腹内側核）とからなる（図227）。これらの中枢は一方の活動が亢進すると他方が抑制されるという関係にあり，摂食は相反する両中枢の活動によってコントロールされている。

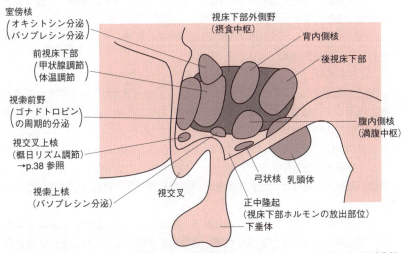

図227　視床下部の種々の領野とその機能

2. 食欲の調節要素

　食欲を促進・抑制する要素には，摂食により血液中に入ったグルコース（血糖）や脂肪，さらに消化管の伸展などの刺激がある。これらの刺激は，直接あるいは消化管や脂肪細胞から分泌されるホルモンを介して視床下部の摂食中枢・満腹中枢にはたらく。

　（1）視床下部ペプチド
　　摂食中枢には，オレキシンおよびMCH（メラニン凝集ホルモン）分泌ニュー

ロンが備わっている。ここから分泌されるオレキシンや MCH は視床下部・海馬・大脳皮質などに広く作用し，食欲増進・エネルギー代謝の低下を引き起こす。

このほか，視床下部の弓状核には NPY・AGRP（ニューロペプチド Y・アグーチ関連ペプチド）分泌ニューロンがあり，オレキシンおよび MCH 分泌ニューロンを刺激して食欲を増進させる。

これに対し，室傍核で生成される CRF（副腎皮質刺激ホルモン放出因子）は満腹中枢にはたらいて強い食欲減退を起こす。

（2）グルコース（血糖）

血液中には常時 70〜110 mg/dL のグルコースが含まれ，組織（脳・赤血球・筋など）のエネルギーとして使われる。血糖はデンプンなど炭水化物の分解で生じ，食後に増加する（約 140 mg/dL）。

摂食中枢にはグルコース感受性ニューロンがあり，本来はオレキシン分泌を刺激して食欲を増進させるが，グルコースはここに抑制的に作用して満腹感と食欲低下を起こす。

一方，インスリンが分泌されて血糖値が低下すると，オレキシン分泌が促進されて空腹感と食欲増加が生じる。

（3）脂肪摂取

脂肪を摂取するとコレシストキニン（CCK）が分泌され，視床下部の満腹中枢に作用して満腹感と食欲低下を生じるとともに，内臓の迷走神経（求心性線維）にはたらいて視床下部の満腹中枢を刺激する。

空腹時には，皮下脂肪が分解されて血中脂肪酸が増加し，摂食中枢が刺激される。摂食すると血中脂肪酸が減少し，摂食中枢への刺激は解除されるが，病後の回復期や妊娠後期には血中脂肪酸減少が起こらず，摂食量は増加傾向を示す。

これに関係する病態に飢餓状態がある。飢餓とは，生命維持に必要なエネルギー源の供給不足状態と定義される。食物摂取不足で飢餓に陥ると，まず貯蔵されているグリコーゲンが消費されるが，グリコーゲンが枯渇すると脂肪を分解・利用するため，血中遊離脂肪酸が増加する。すなわち，飢餓状態では血中脂肪酸の持続的上昇が認められる。

（4）消化管ペプチド

消化管から分泌されるグレリンは，成長ホルモン分泌刺激作用を示すとともに，弓状核の NPY・AGRP 分泌ニューロンを刺激して摂食の促進にはたらく。

このほか，消化管からは PYY（ペプチド YY）が分泌され，NPY・AGRP 分泌ニューロンを抑制することで食欲減退を起こす。また，消化管ホルモンであるコレシストキニン（CCK）は満腹中枢に作用して食欲低下を生じる。

（5）脂肪細胞ホルモン

　レプチンは，インスリンの刺激により**脂肪細胞**から産生・分泌されるホルモンで，摂食中枢の NPY・AGRP 分泌ニューロンを抑制することで食欲低下を起こす。脂肪細胞が増加するとレプチン分泌が亢進，摂食にネガティブ・フィードバックがはたらくしくみである。また，レプチンには，細胞のインスリン感受性を高め，糖の取り込み・利用を高める作用もある。

既出問題チェック 食欲

📝 食欲を促進するのはどれか。98-P21
1 温熱環境
2 胃壁の伸展
3 レプチンの分泌
4 血中遊離脂肪酸の上昇

● 解答・解説
1 ×摂食後に体温が上昇し，食欲を抑制するという概念があり，これを温度定常説という。温度定常説は暑い夏に食欲がなく，寒い冬に食欲が亢進するという現象をうまく説明できるが，実際の摂食調節は温度だけでは決まらない。
2 ×胃の中に大量に食物塊が入り，胃壁が伸展すると食欲を抑制すると考えられている。
3 ×レプチンは，強力な摂食抑制とエネルギー消費増加作用を有するホルモンである。
4 ○飢餓状態では，血中遊離脂肪酸が上昇する。つまり，血中遊離脂肪酸の上昇は食欲促進因子といえる。

3. 咀 嚼

咀嚼運動とは

　咀嚼 mastication は，上顎と下顎を用いて食物を粉砕する運動で「かみ砕き」と「すり潰し」からなる。かみ砕き運動はおもに下顎の上下運動によって行われ，咀嚼筋のうち咬筋と側頭筋がはたらく。一方，すり潰し運動は，下顎を前後・左右に動かすことで行われ，おもに外側・内側翼突筋がはたらく（p.310 の図 193 参照）。このように，咀嚼は基本的には「咀嚼筋による下顎の随意運動」であるが，舌・口唇・頬の運動も関係しており，食物はこれによって咀嚼しやすい場所に保持される。

　咀嚼運動は，おもに下顎神経（三叉神経第 3 枝；V_3）に支配されるが，頬の筋は顔面神経（Ⅶ），舌の運動は舌下神経（Ⅻ）に支配される（p.181 の図 108 参照）。いずれも随意運動であるが，実際には食物を口に入れた段階から，ほとんど無意識のうちにプログラム化された運動として行われる。

口腔の構造と機能

1. 口腔　oral cavity（図 228）

　消化管の起始部をなす口腔は，上下の口唇（前壁）・頬（側壁）・口蓋（上壁）・舌（下壁）で囲まれ，後方は口峡から咽頭に連なる。口腔は口腔前庭（口唇・頬〜歯列の間）と固有口腔（歯列の内側）とに区分され，咀嚼器・味覚器としてはたらくほか，発声の補助器官としての役割もある。

2. 口蓋　palate（図 228）

　鼻腔と口腔を隔てる部で，前 2/3 の硬口蓋（骨を含む）と後 1/3 の軟口蓋（筋性）からなる。軟口蓋の後端は自由縁をもつ口蓋帆で，正中部は口蓋垂として垂れ下がる（p.337 の図 210 参照）。口蓋帆には二重の弓状ヒダ（口蓋舌弓・口蓋咽頭弓）が外下方に向かい，その間に口蓋扁桃が位置する。なお，左右の口蓋舌弓と口蓋咽頭弓および舌根で囲まれる領域を口峡といい，口腔と咽頭との境をなす。なお，軟口蓋には口蓋筋（口蓋帆挙筋・口蓋帆張筋・口蓋垂筋・口蓋舌筋・口蓋咽頭筋）が含まれ，嚥下時に口峡や咽頭鼻部を遮断して逆流を防ぐ。

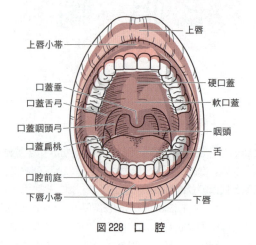

図 228 口腔

3. 舌 tongue（図229）

口腔底に位置する筋性器官で，咀嚼・嚥下・発声・味覚にあずかる。舌は舌体（前2/3；表面は舌背という）と舌根（後1/3）からなり，両者は分界溝によって境される。舌表面をおおう粘膜には多数の舌乳頭がみられ，糸状乳頭以外では味覚器である味蕾が発達する。

①糸状乳頭：舌背全域にみられる円錐状乳頭で，表層の上皮の角化により，生体では白くみえる。ネコなどではとくに発達しているので，なめられるとザラザラしているのがわかる。

②茸状乳頭：舌背前部で糸状乳頭の間に散在する。上皮は角化を示さないため，生体では赤くみえる。

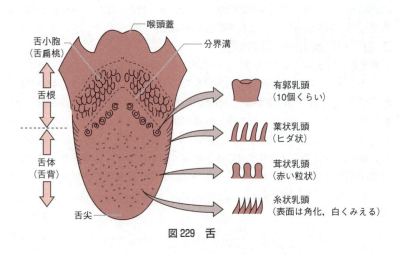

図 229 舌

③**有郭乳頭**：分界溝の前に並ぶ10個ほどの乳頭。乳頭周囲は深い溝で囲まれ，乳頭には発達した味蕾が備わっている。
④**葉状乳頭**：舌の側縁にみられる粘膜ヒダ。真の乳頭ではなく，乳幼児では明瞭だが成人では明らかでない。

4. 歯　teeth（図230）

歯冠・**歯頸**・**歯根**からなる。歯冠は歯肉からの露出部で，表面を**エナメル質**がおおう。歯頸は歯冠下部の細い部で，**歯肉**によって囲まれる。また，歯根は**歯槽内**にあり，表面のセメント質を介して顎骨の歯槽骨と線維性に（**歯根膜**の**シャーピー線維**で）連結する。

歯の中心部は**歯髄**とよばれ，周囲は厚い**象牙質**で囲まれる。歯冠表面のエナメル質には神経は分布しないが，象牙質には分布するため，歯肉がやせると歯頸の象牙質が露出し，冷刺激などで痛みを感じる（歯にしみる：知覚過敏）ことがある。

①**乳歯**　milk teeth：乳幼児の歯は小さく，数も**20本**である。生後半年頃から，（下顎→上顎）乳中切歯・（上顎→下顎）乳側切歯・（上顎→下顎）第1乳臼歯・（下顎→上顎）乳犬歯・（下顎→上顎）第2乳臼歯の順に萌出する。以前は中切歯を門歯といったので「**（門）の（側）の（1匹）の（犬）（に）歯がはえた**」という覚え方もある。

②**永久歯**　permanent teeth：乳歯に代わって萌出する歯。上下左右で**32本**あるが，すべて萌出する訳ではない。6歳頃に最初の**第1大臼歯**（**6歳臼歯**という）が萌出，15～16歳頃までに**28本**が出そろった後，成人後に第3大臼歯（智歯；親知らず）が生える。

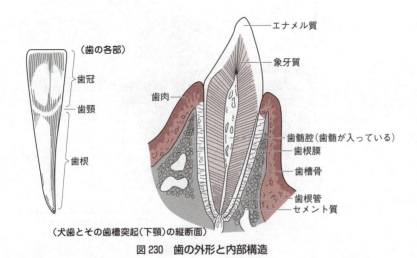

図230　歯の外形と内部構造

5. 唾液腺　salivary glands

口腔には唾液を分泌する大小の腺がある。小さい腺（口唇腺・舌腺など）とは別に，大きな**耳下腺**・**顎下腺**・**舌下腺**があり，これを**大唾液腺**あるいは**三大口腔腺**という。唾液はデンプン分解酵素である**プチアリン**（αアミラーゼ，ジアスターゼともいう）などを含み，1日約1〜1.5 L 分泌される（**次項**参照）。

三大口腔腺（大唾液腺）とその機能

口腔に開口する3対の独立した唾液腺を**三大口腔腺**といい，耳下腺・顎下腺・舌下腺がある（図231）。唾液腺も内臓に属するので，その分泌は**自律神経**（**副交感神経**）の支配を受ける。

1. 耳下腺　parotid gland

耳介の前下方に位置する一対の唾液腺。ムチンを含まない唾液を分泌する純粋な漿液腺で，分泌は**舌咽神経**（Ⅸ）中の副交感神経に支配される。唾液腺の中で最大で（重さは20〜30 g），分泌液には多量の酵素（**プチアリン**）が含まれる。導管（耳下腺管；ステンセン管）は咬筋の外側を走り，頬筋を貫いて口腔前庭の後部（上顎第2大臼歯の外側）で**頬粘膜**に開く。

ムンプスウイルス感染（流行性耳下腺炎）を起こすと，耳下腺に腫脹を生じ，いわゆる「おたふく風邪」となる。なお，耳下腺内には**顔面神経**が走り，ここで耳下腺神経叢を形成するため，耳下腺癌で顔面神経が障害されて表情筋麻痺を起こすことがある（注：耳下腺分泌は顔面神経ではなく舌咽神経に支配される）。

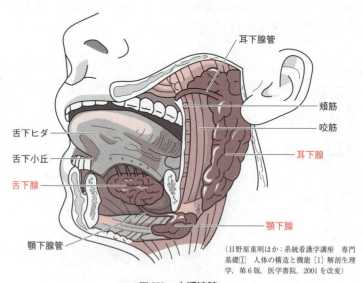

（日野原重明ほか：系統看護学講座　専門基礎① 人体の構造と機能［1］解剖生理学，第6版，医学書院，2001を改変）

図231　大唾液腺

2. 顎下腺　submandibular gland

下顎骨の下縁の顎下三角（下顎骨と顎二腹筋前腹・後腹で囲まれる領域。p.309の図192参照）に位置する唾液腺。左右一対あり，導管（顎下腺管：ワルトン管）は舌下小丘に開く。顎下腺は漿液腺優位の混合腺で，プチアリンに乏しい漿液・粘液混合性の唾液を分泌する。分泌は顔面神経（Ⅶ）に含まれる副交感神経による支配を受ける。

3. 舌下腺　sublingual gland

大唾液腺のうち最小で，舌下ヒダ（舌下部の両側にみられる口腔底粘膜のヒダ）内にある。多数の小舌下腺管（リビナス管）がヒダに沿って開くが，もっとも長い一対は大舌下腺管（バルトリン管）とよばれ，顎下腺管と同様に舌下小丘に開く。舌下腺は大部分が粘液腺からなり，ムチンに富みプチアリンを欠く粘性の唾液を分泌する。分泌は顔面神経に含まれる副交感神経によって支配される。

既出問題チェック 咀嚼

☑ 咀嚼で正しいのはどれか。97-P12
1 唾液にはムチンが含まれている。
2 咀嚼筋の不随意的収縮で行われる。
3 舌の運動は三叉神経によって支配される。
4 顎関節を形成するのは下顎骨と頰骨である。

● 解答・解説
1 ○唾液は，99.5％が水分で，残りの0.5％が蛋白質などの有機物である。その蛋白質の主要成分は，粘性を出すムチンで，次に多いのがアミラーゼである。
2 ×咀嚼筋は，開口のはたらきをする筋と閉口のはたらきをする筋に分類される。随意に行われる運動である。
3 ×舌の支配神経は複雑で，舌の知覚・味覚・運動を異なる神経が支配している。運動は舌下神経支配である。舌体部の知覚は三叉神経，味覚は顔面神経，舌根部の知覚・味覚は舌咽神経の支配である。
4 ×顎関節は下顎骨と側頭骨から形成されている。

一問一答（○，×を答えよ）
☑ 1 耳下腺管は口腔前庭の下顎第2大臼歯の対側に開口する。70-P12
☑ 2 耳下腺は口腔内に開口する腺で，漿液性の薄い唾液を分泌する。71-P11
☑ 3 唾液にはジアスターゼという酵素が含まれている。85-A10
☑ 4 唾液に含まれる消化酵素のマルターゼによってでんぷんが消化される。82-A32

● 解答・解説
1 ×耳下腺管は，頰筋を貫いて口腔前庭で頰粘膜（上顎第2大臼歯の外側）に開く。
2 ○耳下腺は三大口腔腺のうち唯一の純漿液腺である。
3 ○唾液中のデンプン分解酵素はプチアリン（アミラーゼの一種）で，俗にジアスターゼともよばれる。
4 ×マルターゼはマルトース（麦芽糖）をグルコース（ブドウ糖）に分解する酵素で，腸液などに含まれる。

4. 嚥下

嚥下の過程と嚥下にはたらく筋

1. 嚥下の過程

口腔において咀嚼され，唾液と混合された食塊を咽頭から食道へと送り込む過程を嚥下 swallowing といい，次の3段階に区分される（図232）。

(1) 第1相（口腔相；口腔咽頭相）

食塊を口腔から咽頭に送り込む過程。おもに舌（舌筋）の作用によって行われる随意運動である。舌筋はすべて舌下神経（XII）の支配を受けるため，この相は舌下神経が関与する（口裂の閉鎖などには顔面神経（VII）がはたらく）。

(2) 第2相（咽頭相；咽頭食道相）

咽頭から食道入口までの過程。食塊が咽頭壁に触れることで反射的に起こる不随意運動で，ほぼ次のように進む。なお，この過程は一時的な無呼吸状態の間に行われ，おもに舌咽神経（IX）と迷走神経（X）の支配を受ける。

①下部口蓋筋（口蓋舌筋・口蓋咽頭筋）が収縮して口峡をせばめ，口腔への食塊逆流を防ぐ。

②上部口蓋筋（口蓋帆挙筋・口蓋帆張筋・口蓋垂筋）が収縮して軟口蓋を挙上し，鼻咽頭を遮断して鼻腔への食塊逆流を防ぐ。

③舌骨の筋（舌骨上筋群・舌骨下筋群）や咽頭挙筋（口蓋咽頭筋・耳管咽頭

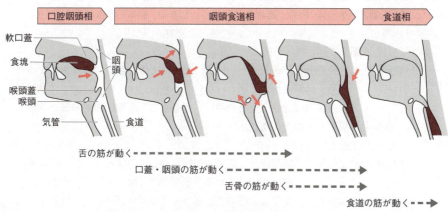

図232 嚥下の過程

筋・茎突咽頭筋）が収縮し，口腔底（舌根）・咽頭・喉頭を挙上，あわせて喉頭蓋を閉じる。
　④上・中・下咽頭収縮筋が収縮し，これによって食塊を食道へ送る。
（3）第3相（食道相）
　食道の蠕動運動により，食塊が食道入口部から胃の噴門へと送られる過程。食道壁の筋層は2層の平滑筋層（内輪・外縦）からなり，口側から順に収縮することで食塊を送る。蠕動は毎秒4cmほどの速さで進み，1回の蠕動波が胃に達するのに約5秒を要する。この過程は迷走神経（X）の支配を受ける。

2. 嚥下障害　dysphagia

嚥下が困難あるいは不可能な状態をいい，次のように大別される。
（1）口腔・咽頭性嚥下障害
　器質性の嚥下障害（口腔・舌・咽頭・扁桃・唾液腺の炎症や腫瘍による疼痛や狭窄で起こる）と，機能性の嚥下障害（神経筋疾患あるいは中枢神経障害にともなう嚥下運動障害）とがある。後者では，とくに舌下神経・舌咽神経・迷走神経の障害で嚥下困難を生じやすい。
（2）食道性嚥下障害
　これも器質性の嚥下障害（食道の炎症や潰瘍・癌などにより起こる通過障害）と，機能性の嚥下障害（食道アカラシアなどの食道運動機能異常による）とがある。食道アカラシアでは自律神経の筋間神経叢（アウエルバッハ神経叢）に変性・消失がみられる。

咽頭の構造と機能

1. 咽頭　pharynx とは

　鼻腔・口腔・喉頭の背側に位置する空間で，鼻部・口部・喉頭部に区分される（p.339の図211参照）。咽頭は頭蓋底下面からはじまり，頸椎の前を下行した後，第6頸椎の高さ（切歯から約15cmの位置）で食道につづく。
（1）咽頭鼻部（上咽頭）
　鼻腔後方の咽頭部分で，鼻咽頭ともいい，鼻呼吸の際の空気の通路をなす。天井部（咽頭円蓋）は蝶形骨体下面からなり，外側壁には耳管開口部（耳管咽頭口）がある。嚥下時には軟口蓋（口蓋帆）が挙上して咽頭口部との間を遮断し，飲食物の鼻腔への逆流を防ぐ。
（2）咽頭口部（中咽頭）
　口腔の後方に位置する咽頭部分。前方は口峡を通じて口腔と連絡し，軟口蓋と舌根によって不完全な前壁がつくられる。嚥下の際には，軟口蓋による咽頭鼻部の閉鎖と同時に，口蓋下部の筋や舌によって口峡がせばめられ，飲食物が口腔に逆流するのを防ぐ。

（3）咽頭喉頭部（下咽頭）

　舌骨の下方に位置する咽頭の最下部。喉頭の背側にあたり，第6頸椎の高さで食道につづく。嚥下時には，舌骨の筋や咽頭挙筋のはたらきで咽頭や喉頭が挙上され，舌根と喉頭蓋で喉頭口が閉鎖される。この結果，食塊は喉頭蓋の上をすべるように食道に送られる。

2. 咽頭壁の構造

　咽頭壁は他の消化管と同様の3層構造を示す。粘膜は鼻部では多列線毛上皮，口部〜喉頭部では重層扁平上皮からなり，鼻部が呼吸器系，口部〜喉頭部が消化器系に属すことを示している。筋層は咽頭挙筋（口蓋咽頭筋・耳管咽頭筋・茎突咽頭筋）と咽頭収縮筋から構成される不完全な内輪外縦構造で，舌咽神経（Ⅸ）と迷走神経（Ⅹ）が支配する。なお，咽頭の外膜は疎な線維性結合組織でできており，周囲の器官と連絡する。

3. ワルダイエル咽頭輪　Waldeyer's tonsillar ring

　咽頭粘膜には発達したリンパ組織（扁桃）があり，咽頭を囲むように配列する。これをリンパ咽頭輪（ワルダイエル扁桃輪）といい，咽頭扁桃・耳管扁桃・口蓋扁桃・舌扁桃からなる（p.339の図212参照）。リンパ咽頭輪は気道や消化管の始部に位置する生体防御の関門とされるが，ときに過剰に肥大することがあり，アデノイド（咽頭扁桃の肥大）では鼻呼吸の阻害や聴力障害（耳管開口の圧迫）を，アンギーナ（口蓋扁桃の肥大）では口峡をせばめて絞扼感を生じる。

食道の構造と機能

1. 食道のかたちと走向

　食道 esophagus は，咽頭からつづく長さ25cmほどの管状の筋性器官で，頸部食道・胸部食道・腹部食道の3部に区分される（図233）。

　①頸部食道：食道入口部から始まる長さ約5cmの部分。輪状軟骨下縁（第6頸椎）から胸骨上縁の高さにある。脊柱の前で気管の後ろに位置し，両側に総頸動脈・内頸静脈・迷走神経が走る。

　②胸部食道：胸骨上縁の高さから横隔膜（食道裂孔）までの部分。長さ16〜18cmで，気管の後ろを下行する。気管分岐の下方では左心房後面に接して走り，第10胸椎の高さで横隔膜の食道裂孔より腹腔に入る。食道癌取扱い規約では，胸部食道は上部（胸骨上縁〜気管分岐下縁）・中部（気管分岐〜食道裂孔間の上1/2）・下部（気管分岐〜食道裂孔間の下1/2）に細分される。

　③腹部食道：食道裂孔より下方の2〜3cmの部分。第11胸椎の高さで胃（噴門）に連なる。

　なお，食道には3か所の生理的狭窄がある。食道入口部・大動脈交叉部・横隔膜貫通部で，それぞれ切歯から約15cm・25cm・38cmのところに位置する

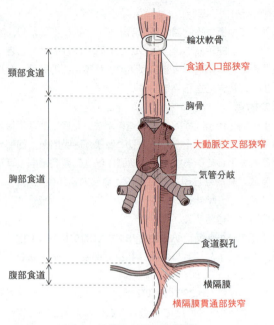

図233 食道の外形と狭窄部

（図233）。これらの狭窄部は食道癌の好発部位として知られる。

2. 食道の構造

（1）食道壁

　他の消化管と同様，3層構造（粘膜・筋層・外膜）を示す（図234）。粘膜は角化しない重層扁平上皮からなり，粘膜下層には自律神経性のマイスネル神経叢（腺分泌などに関与）を備える。食道壁の筋は上半部では咽頭からつづく横紋筋，下半部では平滑筋であるが，機能的にはいずれも不随意筋に属する。筋層はらせん状に走る内外2層からなるが，食道裂孔のやや上では食道をほぼ輪状に囲む下部食道括約筋（LES）を形成する。なお，筋層間にはアウエルバッハ神経叢があり，食道の運動を支配する。外膜は腹部消化管と異なり，腹膜（漿膜）を欠くため，周囲の炎症が波及しやすい。

（2）血管と神経

　食道の上1/3には下甲状腺動脈（←鎖骨下動脈），中1/3には食道動脈や気管支動脈（←胸大動脈），下1/3には左胃動脈（←腹腔動脈）が分布する。静脈血は下甲状腺静脈（→鎖骨下静脈）や奇静脈系，左胃静脈（→門脈）などから還流する。支配神経は迷走神経（副交感神経）と交感神経で，両者がつくる食道神経叢を経てニューロンが分布する。

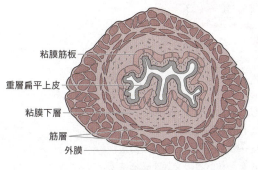

図234　食道壁の構造

疾病の成り立ち

嚥下反射機能の障害

◆誤嚥　aspiration

　口腔や胃の内容物を誤って気管・肺内に吸引すること。全身麻酔導入時や意識低下時，球麻痺（延髄運動核の麻痺）の際などに発生することが多く，気道閉塞による呼吸困難，無酸素症が出現する。

　動物では喉頭の位置が高く，咽頭は基本的に飲食物だけが通るが，ヒトの咽頭は空気の通路でもあり，飲食物と呼吸気の通路の交差点となっている。しかし，この交差点では飲食物と呼吸気が同時に通ることはできず，嚥下の際には呼吸が，呼吸時には嚥下が停止する。このため，上記のように，嚥下と呼吸の調節が不良な場合は誤嚥を起こすことがあり，老齢者では食物が気管支や肺に至って肺炎を生じる例もある。

食道の構造の異常

◆食道アカラシア　achalasia

　食道下端1～4 cm付近の狭窄とその口側の異常拡大を特徴とする食道の運動障害疾患。本症では下部食道括約筋（LES）の弛緩不全がみられ，狭窄を起こすためにその口側部分が異常に拡張する。原因は筋間神経叢（アウエルバッハ神経叢）の神経細胞の変性と消失とされ，蠕動運動の伝達とそれにつづく下部食道括約筋の弛緩が連動しないことで起こると考えられている。なお，大腸ヒルシュスプルング病は，神経細胞消失が先天的に起こったもので，アカラシアとは対照的である。

既出問題チェック 嚥下

□ 嚥下で正しいのはどれか。95-P11
1 嚥下運動は不随意運動である。
2 食塊は口腔→喉頭→食道と移動する。
3 軟口蓋は気管と食道との交通を遮断する。
4 食塊は蠕動運動によって食道内を移送される。

● 解答・解説
1 ×嚥下運動の第1期（口腔咽頭相）は，口腔から咽頭まで食べたものを舌で送り込む随意運動である。
2 ×食塊は口腔→咽頭→食道と移動する。喉頭は気道であり，食塊が入ると誤嚥となる。
3 ×嚥下に際し，喉頭蓋が気管と食道との交通を遮断して誤嚥を防ぐ。軟口蓋は咽頭の食塊が鼻腔に逆流するのを防ぐ。
4 ○嚥下運動の第3期（食道相）は，食塊が食道の入口から胃に達するまでの時相で，食塊は蠕動運動（不随意運動）によって移送される。

□ 食道について正しいのはどれか。103-P26
1 厚く強い外膜で覆われる。
2 粘膜は重層扁平上皮である。
3 胸部では心臓の腹側を通る。
4 成人では全長約50cmである。

● 解答・解説
1 ×食道の組織学的構造は内膜，筋層とその外側に極めて薄い繊維性の膜を有している。しかし，肺や心臓の表面を囲む胸膜のような漿膜を"外膜"としては有していない。
2 ○粘膜層は重層扁平上皮に裏打ちされている。たとえば固いせんべいなど，未消化の食物を通過させるうえでも傷がつきにくい構造になっている，と理解しておこう。
3 ×CT画像などで重要になる事項。心臓の腹側とは人では心臓の前面を意味する。心臓の後面は背側である。胸腔では心臓の背側に気管があり，その背側に食道が存在する。
4 ×食道は咽頭喉頭部よりつづく構造物で，喉頭の輪状軟骨の後面（第6頸椎）から横隔膜の食道裂孔を越えて腹腔に入り，この後，腹腔内では胃の噴門部（第11胸椎）につながる。全長約25～30cmの管状構造物である。

5. 消化と吸収

胃の構造（位置・形態・胃壁）

1. 胃の位置と形態

胃 stomach は，左下肋部から上胃部（心窩部）および臍部にかけて位置しており，いわゆる鳩尾付近にある。腹腔内の左側〜正中部に位置し，その大半が肝臓と横隔膜の陰に隠れている。胃は食道と十二指腸とを連絡するＪ字形の袋状器官で，前壁と後壁および右縁（小弯・胃角）と左縁（大弯）を区別する（図235）。

胃の入口（食道との連絡部）を噴門といい，食道裂孔の2〜3 cm下（第11胸椎の高さ）に位置する。噴門につづく胃底は胃が左側に拡張した部分で，仰臥位（あおむけ）ではもっとも低い位置にある。また，胃体は胃の中央部分，幽門（第１腰椎の高さ）は胃の出口を指し，幽門括約筋が胃と十二指腸との境をなす。このように，胃は部位ごとに名前をもつが，病理学などで部位を記す場合は，上部（U）・中部（M）・下部（L）に３等分した区分が用いられる。

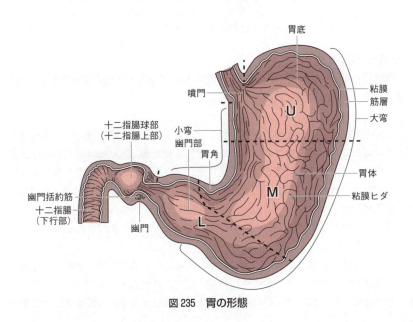

図235　胃の形態

2. 胃と腹壁

　胃の外表面は腹膜でおおわれる。胃の前壁と後壁をおおう腹膜は，上方では小弯で合して小網（肝胃間膜＋肝十二指腸間膜）を，下方では大弯で合して大網を形成する（図236，p.45 の図21 も参照）。小網は肝臓と胃および十二指腸を連結する腹膜構造で，自由縁内部を門脈・肝動脈・胆管が走り，その後ろは網嚢の上部をなす。大網は本来は大弯と後腹壁を連絡する腹膜構造で，横行結腸の前を垂れ下がり，腹部臓器の前面をほぼおおう。大網は多量の脂肪組織を含み，物理的な保護装置としてはたらくとともに，乳斑とよばれるリンパ組織によって免疫学的防御にも関与する。

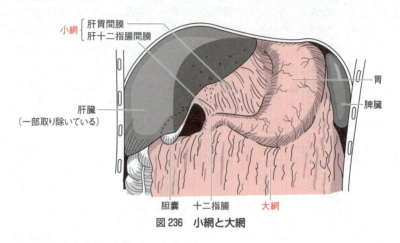

図236　小網と大網

3. 胃の内腔と壁

　胃は平均容量 1.0 L（空腹時 0.2 L；最大 1.5〜1.8 L）ほどの袋状器官で，その壁は粘膜・筋層・外膜（漿膜）からなる。

（1）粘　膜

　胃の内面は粘膜によっておおわれる。胃粘膜には多くの粘膜ヒダがみられるが（図235），胃に食物が入って拡張すると消失する。胃粘膜は単層の円柱上皮からなり，無数の指状隆起（胃小区）をなす。胃小区の間には胃小窩とよばれる深い凹みがあり，その底には深部の固有胃腺（胃底腺）が開口する（図237）。固有胃腺は，粘液を分泌する副細胞，胃酸を分泌する壁（傍）細胞，ペプシノゲン（活性化してペプシンとなる）を分泌する主細胞で構成される。

（2）筋　層

　ふつう消化管壁の筋層は内輪・外縦の2層からなるが，胃の筋層は外縦層・中輪層・内斜層の3層で構成される。外縦層は食道の外縦層からつづく筋線維からなり，十二指腸の外縦筋層に連なる。中輪層は食道の内輪層から十二指腸

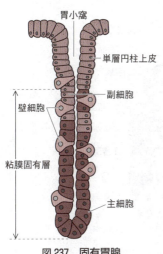

図237 固有胃腺

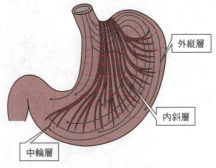

図238 筋層の三層構造

の内輪層へつづき,とくに幽門部で厚く発達して幽門括約筋を形成する。これに対し,内斜層は胃に独特の層で,食道の内輪層の一部が分化したものとされ,噴門を左からU字形にとり囲む筋線維によって構成される(図238)。この筋層により,胃の内面には小弯に並行する粘膜ヒダが形成され,その小弯側は胃体管として区別される。

(3) 外 膜

　　胃の外膜は漿膜(腹膜)によっておおわれる。胃に分布する血管や神経は漿膜の下層を走り,深部へと向かう。

4. 胃の血管と神経

　　胃に分布する動脈には左・右胃動脈や左・右大網動脈があり,すべて腹腔動脈(←腹大動脈)から起こる(図239)。一方,胃からの静脈血は,ほかの腹部消化管と同様,門脈を介して肝臓へと送られる。なお,胃には迷走神経(副交感神経)と交感神経が分布しており,迷走神経は胃の緊張を高め,蠕動や胃酸分泌を促進する役割をになう。

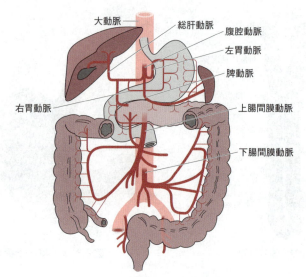

図 239　腹部消化器の動脈

胃の機能

　胃の役割は，食物の貯蔵と粥状化である。貯蔵はいわゆる「食いだめ」で，摂食による活動時間の制限を最小限にするとともに，胃酸によって外来雑菌を殺菌する役割をになう。また，食物の粥状化は食物を消化しやすいかたちに均質化するもので，小腸における消化を円滑に進めるための準備である。

　胃に入った食物はその重みで小弯に沿って下降し，反射的に弛緩した大弯側に下方から順に貯蔵される。液体は速やかに十二指腸に入るが，固形状の食塊はしばらく胃体にとどまり，蠕動運動と胃液によって混和されて粥状化する。この際，胃の緊張低下（胃アトニー）があると食塊は急速に下降し，胃液分泌の不調が加わると粥状化や殺菌が不十分な食塊が十二指腸に送られることになる。

1. 胃の運動機能

（1）蠕動運動

　蠕動運動は胃の中央部付近から始まり，幽門部に向かって進む。蠕動が行われる際には幽門は閉じ，食塊は胃液と十分に混和されて粥状化したものが幽門部へと送られる。胃の蠕動は 15〜20 秒間隔で起こり，0.5 cm/秒のゆっくりとした速さで進む。

　胃内容物の粥状化が進むと，蠕動は強く頻繁に起こるようになり，胃の内圧は上昇する。胃内圧が十二指腸内圧および幽門の圧を超えると幽門は押しあけられ，内容物は少量ずつ十二指腸へ送られる。

（2）胃内容物の移送

胃の内容物は，胃の運動によって少量ずつ十二指腸へと送り出される。移送時間は食物の質や量によって異なるが，普通食では食後10分頃から移送がはじまり，3～6時間で完了するとされる。一般に液体は移送が速く，水などはほとんど直接に十二指腸に入るが，高張液は胃液などで薄められて等張液となってから送られる。

移送時間は含まれる栄養素によっても異なる。三大栄養素では糖質（炭水化物）がもっとも速く（2～3時間で完了），蛋白質ではその倍（4～5時間）かかり，脂肪は胃の運動を抑制するためもっとも時間がかかる（7～8時間）。すなわち，脂肪や蛋白質に富む食物の方が胃にとどまる時間が長いため，腹もちがよいことになる。

（3）胃の運動の調節

胃の運動は，自律神経系（神経性調節）とホルモン（体液性調節）とによってコントロールされている。

①神経性調節：胃は自律神経系による調節を受ける。迷走神経（副交感神経）刺激では胃の緊張・運動・腺分泌などが亢進し，反対に交感神経刺激ではこれが抑えられる（p.186の表14参照）。

②体液性調節：脂肪や酸が十二指腸に入ると粘膜からエンテロガストロンというホルモンが分泌され，胃の運動（胃液分泌も）を抑制する。また，幽門部粘膜から分泌されるガストリンは胃の運動促進に，十二指腸〜空腸粘膜から分泌されるGIP（胃抑制ペプチド）は胃の運動抑制にはたらく。一方，アルカリ性食塊が十二指腸に入ると，小腸粘膜からモチリンという消化管ホルモンが分泌され，胃の運動は促進される。

2. 胃の分泌機能

胃は1日1.5～2.0Lの胃液 gastric juice を分泌する。胃液には塩酸・ペプシン・粘液などが含まれ，胃に入った食塊に浸潤してその消化にはたらく。胃液を分泌する胃腺は，胃粘膜（粘膜固有層）にあり，固有胃腺（胃底腺）と粘液腺（噴門腺・幽門腺）とに大別される（図237）。

（1）胃腺の種類

①胃底腺：胃底〜胃体に位置する。ペプシノゲンを分泌する主細胞・塩酸を分泌する壁（傍）細胞・粘液を分泌する副細胞からなる。

②噴門腺・幽門腺：噴門部と幽門部にみられる粘液腺で，おもに副細胞からなる。

（2）胃液の成分

胃液はpH1.0～1.5（空腹時はpH3.0～5.0）の酸性消化液で，塩酸・粘液・消化酵素（ペプシンなど）を含む。また，この他にレンニン（凝乳酵素；乳汁

のカゼインの消化に関わる）なども分泌される。
　①塩　酸：単に胃酸ともよばれ，壁細胞から分泌される。塩酸はペプシノゲンをペプシンに活性化するとともに，殺菌作用を示し，細菌が十二指腸に進入するのを防ぐ。
　②粘　液：副細胞から分泌される一種の蛋白質で，酸と結合して緩衝作用を示すとともに，粘膜の保護にはたらき，ペプシンによる胃粘膜の消化を防いでいる。
　③ペプシン：蛋白質分解酵素。ペプシノゲンとして主細胞から分泌され，塩酸などの作用でペプシンとなる。

（3）胃液分泌のしくみ

　胃液の分泌は，次の3つの時期（相）に区分される（図240）。
　①第1相（脳相）：食物の匂い・味・連想などで大脳皮質が刺激され，延髄の胃液分泌中枢（迷走神経核）を介して胃腺の分泌が引き起こされる。脳が関わる胃液分泌であることから脳相（頭相）とよばれ，パブロフの条件反射もこれによる胃液分泌である。
　②第2相（胃相）：食物が胃に入ることで胃液分泌を起こすもので，2つのしくみが関わる。1つは食物が胃壁を刺激して反射性に起こる胃液分泌であり，今1つはガストリン分泌を介しての胃液分泌である。ガストリンは幽門部粘

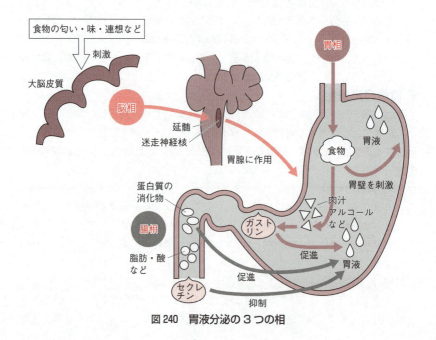

図240　胃液分泌の3つの相

膜から分泌される消化管ホルモンで，肉汁・アルコール・カフェインなどの刺激によって分泌され，胃の運動とともに胃液分泌（とくに壁細胞のHCl分泌）を促進する。
③第3相（腸相）：蛋白質が十二指腸粘膜に触れると，胃の運動と胃液の分泌が促進される。これに対し，脂肪や酸が十二指腸に入るとセクレチンが分泌され，胃の運動や胃液の分泌は抑制される。

小腸の構造（部位・粘膜と輪状ヒダ）

小腸 small intestine は，胃につづく長さ6mほどの管状器官で，腹腔内を蛇行したのち右腸骨窩で大腸に連絡する。小腸は，後腹壁に密着する十二指腸と，腸間膜をもち腹腔内に存在する空腸および回腸に区分されるが，それぞれの間に明らかな境界がある訳ではない。大まかにいえば，上胃部〜臍部に十二指腸，腹腔の左上部に空腸，そして正中〜右下部に回腸が位置する（p.365の図225参照）。

小腸内面には輪状ヒダ（ケルクリングのヒダ）とよばれる粘膜ヒダがあり，粘膜表面には腸絨毛という指状の小突起が密在する（図241）。また，粘膜上皮細胞の表面には無数の微絨毛が備わっている。これらの構造はいずれも小腸の吸収面積増大にあずかり，これにより，小腸全体の吸収面積は200 m^2（体表面積の100倍）に達する。なお，輪状ヒダや腸絨毛はとくに空腸で発達しており，空腸では回腸の8倍の吸収面積をもつという。

一方，腸絨毛内には毛細血管とリンパ管があり，栄養を効率よく吸収するしくみとなっている。しかし，同時に異物も吸収されやすいため，小腸粘膜にはリンパ小節が備わり，関門の役割をはたす。リンパ小節はとくに回腸で発達しており，集合リンパ小節（パイエル板）として認められる。

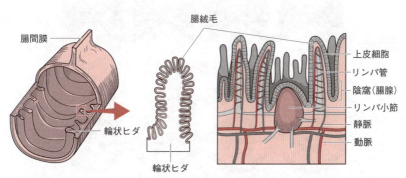

図241　小腸の輪状ヒダと腸絨毛

小腸の機能

1. 小腸の運動

小腸の運動は，食物を消化液と混ぜ合わせ，吸収しやすいようにゆっくり移送

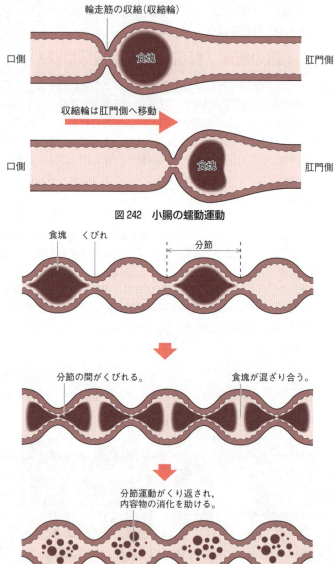

図242　小腸の蠕動運動

図243　小腸の分節運動

するためのもので，次のように分類される。小腸の運動は副交感神経（促進）と交感神経（抑制）によって支配される。

　①蠕動運動　peristalsis：輪走筋の収縮によって生じる「くびれ」が，口側から肛門側に向かって波のように移動する運動（図242）。これにより，内容物は肛門側へと移送される。

　②分節運動　segmentation：間隔をおいた輪走筋の収縮（くびれ）によって「分節」を生じ，さらにその間がくびれる運動（図243）。これがくり返されることにより，内容物と消化液の混和や腸壁との接触が起こり，栄養素の消化・吸収の促進にはたらく。また，腸壁の血液やリンパ循環を促進する効果もある。

　③振子運動　pendular movement：縦走筋の収縮と弛緩が交互に起こることで生じる運動。生理的な意義は不明である。

2. 腸　液　intestinal fluid

　小腸粘膜から分泌されるpH7.0〜8.5（弱アルカリ性）の消化液。十二指腸腺（ブルンネル腺）や腸腺（リーベルキューン腺）から1日1.5〜3Lが分泌される。十二指腸腺は$NaHCO_3$を含む粘液を分泌して内容物の中和と粘膜の保護にはたらき，腸腺は三大栄養素すべての消化にはたらく。

　従来，消化酵素は腸液に含まれるとされていたが，現在では，酵素は腸液よりも粘膜上皮細胞の膜に付着していることがわかり，内容物が粘膜に触れることで消化が進むと考えられている（このため，小腸での消化は膜消化ともよばれる）。以下に，粘膜上皮の膜に含まれる代表的な酵素を示す。

　①エンテロキナーゼ：膵液のトリプシノーゲンに作用してトリプシン（蛋白分解酵素）へ活性化する。

　②蛋白分解酵素：アミノペプチダーゼなど各種ペプチダーゼの総称で，エレプシンともいう。蛋白質やポリペプチドをアミノ酸に分解する。

　③糖質分解酵素：ラクトース（乳糖）をガラクトースとグルコースに分解するラクターゼ，マルトース（麦芽糖）をグルコースに分解するマルターゼ（αグルコシダーゼ），スクロース（蔗糖）をフラクトースとグルコースに分解するスクラーゼなどがある。

　④リパーゼ：膵液で消化されなかった脂肪を脂肪酸とグリセロールに分解する。

3. 消化と吸収

　食物中の栄養素は小腸で分解（消化）された後に吸収されるが，その吸収経路は栄養素によって異なる（図244）。

　（1）糖質（炭水化物）

　糖質はグルコース・ガラクトース・フラクトース（果糖）などの単糖類に分

解され,血液中に吸収されて門脈を通って肝臓に送られる。このうち,フラクトースは拡散によって取り込まれるが,グルコースやガラクトースはNa^+との共輸送(一緒に輸送されるシステム)によって吸収される。細胞膜はリン脂質の二重層からなり,疎水性を示すので,グルコースやNa^+・K^+などの水溶性物質は通過しにくい。このため,細胞膜にはこれらの物質を輸送するための蛋白質(輸送担体)が備わっており,これが糖質の吸収などにはたらく。

(2)蛋白質

大部分は最終的にアミノ酸に分解され,共輸送などの機構によって血液中に吸収される。ヒトの成長や機能維持に必要とされるアミノ酸は20種類ほどあるが,そのうち体内で合成できない8種類(フェニルアラニン・イソロイシン・バリン・リジン・トリプトファン・メチオニン・ロイシン・スレオニン)

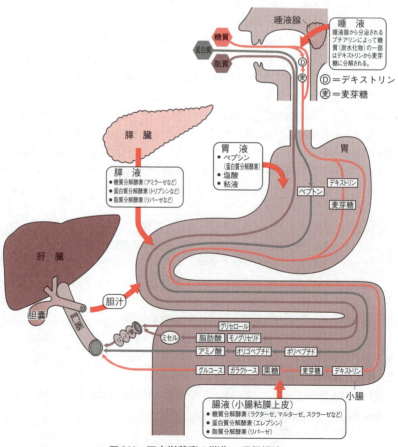

図244 三大栄養素の消化・吸収経路

を**必須アミノ酸**という。ただし，合成が不十分で成長期などに欠乏しやすい 2 種類（**アルギニン**・**ヒスチジン**）を含めて必須アミノ酸とする場合もある。〔覚え方：**アルヒ**の**フェ**イ**バリ**ット**メ**ロ**ス**〕

（3）脂　肪

食物中の脂肪の大半は**トリグリセリド（中性脂肪）**で，膵液中のリパーゼによって**脂肪酸**，**グリセロール**，**モノグリセリド**に分解される。グリセロールはそのまま吸収されるが，脂肪酸とモノグリセリドは水溶性の分子集合体（**ミセル**）を形成し，絨毛を通過してリンパ管に吸収され，肝臓に送られる。

十二指腸の構造

十二指腸 duodenum は小腸のもっとも口側の部分で，第 1 腰椎の右側で幽門にはじまり，第 2 腰椎左側の十二指腸空腸曲で空腸に移行して終わる。長さ十二横指（約 25 cm）の C 字形を示し，その左縁には膵頭がはまり込む（**図 245**）。十二指腸は胃からつづく上部（球部）をのぞいて後腹壁に密着し，表面は膵臓とともに腹膜でおおわれるため，腸間膜をもたない**後腹膜臓器（腹膜後器官）**として扱われる。

十二指腸は，上部（Ⅰ部）・下行部（Ⅱ部）・水平部（Ⅲ部）・上行部（Ⅳ部）に区分される。**上部**は幽門からつづく 5 cm ほどの部分で，エックス線像では球形を示すため，**十二指腸球部**ともよばれる。これにつづく**下行部**は長さ約 8 cm で，総胆管や膵管の開口部である**大十二指腸乳頭（ファーター乳頭）**を備える。**水平部**は第 3 腰椎の前に位置し，**上行部**がこれにつづいて**十二指腸空腸曲**で終わる

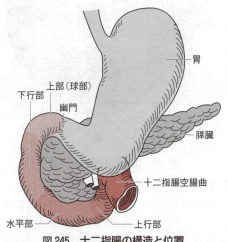

図 245　十二指腸の構造と位置

が，ここには平滑筋を含むトライツ靱帯（十二指腸提筋）があり，横隔膜に連結して十二指腸を支持している。

空腸・回腸の構造

1. 腸間膜小腸

空腸 jejunum は十二指腸につづく約 2.5 m の部分で，明らかな境のないまま回腸に移行する。回腸 ileum は約 3.5 m の長さをもち，右腸骨窩（右側の腸骨翼の前）で回盲口によって盲腸に連なる（p.365 の図 225 参照）。空腸と回腸は腸間膜によって後腹壁と連結するため，あわせて腸間膜小腸ともよばれ，上腸間膜動脈（←腹大動脈）から血流を受ける。

空腸の始部（十二指腸空腸曲）と回腸の末端（回盲口）を結ぶ線上には腸間膜の根元（腸間膜根）が後腹壁に固着しており，腸間膜はここを中心に扇状をなす（図246）。腸間膜内には空腸〜回腸に分布する神経や上腸間膜動・静脈の枝およびリンパ管が通っている。

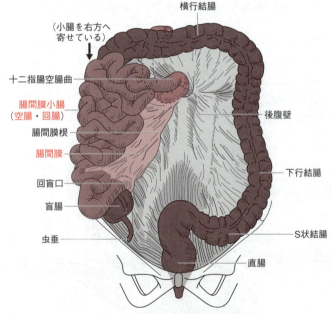

図 246　腸間膜と腸間膜小腸

2. 空腸と回腸の違い

空腸と回腸には明らかな境界はないが，次のような違いがある。すなわち，①腹腔内では空腸は左上部，回腸は正中〜右下部に位置する，②空腸は血管分布に富む，③輪状ヒダは空腸で発達する，④腸絨毛は十二指腸〜空腸で多い，などで

ある。

　小腸とくに回腸の陰窩（基底部）にはパネート細胞とよばれる独特の細胞がみられ，2種類の酸好性顆粒をもつ。1つは腸内細菌叢の調節にはたらくリゾチーム含有顆粒，もう1つは2次リソソームである。なお，パネート細胞は消化酵素の分泌には関与していない。

肝臓の構造

1. 肝臓の位置と外形

　肝臓 liver は，腹腔右上部の横隔膜直下で，胃・十二指腸・横行結腸・右腎臓などに接して位置する人体最大の実質臓器である（p.365の図225参照）。重さは成人で約1.2〜1.5 kg（体重の1/50）であるが，40歳頃に最大となった後減少する。再生力や予備能力に富み，全体の70〜80％が障害されても症状が現れないため「沈黙の臓器」ともよばれる。

　肝臓は肝鎌状間膜により，全体の4/5を占める右葉と小さな左葉に区分される。下面中央には，門脈・肝動脈・肝管（胆管）が出入りする肝門があり，その右前方には胆嚢が位置する（図247）。

　肝臓は，横隔膜に接する無漿膜野をのぞく大部分を腹膜によっておおわれ，腹壁や横隔膜および胃・十二指腸との間に腹膜ヒダをつくって連結する。すなわち，肝鎌状間膜・肝三角間膜・肝冠状間膜そして小網である。

　①肝鎌状間膜：肝臓の前上面と，前腹壁および横隔膜との間を連結する腹膜ヒダ。下縁には肝円索（胎生期の臍静脈の索状遺残）が通る。この間膜により，肝臓は解剖学的右葉と左葉に区分される。

　②肝冠状間膜・肝三角間膜：肝臓の無漿膜野を囲み，横隔膜と連結する腹膜部分。左右両端が三角間膜を形成する。

　③小網：肝門と胃・十二指腸とを連結する腹膜ヒダ（肝胃間膜と肝十二指腸間膜）（p.384の図236参照）。後方の空間は網嚢とよばれる。また，小網の右端は自由縁をなし，内部を門脈・肝動脈・肝管（胆管）が通る。

2. 肝臓の血管系

　消化管からの血液は，それぞれの静脈を経由して門脈に注ぎ，肝臓へと送られる。すなわち，消化管から吸収された栄養素や薬物はまず肝臓内で処理されてから心臓へ入り，全身へと分配されることになる。このため，門脈を肝臓の機能血管という。一方，肝動脈は腹腔動脈から枝分かれし，酸素に富む動脈血を肝臓に供給する（肝臓の栄養血管）。肝臓へ注ぐ血液の80％は門脈血で，20％が肝動脈血である。門脈は肝臓内で細かく分枝し，肝動脈の枝と合流して肝細胞索の間を走る洞様毛細血管（類洞）となる（図248）。肝臓に入った血液は類洞を通る間に肝細胞によって処理され，その後は中心静脈から肝静脈を経由し，肝後面に埋ま

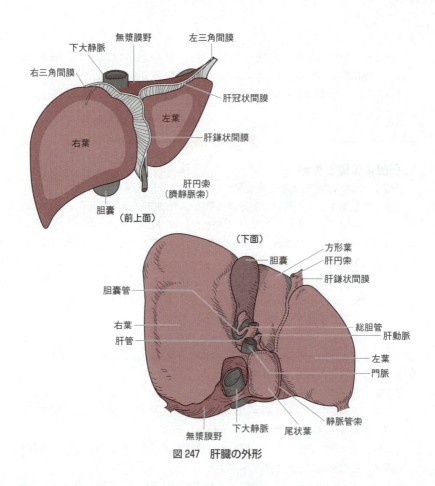

図247 肝臓の外形

るように縦走する下大静脈へと注ぐ．

3. 肝小葉

　肝臓は肝小葉とよばれる単位構造の集合でできている（図248）。肝小葉は小葉間結合組織（グリソン鞘）によって囲まれる構造で，周辺から中心静脈に向かって走る類洞と，その間にはさまれる肝細胞索とから構成される。小葉間結合組織には門脈および肝動脈の分枝（小葉間動・静脈）が走り，ここからの枝が合流して類洞へと注ぐ。すなわち，肝門脈の血液と肝動脈の血液は一緒になって類洞に入る。

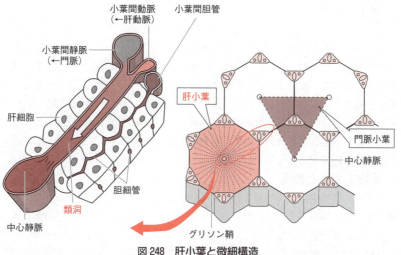

図248 肝小葉と微細構造

─── 肝臓の機能 ───

　肝臓は「生体の化学工場」ともいわれ，①物質（栄養素）代謝，②胆汁の生成，③薬物の分解と解毒，④血液凝固物質の生成，⑤造血と壊血（血球の破壊処理），などにはたらく。

1. 物質（栄養素）代謝

　肝臓は送られてきた物質とくに栄養素の代謝にはたらく。

（1）炭水化物の代謝

　門脈によって送られてきたグルコースからグリコーゲンを合成し，肝臓や筋肉にたくわえる。血中グルコースが不足すると，グリコーゲンをグルコースに分解して動員する。なお，肝細胞にはアミノ酸や脂肪からグリコーゲンを合成する機能もある。

（2）蛋白質の代謝

　肝細胞は，血漿蛋白質のアルブミンや血液凝固因子のフィブリノゲンを生成する。したがって，肝障害では血漿アルブミンやフィブリノゲンが不足する。また，不要なアミノ酸やアンモニアを分解して尿素を生成し，腎臓から排泄するはたらきもある。

（3）脂肪の代謝

　脂肪酸を分解してコレステロールやケトン体を生成する。ケトン体は筋・脳・腎臓などではアセチルCoAに変換されてエネルギー産生に使われるが，血中濃度が増加するとアシドーシス（ケトーシス）を引き起こす。

2. 胆汁の生成

胆汁は肝細胞で産生され（約0.5〜1.0 L/日），胆嚢で4〜10倍に濃縮されて十二指腸に分泌される。胆汁には消化酵素は含まれないが，脂肪を乳化して脂質分解酵素のリパーゼの作用を助けたり，脂溶性ビタミン（A・D・E・K）や鉄およびCaの吸収にはたらく胆汁酸を含む。胆汁は，pH7.2〜8.6（アルカリ性）の黄色の液体で，不要なビリルビン（胆汁色素；ヘモグロビンの代謝産物）・コレステロール・胆汁酸を含み，その排泄にもはたらく。胆汁酸は肝臓においてコレステロールから生合成される物質で，肝臓内でグリシンやタウリンと結合したかたちで胆汁中に排泄される。

3. 薬物の分解と解毒

肝臓は，血液中の有毒物質を分解あるいはグルクロン酸抱合で無毒化し，分解産物を胆汁に排泄する。また，アルコールの代謝も肝細胞で行われ，酵素によってアセトアルデヒドから酢酸に，そして最終的にはCO_2と水に分解される。処理しきれないと，毒性の強いアセトアルデヒドが血液中に出るため，頭痛や吐き気などの症状（悪酔い）が出現する。

4. 血液凝固物質の生成

肝臓では，上述の血液凝固因子Ⅰ（フィブリノゲン）をはじめ，Ⅱ（プロトロンビン），Ⅶ，Ⅸ，Ⅹが合成される。このため，肝障害によって出血傾向がみられることも多い。

5. 造血と壊血

肝臓は抗貧血因子（ビタミンB_{12}）をたくわえる。B_{12}は骨髄を刺激して赤血球成熟を助ける。肝臓ではヘモグロビンの材料となる鉄もたくわえられる。一方，星細胞には脾臓と同様に古い赤血球を破壊し，これからビリルビン（胆汁色素）をつくるはたらきがある。

胆道の構造と機能

1. 胆道とは

肝臓で生成された胆汁 bile を十二指腸へ運ぶ経路を胆道（胆管系）といい，胆嚢と胆管から構成される（図249）。

① 胆　嚢　gallbladder：肝右葉下面に付着するナス型の袋で，長さ約8 cm，容積は約50 mLといわれる。胆嚢は胆汁を貯蔵し，水分を再吸収して濃縮する役割をもつ。コレシストキニン（脂肪が十二指腸に入ると分泌される消化管ホルモン）の作用で収縮し，胆汁を放出する。

② 胆　管　bile duct：肝臓の中を通る肝内胆管（胆細管・小葉間胆管）と肝臓の外に出て十二指腸に向かう肝外胆管からなる胆汁の通路。肝外胆管は，肝管→総肝管→胆嚢管→総胆管からなり，総胆管は膵頭部を貫いて大十二指

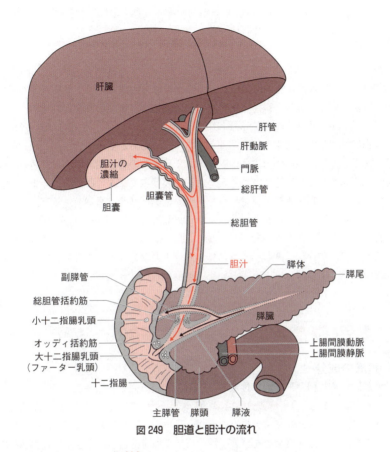

図249 胆道と胆汁の流れ

腸乳頭（ファーター乳頭）に開く。十二指腸乳頭部には総胆管および主膵管を囲む括約筋（オッディ括約筋）があり，通常は収縮して閉じている。なお，肝外胆管をまとめて胆路ともいう。

2. 胆汁の排出

　肝臓から分泌された胆汁は胆嚢に入り，ここで4～10倍に濃縮される。脂肪が十二指腸に入ったり，迷走神経が興奮したりすると胆嚢が収縮し，胆汁は排出される。胆嚢収縮にもっとも重要な因子は，十二指腸に脂肪が触れたときに分泌されるコレシストキニンとよばれるホルモンである。コレシストキニンはパンクレオザイミンともよばれ，あわせてCCK-PZと表記されていたが，現在は単にコレシストキニン（CCK）と記されることが多い。

　なお，食事の開始とともにオッディ括約筋は弛緩し，総胆管開口部が開いて胆汁放出を促す。食物を摂取していないときはオッディ括約筋が収縮して総胆管が閉じているため，肝臓から分泌された胆汁は胆嚢に送られ貯蔵される。

膵臓の構造

膵臓(すい) pancreas は胃の後方に位置する長さ 15 cm、重さ 100 g ほどの腺で、後腹壁（第1〜2腰椎前面）に接し、その後ろには下大静脈や腹大動脈が走っている。膵臓は膵頭・膵体・膵尾に区分され、膵頭は十二指腸の弯曲に囲まれ、左端の膵尾は脾臓に接する。通常、膵臓は腹腔動脈と上腸間膜動脈から血流を受ける。

膵臓は、膵液を分泌する外分泌部と、ホルモンを分泌する内分泌部（ランゲルハンス島(とう)）からなる。外分泌部は膵臓の大部分を占める腺組織であり、導管（膵管）は膵臓の長軸を右に向かって走った後、膵頭内で総胆管と合流し、十二指腸下行部の大十二指腸乳頭（ファーター乳頭）に開口する（**図249**）。一方、ランゲルハンス島は直径 0.1 mm ほどの内分泌細胞の集合体で、膵臓内に約100万個が散在する。ランゲルハンス島は A（α）細胞、B（β）細胞、D（δ）細胞などから構成され、糖代謝に関わるインスリンやグルカゴンなどのホルモンを分泌する（**p.244 の図141 参照**）。

膵臓の外分泌機能

膵液は三大栄養素の消化にはたらく酵素をすべて含むもっとも重要な消化液である。

1. 膵液の成分

膵液は無色透明のアルカリ性液で、1日に 0.6〜1.0 L 分泌され、蛋白質分解酵素（トリプシンなど）・糖質分解酵素（アミラーゼ、マルターゼなど）・脂質分解酵素（リパーゼなど）が含まれる。また、これらの酵素は酸性環境でははたらかないため、膵液は重炭酸塩を含み、胃から十二指腸に送られてきた酸性食塊を中和して酵素がはたらきやすい環境をつくり出す。なお、膵アミラーゼ（アミロプシン）は唾液アミラーゼ（プチアリン）とは区別される。

2. 膵液の分泌調節

膵液の分泌は、反射による神経性調節と、ホルモンによる体液性調節とによってコントロールされる。

①神経性調節：味覚刺激などにより、膵液分泌量は数分以内に増加、1〜2時間持続する。分泌には迷走神経（副交感神経）が関わる。

②体液性調節：胆汁・酸・アルコール・脂肪などが十二指腸粘膜に触れると、粘膜からセクレチンおよびコレシストキニン（CCK）というホルモンが分泌される。セクレチンは酸性の胃内容物が十二指腸に触れることで分泌され、重炭酸塩の分泌を促す。一方、コレシストキニンは、蛋白質の分解産物などが入ることで分泌され、消化酵素に富む膵液分泌を促進する。

結腸の構造と機能

1. 結腸の走向

大腸は小腸からつづく長さ1.5 mほどの消化管で，盲腸・結腸・直腸からなり，結腸はさらに上行結腸・横行結腸・下行結腸・S状結腸に区分される。

大腸は右腸骨窩に始まり（盲腸），右後腹壁を上行した後（上行結腸），肝臓下面（右結腸曲）で左に曲がって横行結腸となる。横行結腸は大弯の下方を通り，脾臓の下（左結腸曲）で下行結腸につづき，さらに左腸骨窩でS状結腸となった後，第3仙椎の高さで直腸に移行する（p.365の図225参照）。

2. 結腸の特徴的構造（図250）

結腸には，以下のような特徴的な構造がみられる。

①回盲弁（バウヒン弁）：回腸と盲腸との連絡口（回盲口）にある唇状の構造。回腸が結腸内に入り込む腸重積の好発部位ともなる。従来，回盲弁は腸内容の逆流防止にはたらくとされていたが，現在は回腸末端にある回盲括約筋が盲腸からの逆流を防ぐと考えられている。このため，回盲弁という名称は用いられなくなりつつある。

②結腸間膜：結腸と後腹壁を連絡する腹膜構造。横行結腸間膜とS状結腸間

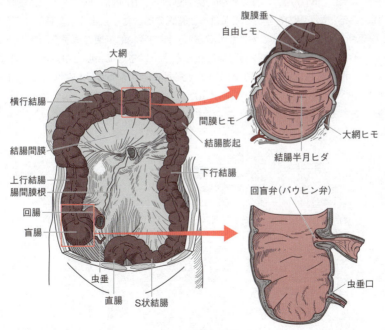

図250　結腸の構造

膜がある。上行および下行結腸は後腹壁に密着するため結腸間膜をもたない。
③**結腸ヒモ**：縦走筋層が集まって腸管壁に3本のヒモ状の筋束をつくっている。これを結腸ヒモといい，3本それぞれに名前がついている。とくに横行結腸で明らかで，結腸間膜が付着する**間膜ヒモ**，大網が付着する**大網ヒモ**，表面から見える**自由ヒモ**に分けられる。
④**結腸膨起**（ぼうき）：結腸より結腸ヒモが短いために生じるシワ様構造。結腸表面に膨らんだ部分を指す。隣り合う結腸膨起間の溝を**結腸切痕**（せっこん）といい，内面の結腸半月ヒダに対応する。
⑤**結腸半月ヒダ**：結腸より結腸ヒモが短いために内面に生じるシワ構造。小腸の輪状ヒダと異なり，筋層を含む。
⑥**腹膜垂**：大腸表面にみられる脂肪組織。結腸ヒモ周囲などに，腹膜に包まれた小突起として認められる。

3. 結腸のはたらき

結腸粘膜には陰窩はみられるが絨毛（じゅうもう）はなく，多数の杯細胞からは消化酵素を含まない粘液が分泌される。すなわち，結腸のはたらきは消化ではなく，おもに**糞便形成**である。

食後3～5時間が経過すると，腸内容物は回盲部から**盲腸**に入り，上行結腸へと送られる。**上行結腸**では比較的強い蠕動運動・分節運動・振子運動・逆蠕動などが起こるため，腸内容物はここで1～2時間のあいだとどまる（生理的停滞）。この停滞によって，水分の大半が吸収され，腸内容物は糞便の様子を示すようになる。その後，腸内容物が**下行結腸**に入ると水分はさらに吸収され，糞便が形成される。形成された糞便は**下行結腸～S状結腸**にとどまるが，大蠕動（1日に1～2回起こる横行結腸以下の強い蠕動）によって**直腸**に送り込まれ，**排便反射**によって排泄される（第11章参照）。

疾病の成り立ち

胃の構造の異常

◆**胃下垂症** gastroptosis

　胃エックス線検査の立位バリウム充満像において，胃の尾極（大弯側の最下点）が腸骨稜の下方まで下垂している場合，胃下垂という（図251）。胃下垂じたいに症状はないが，胃アトニー（胃壁の緊張と収縮力の低下）を合併すると内容物移送に時間がかかり，上腹部不快感，腹部膨満感，胃もたれ，悪心，食欲不振などの症状を訴える。このような症状を示すものを胃下垂症という。

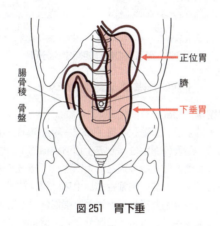

図251　胃下垂

胃粘膜の障害

◆**胃潰瘍**（いかいよう）　gastric ulcer

　胃壁の部分的欠損が粘膜筋板の下層におよんだもの。欠損が粘膜上皮，粘膜固有層にとどまっているものはびらんという（図252）。一般に十二指腸潰瘍とともに消化性潰瘍として扱われる。発生要因は，攻撃因子（胃酸／ペプシノゲン）と粘膜防御因子（粘液／血液循環／プロスタグランジンなど）のバランスの破綻とされる。胃液の分泌は，消化管ホルモン（ガストリン／ソマトスタチンなど）や迷走神経などによって調節され，これらの調節不良も発症に関与する。なお，難治性消化性潰瘍の胃粘膜にヘリコバクター・ピロリが高率に見いだされ，これを除菌することで潰瘍の再発が激減することから，潰瘍の発生に同菌が関与すると考えられている。

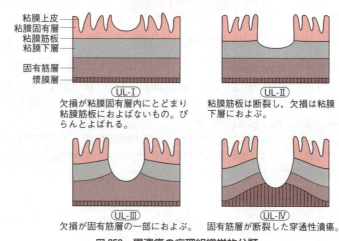

図252　胃潰瘍の病理組織学的分類

腸管の構造・機能の異常

◆イレウス（腸閉塞〔へいそく〕） ileus

　腸管の通過障害により，激烈な腹痛・嘔吐・腹部膨満・排便停止などの症状を呈したもの。腸管の閉塞によって生じる機械的イレウスと，腸管の運動機能障害による機能的イレウスとに大別され，機械的イレウスはさらに，腸間膜の血行に障害がない閉塞性イレウス（単純性イレウス：悪性腫瘍や胆石などによる内腔閉塞で生じる）と，腸捻転などにより腸間膜血行が障害されている複雑性イレウスとに区分され，機能的イレウスは，腸管運動麻痺〔まひ〕で起こる麻痺性イレウスと，腸管けいれんによるけいれん性イレウスがある。

肝臓の構造・機能の異常

◆肝硬変　liver cirrhosis

　肝細胞の壊死とそれを修復しようとする再生のくり返しにより肝の線維化が生じた病態。種々の肝障害の終末像でもある。肝臓の再生により線維組織で囲まれた種々の大きさの再生結節（小葉の改築）がみられ，肝臓は全体的に硬くなる。つまり，肝臓の小葉構造が結節に置きかわるわけである。再生結節の大きさにより，大結節性（径 3 mm～2 cm），小結節性（径 3 mm まで）および大小混合型肝硬変に分類される。大結節性肝硬変の多くは B 型肝炎ウイルス，小結節性肝硬変の多くは C 型肝炎ウイルスによる。

胆道機能の障害

◆黄疸 jaundice

血漿中のビリルビン濃度が上昇し，皮膚や粘膜に沈着した状態。ビリルビン過剰生成（赤血球破壊の亢進）・ビリルビン代謝障害（肝細胞の障害）・胆道の通過障害（胆石／膵炎）などで生じる。間接ビリルビンが肝臓で代謝されて（グルクロン酸抱合を受けて）直接ビリルビンにかわるため，原因疾患によって増加するビリルビンのタイプが異なる（表20）。血中濃度が2 mg/dL（基準値：0.5～1 mg/dL）を超えると眼球結膜の黄染がみとめられる。直接ビリルビンの方が水溶性で皮膚のケラチンとも親和性が高く，黄染が強くみられる。

表20　黄疸の分類

	溶血性黄疸	肝細胞性黄疸	閉塞性黄疸
●発生機序	溶血亢進	肝細胞障害	胆管の機械的閉塞
●疾患	新生児黄疸 胎児赤芽球症	急性ウイルス肝炎	先天性胆道閉塞症 胆石症，胆管細胞癌
●直接型/血清総ビリルビン	30％以下	30～60％	60％以上
●胆血症	(−)	(+)	(+)
●尿中ビリルビン	(−)	(+)	(+)
●糞便の色	濃染	濃染	(−)
●脂肪便	(−)	(−)	(+)

既出問題チェック 消化と吸収

□ 正常な胃液の pH はどれか。103-P9
1 pH 1〜2
2 pH 4〜5
3 pH 7〜8
4 pH10〜11

● 解答・解説
1 ○ 胃液は pH1〜2 の強酸性。空腹時の胃内の pH も同等となる。
2 × pH4〜5 は食事をとった後の胃内の pH と同等。
3 × pH7 は中性。中性〜アルカリ性では，胃本来のはたらきができない。
4 × pH10〜11 はアルカリ性。

□ 肝細胞で合成されるのはどれか。**2つ選べ**。100-A85
1 アルブミン
2 ガストリン
3 セクレチン
4 γ-グロブリン
5 コレステロール

● 解答・解説
1 ○ アルブミンは肝臓で合成される蛋白質である。
2 × ガストリンは胃前庭部の粘膜に分布するガストリン分泌細胞から血中に分泌される消化管ホルモンで，胃酸分泌を刺激するはたらきがある。
3 × セクレチンは十二指腸粘膜に分布するセクレチン細胞で産生される消化管ホルモンで，胃酸刺激によって血中に放出分泌され，膵外分泌を高めるはたらきがある。
4 × γ-グロブリンはBリンパ球が分化した形質細胞によって産生される抗体である。
5 ○ コレステロールは食事からも摂取されるが，体内では，おもに肝や小腸でアセチル CoA から生合成される。

☐ 脂肪を乳化するのはどれか。102-A27
1 胆汁酸塩
2 トリプシン
3 ビリルビン
4 リパーゼ

● 解答・解説
1 ○胆汁に含まれる胆汁酸塩は食物中の脂肪の乳化（水に溶けない脂質成分と結合して水と親和させる）にはたらき，その吸収を助ける。
2 ×トリプシンは膵液に含まれる蛋白質分解酵素である。
3 ×ビリルビンは老廃赤血球のヘモグロビンから生成される胆汁色素である。
4 ×リパーゼは膵液や腸液に含まれる脂肪分解酵素である。

☐ 膵リパーゼが分解するのはどれか。100-A9
1 脂　肪
2 蛋白質
3 炭水化物
4 ビタミン

● 解答・解説
1 ○リパーゼは膵臓でつくられ十二指腸乳頭部から十二指腸に流入し，脂肪の分解にはたらく。
2 ×蛋白質はペプシンやトリプシンによって分解される。
3 ×炭水化物はおもにアミラーゼによって分解される。
4 ×ビタミンの多くは生体内において，酵素がその活性を発揮するために必要な補酵素として機能する。リパーゼでは分解されない。

一問一答（○，×を答えよ）
☐ 1 胃幽門には括約筋が存在する。88-A3
☐ 2 肝門部では肝動脈，肝静脈および左右肝管が出入りする。87-A5
☐ 3 セクレチンによって水分・重炭酸に富む膵液の分泌が促進される。85-A5, 90-A11
☐ 4 膵液は糖質分解酵素を含まない。90-A11

● 解答・解説
1 ○幽門には幽門括約筋があり，胃と十二指腸との境をなす。
2 ×肝門は肝動脈・門脈・左右の肝管が出入りする領域である。
3 ○セクレチンにより，膵液（とくに重炭酸塩）分泌が促進される。
4 ×膵液には糖質分解酵素（アミラーゼ，マルターゼなど）が含まれる。

6. 代　謝

---・――――代謝経路――――・---

1. 栄養と代謝

　食物摂取により，生体が必要とする物質やエネルギーを確保することを栄養といい，対象となる食物成分を栄養素という。吸収された栄養素は体内での化学反応に利用されるが，この過程を代謝といい，栄養素から生体に必要な成分を合成する同化と，栄養素を分解してエネルギー（熱・ATP）を得る異化とからなる（図253）。

　栄養素は，エネルギー源となる糖質・脂質・蛋白質と，エネルギー利用を助けるビタミン・ミネラルに区分される。とくに前三者を三大栄養素といい，酸化（燃焼）によって，糖質で約4 kcal/g，脂質で約9 kcal/g，蛋白質で約4 kcal/gのエネルギーを産生する（1 kcalは1 Lの水を1℃高めるのに必要なエネルギー量）。これらの栄養素は，最終的にはC，H，Oは二酸化炭素と水，Nは尿素・尿酸・クレアチニンといった窒素化合物となって体外に排泄される。

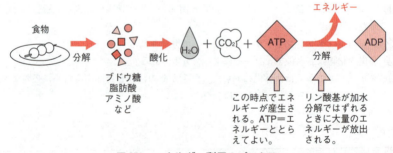

図253　エネルギー利用のプロセス

2. 三大栄養素の代謝経路（図254）

（1）糖質（炭水化物）

　もっともエネルギー化しやすい栄養素で，とくに神経細胞や赤血球のエネルギー源として利用される。食物に含まれる糖質の大半はデンプンであり，吸収された後グルコースに分解され，エネルギー（ATP）として利用されたり，血

液中に入って血糖となる。余剰グルコースはグリコーゲンのかたちで肝臓や筋に貯えられたり，脂肪に変換されて各組織に蓄積される。

（2）脂質（脂肪）

脂肪は脂肪酸とグリセロールとなって吸収され，エネルギーやステロイドや細胞膜生成（細胞膜はリン脂質の二重層からなる）に利用される。余剰分はトリグリセリドに再合成されて貯蔵脂肪となるが，必要に応じて脂肪酸とグリセロールに戻されて使われる。グリセロールは糖質の一種で，αグリセロリン酸を経て解糖系に入ることで利用される。脂肪酸はアセチルCoAとなってミトコンドリアに入り，TCA回路で処理される。脂肪酸の分解には酸素とグルコースが必要だが，不十分だと中間産物のケトン体が生成される。ケトン体は尿や呼気中に排泄されるが，過剰となるとアシドーシスを起こす。

（3）蛋白質

蛋白質はアミノ酸が鎖状に連結した高分子化合物である。生体を構成する蛋白質（体重の約10％を占める）は，更新のために絶えず分解されているため，食物からの補給が必須である。蛋白質はアミノ酸のかたちで吸収され，各組織における蛋白質や酵素生成に利用される。その他のアミノ酸は肝臓で分解され，アミノ基は尿素などの窒素化合物として尿あるいは糞便中に排泄される

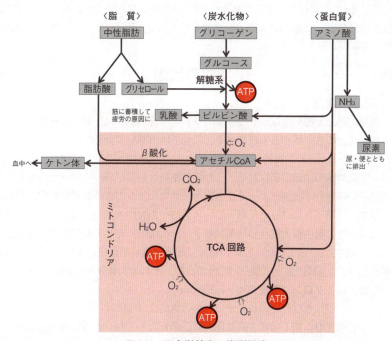

図254 三大栄養素の代謝経路

が，残り（炭素骨格）はグルコース合成に利用されてエネルギー源となる。なお，余剰の蛋白質は脂肪として蓄積される。

炭水化物の代謝

炭水化物から得られたグルコースやグリコーゲンは，解糖系および TCA 回路によってエネルギー（ATP）に変換される。このうち，解糖系は細胞質で起こる酸素を必要としない反応系であり，TCA 回路はミトコンドリア内で起こる酸素を必要とする反応系である。

1. 解糖系

細胞質内で起こるグルコースの分解反応系で，ピルビン酸と ATP とが生成される。解糖は無酸素状態で起こる反応であり，短距離走などの際のエネルギー供給にあずかる。ピルビン酸は，酸素があれば TCA 回路に入って利用されるが，酸素供給がないと乳酸に変化し，筋などでは蓄積して疲労の原因となる。

2. TCA 回路

解糖系で生成されたピルビン酸がアセチル CoA を経て分解される反応系で，ミトコンドリア内で起こる。反応の途中で H が（NADH や $FADH_2$ として）切り離され，酸素と結合して H_2O をつくる際に生じるエネルギーによって ATP 産生が起こる（この過程を電子伝達系という）。酸素を必要とするため無酸素状態でははたらかない。なお，TCA 回路は糖質だけでなく，脂肪酸やアミノ酸の代謝にも関わる。

脂肪の代謝

1. 脂肪の運命

食物脂肪の大部分をなすトリグリセリド（中性脂肪）は，膵リパーゼによって分解されたのち小腸から吸収される。これらは小腸粘膜細胞内で脂肪に再合成され，径 0.5 μm ほどの微粒子（カイロミクロン）となってリンパ管から血液に入り，肝臓や脂肪組織に運ばれる。これらの脂肪は必要に応じてグリセロールと脂肪酸に分解され，代謝によってエネルギーやホルモンの生成などに利用される。

なお，脂肪（トリグリセリド・コレステロール）は水に溶けないため，血液中では親水性の蛋白質と結合した球状粒子（リポ蛋白）として存在する。リポ蛋白は，比重によりカイロミクロン，VLDL（超低比重リポ蛋白），LDL（低比重リポ蛋白），HDL（高比重リポ蛋白）に分類され，それぞれ異なる役割をもつ。

◇カイロミクロン（直径 100〜1,000 nm）

トリグリセリドとコレステロールの含有比は 10：1 で，おもにトリグリセリドを含む。腸で吸収された脂肪はこのかたちでリンパ管に吸収される。

◇ VLDL（直径 30〜75 nm）

　　肝臓から血液中に送り出される際のリポ蛋白で，トリグリセリドとコレステロールの含有比は 5：1 である。

◇ LDL（直径約 20 nm）

　　コレステロールやリン脂質の輸送にはたらくリポ蛋白粒子。コレステロール含有量がもっとも多いため，悪玉コレステロールとよばれ，動脈硬化との関連が重視されている。

◇ HDL（直径 7〜10 nm）

　　もっとも小さいリポ蛋白で，血管内皮のコレステロール除去にはたらくため，善玉コレステロールとよばれる。

　脂肪の構成分のうち，グリセロールは糖質に属する物質で，αグリセロリン酸を経て解糖系に入ることで利用される。一方，脂肪酸はアセチル CoA となって（この過程をβ酸化という）ミトコンドリアに入り，TCA 回路に入って ATP 産生に使われる。脂肪酸の一部はコレステロール合成などに用いられ，残りはケトン体（アセト酢酸・アセトンなど）となって血中に出る。アセトンは尿や呼気中に排泄されるが，その他のケトン体は心臓・骨格筋・脳などに送られ，再びアセチル CoA となって ATP 産生に利用される。

2. ケトーシス　ketosis

　糖尿病や飢餓では糖代謝が低下し，TCA 回路の原料となるピルビン酸が供給不足となる。このような場合には脂肪が動員され，脂肪酸のβ酸化によってアセチル CoA 生成が亢進するが，これを利用する TCA 回路が低回転であるため，アセチル CoA の過剰を生じる。この結果，アセチル CoA から変化したケトン体が過剰となり，血中に入ってケトーシス（ケトン血症）を引き起こす。ケトン体の多くは酸（アセト酢酸など）であるため，ケトーシスでは血液が酸性に傾き，アシドーシス（＜pH7.35）となる。なお，アセトンは尿や呼気に排泄されるために独特のアセトン臭を生じる。

蛋白質の代謝

　生体を構成する蛋白質は絶えず更新されており，その材料であるアミノ酸の欠乏は，重大な細胞機能低下を生じる。このため，細胞は常に多量のアミノ酸を取り込み，血流によって全身の細胞に送ることで酵素・筋蛋白質・粘液・ホルモンなどの合成に利用している。アミノ酸は蛋白質のかたちで摂取され，膵液に含まれる蛋白質分解酵素によってアミノ酸などに分解されて吸収される。ヒトの場合，蛋白質合成に必要なアミノ酸は約 20 種類あるが，そのうちの 8 種類（フェニルアラニン・イソロイシン・バリン・リジン・トリプトファン・メチオニン・ロイシン・スレオニン）は体内で合成できないため，食物から摂取しなければな

らない。ふつう，この8種類を必須アミノ酸 essential amino acids というが，合成が不十分なヒスチジンとアルギニンを必須アミノ酸に含める場合もある（p.392～393 の『蛋白質』参照）。

アミノ酸がエネルギー産生のために利用されるのは，蛋白質が過剰に存在する場合や，糖質や脂肪が使えないときに限られる。エネルギー産生のためにアミノ酸が酸化されると，アミノ基はアンモニアとして除去され，分子の残り（炭素骨格）はミトコンドリア内で TCA 回路に入る。ここで生じたアンモニアは細胞（とくに神経細胞）にとって有毒であるため，肝臓において二酸化炭素と結合させて細胞に無害な尿素に変換され，尿として体外に排泄される。なお，余剰の蛋白質は脂肪として蓄積される。

核酸の代謝

1. 核　酸（DNA・RNA）

核酸は，糖（リボースまたはデオキシリボース）・リン酸・塩基の結合体（ヌクレオチド）が鎖状につながったものである（図255）。リボースを含むリボ核酸（RNA）はミトコンドリアやリボソームに含まれ，蛋白質合成に重要な役割をはたす。一方，デオキシリボースを含むデオキシリボ核酸（DNA）は核染色質にあり，遺伝子を含む。

2. 尿　酸　uric acid

核酸を構成する塩基は，その構造からプリン塩基（アデニン・グアニン）とピリミジン塩基（シトシン・チミン・ウラシル）とに区分される。細胞が体内で分解されると，プリン塩基からは尿酸が生成されて尿中に排泄される。すなわち，蛋白質代謝の最終産物が尿素であるのに対し，尿酸は核酸代謝の最終産物の1つである。

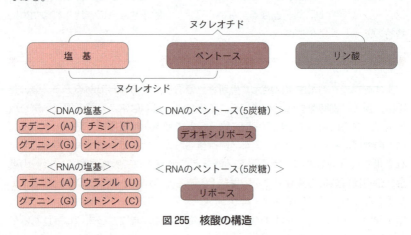

図255　核酸の構造

尿酸は正常血液中にも 4～5 mg/dL が含まれるが，代謝機構に問題があったりプリンの原料に富む食物（高蛋白食）を摂取した場合，あるいは腎不全などで排泄が低下した場合には増加する。一般に 7.0 mg/dL 以上を高尿酸血症といい，尿酸値が 10 mg/dL 以上になると関節軟骨や骨・腎臓などで結晶化を生じる（痛風結節）。

ビタミンとミネラル

栄養素には，エネルギー源になる三大栄養素（糖質・脂肪・蛋白質）のほかに，代謝を円滑にすすめるビタミンやミネラルがある。ビタミンは，代謝の触媒である酵素を助ける補酵素としてはたらく。

1. ビタミン

ビタミンは代謝（体内の化学反応）を円滑に行うための栄養素で，脂溶性ビタミン（A・D・E・K）と水溶性ビタミン（B_1・B_2・B_6・B_{12}・C・ナイアシン・葉酸・パントテン酸・ビオチン）の 13 種類がある。体内で合成できないため，食事摂取基準により推定平均必要量が定められている。また，脂溶性ビタミンは排泄が遅く，過剰症を起こすことがあるため，耐容上限量が示されている（p.418 の表 22 参照）。

- 水溶性ビタミン

1. ビタミン B_1：糖代謝に補酵素として関わる。炭水化物を摂取しても，ビタミン B_1 が不足すると代謝が停滞してピルビン酸や乳酸が体内にたまり，疲労感や食欲不振となる。代表的な欠乏症として脚気がある。
2. ビタミン B_2（リボフラビン）：補酵素の成分として，脂質代謝や成長ホルモンの合成に関与する。粘膜や皮膚の保護にはたらき，欠乏すると口角炎・舌炎・角膜炎などを生じる。
3. ビタミン B_3（ナイアシン）：糖代謝や脂質代謝，アルコール分解にはたらく。腸内でトリプトファンから合成されるが，アルコールの多飲者は不足しやすく，胃腸障害や二日酔いなどの症状が現れる。
4. ビタミン B_5（パントテン酸）：コエンザイム A という補酵素の成分で，タンパク質，糖質，脂質のエネルギー代謝に関与する。腸内細菌により合成されるため通常は不足しないが，抗生物質の長期服用では不足することがあり，疲労・成長停止・皮膚炎などが起こる。
5. ビタミン B_6：アミノ酸代謝の促進や，神経伝達物質の生成に関わる。タンパク質の摂取量に応じて B_6 の必要量も高まる。女性ホルモンとの関わりも深く，不足すると月経前症候群や妊娠中のつわりが重くなる。
6. ビタミン B_7（ビオチン）：糖質・脂質・蛋白質の代謝や核酸生成に関わる。欠乏により，ドライアイ・脱毛・食欲不振・うつなどが現れる。

7. **ビタミンB_9（葉酸）**：核酸合成の補酵素であり，胎児の発育に欠かせない。ビタミンB_{12}とともに造血作用にも関わり，不足すると巨赤芽球性貧血を生じたり，粘膜障害による胃潰瘍や口内炎の原因になる。

8. **ビタミンB_{12}**：葉酸とともに骨髄造血に関わるほか，蛋白質や核酸の合成，末梢神経の機能維持にもはたらく。不足すると，悪性貧血，肝機能低下，めまい，息切れ，腰痛，神経痛，うつ症状などを生じる。

9. **ビタミンC（アスコルビン酸）**：抗酸化作用，コラーゲン生成，消化管の鉄吸収率向上，アドレナリン生成，メラニン生成の抑制，免疫力増強などにはたらく。欠乏症（壊血病）では，歯肉炎・出血傾向・全身倦怠・肌症状などがみられる。

- **脂溶性ビタミン**

10. **ビタミンA**：粘膜保護や免疫にはたらき，病原体やウイルスの侵入を防ぐ。不足すると，抵抗力低下，皮膚・粘膜の乾燥やドライアイを生じる。過剰摂取では肝臓肥大を生じ，妊婦では胎児奇形の原因ともなる。

11. **ビタミンD**：腸におけるCa吸収を促進し，血中Ca濃度を調整する。不足すると骨へのCa沈着が行われず，骨軟化症（くる病）を生じる。一方，過剰摂取では内臓や血管壁にCa沈着を起こす。

12. **ビタミンE**：抗酸化作用をもち，細胞膜を保護するほか，ホルモン機能を助けて不妊や生理痛・冷え・貧血の改善などにはたらく。脂溶性ビタミンであるが，過剰摂取による弊害は報告されていない。

13. **ビタミンK**：血液凝固因子（プロトロンビン）生成や骨のCa沈着にはたらく。腸内細菌により生成されるので，腸内細菌が未発達な乳児や抗生物質の長期服用で，出血傾向や骨脆弱化などの欠乏症状を生じる。なお，血液凝固抑制剤（ワルファリン）服用時は，ビタミンKの多い食品（ほうれん草，ブロッコリー，納豆など）摂取で効き目が悪くなる。

2. ミネラル（無機塩類）

酸素・炭素・水素・窒素を除く生体構成元素をミネラルといい，生体内元素の約4％を占める。全体の70％を占めるCa・P・K・S・Na・Mg・Clを（マクロ）ミネラル，微量なFe・Mn・Cu・I・Se・Zn・Cr・Co・Mo・Fなどをミクロミネラル（微量元素）という。代表的なミネラルを以下にあげる。

カルシウム（Ca）：体内に約1 kg（99％は骨）ある。1日必要量は約500 mg。神経の刺激伝達・筋収縮などにはたらく。欠乏すると，骨軟化症（くる病）・骨粗鬆症・テタニーなどを生じる。

リン（P）：体重の1％を占める（80％が骨に貯蔵）。核酸・ATP（アデノシン三リン酸）など，生命活動をになう物質中に存在する。

カリウム（K）：98％が細胞内にあり，浸透圧維持・pH調節・膜電位・酵素の活性化などにはたらく。高K血症では不整脈や心停止を生じやすい。

硫黄（S）：蛋白質（毛髪・爪など）に含まれる。酵素活性調節にあずかる。
ナトリウム（Na）：細胞外液（50%）・細胞内液（10%）・骨（40%）に含まれる。浸透圧・pH調節・細胞内外の電位差維持・物質輸送などにはたらく。欠乏すると，食欲不振・血液濃縮・筋肉痛などが起こる。
マグネシウム（Mg）：体内に約25g含まれる。酵素の活性化・体温調節・神経興奮・脂質代謝などにはたらく。
塩素（Cl）：細胞外液（70%）と細胞内液（30%）に含まれる。重炭酸イオンHCO_3^-やNa^+ともに，浸透圧・pH調節などに関与する。
亜鉛（Zn）：生体に約2g含まれ，精子形成・成長・免疫・感覚に関わる。亜鉛欠乏では，成長障害・味覚異常などが起こる。
鉄（Fe）：体内に約3g存在し，多くはヘモグロビンやミオグロビンとして酸素の運搬に関わる。不足すると鉄欠乏性貧血を起こす。
銅（Cu）：体内に約80mg含まれ，酸化還元反応の酵素の活性化などにはたらく。不足すると鉄代謝に影響し貧血を生じる。
マンガン（Mn）：体内に約15mg含まれる。骨に多く含まれ，欠乏すると成長障害・骨形成異常・血液凝固異常などが，過剰では精神障害・歩行障害・不眠などが起こる。
ヨウ素（I）：体内に約15mg（80%は甲状腺）含まれる。甲状腺ホルモンの成分で，エネルギー代謝などに関わる。欠乏すると甲状腺機能低下によるクレチン症を生じ，成長障害や知的障害を起こすこともある。

推定エネルギー必要量の出し方

1. 推定エネルギー必要量

　日常生活において健康な身体活動を営んでいる状態で「エネルギーの過不足が最小限となるような摂取量」を推定エネルギー必要量という。大まかにいえば「体重を増減なく一定に保つのに適正なエネルギー量」に相当し，成人（18歳以上）では，次の式によって計算される。

　〔推定エネルギー必要量＝基礎代謝量（kcal/日）×身体活動レベル〕

　これに対し，成長期の小児（1～17歳）では，身体活動に必要なエネルギーに加えて組織形成に要するエネルギーと蓄積エネルギーを摂取する必要がある。このうち，組織形成に使われるエネルギーは消費エネルギーなので，

　〔推定エネルギー必要量＝基礎代謝量（kcal/日）×身体活動レベル＋蓄積エネルギー量（kcal/日）〕

として算出される。

　基礎代謝とは「覚醒時の安静状態において最低限必要なエネルギー量」で，〔基礎代謝量＝基礎代謝基準値（kcal/kg体重／日）×参照体重（kg）〕によって導か

表21 身体活動レベル別にみた活動内容と活動時間の代表例

	低い（Ⅰ）	ふつう（Ⅱ）	高い（Ⅲ）
身体活動レベル[1]	1.50 (1.40〜1.60)	1.75 (1.60〜1.90)	2.00 (1.90〜2.20)
日常生活の内容[2]	生活の大部分が坐位で，静的な活動が中心の場合	坐位中心の仕事だが，職場内での移動や立位での作業・接客等，あるいは通勤・買い物・家事，軽いスポーツ等のいずれかを含む場合	移動や立位の多い仕事への従事者，あるいは，スポーツ等余暇における活発な運動習慣を持っている場合
中程度の強度（3.0〜5.9メッツ）の身体活動の1日当たりの合計時間（時間/日）[3]	1.65	2.06	2.53
仕事での1日当たりの合計歩行時間（時間/日）[3]	0.25	0.54	1.00

[1] 代表値。（ ）内はおよその範囲。
[2] Black, et al.[164], Ishikawa-Takata, et al.[82] を参考に，身体活動レベル（PAL）に及ぼす職業の影響が大きいことを考慮して作成。
[3] Ishikawa-Takata, et al.[184] による。

〈日本人の食事摂取基準（2015年版）より〉

れる。基礎代謝は，年齢・性別・体格などによって変動するほか，妊娠中は胎児成長や乳腺の発達によっても影響を受ける。ここでいう基礎代謝基準値は年齢・性別・身長・体重をもとに推定された「日本人の体重1kg当たりの基礎代謝量」，参照体重は「各年齢の平均的体重」である（表23）。

2. 身体活動レベル（表21）

身体活動レベルの指標としては，メッツ値（1日当たりの総エネルギー消費量／坐位安静時における代謝量）と動作強度（Af：1日当たりの総エネルギー消費量／基礎代謝量）がある。これらの指標は比例関係にあり，絶食・坐位安静時の代謝量は，仰臥位で測定する基礎代謝量に比べて約10％多いため〔Af≒メッツ値×1.1〕が成り立つ。

それぞれの身体活動におけるメッツ値は，睡眠（0.9），坐位または立位での静的活動（1.0〜1.9），ゆっくりした歩行など低強度の活動（2.0〜2.9），普通歩行など長時間持続可能な中等度の活動（3.0〜5.9），頻繁な休息が必要な高強度の活動（6.0以上）である。

しかし，動作強度はそれぞれの活動で異なるため，通常は1日の生活動作強度を平均し，Ⅰ（低い），Ⅱ（ふつう），Ⅲ（高い）の3段階に区分する。日本人成人（18〜69歳）の推定エネルギー必要量を求める場合，Ⅰで1.50，Ⅱで1.75，

Ⅲで 2.00 を代表値とし，動作強度が低下する 70 歳以上では，活動レベルの代表値（ふつう）を 1.70 とした。

食事摂取基準

健康を維持するためには，必要とする栄養素を過不足なく取り入れる必要がある。食事摂取基準は「健康の維持・増進，エネルギー・栄養素欠乏症の予防，生活習慣病の予防，過剰摂取による健康障害の予防を目的として，エネルギーおよび各栄養素の摂取量の基準」を示したものである。エネルギーの指標としては推定エネルギー必要量，栄養素の指標としては 5 種類（推定平均必要量・推奨量・目安量・耐容上限量・目標量）が，年齢や男女別ごとに設定されている。食事摂取基準を設定した栄養素と指標を表22に示す。

1. 推定エネルギー必要量　estimated energy requirement；EER（表23）

身体活動レベルをⅠ（低い），Ⅱ（ふつう），Ⅲ（高い）の 3 段階に区分し，年齢・男女別に推定エネルギー必要量を示したもの。ふつうに運動している（レベルⅡ）成人（18～69 歳）では，男性で 2,450～2,650 kcal/日，女性で 1,900～2,000 kcal/日が必要量とされる。ただし，乳児は基礎代謝が高いため，6 か月未満の乳児では男児 550（女児 500）kcal/日，6 か月～1 年では男児 650～700（女児 600～650）kcal/日が必要である。なお，妊娠初期には 50 kcal/日，中期には 250 kcal/日，後期には 450 kcal/日，授乳婦では 350 kcal/日を付加する必要がある。

2. 栄養素の食事摂取基準

健康の維持・増進と欠乏症予防のために「推定平均必要量」と「推奨量」が摂取の指標とされ，これらが設定できない場合は「目安量」が用いられる。また，過剰摂取予防のためには「耐容上限量」が，生活習慣病予防のための食事摂取基準が必要とされる栄養素については「目標量」が設定されている。

①推定平均必要量　estimated average requirement；EAR

　年齢・男女で区分された各群において，50％の人が必要を満たすと推定される栄養素の量。

②推奨量　recommended dietary allowance；RDA

　年齢・男女で区分された各群において，97～98％の人が 1 日の必要量を満たすと推定される 1 日摂取量。原則として「推定平均必要量＋標準偏差の 2 倍（2 SD）」とされる。

③目安量　adequate intake；AI

　年齢・男女で区分された各群において，良好な栄養状態を維持するのに十分と考えられる量。推定平均必要量や推奨量の設定が困難な場合に用いられる。

表22 基準を策定した栄養素と設定した指標（1歳以上）[1]

栄養素			推定平均必要量 (EAR)	推奨量 (RDA)	目安量 (AI)	耐容上限量 (UL)	目標量 (DG)
たんぱく質			○	○	—	—	○[2]
脂質	脂質		—	—	—	—	○[2]
	飽和脂肪酸		—	—	—	—	○
	n-6系脂肪酸		—	—	○	—	—
	n-3系脂肪酸		—	—	○	—	—
炭水化物	炭水化物		—	—	—	—	○[2]
	食物繊維		—	—	—	—	○
エネルギー産生栄養素バランス[2]			—	—	—	—	○
ビタミン	脂溶性	ビタミンA	○	○	—	○	—
		ビタミンD	—	—	○	○	—
		ビタミンE	—	—	○	○	—
		ビタミンK	—	—	○	—	—
	水溶性	ビタミンB_1	○	○	—	—	—
		ビタミンB_2	○	○	—	—	—
		ナイアシン	○	○	—	○	—
		ビタミンB_6	○	○	—	○	—
		ビタミンB_{12}	○	○	—	—	—
		葉酸	○	○	—	○[3]	—
		パントテン酸	—	—	○	—	—
		ビオチン	—	—	○	—	—
		ビタミンC	○	○	—	—	—
ミネラル	多量	ナトリウム	○	—	—	—	○
		カリウム	—	—	○	—	○
		カルシウム	○	○	—	○	—
		マグネシウム	○	○	—	○[3]	—
		リン	—	—	○	○	—
	微量	鉄	○	○	—	○	—
		亜鉛	○	○	—	○	—
		銅	○	○	—	○	—
		マンガン	—	—	○	○	—
		ヨウ素	○	○	—	○	—
		セレン	○	○	—	○	—
		クロム	—	—	○	—	—
		モリブデン	○	○	—	○	—

[1] 一部の年齢階級についてのみ設定した場合も含む。
[2] たんぱく質，脂質，炭水化物（アルコール含む）が，総エネルギー摂取量に占めるべき割合（％エネルギー）。
[3] 通常の食品以外からの摂取について定めた。

〈日本人の食事摂取基準（2015年版）より〉

表23 推定エネルギー必要量（kcal/日）

性　別	男　性			女　性		
身体活動レベル[1]	Ⅰ	Ⅱ	Ⅲ	Ⅰ	Ⅱ	Ⅲ
0〜5（月）	—	550	—	—	500	—
6〜8（月）	—	650	—	—	600	—
9〜11（月）	—	700	—	—	650	—
1〜2（歳）	—	950	—	—	900	—
3〜5（歳）	—	1,300	—	—	1,250	—
6〜7（歳）	1,350	1,550	1,750	1,250	1,450	1,650
8〜9（歳）	1,600	1,850	2,100	1,500	1,700	1,900
10〜11（歳）	1,950	2,250	2,500	1,850	2,100	2,350
12〜14（歳）	2,300	2,600	2,900	2,150	2,400	2,700
15〜17（歳）	2,500	2,850	3,150	2,050	2,300	2,550
18〜29（歳）	2,300	2,650	3,050	1,650	1,950	2,200
30〜49（歳）	2,300	2,650	3,050	1,750	2,000	2,300
50〜69（歳）	2,100	2,450	2,800	1,650	1,900	2,200
70以上（歳）[2]	1,850	2,200	2,500	1,500	1,750	2,000
妊婦（付加量）[3]初期				+50	+50	+50
中期				+250	+250	+250
後期				+450	+450	+450
授乳婦（付加量）				+350	+350	+350

[1] 身体活動レベルは，低い，ふつう，高いの3つのレベルとして，それぞれⅠ，Ⅱ，Ⅲで示した．
[2] 主として70〜75歳並びに自由な生活を営んでいる対象者に基づく報告から算定した．
[3] 妊婦個々の体格や妊娠中の体重増加量，胎児の発育状況の評価を行うことが必要である．
注1：活用に当たっては，食事摂取状況のアセスメント，体重およびBMIの把握を行い，エネルギーの過不足は，体重の変化またはBMIを用いて評価すること．
注2：身体活動レベルⅠの場合，少ないエネルギー消費量に見合った少ないエネルギー摂取量を維持することになるため，健康の保持・増進の観点からは，身体活動量を増加させる必要があること．

〈日本人の食事摂取基準（2015年版）より〉

④耐容上限量　tolerable upper intake level；UL

　年齢・男女で区分された各群におけるほとんどの人が，過剰摂取による健康障害を起こさない栄養素の最大摂取量．

⑤目標量　tentative dietary goal for preventing life-style related disease；DG

　生活習慣病の一次予防のために，現在の日本人が目標とすべき摂取量（またはその範囲）．

3. 蛋白質の食事摂取基準

　成人の推定平均必要量は男性で50 g/日，女性で40 g/日であり，推奨量は男性で60 g/日，女性で50 g/日である．

4. 脂質の食事摂取基準

目標量が総エネルギーに占める脂質の割合（脂肪エネルギー比率：％エネルギー）として示される。総脂質の摂取基準は，成人では男女とも20以上30未満である。飽和脂肪酸の摂取基準は成人男女とも7以下である。

5. ビタミンの摂取基準

食事摂取基準を設定されたビタミンは13種類あり，脂溶性ビタミン（A・D・E・K）と水溶性ビタミン（B_1・B_2・B_6・B_{12}・C・ナイアシン・葉酸・ビオチン・パントテン酸）に区分される。ビタミンは推定平均必要量や目安量に加え，過剰摂取を生じやすいビタミンAやEには耐容上限量（ビタミンA：成人で2,700 μgRE/日；ビタミンE：成人男性で800〜900 mg/日，女性で650〜700 mg/日）が設定されている。

6. 無機質（ミネラル）や微量元素の摂取基準

各種ミネラルや微量元素のうち，カルシウムや鉄は不足しやすい。成人におけるミネラルの食事摂取基準は，カルシウム：推奨量650〜800 mg/日，鉄：推奨量7.0〜7.5 mg/日（男），10.5 mg/日（女；無月経期は6.5 mg/日），亜鉛は推奨量10 mg/日（男），8 mg/日（女），カリウム：目安量2,500 mg/日（男），2,000 mg/日（女）などである。

疾病の成り立ち

糖の代謝異常

◆糖尿病　diabetes mellitus

インスリン作用の不足によって生じる，グルコース利用障害と高血糖を特徴とする疾患。血糖が尿中に排泄されるためにこの名があるが，腎障害による尿糖の出現（腎性糖尿）は糖尿病には含めない。正常の血糖値は 70～110 mg/dL で，食後でも 140 mg/dL 以下であるが，糖尿病では高値を示す。ふつう随時血糖値（あるいは 75 g 経口ブドウ糖負荷後 2 時間血糖値）200 mg/dL 以上，空腹時血糖値 126 mg/dL 以上のいずれかの条件を満たす場合を糖尿病型といい，加えて以下の項目にあてはまる場合に糖尿病と診断される（**表24, 図256**）。

　①別の日に検査を行っても「糖尿病型」に該当する
　②糖尿病特有の自覚症状（のどの渇き，多尿，多飲，体重減少など）
　③合併症としての網膜症がみられる
　④HbA1c（グリコヘモグロビン）値が 6.5％以上である

糖尿病は直接発症する 1 次性糖尿病と，他の疾患に伴って生じる 2 次性糖尿病に大別され，1 次性糖尿病はインスリン依存性（1 型）とインスリン非依存性（2 型）とに分けられる。インスリン依存性糖尿病は，膵島のB（β）細胞が自分自身の免疫系によって破壊され，インスリンが産生されなくなったものとされる。一方，インスリン非依存性糖尿病は，肥満や遺伝子異常などにより，インスリンの合成・分泌・作用が正常に行われなくなったものと考えられている。

表24　糖尿病の診断方法および診断基準

Ⅰ．型の判定（1 時点での高血糖の存在確認）	
①早朝空腹時血糖値[注1] 126 mg/dL 以上 ②75 g OGTTで2時間値 200 mg/dL 以上 ③随時血糖値* 200 mg/dL 以上 ④HbA1c が 6.5％以上	①～④のいずれかが確認された場合は「**糖尿病型**」と判定する。糖尿病の診断については，「Ⅱ．糖尿病の診断（慢性的な高血糖の存在確認）」を参照。
⑤早朝空腹時血糖値 110 mg/dL 未満 ⑥75 g OGTTで2時間値 140 mg/dL 未満	⑤および⑥の血糖値が確認された場合には「**正常型**」と判定する。
●上記の「糖尿病型」「正常型」いずれにも属さない場合は「**境界型**」と判定する。	

（日本糖尿病学会編・著：糖尿病治療ガイド 2014-2015，P.18，文光堂，2014 より改変）

空腹時血糖値および 75 g OGTT による判定区分と判定基準

血糖値 (静脈血漿値)注1)	血糖測定時間			判定区分
	空腹時		負荷後 2 時間	
	126 mg/dL 以上	◀ または ▶	200 mg/dL 以上	糖尿病型
	糖尿病型にも正常型にも属さないもの			境界型
	110 mg/dL 未満	◀ および ▶	140 mg/dL 未満	正常型注2)

注1) 血糖値は，とくに記載のない場合には静脈血漿値を示す。
注2) 正常型であっても 1 時間値が 180 mg/dL 以上の場合は 180 mg/dL 未満のものに比べて糖尿病に悪化する危険が高いので，境界型に準じた取り扱い（経過観察など）が必要である。また，空腹時血糖値が 100～109 mg/dL は正常域ではあるが，「正常高値」とする。この集団は糖尿病への移行や OGTT 時の耐糖能障害の程度からみて多様な集団であるため，OGTT を行うことが勧められる。

(日本糖尿病学会編・著：糖尿病治療ガイド 2014-2015, P.18, 文光堂, 2014)

II. 糖尿病の診断（慢性的な高血糖の存在確認）

- 別の日に行った検査で，糖尿病型が再確認できれば糖尿病と診断できる。ただし，初回検査と再検査の少なくとも一方で，必ず血糖値の基準を満たしていることが必要で，HbA1c のみの反復検査による診断は不可。
- 血糖値と HbA1c を同時測定し，ともに糖尿病型であることが確認されれば，初回検査のみで糖尿病と診断できる。
- 血糖値が糖尿病型を示し，かつ次のいずれかが認められる場合は，初回検査だけでも糖尿病と診断できる。
  1) 口渇，多飲，多尿，体重減少などの糖尿病の典型的な症状
  2) 確実な糖尿病網膜症
- 検査した血糖値や HbA1c が糖尿病型の判定基準以下であっても，過去に糖尿病型を示した資料（検査データ）がある場合や，上記1)，2) の存在の記録がある場合は，糖尿病の疑いをもって対応する。

(日本糖尿病学会編・著：糖尿病治療ガイド 2014-2015, P.20-21, 文光堂, 2014 より改変)

栄養摂取の機構

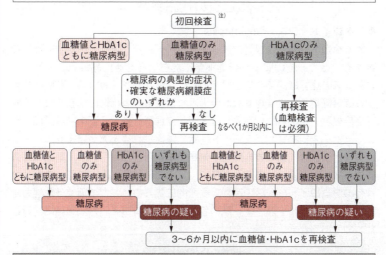

図256 糖尿病の臨床診断のフローチャート

脂質の代謝異常

◆脂質異常症(高脂血症) dyslipidemia

血液中のLDLコレステロール(LDL-C)や中性脂肪(トリグリセリド;TG)が異常に増加した状態,あるいはHDLコレステロール(HDL-C)が異常に減少している状態で,原発性と続発性に大別される(LDLコレステロール≧140 mg/dL,HDLコレステロール<40 mg/dL,中性脂肪(トリグリセリド)≧150 mg/dL)。脂質の過剰摂取・肝臓におけるコレステロール合成の亢進や処理の低下などにより,余剰の脂質が血液中に滞ることで起こる。とくにコレステロールは,本来は細胞膜や血管壁の重要な成分であるが,異常に増加すると血管壁に蓄積して動脈硬化の原因となる。

脂質はリポ蛋白のかたちで血中を運ばれる。リポ蛋白は比重により,カイロミクロン・VLDL・LDL・HDLなどに分けられるが,なかでもLDLはコレステロールを多く含み,その増加は高コレステロール血症と関係するので悪玉コレステロールとよばれる。これに対し,HDLは末梢のコレステロールを

肝臓に運び,血中コレステロールを低下させるため善玉コレステロールとよばれる。このため,最近では単なる脂質異常症(高脂血症)としてよりも,高リポ蛋白血症あるいはその分画(LDL, HDLなど)の値が重視されている。

蛋白質の代謝異常

◆アミロイドーシス　amyloidosis

　線維構造を示す特殊な蛋白質（アミロイド）が,全身の臓器や組織に沈着することで,その臓器を機能不全におちいらせる代謝疾患。アミロイドーシスの症状は,アミロイドがどこに沈着するかで異なる。腎臓に沈着すれば腎障害,舌に沈着すれば巨大舌を呈する。消化管に沈着すれば吸収不良症候群,手根管に沈着すれば手根管症候群を生じて正中神経麻痺に至る。また,末梢神経がアミロイド沈着で障害されるとアミロイドニューロパチーとよばれ,自律神経障害や温痛覚障害などがみられる。腎臓では糸球体や尿細管に沈着することが多く,アミロイド腎とよばれる。また,全身性のアミロイドーシスのほか,局所的にアミロイドが沈着する病態も知られており,アルツハイマー病の老人斑は,アミロイドが脳組織に沈着したものである。

核酸の代謝異常

◆高尿酸血症　hyperuricemia

　尿酸の過剰産生や腎臓からの排泄障害で生じる病態。尿酸は正常血液中にもみられる核酸の代謝産物であるが,尿酸代謝の遺伝的異常・プリン含有物の過剰摂取・外傷・悪性腫瘍（腫瘍細胞増加による核酸代謝亢進）・腎機能低下などがあると著しく増加する。一般に腎からの排泄低下によるものが多く（高尿酸血症患者の90％）,腎不全やサイアザイド系利尿薬（利尿→循環血液量減少→GFR低下→再吸収増加→尿酸再吸収亢進→高尿酸血症）などが原因となる。痛風は関節や腱に尿酸の結晶が析出したもので,反復性の関節炎が起こる（典型的なものは足の母指中足指節関節）。一般に,血中濃度（尿酸値）7.0 mg/dL以上を高尿酸血症といい,10 mg/dL以上になると痛風を生じやすい。また,尿酸は血管も障害するため,高尿酸血症では心筋梗塞・脳出血・腎機能障害を起こしやすい。

栄養摂取の異常

◆肥　満　obesity

　身体組織に脂肪が過剰に蓄積した状態を肥満という。必要以上にエネルギー源（熱量素）が摂取されると,その大部分が脂肪として蓄積されるが,これが過剰になると肥満を生じる。肥満は,原因疾患のない単純性（原発

性）肥満と，その他の2次性（症候性）肥満とに大別される。肥満の90～95％は単純性肥満で，過食・運動不足・遺伝・熱産生低下などが原因となる。これに対し，クッシング症候群のような内分泌疾患に伴う肥満などが症候性肥満に分類される。

一方，肥満症とは，肥満に起因ないし関連する健康障害を合併するか，その合併が予測され，医学的に減量を必要とする病態をいう。肥満症の判定には，体格指数（BMI）＝体重（kg）／身長（m）^{2} が用いられる。正常範囲は $18.5\ kg/m^2 \leqq \sim < 25.0\ kg/m^2$（標準値 $22\ kg/m^2$）で，$25\ kg/m^2$ 以上を肥満（1度），$30\ kg/m^2$ 以上を肥満（2度），$35\ kg/m^2$ 以上を肥満（3度），$40\ kg/m^2$ 以上を肥満（4度）と判定するが，これに脂肪肝・高血圧・糖尿病などの健康障害（症状）を伴うものは肥満症と診断される（表25，図257, 258）。

表25 日本肥満学会およびWHOの肥満度分類

BMI（kg/m²）*	日本肥満学会#	WHO基準
＜18.5	低体重	underwight
18.5≦～＜25	普通体重	Normal-range
25 ≦～＜30	肥満（1度）	Preobese
30 ≦～＜35	肥満（2度）	Obese class I
35 ≦～＜40	肥満（3度）	Obese class II
40 ≦	肥満（4度）	Obese class III

＊BMI 35以上を「高度肥満」と定義

(# 肥満症診断基準2011 より引用)

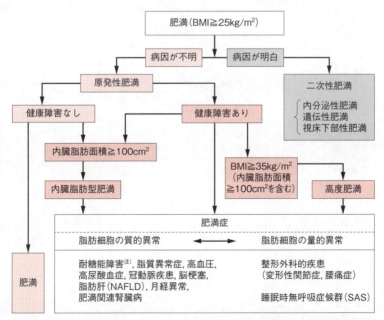

図257 肥満症診断のフローチャート (肥満症診断基準2011 より引用)

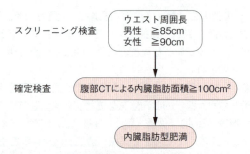

図258　肥満における内臓脂肪型肥満の判定手順（肥満症診断基準 2011 より引用）

◆栄養失調症　malnutrition

　栄養素の摂取・吸収・利用障害により，正常な代謝が阻害された状態。補給される栄養素（熱量素）全体が不足するマラスムス（消耗症）と，とくに蛋白質が不足するクワシオルコル（低蛋白栄養失調症）とがある。マラスムスは，急速な栄養素確保（脂肪沈着）が必要な乳児の吸収障害などで生じやすく，クワシオルコルは，蛋白質補給を必要とする1～3歳の幼児で，成長（細胞成分合成）に見合う蛋白質補給が行われないことで生じる。

代 謝

☑ 食事由来のトリグリセリドを運搬するのはどれか。100-P28
1 HDL
2 LDL
3 VLDL
4 カイロミクロン

● 解答・解説
1 ×HDL（高比重リポ蛋白）はもっとも小さいリポ蛋白（直径7～10 nm）で，血管内皮のコレステロールを取り除くため，善玉コレステロールともよばれる。
2 ×LDL（低比重リポ蛋白）は直径約20 nmの粒子で，コレステロール含有量がもっとも高く，悪玉コレステロールとよばれる。
3 ×VLDL（超低比重リポ蛋白）は直径30～75 nmで，肝臓から末梢に脂質を運ぶ。トリグリセリドとコレステロールの含有比は約5：1である。
4 ○カイロミクロンの直径は約100～1,000 nmで，トリグリセリドとコレステロールの含有比は約10：1である。腸管で吸収した脂質はこの形でリンパに入る。

☑ 蛋白質で正しいのはどれか。104-P27
1 アミノ酸で構成される。
2 唾液により分解される。
3 摂取するとそのままの形で体内に吸収される。
4 生体を構成する成分で最も多くの重量を占める。

● 解答・解説
1 ○蛋白質はアミノ酸が鎖状に連結してつくられる高分子化合物である。
2 ×唾液は唾液腺から口腔内に分泌される液で，デンプンをマルトース（麦芽糖）に分解するアミラーゼを含むが，蛋白質分解酵素は含まれない。
3 ×蛋白質は高分子化合物であるため，アミノ酸もしくはジペプチド，トリペプチドに分解されてから吸収される。
4 ×生体を構成する成分のうち85％は水であり，次いで蛋白質10％，脂質2％，無機質1.5％の順に多い。

一問一答（○，×を答えよ）

1. グリコーゲンの分解産物はグリセリンである。92-A11
2. 炭水化物は胃液中の消化酵素プチアリンによって消化される。90-A12, 99-P27
3. ブドウ糖は胃液中の消化酵素ペプシンによって消化される。90-A12
4. 糖質の消化・吸収には胆汁が必要である。89-A10
5. 糖質の吸収には Ca^{2+} が必要である。89-A10
6. 二糖類は空腸で吸収される。89-A10
7. 中性脂肪の分解産物はコレステロールである。92-A11
8. コレステロールは水によく溶ける。88-A9
9. コレステロールは中性脂肪に含まれる。88-A9
10. コレステロールは胆汁中に排泄される。88-A9
11. コレステロールはステロイドホルモンの合成に用いられる。88-A9
12. 脂肪は膵液中の消化酵素リパーゼによって消化される。90-A12
13. 蛋白質の分解産物は尿素である。92-A11
14. 蛋白質は胆汁中の消化酵素トリプシンによって消化される。90-A12, 99-P27
15. 核酸の分解産物は酢酸である。92-A11

● 解答・解説

1. ×グリコーゲンは血中グルコースが不足した場合などに分解されてグルコースとなる。
2. ×プチアリンは唾液中に含まれるデンプン分解酵素（αアミラーゼ）のことである。
3. ×ペプシンは蛋白質を分解する消化酵素で，胃底腺からペプシノゲンとして分泌される。
4. ×糖質（デンプン）の消化・吸収にはアミラーゼがはたらき，胆汁は脂肪の消化に関与する。
5. ×糖質は Na^+ と一緒に能動輸送されるため，その吸収には Na^+ が必要とされる。
6. ×二糖類は単糖に分解された後，空腸〜回腸において吸収される。
7. ×中性脂肪（トリグリセリド）の大部分は脂肪酸とグリセロールに分解される。
8. ×コレステロールは，トリグリセリドなどとともに，水に不溶性の脂質に属する。
9. ×コレステロールはステロイド骨格をもつ脂質，中性脂肪（トリグリセリド）はグリセロールに3つの脂肪酸が結合したものである。
10. ○肝臓ではコレステロールから胆汁酸が生合成され，胆汁中に排泄される。
11. ○ステロイドホルモンは，コレステロールの一部が切断されたり変化することで生成される。
12. ○膵リパーゼは脂肪（トリグリセリド）を脂肪酸とグリセロールに分解する作用をもつ。
13. ○蛋白質から生成されるアンモニアは，肝臓において尿素に変換されて尿中に排泄される。
14. ×トリプシンは膵液の蛋白分解酵素であり，胆汁には消化酵素は含まれない。
15. ×核酸代謝の最終産物は尿酸であり，これが血中に増加すると痛風を生じる。

第11章　排泄の機構

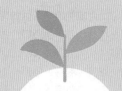

1. 排泄器官 ………………… 430
2. 尿の生成 ………………… 432
3. 尿量の調節 ……………… 443
4. 排　尿 …………………… 448
5. 排　便 …………………… 454

1. 排泄器官

泌尿器系の器官とはたらき

　体内の物質代謝によって生じた老廃物の多くは腎臓に運ばれ，ここで濾過されることによって尿として排泄される。このように，尿の産生と排泄にはたらく一連の器官をまとめて泌尿器系といい，血液を濾過して尿を産生する腎臓と，産生した尿の排泄にはたらく尿路（尿管・膀胱・尿道）から構成される（図259）。

　体内で生じた老廃物は血流にのって腎臓へと送られる。血液は腎動脈から腎臓へと入り，ここで濾過・再吸収を受けて尿となる。生成された尿は腎臓から腎盂（腎盤）へと送り出されたのち，25 cm ほどの尿管を通って膀胱に送られ，ここで一時的に貯留される。膀胱内の尿量が 200 mL ほどに達すると膀胱内圧が上昇し，これが尿意として感じとられ，膀胱を収縮させることで排尿が起こる。

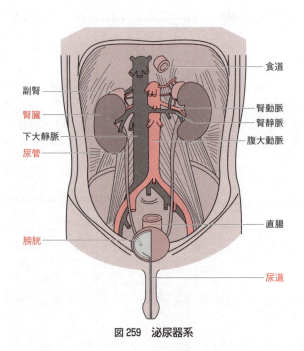

図259　泌尿器系

糞便の形成と排泄

　回腸から送られてきた腸の内容物は，主として結腸右側部（盲腸・上行結腸・横行結腸の右半部）において水分吸収される。通常，大腸では蠕動運動や分節運動が行われるが，これに加えて盲腸や上行結腸では肛門側から口側に向かって移動する逆蠕動もみられ，これらの運動がくり返されている間に水分の吸収が起こる。この結果，下行結腸に入る頃には内容物は半固形状となり，S状結腸に至ってほぼ固形化した糞便が形成される。

　このようにしてつくられた糞便は，通常は下行結腸〜S状結腸にとどまっており，直腸には至っていない。S状結腸と直腸との境界部が閉じた状態にあり，内容物を直腸に送らないようにしているためである。しかし，1日1〜2回結腸左側部（横行結腸の左部・下行結腸・S状結腸）には強い蠕動（大蠕動）が起こり，糞便は一時に直腸に送り込まれる。これによって直腸内圧が急速に上昇することで便意が生じる。

　消化管内における内容物の輸送は，主として蠕動運動によって起こる。その移送時間は食事内容や消化管の機能などによって異なるが，ふつう回盲部までは食後4〜6時間で到達し，S状結腸には12〜15時間，排便されるのは24〜72時間後である。

2. 尿の生成

腎臓の構造

1. 腎臓の位置と形態

　腎臓 kidney は，長さ約 10 cm，幅約 5 cm，重さ 130 g ほどのそら豆形の実質器官で，脊柱両側の後腹壁上部で腹膜の後部に位置する（腹膜後器官）。腎臓はふつう第 12 胸椎〜第 3 腰椎の高さ（立位では下げた上肢の肘の高さ）にあるが，右腎は上方に肝臓があるため左腎より低位にある（図260）。また，腎臓は厚い脂肪組織に包まれて後腹壁とゆるく連結しているため，吸気時には横隔膜収縮によって 2〜3 cm 下方に移動する（呼吸性移動）。

　腎臓の内側縁中央には腎門とよばれる陥凹があり，大動脈から腎臓に注ぐ腎動脈，腎臓の血液を下大静脈に送る腎静脈，そして尿路である尿管が出入りする。なお，尿管は腎門の深部（腎洞）では腎盂（腎盤）につづき，さらに腎実質側の腎杯と連絡する。

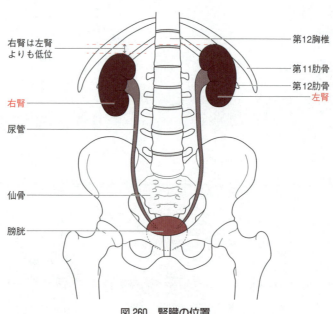

図 260　腎臓の位置

2. 腎臓の内部構造

　腎実質は表層の皮質と深層の髄質とに区別される（図261）。皮質は血流に富むので赤みを帯び，髄質はおもに管構造からなるため淡い色調を呈する。髄質は10～20個の腎錐体からなる部分で，錐体の先端は腎乳頭となって腎洞内に突出する。一方，皮質は錐体を囲むように位置する領域で，被膜下の表層部だけでなく，錐体の間を腎洞まで伸びて腎柱を形成する。

　腎実質は，組織学的には，腎小体と尿細管からなる腎単位（ネフロン）と集合管とから構成される（図262）。このうち，皮質には主として腎小体と曲尿細管が，髄質には直尿細管と集合管が分布している。

　（1）腎小体　renal corpuscle

　皮質に散在する直径 0.1～0.2 mm の球状小体で，一側の腎臓に約100万個みられる。糸球体（毛細血管の球状集合）と，これを包む糸球体嚢（ボウマン嚢）という上皮性の袋からなり，血液はここで濾過されて原尿が生成される。

①糸球体　glomerulus：ループ状をなす毛細血管の集合体で，輸入細動脈の分岐によって形成される。糸球体の毛細血管は再び集まって輸出細動脈となり，腎小体を離れる。糸球体はその大半をボウマン嚢によって包まれるため，輸入細動脈と輸出細動脈は1か所（血管極という）から出入りする。

②ボウマン嚢　Bowman's capsule：糸球体を包む上皮性の袋構造で，糸球体嚢ともよばれる。糸球体をなす毛細血管の外表面は，ボウマン嚢の内葉細胞で

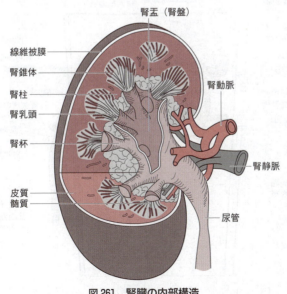

図261　腎臓の内部構造

ある足細胞によっておおわれる。内葉細胞は血管極で外葉の扁平細胞に移行し，扁平細胞は血管極の反対側の部分（尿管極という）で尿細管に移行する。内葉と外葉に囲まれた内腔部分を糸球体腔といい，ここに原尿が濾過されて出てくる。

（2）尿細管　renal tubules

　腎小体からつづく全長10〜20 cm，直径20〜60 μmの管構造。1個の腎小体からは1本の尿細管が出て集合管に至るので，これをネフロン（腎単位）という。尿細管は腎小体の尿管極に始まり，いったん腎髄質まで下降したのちUターン（ヘンレのループという）して再び皮質にもどり，腎小体の血管極付近

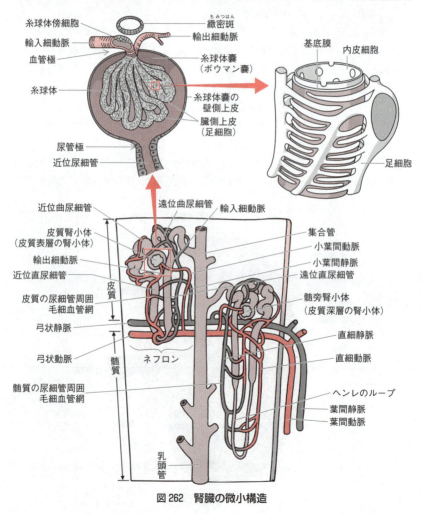

図262　腎臓の微小構造

で輸入細動脈に接してから集合管に注ぐ。この間，尿細管は腎小体を出て迂曲（近位曲尿細管）したのち，近位直尿細管・ヘンレのループ（下行脚・上行脚）・遠位直尿細管を経て腎小体付近で再び迂曲する（遠位曲尿細管）。尿細管の壁は単層の上皮細胞からなるが，細胞の構造は部位によって異なる。とくに近位尿細管の細胞には多数の微絨毛がみられ，表面積を広げて活発な再吸収を行う。

（3）集合管　collecting duct

集合管は複数の尿細管の合流によって形成される管で，いくつものネフロンから尿を集める。集合管は，腎髄質を下行しながら何本かが集まり，最後は乳頭管（径約 200 μm）となって腎乳頭先端で腎杯に開く。通常，1個の乳頭で 20〜30 の乳頭管の開口をみる。

3. 腎臓の血管

腎臓には心拍出量（約 5 L/分）の約 20％の血液が注ぐ。腎門から入った腎動脈は腎洞で分岐し，葉間動脈となって腎柱を進んだ後，腎錐体と皮質の境界を走る弓状動脈となる。弓状動脈からは小葉間動脈が分かれ，その枝が輸入細動脈となって糸球体に入り，毛細血管網を形成する。糸球体から出た輸出細動脈は，尿細管周囲で再び毛細血管網をつくった後，小葉間静脈・弓状静脈・葉間静脈から腎静脈となって腎臓を出る。このように，腎臓では 2 か所の毛細血管網が動脈（輸出細動脈）をはさんで位置する。この様式は怪網とよばれ，糸球体濾過を行うための血圧維持機構である。

腎臓の機能

腎臓の機能は，体液中の代謝産物や水分を尿として排泄し，体液の量や組成を一定に保つこと（恒常性；ホメオスターシス）にある。したがって，腎機能は尿の生成状態に反映され，正常な尿生成ができなくなると恒常性が保てず，生命が脅かされることになる。

腎機能は，糸球体のはたらきと尿細管のはたらきとに大別される。糸球体は血液を濾過して尿のもと（原尿）をつくる部位であり，尿細管は原尿から再利用可能な成分を再吸収する。腎臓には 1 日 1,500 L（毎分 1 L）の血液が送られ（腎血流量とよばれる），150 L（毎分 100 mL）もの原尿がつくられるが，その 99％は尿細管で再吸収され，実際の尿として排泄されるのは 1.5 L ほどである。このように，尿生成は糸球体と尿細管がバランスよく機能することで行われ，腎臓はこれによって体液の恒常性保持にはたらいているのである。

1. 糸球体の機能（図 263）

（1）糸球体での濾過

糸球体では，輸入細動脈から送られてくる血液を濾過することで原尿が生成される。濾過は糸球体と糸球体嚢（ボウマン嚢）の壁を通して行われ，壁を通

る水や低分子（ブドウ糖・アミノ酸なども含む）は原尿に入るが，血漿蛋白質などの高分子（分子量2万以上）は壁を通過できないため，血中にとどまる（濾過されない）。正常でも尿中には少量の蛋白質（120 mg/日以下）が排泄されるが，定性検査では陰性（−）ないし（±）である。尿中に蛋白質が漏れて蛋白尿を起こすのは糸球体に障害がある場合に限られる。

　濾過は，糸球体毛細血管の血圧と糸球体囊の内圧（濾液圧）との差（濾過圧という）によって起こる。輸出細動脈は輸入細動脈よりも細いため，糸球体毛細血管には約55 mmHgの水圧（血圧）が生じ，血管内から外に向かう圧となる。これに対し，血漿浸透圧（30 mmHg）や糸球体囊の水圧（15 mmHg）は血管外から内に向かう圧として作用する。糸球体における濾過は，この圧の差〔濾過圧：55−（30＋15）＝10 mmHg〕を力として生じる。

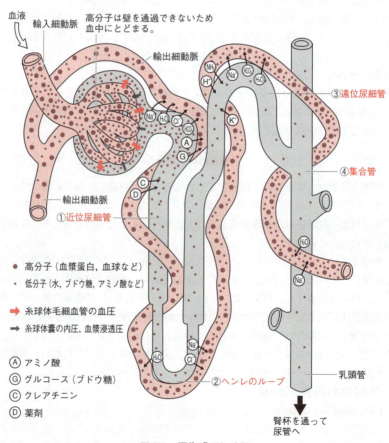

図263　尿生成のしくみ

（2）**糸球体濾過値**（glomerular filtration rate；GFR）

単位時間あたりに糸球体から濾過される全液体量で，糸球体の濾過機能を示す値である。指示物質として**イヌリン**（尿細管で再吸収も分泌もされない）を血液中に投与し，糸球体濾過の状態を調べる方法があるが，簡便性の点で実際の臨床現場では体内にある内因性物質である**クレアチニン**で代用している。クレアチニンはほとんどすべて糸球体で濾過されて尿中に排出されるので，24時間尿を採取してクレアチニンの排泄（クリアランス）を調べれば糸球体濾過の状態がわかるという原理である。この値を**クレアチニン・クリアランス**（CCr）といい，

CCr(GFR)＝U×V／P〔U：尿中クレアチニン濃度，V：毎分尿量，P：血中クレアチニン濃度〕によって求められる。言い換えれば，クレアチニン・クリアランスとは，クレアチニンが尿中へ排出されるためにはどのくらいの血漿量が必要かを計算したものである。CCrの基準値は，成人で約100 mL/分であり，1日は1,440分なので，100 mL×1,440となり，1日約150 Lの**濾過尿（原尿）**がつくられる計算になる。

2. 尿細管の機能（図263）

（1）尿細管における再吸収

糸球体嚢内に濾過された原尿は，尿細管や集合管を通過する間に原尿成分の大部分（99％）が再吸収され，1％だけが尿として排泄される。このように，尿細管は尿の量や成分を調整するしくみとして位置づけられるが，その裏には「必要な物質を原尿から再吸収し，過剰物質を排泄して体液の恒常性を維持する」という本来の役割がある。実際には，尿細管各部では次のような現象が起こっている。

①**近位尿細管**：近位尿細管では，糸球体濾液（原尿）中の大部分（**70〜80％**）が**再吸収**される。Na^+は能動輸送により（濾液中の70〜80％が）再吸収され，これにともなって**グルコース**（ブドウ糖）・**アミノ酸・重炭酸イオン・リン酸イオン**そして**水**やCl^-などが再吸収されて血液に戻される。一方，**クレアチニン**や**薬物**などの不要物質は，逆に尿中に**分泌**（排泄）される。なお，正常ではグルコースは100％が再吸収されるが，血中のグルコース値（**血糖値**）が最大輸送量を超えて**高い**場合には尿中に排出され，浸透圧利尿によって**多尿**となる。

②**ヘンレのループ**：ヘンレのループでは，尿が**下行脚**を通るときに**水**が再吸収され，**上行脚**を通る際に**塩分**（$Na^+ \cdot Cl^-$）が再吸収されるしくみを備えている。このため，下行脚を進む間に尿の塩分濃度は著しく上昇し（5倍），上行脚を通る際にその塩分（$Na^+ \cdot Cl^-$）が再吸収される。

③**遠位尿細管**：遠位尿細管では$Na^+ \cdot HCO_3^- \cdot$**水**が**再吸収**され，尿量は原

尿の約5％になって集合管に送られる。ここではK^+・H^+・NH_3などが分泌されるがCl^-の移動は少なく，最終的に尿に排泄される電解質量の調節が行われている。なお，水の再吸収は下垂体後葉から分泌されるバソプレシン（抗利尿ホルモン；ADH）により促進され，Na^+の再吸収とその交換に行われるK^+やH^+の分泌は副腎皮質から分泌されるアルドステロンにより促進される。すなわち，アルドステロンはNa^+を保持して体液量の減少をふせぐとともに，体液のアルカリ性を保つ。

④集合管：集合管は浸透圧の高い髄質内を走るため，ここで尿の水分が吸収され尿の濃縮が起こり，尿量は原尿の1％となる。集合管の機能はバソプレシン（ADH）によって調節されている。すなわち，集合管の水分透過性はADHによって高められ，これによって水が再吸収されて尿が濃縮される。ADH欠乏では水分再吸収が行われないため，低張尿が大量に生成されることになる（尿崩症）。

3. 尿の性状

（1）尿の組成

最終的に排泄される尿は成人で1日約1,500 mLである。24時間尿量が400 mL以下を乏尿，反対に2,500 mL以上を多尿という。ふつう尿の95％は水分で，残りの5％が代謝産物などの固形物（60〜70 g/日）である。排泄物質のうちの半分は尿素（25〜35 g/日）によって占められるが，ほかにNaCl（10〜15 g/日）・尿酸（0.4〜1 g/日）・アンモニア（0.5〜1 g/日）・クレアチニン（1.2〜1.7 g/日）・K（2〜2.5 g/日）・リン酸（2.5〜3.5 g/日）なども排泄される。なお，受精卵が着床して胎盤が形成されると，胎盤から絨毛性性腺刺激ホルモンが分泌され，尿中に排泄されるため，尿検査によって妊娠の有無を判定することができる。

（2）尿の性状

正常尿の色は淡黄色であるが，放置すると尿色素ウロクロムの酸化によって濃黄色に変化する。通常pH5〜7の弱酸性を示すが，肉食では蛋白質の分解産物である尿酸などで酸性に，野菜食では含有されるアルカリ成分によりアルカリ性に傾く。比重は1.005〜1.030で，排泄される尿固形物量はほぼ一定であるため，尿量（水）が多い場合は比重が下がり，尿量が減少すると比重が上がる。

疾病の成り立ち

腎臓の構造・機能の異常

◆ネフローゼ症候群　nephrotic syndrome

　蛋白尿（≧3.5 g/日）・低アルブミン血症（血清アルブミン値≦3.0 g/dL）〔参考値：血清総蛋白量≦6.0 g/dL〕・脂質異常症（高脂血症；血清総コレステロール≧250 mg/dL）・全身性浮腫からなる症候群で，糸球体の基底膜（図262）の異常（透過性亢進）が原因となる。基底膜の異常により，血漿蛋白の漏出（蛋白尿）と血清アルブミン値の低下（低蛋白血症）が起こり，血漿浸透圧が減少して組織液の吸収が阻害されることで全身性に浮腫を生じたものである。

◆急性糸球体腎炎　acute glomerulonephritis

　糸球体の病変を主とする急性腎炎。A群β溶血性レンサ球菌（溶連菌）感染による上気道炎から10日ほど後に，血尿・蛋白尿・乏尿・高血圧・浮腫などから発症することが多い。溶連菌に対する抗体が菌と結合して血液中に免疫複合体を形成し，これが腎臓の糸球体基底膜に沈着して補体を活性化することで糸球体障害を起こすとされる（Ⅲ型アレルギーとよばれる）（図264）。細菌が糸球体を侵す感染症とは異なり，糸球体に病原体が存在することはない。

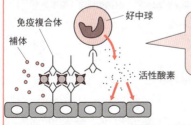

抗原と抗体が結びついた免疫複合体が血流中を流れていって，到着した先で補体を活性化して組織や血管を障害する。また，Fcレセプターをもった好中球が活性酸素などを遊離して組織を破壊する。

図264　Ⅲ型アレルギーの機序

◆腎不全　renal failure

　腎臓の排泄機能低下によって代謝産物の排泄が不十分となり，体内環境の恒常性を維持できなくなった状態。機能しているネフロン数の減少あるいはネフロンの糸球体濾過値（GFR）の低下を示す。臨床的には，腎機能の指標である血中クレアチニン値（基準値：男0.7～1.4 mg/dL；女0.5～1.1 mg/dL）が2.5 mg/dL以上となった状態をいう。クレアチニンは体内の蛋白質の分解産物で，とくに全身の筋肉で生成され，ふつうは尿中に排泄される。腎不全では排出が阻害されるため，クレアチニンの血中濃度が

上昇する。

腎不全に至る経過によって急性腎不全と慢性腎不全に分けられる(表26)。

表26 腎不全の分類

	急性腎不全（ARF）	慢性腎不全（CRF）
原因	腎前性：腎血流量↓（出血など） 腎　性：腎毒性物質（薬物など） 腎後性：尿路閉塞（結石など）	慢性糸球体腎炎が最多！ 糖尿病性腎症，慢性腎盂腎炎 多発性嚢胞腎，SLEなど
経過	経過は可逆的 ①発症期⇒②乏尿期⇒③利尿期 ⇒④回復期 急速な腎機能低下：電解質異常 ⇒心停止 　　　　　　　尿毒症	経過は不可逆的 ①腎予備力減少期（GFR*が基準値の50〜70％） ②代償性腎不全期（軽度の高窒素血症） ③非代償性腎不全期（高度の高窒素血症，電解質異常） ④尿毒症期
検査	血液検査：血清クレアチニン（Cr）↑，血清尿素窒素（BUN）↑，高カリウム血症，低カルシウム血症，代謝性アシドーシス	
	糸球体濾過率（GFR）↓	
症状	乏尿〜多尿	夜間多尿〜無尿
	全身症状（倦怠感・貧血・皮膚瘙痒感），消化器系（食欲不振・悪心・嘔吐），呼吸器系（肺うっ血→呼吸困難），循環系（高血圧・不整脈・心不全），神経系（知覚異常・意識障害），易感染傾向（細胞性免疫低下）	

＊GFR：糸球体濾過量（基準値は100〜120 mL/分）

尿成分の凝固

◆腎・尿路結石

　尿成分の濃度や生化学的性状の変動により，腎・尿路内に結晶が析出される現象。塩類の濃度上昇・尿うっ滞・過剰なリン酸カルシウム放出などが結石形成を促進する。結石は，その成分から尿酸結石（約10％）・シュウ酸結石（15〜30％）・リン酸結石（約20％）・リン酸塩-シュウ酸塩混合結石などに分類される。また，結石の存在部位によって腎結石，尿管結石，膀胱結石，尿道結石に分けられ，とくに尿管の生理的狭窄部に好発するが，実際の結石発生部位は腎乳頭部である。一般に40〜50代の男性に多く，結石疼痛（尿管平滑筋のけいれんによる）や血尿などの症状を起こす。

既出問題チェック　尿の生成

☐ 腎臓でナトリウムイオンの再吸収を促進するのはどれか。95-P12
1 バソプレシン
2 アルドステロン
3 レニン
4 心房性ナトリウム利尿ペプチド

● 解答・解説

1 × 抗利尿ホルモン（ADH）。血漿浸透圧増加により分泌され，集合管の水分再吸収を促進する。
2 ○ 血圧低下によって分泌される電解質コルチコイド。遠位尿細管〜集合管の Na^+ 再吸収と K^+ 排泄を促進して体液減少を防ぐ。
3 × 腎血圧低下により分泌される酵素。アンジオテンシンを介してアルドステロン分泌にはたらくが，Na^+ 再吸収に直接関わることはない。
4 × 集合管における Na^+ 再吸収を抑制することで，尿量の増加を起こす。

☐ ナトリウムイオンが再吸収される主な部位はどれか。102-A77
1 近位尿細管
2 Henle〈ヘンレ〉のループ〈係蹄〉下行脚
3 Henle〈ヘンレ〉のループ〈係蹄〉上行脚
4 遠位尿細管
5 集合管

● 解答・解説

1 ○ 糸球体でろ過されるナトリウム量を100％とすると，近位尿細管で再吸収されるナトリウムの割合は70〜75％である。
2 ×
3 × ｝ Henle（ヘンレ）のループ（下行脚，上行脚あわせて）で20〜25％である。
4 ×
5 × ｝ 遠位尿細管および集合管をあわせて5〜10％である。

一問一答（○，×を答えよ）

1. 腎臓は腹腔内にある。87-A2
2. 右腎は左腎よりやや低い位置にある。80-A11
3. 腎は3〜4個の腎盂からなっている。82-A26
4. 腎盂には3〜4個の腎杯がある。84-A44
5. 腎臓は加齢とともに肥大する。87-A2
6. 健康成人の尿比重は1.050である。86-A1，88-A2
7. 健康成人の尿量は3,500 mL/日である。88-A2
8. 尿酸は正常尿の窒素成分の大部分を占める。80-A21
9. 尿素は核酸の代謝産物として尿中に排泄される。80-A21
10. クレアチニンの尿中排泄量は筋肉組織量に比例する。80-A21
11. 赤血球は正常な糸球体で濾過される。89-A12
12. ブドウ糖は正常な糸球体で濾過される。89-A12
13. アルブミンは正常な糸球体で濾過される。89-A12
14. 腎臓はエリスロポエチンを産生する。87-A2
15. 腎臓はビリルビンを産生する。87-A2

● 解答・解説

1. ○腹腔（腹壁の内腔）と腹膜腔（壁側腹膜で囲まれた腔）は異なる。腎臓は腹膜後器官に属し，腹膜腔の外・腹腔の内にある。
2. ○右腎の上方には肝臓があるため，一般に左腎より低位にある。
3. ×10個ほどの腎杯が腎門で合流したものを腎盂（腎盤）といい，1個の腎に1つある。腎盂は腎門から出て尿管に移行する。
4. ×腎盂は10個ほどの腎杯が合流することで形成される。
5. ×加齢にともなう線維化や動脈硬化により，腎臓は萎縮を起こす。
6. ×健常人の尿の比重は1.005〜1.030の範囲にある。
7. ×健康成人の尿量は1日約1,500 mLで，400 mL以下の場合を乏尿，3,000 mL以上を多尿という。
8. ×排泄物質のうちの半分は尿素（25〜35 g/日）であり，尿酸は0.4〜1 g/日である。
9. ×核酸や蛋白質の分解産物として，尿中に尿酸が排泄される。
10. ○クレアチニンは体内の蛋白質の分解産物で，全身の筋肉などで生成される。
11. ×正常では赤血球が糸球体膜を通過する（濾過される）ことはない。
12. ○糸球体濾過により，水やブドウ糖・アミノ酸などは原尿に入る。
13. ×正常では，血漿蛋白質などの高分子（分子量2万以上）は糸球体の壁を通過できない。
14. ○エリスロポエチンは，尿細管周囲の線維芽細胞において産生される。
15. ×ビリルビンは肝細胞において産生される。

3. 尿量の調節

腎の自己調節機能

1. 自己調節機能とは
　糸球体では輸入細動脈からの血液を濾過することで原尿が生成されるため、腎血流の変化は糸球体濾過に大きく影響する。とくに糸球体における濾過圧は輸入細動脈の血圧に依存しているので、血圧変動は糸球体濾過値（GFR）に影響を及ぼすはずである。しかし、実際には動脈血圧が 100～200 mmHg の範囲で変動しても、GFR が大きく変化することはない。これは、血圧変動が許容範囲内にあれば、腎臓を流れる血流量が一定に保たれるしくみとなっているためで、これを腎臓の自己調節機能という。

　自己調節機能の主体をなすのは、輸入細動脈壁にある平滑筋の収縮と拡張である。すなわち、動脈血圧に変動があっても、平滑筋の収縮・拡張によって輸入細動脈の太さが調節されるため、糸球体毛細血管圧は一定（約 55 mmHg）に保持される。これにより、糸球体濾過で生成される尿量（GFR）も一定に保たれているのである。

2. 腎血管の収縮
　腎には血管収縮にはたらく交感神経線維が分布しており、刺激によって輸入細動脈が収縮して腎血流量が減少する。また、アドレナリンやノルアドレナリンも腎血管の収縮に作用する。反対に、アセチルコリンやカフェインは腎血管の拡張にはたらき、腎血流量を増加させる。コーヒーを飲むと尿が近くなるのは、カフェインが輸入細動脈を拡張して糸球体の濾過圧を上げるためである。

他のホルモン・神経による調節

1. 腎機能に関連するホルモン
　腎臓の機能はさまざまなホルモンによって調節されており、血圧変動をもたらすものが多い。

（1）レニン・アンジオテンシン・アルドステロン系（図 265）
　再吸収によって血圧調節にはたらくホルモンシステムである。
　レニンは糸球体傍細胞から分泌される。レニンは血液中のアンジオテンシノーゲンをアンジオテンシン I（A I）にかえ、A I は（血中のアンジオテンシン変換酵素：ACE により）アンジオテンシン II（A II）となる。A II は強い血

管収縮作用により血圧を上昇させるとともに，副腎皮質におけるアルドステロンの合成・分泌を促す。分泌されたアルドステロンは，遠位尿細管に作用してNa^+の再吸収を促進し，体液量の増加にはたらくことで血圧を上昇させる。

(2) バソプレシン

下垂体後葉から分泌されるペプチドホルモン。通常の濃度では，尿細管とくに集合管にはたらいて水分の再吸収を促進，尿を濃縮させる（尿量を減少させる）。このため，抗利尿ホルモン（ADH）ともよばれるが，薬用濃度では血管平滑筋を収縮して血圧を上昇させるため，バソプレシン（血管を圧迫するという意）と命名された。

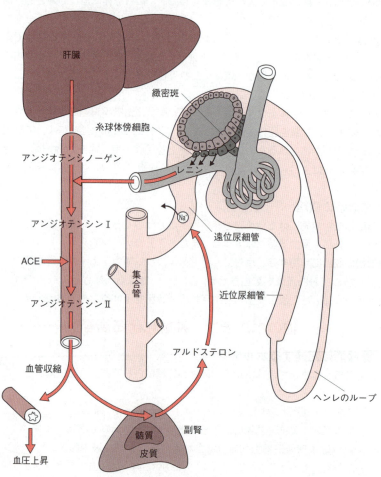

図265　レニン・アンジオテンシン・アルドステロン系

（3）心房ナトリウム利尿ペプチド（ANP）
　心房細胞で合成されるホルモンで，循環血液量の増加にともなう心房圧上昇によって分泌され，集合管におけるNa^+再吸収を抑制してNa^+排出の促進にはたらく。Na^+の排出にともなう浸透圧上昇で尿細管へと水が引き込まれ，尿量増加，循環血液量減少および血圧低下が生じる。なお，レニン・アンジオテンシン・アルドステロン系やバソプレシンに対しては抑制的にはたらく。

尿量の調節

□ 循環血液量を増加させるのはどれか。94-P13
1 プロスタグランジン
2 ブラジキニン
3 カリクレイン
4 アルドステロン

● 解答・解説
1 ×
2 ×
3 ×
4 ○
アルドステロンは遠位尿細管の Na^+-K^+ ポンプに作用し，ナトリウムの再吸収とカリウムの排泄を促進する。この結果，水の再吸収が促進されて循環血液量は増加する。なお，プロスタグランジンは血管透過性亢進，ブラジキニンは発痛，カリクレインは血圧降下に関与する物質である。

□ 尿量減少作用が強いのはどれか。**2つ選べ**。92-A12
1 コルチゾール
2 オキシトシン
3 アンジオテンシンⅡ
4 バソプレシン

● 解答・解説
1 ×コルチゾールは糖代謝などにはたらく糖質コルチコイドに属するホルモンである。
2 ×オキシトシンは子宮・胆嚢・膀胱などの平滑筋収縮にはたらく。
3 ○アンジオテンシンⅡは副腎皮質のアルドステロン分泌を促すため，遠位尿細管からの再吸収が促進されて尿量は減少する。
4 ○バソプレシンは抗利尿ホルモンともよばれ，尿細管における水分再吸収にはたらいて尿量を減少させる。

◪ アンジオテンシンⅡの作用はどれか。98-A22
1 細動脈を収縮させる。
2 毛細血管を拡張させる。
3 レニン分泌を促進する。
4 アルドステロン分泌を抑制する。

● 解答・解説

1 ○血管平滑筋にあるアンジオテンシンⅡの受容体（AT_1受容体）にアンジオテンシンⅡが結合すると，血管が収縮して血圧が上昇する。これを阻害して血圧を下げる薬にアンジオテンシンⅡ受容体拮抗薬（ARB）がある。
2 ×毛細血管に血管平滑筋が存在しないため，アンジオテンシンⅡは作用しない。
3 ×レニンは腎臓の傍糸球体細胞から分泌される酵素で，肝臓から分泌されるアンジオテンシノーゲンをアンジオテンシンⅠにかえる。このアンジオテンシンⅠからアンジオテンシンⅡができる。
4 ×アンジオテンシンⅡ受容体（AT_1受容体）は副腎皮質にも存在している。アンジオテンシンⅡの結合により，副腎皮質からのアルドステロン合成・分泌が促される。

4. 排　尿

排尿に関わる器官

　腎臓で生成された尿を体外に排出することを排尿といい，排尿に関わる器官を尿路とよぶ（p.430 の図259 参照）。尿路は，腎盂（腎盤）renal pelvis・尿管 ureter・膀胱 urinary bladder・尿道 urethra に分けられ，このうち腎盂と尿管を上部尿路，膀胱と尿道をあわせて下部尿路という。

　尿細管が集まって形成された集合管は腎錐体内で合流し，最後は乳頭管となって腎乳頭先端から腎杯に開く。腎杯は10個ほどあり，腎門で1つに合して腎盂（腎盤）となる（p.433 の図261 参照）。腎盂は壁に平滑筋を含む漏斗状の袋で，内面は移行上皮でおおわれる。

　その後，尿は尿管を通って膀胱に送られ，ここで一時蓄えられる。膀胱は伸縮性をもつ平滑筋の袋で，200 mL ほどの蓄尿で尿意を感じるが，通常500 mL くらいまでの尿を貯留することができる。膀胱にためられた尿は，その収縮により尿道から排尿される（後述）。

尿管の構造と機能

　腎臓から膀胱へと尿を送る導管を尿管 ureter という。尿管は直径5〜7 mm，長さ約25 cm の管状構造で，腎門において漏斗状の腎盂（腎盤）からつづき，後腹壁を腹膜におおわれて下行したのち総腸骨動脈の前を通って膀胱に達する。その間，骨盤腔においては，男性では精管の後方を，女性では子宮頸〜腟の側方を通る。なお，尿管は，①腎盂〜尿管移行部，②総腸骨動脈との交叉部，③膀胱壁貫通部の3か所で内腔に生理的狭窄があるため，尿路結石などはここにつまりやすい。また，尿管は膀胱壁を斜めに貫くため，内腔側から開口（尿管口）をおおうような弁構造が形成され，これが尿の逆流を防止する機構としてはたらいている（図266）。

　尿管壁は粘膜・筋層・外膜から構成される。筋層は内縦層と外輪層の2層からなるが，下部1/3では外輪層の外側に縦走筋層がみられる。尿管は，この平滑筋層により，毎分1〜4回の蠕動によって尿輸送にはたらく。

排泄の機構

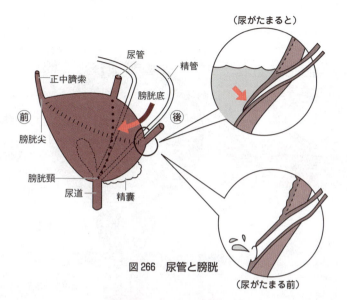

図266 尿管と膀胱

● ─────── 膀胱の構造と機能 ─────── ●

1. 膀胱の外形

　膀胱は平滑筋からなる伸縮性に富む袋で，恥骨結合のすぐ後ろにあり，上面と後面を腹膜によっておおわれる。膀胱の後方には，男性では直腸が，女性では子宮が位置する。

　膀胱の後下面を膀胱底という。膀胱底は逆三角形の領域をなし，底辺の両側には左右の尿管が入り（尿管口），下方の頂点（この付近を膀胱頸という）から尿道が出る（内尿道口）（図267）。なお，男性では，膀胱底の正中部両側を精管が走り，その外側に精嚢が位置する。

2. 膀胱の構造

　①粘　膜：上皮は移行上皮によって形成される。膀胱粘膜は筋層とゆるく結合し，なかが空の状態では不規則なヒダがみられるが，充満時には伸展してヒダは消失する。しかし，膀胱底では，粘膜と筋層との連結が強いために粘膜ヒダはつくられず，膀胱充満時にも伸展しない。この領域（左右の尿管口と内尿道口を結ぶ三角部）はとくに膀胱三角とよばれ，その粘膜は痛覚に敏感である。なお，尿管は膀胱壁を斜めに貫くため，尿管口には尿の逆流を防ぐ弁構造がみられる。

　②筋　層：3層（内縦・中輪・外縦）に配列する平滑筋からなるが，全体に網状を呈するため，各層の区別は明らかではない。いずれも膀胱収縮にはたらくため，まとめて排尿筋とよばれる。膀胱頸（内尿道口周囲）には内尿道括

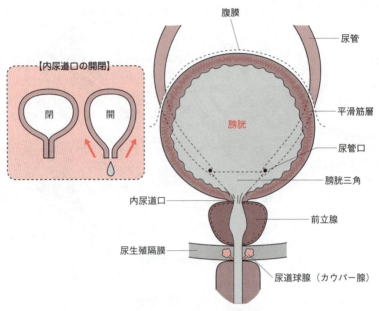

図267 男性の膀胱の前頭断面

約筋があるとされるが，いわゆる輪走筋は認められず，排尿筋の収縮が内尿道口を外上方に引き上げることで尿道口が開くと考えられている。

③外　膜：外膜は弾性線維を含む線維性結合組織（線維膜）からなる。膀胱に分布する動脈は外膜から筋層を貫き，粘膜固有層に達する。

3. 膀胱のはたらき

膀胱は，腎臓で生成された尿をためる機能（蓄尿）と，ためられた尿を排出する機能（排尿）との2つのはたらきを備えている。このうち，蓄尿は受動的なはたらきであり，尿が充満するまでの間は膀胱は弛緩した状態にある。これに対し，排尿は膀胱の収縮によって起こるはたらきであり，反射経路とその抑制経路からなる神経回路によって支配される（後述）。

尿道の構造と機能

膀胱にたまった尿を排泄する尿路を尿道 urethra という。男性では約20 cm の長さをもち，前立腺部・隔膜部・海綿体部（陰茎部）からなる（図268）。前立腺部は前立腺内を通る3 cm ほどの部分で，ここに1対の射精管と20個ほどの前立腺の開口がみられる。隔膜部は尿生殖隔膜を貫く長さ約1 cm の部分で，外尿道括約筋によって囲まれる。海綿体部は尿道海綿体内にある長さ10〜15 cm の部分で，恥骨弓の下（恥骨下曲）とその前方（恥骨前曲）で屈曲し，全体にS字

状を示し，亀頭の先端で外尿道口となって開く。

女性の尿道は内尿道口に始まり，すぐに尿生殖隔膜を貫いた後，腟の前方を下行して陰核の後ろで腟前庭に開口する。その長さは約 4 cm と短く，外尿道口からの感染（逆行性尿路感染）によって膀胱炎などを起こしやすい。

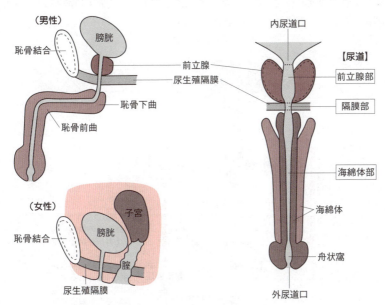

図 268　尿道の構造

排尿のしくみ

1. 排尿反射　micturition reflex（図 269）

膀胱に尿が充満すると膀胱内圧が上昇し，膀胱壁が伸展する。膀胱に尿が 200 mL ほどたまり，膀胱内圧が 15〜20 cmH$_2$O に達すると，その情報は骨盤内臓神経に含まれる求心性ニューロンによって排尿中枢（S$_2$〜S$_4$）へと伝えられる。

排尿中枢からの指令は骨盤内臓神経（副交感神経）の遠心性ニューロンによって膀胱に送られる。この指令は，排尿筋を収縮させて膀胱を縮めて排尿圧をかけるとともに，内尿道口の開口にはたらく。また，外尿道括約筋をはじめとする尿道周囲の横紋筋には，陰部神経を介する指令が送られ，排尿筋の収縮と同時にこれらの筋を弛緩することで排尿が開始される（排尿反射）。排尿している間は，尿道周囲の横紋筋や骨盤底筋は弛緩し，排尿筋は収縮状態を持続する（排尿圧を 50 mmHg ほどに保つ）。排尿が終了すると同時に排尿筋は弛緩して内尿道口を閉鎖し，外尿道括約筋などの横紋筋は再び収縮して尿道を閉じる。

2. 尿　意　micturition desire（図 269）

　膀胱の充満による内圧亢進情報は大脳へも伝えられ，いわゆる尿意を生じる。尿意を感じても排尿の条件が整っていない場合には，大脳皮質から意識的な抑制指令が送られ，排尿中枢からの遠心性ニューロンを抑制する。この抑制による排尿調節が完成するのは生後2～3年たってからであり，幼児では睡眠中に抑制調節がはたらかなくなる場合（夜尿症）もある。

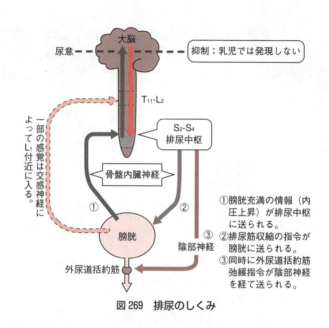

図 269　排尿のしくみ

3. 排尿障害　dysuria

　蓄尿状態で，膀胱内圧が尿道圧より高くなると尿失禁が起こる。例えば，咳・くしゃみなどで尿失禁を起こすことがある。これは，出産などによって尿道周囲の筋力が低下している女性に多く，急激な腹圧上昇（咳など）に対する反射的な尿道圧上昇が不十分なために起こる（腹圧性尿失禁）。また，膀胱炎などがあると膀胱の感覚が過敏となり，膀胱が反射的不随意収縮を起こすために失禁を生じることもある（切迫性尿失禁）。

既出問題チェック 排尿

> 膀胱で正しいのはどれか。104-P28
> 1 漿膜で覆われている。
> 2 直腸の後方に存在する。
> 3 粘膜は移行上皮である。
> 4 筋層は2層構造である。

● 解答・解説
1 ×膀胱は腹膜腔の下に位置するため,前面や下面は腹膜(漿膜)でおおわれない。
2 ×膀胱は骨盤腔の前面(恥骨結合の直後)に位置し,その後側に子宮(女性)・直腸が位置する。
3 ○膀胱粘膜は尿管や尿道とともに伸展・拡張するため,粘膜は変形性に富む移行上皮(偽重層上皮)からなる。
4 ×膀胱の筋層は輪郭の不明瞭な3層の平滑筋からなり,排尿筋と呼ばれる。

> 排尿の機序で最初に起こる現象はどれか。90-A13
> 1 外尿道括約筋の弛緩
> 2 膀胱壁の伸展
> 3 尿管の圧迫
> 4 尿意の知覚

● 解答・解説
1 ×排尿筋(膀胱平滑筋)の収縮とともに外尿道括約筋が弛緩する。
2 ○尿の貯留により膀胱壁が伸展して排尿機構がはたらき始める。
3 ×膀胱壁の伸展によって尿管の膀胱壁内部分が圧迫され,尿の逆流が防止される。
4 ×膀胱壁の伸展(上記2)情報が大脳皮質に送られて尿意を感じる。

5. 排　便

直腸と肛門の構造

1. 直　腸　rectum（図270）

　第3仙椎の高さでS状結腸からつづく消化管の終末部で，仙骨前面を下行した後，骨盤隔膜（肛門挙筋）を貫いて肛門管に移行する。肛門管のすぐ上に位置する直腸部分は，広い内腔から直腸膨大部とよばれる。直腸内面には横走する数本のヒダ（直腸横ヒダ；ヒューストン弁）があり，肛門から約6cmの位置には，とくに明瞭なヒダ（コールラウシュのヒダ）がみられる。この高さは腹膜腔の下端にほぼ一致するため，これより下の直腸では漿膜（腹膜）を欠くことになる。また，臨床領域ではコールラウシュのヒダの高さで上部直腸と下部直腸を分ける。

2. 肛門管　anal canal（図271）

　直腸が骨盤隔膜を貫いてから肛門に開くまでの4cmほどの部分を肛門管という。肛門管の内面には肛門柱とよばれる縦走ヒダが備わっており，その下縁を結ぶ線を櫛状線（歯状線）といい，肛門管の粘膜が円柱上皮から重層扁平上皮にか

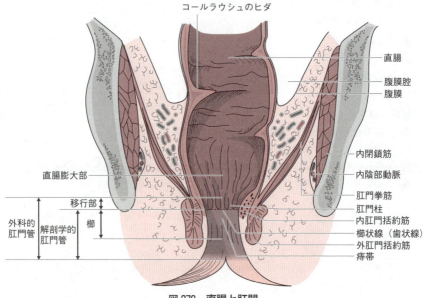

図270　直腸と肛門

わる境界線をなす。また，櫛状線の下の粘膜下には発達した静脈叢があり，ここに血液を含んで粘膜をふくらますことで内腔をぴったりと閉じるしくみとなっている（肛門クッション）。

　櫛状線は肛門管における血管分布の境界でもあり，これより上部にはおもに上直腸動・静脈が，下には下直腸動・静脈が分布する。とくに下直腸静脈は，門脈に注ぐ上直腸静脈に対し，内腸骨静脈から下大静脈に注ぐため，坐薬の吸収経路として重要である。

糞便と腸内細菌

1. 糞　便　feces

　1日に排出される糞便の量はおよそ100〜200 gで，およそ75％の水分と25％の固形分からなる。固形分の組成は，セルロースなどの不消化成分や粘液などを除くと，細菌（約30％），カルシウムやリンなどの無機質（約15％），脂質など（5〜10％）を含む。このように，糞便は食物由来でない成分が一定量を占めるため，絶食してもかなりの量の糞便が排泄される。

　糞便の色は，おもに胆汁色素であるビリルビンから生じたステルコビリンやウロビリンなどによる。pHは日本人では7〜7.5とされるが，食物によって異なり，肉食では酸性に，草食ではアルカリ性に傾く。また，便臭は腸内細菌によりトリプトファンが分解されて生じるインドール，スカトールおよび糖質の発酵産物などによる。

　糞便中の細菌は腸内細菌が糞便とともに排出されたものである。腸内細菌は100種類にもおよび，その大半は大腸に存在する。成人の腸内細菌では，嫌気性菌群とビフィズス菌がもっとも多く（10^{10}個/1 g糞便），次いで大腸菌や腸球菌（同10^{8}個），乳酸桿菌（10^{6}個）の順で，ブドウ球菌やウェルシュ菌はさらに少ない（10^{3}個）とされている。

排便のしくみ

1. 排便反射　defecation reflex

　排便時以外は，糞便は下行結腸からS状結腸にたまっているが，大蠕動（1日に1〜2回起こる，横行結腸から始まる強い蠕動）が生じると糞便はS状結腸から直腸に入る。糞便の進入で直腸内圧が30 mmHgを超えると，その情報は骨盤内臓神経の感覚ニューロンによって仙髄の排便中枢（S_2〜S_4）に送られ，さらに大脳に至って便意を催す。すぐに排便する場合は排便中枢から指令が発せられ，直腸の蠕動と内肛門括約筋の弛緩により糞便は肛門へと押し下げられる。これとともに陰部神経を介する指令も送られ，外肛門括約筋の弛緩により排便が起こる。これを排便反射という（図271）。なお，実際には横隔膜や腹壁筋が同時に

収縮して腹圧を高め（いきみ），排便を助ける。

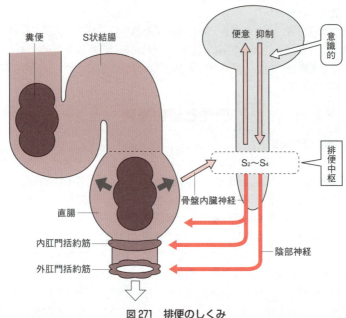

図271　排便のしくみ

2. 直腸〜肛門の神経支配

　直腸と内肛門括約筋は，交感神経（←下下腹神経叢）と副交感神経（←骨盤内臓神経）の二重支配を受けている。すなわち，交感神経は直腸平滑筋の収縮を抑制すると同時に内肛門括約筋の収縮にはたらき（排便の抑制），骨盤内臓神経はこれに拮抗して内肛門括約筋を弛緩させる。また，陰部神経は外肛門括約筋を弛緩させるが，上位中枢からの指令により意識的に収縮させ「がまん」にはたらく（図271）。

疾病の成り立ち

肛門の構造の異常

◆痔　hemorrhoid

　肛門管の粘膜下静脈叢（肛門クッション）に生じた静脈瘤。この部の静脈は粘膜下にあり，肛門クッションとして肛門の密閉性にはたらくが，弁構造をもたず，弾力性が低下するとうっ血による静脈瘤を生じやすい。この静脈瘤が肛門管内腔に隆起したものを痔核といい，内痔核と外痔核に大別される（**図272**）。

　①内痔核：櫛状線より上方の静脈叢（→上直腸静脈）に生じる痔核。この領域は自律神経支配を受ける消化管であるため，裂傷を生じてもいわゆる痛み（体性痛）はともなわない。

　②外痔核：櫛状線より下方の静脈叢（→下直腸静脈）に生じる痔核。この部の肛門粘膜には体性感覚神経が分布するため，裂傷などがあると強い痛み（体性痛）を感じることが多い。

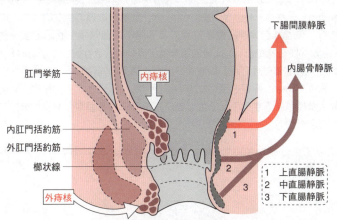

図272　内痔核と外痔核

排便機能の異常

◆下痢（げり）　diarrhea

　水分過多により糞便が水様〜粥状（じゅくじょう）となった状態。正常人では1日約2Lの水分を摂取し，上部消化管より7Lの水分が分泌されるため，1日9Lの水分が消化管に入る。これに対し，小腸では約8L/日，大腸では約0.9L/日の水分が吸収されるため，糞便に排泄される水分は約0.1L/日となる。この水分調節が何らかの理由で阻害された状態が下痢であり，一般に

次のように分類される。
　①浸透圧性下痢：腸管内に高浸透圧物質が多量に存在することで生じる下痢。乳糖不耐症（空腸の乳糖分解酵素欠乏により，牛乳などに含まれている乳糖が消化されず腸内に残り，それが下部消化管で水分をよぶために下痢となる）などがある。
　②滲出性下痢：腸炎などによる組織液の滲出で起こる下痢。赤痢やサルモネラなどの細菌性腸炎や食事アレルギーなどが含まれる。
　③分泌性下痢：腸管からの水分分泌亢進による下痢。コレラ（コレラ毒素が起こす小腸粘膜からの水分過剰分泌）などで起こる。
　④緊張性下痢：腸管運動の異常亢進や低下によって起こる下痢。
　なお，激しい下痢の場合，大量の水分とともに Na，K，Cl，HCO_3^- などの電解質が失われ，代謝性アシドーシスを起こすことがある。

◆便　秘　constipation
　大腸内の糞便通過が遅れた状態。大腸性便秘と直腸性便秘に大別される。大腸性便秘には弛緩性便秘とけいれん性便秘がある。前者は腸管の運動性の低下などによる便秘で，便の大腸停滞時間の延長による水分過吸収を原因とし，女性，高齢者，長期臥床者，食事摂取量の少ない人などにみられる。後者は自律神経機能亢進による腸管の過緊張を原因とする便秘で，兎糞状便を特徴とし，比較的若年者に多い。過敏性腸症候群にみられ，便秘と下痢とを交互に起こしやすい（交代性便通異常）。
　直腸性便秘は，便意を感じた際の排便抑制を原因とする便秘で，直腸の刺激感受性が低下することで生じる。日常みられる習慣性便秘の大部分がこれに含まれる。

排便

既出問題チェック

☑ 排便のメカニズムで正しいのはどれか。97-P13
1. 横隔膜の挙上
2. 直腸内圧の低下
3. 内肛門括約筋の弛緩
4. 外肛門括約筋の収縮

● 解答・解説
1. ×横隔膜が挙上するのは横隔膜が弛緩する呼気時である。
2. ×直腸内圧が上昇し，便を排出する。
3. ○不随意筋で平滑筋である内肛門括約筋は自律神経に支配されて排便の際に弛緩する。
4. ×随意筋で横紋筋である外肛門括約筋は排便時に意識して弛緩し肛門を開いて便塊を通す。

☑ 図は排便反射の一部である。
習慣性に便秘を繰り返すことで最初に機能が低下するのはどれか。92-A13
1. ア
2. イ
3. ウ
4. エ

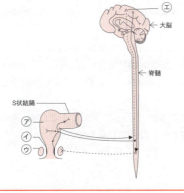

● 解答・解説
1. ○
2. ×
3. ×
4. ×

習慣性便秘の多くは，排便抑制などによって直腸の刺激感受性が低下することで生じる。図のアは直腸，イは内肛門括約筋，ウは外肛門括約筋，エは大脳皮質を指している。

☑ 仰臥位での排便に直接関与しないのはどれか。91-A13
1 横隔膜
2 腹直筋
3 外腹斜筋
4 腸腰筋

● 解答・解説
1 ×横隔膜の収縮は排便・排尿・分娩時のいきみに相当し，体位と関係なく腹圧上昇にはたらく。
2 ×前腹壁をなす腹直筋の緊張は腹圧上昇に関与する。
3 ×側腹壁をなす外腹斜筋の緊張は腹圧上昇にはたらく。
4 ○腸腰筋は股関節の屈曲にはたらく筋であり，仰臥位での排便とは直接関連しない。

☑ 腰髄レベルの脊髄損傷による排便障害で正しいのはどれか。95-P13
1 横隔膜を収縮できない。
2 腹筋を収縮できない。
3 内肛門括約筋を弛緩できない。
4 外肛門括約筋を収縮できない。

● 解答・解説
1 ×横隔膜を支配する横隔神経は C_3〜C_5 由来なので，腰髄レベルの損傷では障害されない。
2 ×上部腹筋の支配は Th_7〜Th_{10}，下部腹筋の支配は Th_{11}〜Th_{12}（L1）であるため，腰髄レベルの損傷では腹筋収縮は障害されない。
3 ×内肛門括約筋は S_2〜S_4 を中枢とする排便反射で弛緩するため，腰髄損傷では障害されない。
4 ○外肛門括約筋は陰部神経（S_3〜S_4）支配であるため，腰髄レベルの損傷で上位中枢からの伝導路が障害され，随意的収縮ができなくなる。

第12章　性と生殖に関する機構と老化

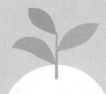

1. 女性の生殖系 …………… 462
2. 男性の生殖系 …………… 477
3. 成長と老化 ……………… 484

1. 女性の生殖系

女性生殖器の構造

女性生殖器は，**内生殖器**（卵巣・卵管・子宮・腟）と**外生殖器**（外陰部）および**乳房・乳腺**から構成される。

1. 内生殖器（図273）

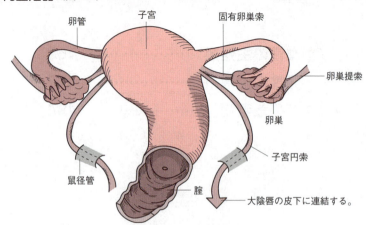

図273　内生殖器

(1) **卵　巣** ovary
①形　態：卵巣は長さ約3 cm，幅約1.5 cm，重さ4～8 gの扁平な楕円形の器官で，その全体は腹膜でおおわれ，子宮の両側に広がる**子宮広間膜**の後面に**卵巣間膜**によって付着する（**図274**）。卵巣は，卵胞を成熟させて卵子を形成するとともに，**卵胞ホルモン（エストロゲン）**や**黄体ホルモン（プロゲステロン）**を分泌する内分泌腺としてもはたらく。
②組　織：卵巣の表面は腹膜上皮（**胚上皮**という）によっておおわれ，実質は表層の皮質と深部の髄質を区別する。**皮質**は比較的緻密な結合組織からなり，内部に種々の発育段階にある**卵胞**や**黄体・白体**が認められる。一方，**髄質**は卵巣の中心部をなす結合組織部分で，**卵巣門**から出入りする**血管・リンパ管・神経**などが含まれる。

(2) **卵　管** uterine tube, fallopian tube
①形　態：子宮底から外方に伸びる長さ7～15 cmの管構造で，子宮広間膜

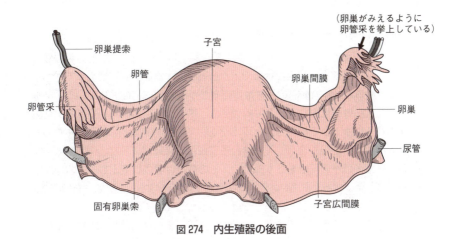

図274　内生殖器の後面

に包まれその上縁に沿って走る（図274）。外側端は腹膜腔に開く**腹腔口**，内側端は子宮腔に開く**子宮口**をなし，その間は外側から**漏斗**・**膨大部**・**峡部**・**子宮部**の4部に区分される（図275）。腹腔口からつづく**卵管漏斗**は卵管外側端の広がった部分で，その縁は多数のフサ状に分かれて**卵管采**を形成する。卵管の外側2/3の部分はやや広い膨大部（ふつう卵子はここで**受精**する）をなし，その内側にあるせまい峡部から子宮壁内の子宮部を経て子宮口に連絡する。

②組　織：卵管の粘膜は網状に分岐した**粘膜ヒダ**を有し，粘膜上皮（単層の立方～円柱上皮）の一部は**線毛**を備えている。筋層は内輪・外縦の平滑筋層からなり，表面は腹膜（**子宮広間膜**）でおおわれる。

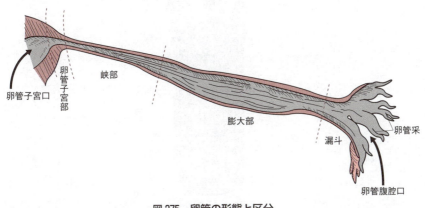

図275　卵管の形態と区分

（3）子　宮　uterus

①形　態：厚い平滑筋層をもつ中空器官で，長さ7 cm，幅4 cm，厚さ3 cm，重さ50 gほどのナス形を示す（図276）。骨盤腔の中央で膀胱と直腸の間にあり，全体に前方に傾いた状態で上から腹膜（子宮広間膜）によっておおわれる（図277）。非妊娠時の子宮は前に向かって2段階に屈曲している。すなわち子宮頸は腟に対して約70°前傾し，子宮体は子宮頸に対して約60°前屈する。子宮は上2/3の子宮体と下1/3の子宮頸に大別され，さらに左右の卵管開口部より上の子宮底，子宮体と子宮頸との移行部（子宮峡部）を区別する。子宮頸は子宮下端をなす部分で，その先端は腟内に突出して子宮腟部ともよばれる。なお，子宮腔は三角形のせまい隙間をなし，上部は左右の卵管，下部は子宮峡部および子宮頸管を経て外子宮口に開く。

②組　織：子宮壁は子宮内膜（粘膜）・子宮筋層・子宮外膜（漿膜）の3層

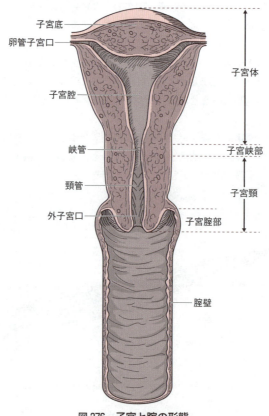

図276　子宮と腟の形態

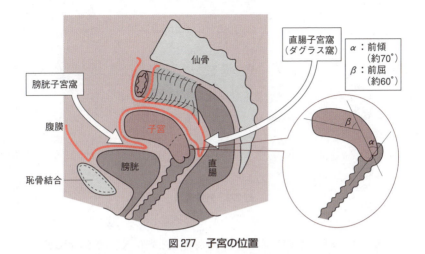

図277 子宮の位置

からなる。子宮内膜は単層円柱上皮によっておおわれる粘膜で，固有層には子宮腺が密在する。思春期以後の子宮内膜は受精卵を受け入れる準備をくり返すため，4週間周期で変化する（月経周期）。この際に変化する部分は機能層とよばれ，月経前期に肥厚して充血と子宮腺の発達を示すが，月経時には剝離して排出される。このため，月経後には基底層とよばれる薄い部分だけが残るが，その後，基底層の細胞が増殖し，ふたたび月経前期の状態に回復する。

（4）腟 vagina

①形　態：子宮につづく約7 cm の管状構造で，交接器官であると同時に産道としての役割をはたす（図276）。膀胱・尿道の後ろで直腸の前に位置し，尿生殖隔膜を貫いて外尿道口の後方で腟前庭に開く。この開口部は腟口とよばれ，処女膜あるいは処女膜痕がみられる。また，腟上部は子宮腟部を囲み，ここに前・後腟円蓋を形成する。

②組　織：腟粘膜には多数の横ヒダが備わっており，重層扁平上皮によっておおわれる。筋層は薄い平滑筋層（内輪・外縦）からなる。

③腟内環境：腟の上皮細胞にはグリコーゲンが豊富に含まれ，細胞がはがれ落ちることで放出される。放出されたグリコーゲンはデーデルライン桿菌によって乳酸に分解される。このため，腟内はpH5.7前後の酸性に保たれ，殺菌作用を備えることになる。

2. 外生殖器（外陰部）

外陰部ともいい，尿道および腟の開口部の周囲を指す（図278）。通常，次のような構造を区別する。

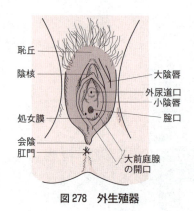

図278 外生殖器

①恥丘：恥骨結合の前面にみられる皮膚の膨隆部。皮下脂肪組織が発達し，思春期以後は陰毛が発生する。

②大陰唇：恥丘〜肛門間に走る左右1対のヒダ構造で，皮下脂肪に富む。左右の大陰唇の間は陰裂とよばれる。

③小陰唇：大陰唇の内側にみられる1対のヒダ。皮下脂肪はなく，成人では大陰唇におおわれる。左右の小陰唇の間を腟前庭という。

④陰核：男性の陰茎に相当する器官。左右の小陰唇前端があわさるところで，外尿道口の前に陰核が位置する。

⑤腟前庭：左右の小陰唇の間の裂隙で，ここに尿道・腟・大前庭腺（バルトリン腺）の導管が開く。大前庭腺は，男性の尿道球腺に相当するエンドウ豆大の生殖腺で，アルカリ性の粘液を分泌する。

3. 乳房と乳腺

（1）乳房 mamma

乳腺を含み，大胸筋〜前鋸筋の前面に位置する。表面中央には乳輪があり，その中心は隆起して乳頭をなす。乳輪には約12個のアポクリン腺（乳輪腺；モンゴメリー腺）がみられる（図279）。

乳房内には乳房提靱帯（クーパー靱帯）が張り，その間隙をうめる脂肪組織に包まれて乳腺がみられる。経産婦ではクーパー靱帯が弛緩するため，乳房の下垂が起こる。

（2）乳腺 mammary gland

乳房の内部に位置するアポクリン腺の仲間。10個ほどの乳腺葉から構成され，乳管によって乳頭に開く。妊娠すると，黄体ホルモン（プロゲステロン）の作用によって急速に増殖し，分娩後に乳汁分泌が始まる。乳汁産生はプロラクチン（乳腺刺激ホルモン），分泌はオキシトシンによって促進される。

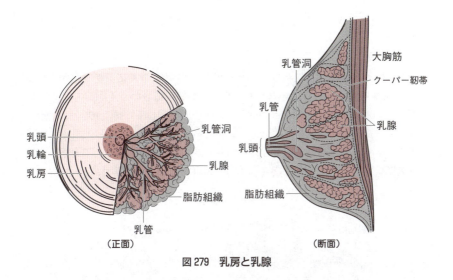

図279 乳房と乳腺

性周期（卵巣周期と月経周期）

1. 卵胞発育と卵巣周期（図280）

（1）卵胞の形成と発育

　発生初期に卵巣に進入した卵細胞は，分裂・成熟によって卵祖細胞から卵母細胞となり，卵胞上皮細胞に包まれた卵胞を形成する。卵胞は，新生児期には両側の卵巣で約100万個あるとされるが，思春期には約4万個となり，排卵に至るのは約400個である。

　卵母細胞が一層の卵胞上皮細胞で包まれたものを原始卵胞といい，FSH（卵胞刺激ホルモン）の作用で成熟するにつれて1次卵胞ついで2次卵胞へと変化する。さらに成熟すると卵胞上皮間に空隙（卵胞腔）が形成され，ここに卵胞液が貯留した胞状卵胞（グラーフ卵胞）となる。グラーフ卵胞では，卵子は卵丘の中で透明帯に囲まれて位置し，卵胞じたいは結合組織性の卵胞膜で包まれる。

（2）卵子と排卵

　卵胞は，成熟するにつれて卵巣の表面へ移動する。成熟卵胞となって直径が2 cmに達する頃には卵胞は卵巣表面から盛り上がり，ついには破れて，卵子は卵丘の一部（放線冠という）とともに腹腔内に放出される。これを排卵 ovulationといい，ほぼ4週間ごとに発現する各種ホルモン（LH-RH，FSH，LH）の一過性増大（排卵性サージ；LHサージ）によって起こる。卵子は左右の卵巣から毎月1個ずつ交互に放出され，卵管采に包まれるかたちで腹腔口から卵管へ

と送られる（卵巣周期）。なお，卵子は約24時間しか生存せず，未受精卵は死滅・排出される。

（3）黄体の形成

排卵後の卵胞は出血により赤くみえる（赤体）が，すぐに卵胞細胞が進入して血液を吸収し，黄色の色素をもつルテイン細胞に変わって卵胞内に充満する。これを黄体 corpus luteum という。卵子が受精して妊娠に進むと，黄体は大量のエストロゲンとプロゲステロンを分泌する妊娠黄体となり，授乳期まで維持される。卵子が受精しなかった場合には，黄体は2週間ほどで退縮し，結合組織によって埋められた白体 corpus albicans へと変化する。

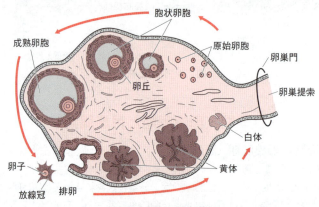

図280　卵胞の発育過程

2. 月経周期　menstrual cycle（図281）

成熟女性では，約4週間ごとにくり返される性周期変化がみられる。これを月経周期といい，子宮内膜周期・卵巣周期・腟粘膜周期・頸管粘液周期・基礎体温周期などが含まれる。これらの性周期の中枢は視床下部にあり，そこから分泌されるLH-RH（性腺刺激ホルモン放出ホルモン）が主役をなす。すなわち，LH-RHは下垂体からのFSH（卵胞刺激ホルモン）やLH（黄体形成ホルモン）分泌を促し，卵胞や黄体が刺激されて卵巣周期や子宮内膜周期が現れる。

（1）月経周期とホルモンの動き

代表的な月経周期として子宮内膜周期があり，4期を区別する。

①増殖期：前回の月経で剥離した子宮内膜が再生・肥厚する時期（約14日間）。卵胞は発育期（卵胞期）にあり，ここから分泌されるエストロゲン（E）により子宮内膜の増殖が起こる。この時期の基礎体温（basal body temperature；BBT）は低温相にあり，エストロゲン分泌による腟上皮のグリコーゲン増加が認められる。

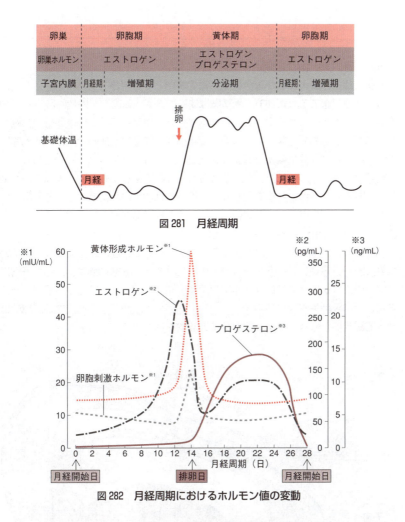

図281 月経周期

図282 月経周期におけるホルモン値の変動

②排卵期：排卵サージにより卵胞から卵子の排出が起こる時期。次の月経の12〜16日前に起こる（荻野学説）。この時期，腟上皮のグリコーゲンは最大量となる。

③分泌期：排卵後に形成される黄体からプロゲステロン（P）が分泌され，子宮内膜の腺組織が増殖・分泌する時期（12〜16日間）。卵巣の黄体期にあたり，プロゲステロンの体温上昇作用（視床下部の体温中枢刺激）によって基礎体温は高温相にある。

④月経期：子宮内膜が剝離・排出される時期（3〜5日間）。受精不成立の場合，黄体の退縮によるホルモン（E, P）の急激な分泌低下で月経が起こる。

妊娠・分娩・産褥

1. 受精 fertilization

　卵子に精子が進入，核が融合して 1 個の細胞となる現象を受精といい，おもに卵管膨大部で起こる（図283）。受精卵はすぐに分裂（卵割）を開始，2，4，8 細胞期を経て，受精後 4 日で 16〜20 細胞からなる桑実胚に，受精後 5 日で内腔をもつ胞胚（胚盤胞）となる。この間，受精卵は卵管の線毛運動で子宮側へと輸送され，胞胚となる受精後 5 日頃に子宮腔に入る。

　胞胚は，桑実胚の内部に空隙が形成されて液の貯留したもので，表面の細胞層（栄養膜）と内細胞塊から構成される。内細胞塊は将来の胎児となる部分であり，栄養膜は胞胚が着床したのち増殖して胎盤の形成にあずかる部分である。

2. 着床 implantation

　胞胚が子宮内膜に接着・進入することを着床という。着床は受精後 6 日頃に始まり，9〜12 日頃には胞胚全体が子宮内膜に埋まる。子宮内膜は，胞胚が子宮に達する頃にはプロゲステロンの作用で肥厚・充血状態となっており，子宮内膜に接着した胞胚は栄養膜から突起（絨毛）を伸ばして粘膜下まで進入する。絨毛はやがて絨毛膜となり，その一部が将来の胎盤を形成する。

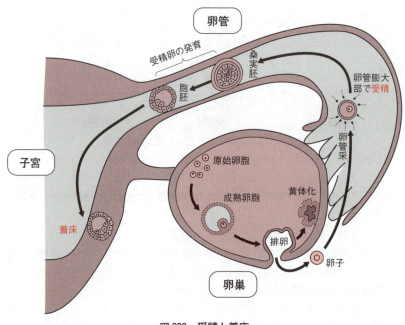

図283　受精と着床

3. 妊　娠　pregnancy

　受精卵の着床から，胎児および胎盤などの付属物が母体から排出（分娩）されるまでを妊娠という。臨床的には，妊娠期間は最終月経初日を起点として計算され，最終月経から280日目（40週）が分娩予定日とされる（表27）。日本では，ふつう妊娠期間は初期（15週まで）・中期（16〜27週）・後期（28週以降）の3期に，欧米では第1三半期（13週まで），第2三半期（14〜27週），第3三半期（28〜41週）の3期に分ける。

　妊娠すると，黄体から分泌されるプロゲステロンにより基礎体温は高温相となるが，16週頃に下降する。また，妊娠8〜11週でつわり症状がみられ，16〜19週で胎動が自覚される。

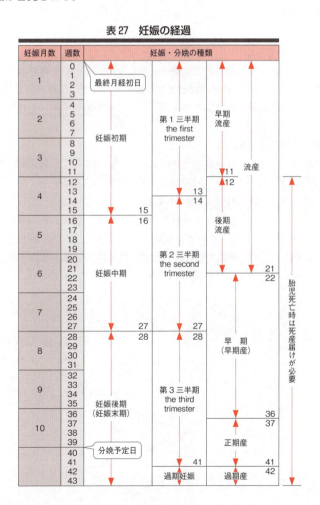

表27　妊娠の経過

4. 分　娩　delivery, labor

　妊娠子宮より胎児とその付属物（胎盤など）が排出される過程を分娩という。分娩予定日近くになると子宮頸部はやわらかくなり，同時に子宮筋層のオキシトシン（子宮収縮ホルモン）に対する感受性が増加して分娩の準備が起こる。一般に，分娩過程は第1期（開口期）・第2期（娩出期）・第3期（後産期）に区分される。

①分娩第1期（開口期）

　陣痛（子宮の規則的収縮）開始から子宮口が全開大（直径10 cm）するまでの間。初産婦で10～12時間，経産婦で4～6時間とされる。子宮頸部の伸展により，反射的にオキシトシンの分泌が増加して陣痛が増強される。陣痛の間隔は次第に短くなり，最後は胎児を包んでいる膜が破れて羊水が流れ出る（破水）。

②分娩第2期（娩出期）

　子宮口が全開大してから胎児が娩出されるまでの間。初産婦では2～3時間，経産婦で1～1.5時間。娩出力がピークに達すると胎児は母体外に娩出される。ふつう，胎児は頭部から娩出されるが，殿部（骨盤位）や足（足位）から娩出されることもある。

③分娩第3期（後産期）

　胎児が娩出されてから付属物（胎盤など）が娩出されて分娩が終了するまでの間。初産婦で15～30分，経産婦で10～20分とされる。

5. 産　褥　puerperium, labor bed

　分娩終了後，妊娠中に生じた生殖器や全身の変化が，妊娠以前の状態にもどるまでの間。ふつう6～8週とされる。妊娠時の子宮容積は1,000倍以上に増加するが，分娩後約1か月で元の大きさにもどる。母体重も妊娠中は約10 kg増加するが，産後4か月で妊娠前の体重にもどる。

疾病の成り立ち

子宮内膜の異常

◆**子宮内膜症**　endometriosis

　子宮内膜組織が，本来あるべき部位とは異なる場所（子宮内腔以外の部位）に存在する病態。内膜組織が子宮平滑筋層に存在する内性子宮内膜症（子宮腺筋症）と，子宮外（腹膜など）に存在する外性子宮内膜症とがあるが，一般には外性子宮内膜症を指す。子宮内膜症はホルモンの影響を強く受け，月経周期にともなう出血や月経痛（月経困難症）を生じ，不妊の原因ともなる。

子宮筋層の異常

◆**子宮筋腫**　uterine myoma

　子宮の平滑筋組織から発生する良性腫瘍。子宮腫瘍のうちもっとも多く，良性腫瘍であるにもかかわらず多発傾向を示す。発生部位により筋層内筋腫・粘膜下筋腫・漿膜下筋腫などに区分され，頸管外に突出するものは筋腫分娩ともよばれる。子宮筋腫はホルモン環境の影響を受けやすく，エストロゲン過剰分泌による不正出血や月経過多を合併することも多い。また，エストロゲン血中濃度が低下する閉経期以後は，筋腫の増大停止や退縮が認められる。

着床位置の異常

◆**子宮外妊娠**　ectopic pregnancy

　子宮腔以外の場所で起こる妊娠を子宮外妊娠といい，卵管妊娠・卵巣妊娠・腹膜妊娠などがある。通常の受精は卵管膨大部で起こり，卵割しながら子宮腔へと送られるが，受精が異常な場所で起こったり，受精卵の輸送に不都合が生じたときに子宮外妊娠を引き起こす。

　子宮外妊娠では卵管妊娠がもっとも多く，とくに卵管膨大部で頻度が高い。卵管は壁が薄いために着床が浅く，胚が脱落して流産となったり，栄養膜の増殖によって卵管破裂を生じることも多い。このため，卵管における妊娠の継続はきわめて困難である。

女性の生殖系

> 卵巣から分泌されるホルモンはどれか。2つ選べ。 99-P79
> 1 エストロゲン
> 2 プロラクチン
> 3 プロゲステロン
> 4 黄体化ホルモン〈LH〉
> 5 卵胞刺激ホルモン〈FSH〉

● 解答・解説

1 ○ グラーフ卵胞から分泌されることから卵胞ホルモンともよばれるステロイドホルモン。妊娠中は胎盤の栄養膜細胞から分泌される。

2 × 下垂体前葉の ε 細胞から分泌されるホルモン。乳腺に作用して乳汁分泌を促すことから,乳腺刺激ホルモンあるいは催乳ホルモンともよばれる。黄体ホルモン分泌にもはたらく。

3 ○ 排卵後の黄体から分泌されるため,黄体ホルモンともよばれる。エストロゲンとともに卵巣ホルモンに属し,妊娠中は胎盤から分泌される。

4 × 下垂体前葉の δ 細胞から分泌される性腺刺激ホルモンの1つ。女性では黄体に作用して黄体ホルモンの分泌を促し,男性では精巣のライディッヒ細胞にはたらいて男性ホルモン分泌を促進する。

5 × LHとともに下垂体前葉の δ 細胞から分泌される性腺刺激ホルモン。女性では卵胞の発育とエストロゲン分泌促進にはたらき,男性では精子形成を促す。

図は性周期におけるホルモンの変化を示す。
基礎体温を上昇させるのはどれか。94-P14

1 ア
2 イ
3 ウ
4 エ

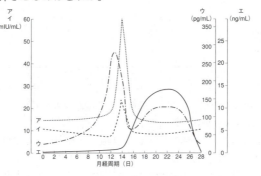

● 解答・解説

1 × LH（黄体形成ホルモン）。月経周期14日頃に一致して60 mIU/mL に達するサージ（一過性の濃度上昇）を示す。
2 × FSH（卵胞刺激ホルモン）。LH と同様，月経周期14日頃に20 mIU/mL 前後のサージを示す。
3 × 卵胞ホルモン（エストロゲン）。排卵期と黄体期に上昇する二峰性の濃度変化を示す。
4 ○ 黄体ホルモン（プロゲステロン）。濃度は月経周期14日以降に上昇，28日頃に下降する。黄体ホルモンには体温上昇作用があり，基礎体温の高温相形成にはたらく。

受精から着床開始までの期間はどれか。104-A5
1 1〜2日
2 6〜7日
3 13〜14日
4 20〜21日

● 解答・解説

1 ×
2 ○
3 ×
4 ×

受精とは精子と卵子が合体し，細胞質と核が融合して受精卵を生じる現象をいう。受精卵（受精した卵子）は細胞分裂しながら3〜4日かけて子宮に運ばれ，2〜3日して子宮（体部）壁に接着する（着床開始）。受精から着床開始までの期間は6〜7日である。また月経開始から着床までの期間はおよそ20〜21日目である。その後着床が完了するまでには数日を要する。その期間は受精からおよそ12日頃である。着床の完了をもって妊娠の成立とされている。

◰ 受精卵の正常な着床部位はどれか。100-P12
1 卵　巣
2 卵　管
3 子宮体部
4 子宮頸部

● 解答・解説
1 ×卵巣内の成熟卵胞（グラーフ卵胞）の卵巣薄膜の一部が破裂して腹腔内に放出されることを排卵という。
2 ×卵管膨大部で精子が卵子と合体し，細胞質と核が融合して受精卵を生じる。
3 ○受精卵の正常着床部位は子宮体部の子宮壁である。
4 ×子宮頸部に着床した子宮頸管妊娠は異常妊娠あり，大量出血の危険性がある。

◰ 閉経後のエストロゲン産生に最も関与するのはどれか。92-A14
1 胸　腺
2 副　腎
3 子　宮
4 甲状腺

● 解答・解説
1 ×胸腺はエストロゲン分泌とは直接関係しない。
2 ○閉経後は卵巣機能は消退するため，副腎皮質におけるエストロゲン産生が主となる。
3 ×閉経後の子宮は機能が低下しており，エストロゲン産生との関連性は低い。
4 ×甲状腺はエストロゲン産生とは直接関係しない。

2. 男性の生殖系

男性生殖器の構造

男性生殖器は，内生殖器（精巣・精巣上体・精管・付属生殖腺）と外生殖器（外陰部）から構成される（図284）。

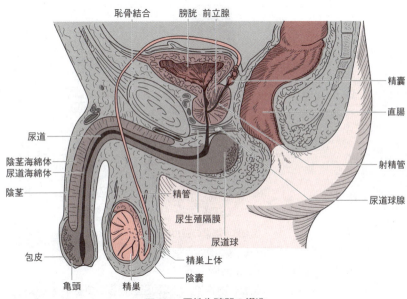

図284 男性生殖器の構造

1. 内生殖器
（1）精巣（睾丸） testis

①形　態：精巣は，精子を形成する生殖器であると同時に，男性ホルモン（アンドロゲン）を分泌する内分泌器官としてもはたらく。卵円形の実質性器官（重さ約10 g）で，後上面に位置する精巣上体とともに陰囊内におさまる。精巣は，本来は腹部臓器であるため，腹部の自律神経叢に支配される。

②組　織：精巣内部は，表面の白膜からつづく精巣中隔によって仕切られ，その間の小葉には精子形成の場である精細管がおさまる（図285）。それぞれ

の精細管は精巣網に集まった後，10本ほどの精巣輸出管を経て精巣上体管へと連なる。精細管壁には各成熟段階の精細胞（精祖細胞・精母細胞・精娘細胞〔2次精母細胞〕・精子細胞）が内方へ順に並び，管腔には長さ約60μmの精子が管壁に頭を向けて存在する。なお，精細管にはさまれた結合組織には，アンドロゲンを分泌するライディッヒ細胞（間質細胞）と毛細血管がみられる。

なお，精巣に分布する精巣動脈と精巣静脈は対向流系を形成し，熱およびテストステロンの動・静脈間における交換を行っている。このシステムにより，精巣の温度を体幹より低く，精巣内テストステロン濃度を高くする。

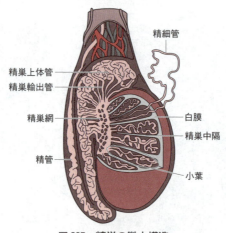

図285　精巣の微小構造

（2）**精巣上体（副睾丸）** epididymis

精巣の後上部に位置する細長い器官で，精巣輸出管からつづく1本の精巣上体管からなる。精巣上体管は内径150〜400μm，長さ約4mで，迂曲をくり返したのち精管に移行する。精細管で形成された精子は精巣上体で受精能を得るとされ，精巣網〜精巣上体管に留まって射精を待つ。

（3）**精　管** spermatic duct

精巣上体からつづく精子の輸送管。長さ約40cm，外径約3mm，内径は約0.5mmで，平滑筋からなる厚い壁をもつ。血管などとともに精索を構成し，鼠径管を通って骨盤腔に入り，前立腺を貫いて尿道後壁の精丘に開く。精囊の導管との合流より末梢側は細く，とくに射精管とよばれる。

射精時，精巣上体にとどまっていた精子は精管へと移動する。ここで精囊液（80％）や前立腺液（20％）とともに精液となり，尿道へと射出される。

（4）付属生殖腺
　①精囊（のう）　seminal vesicle：膀胱の背面で精管の外側に位置する1対の腺。長さは約4cmあり，導管によって射精管に連絡する。分泌液は果糖に富むアルカリ性の粘液で，精液の70％を占め，精子の活動性を高めるとされる。
　②前立腺　prostate gland：膀胱底と尿生殖隔膜の間にある栗の実型の分泌腺で，尿道起始部と射精管をとり囲んで位置する。分泌液は，栗の花に似た匂いをもつ乳白色の漿液で，精液の約20％を占める。前立腺は表層の外腺領域と尿道粘膜下の内腺領域とからなり，外腺はアンドロゲン，内腺はエストロゲン刺激に反応する。なお，前立腺は直腸の直前部にあるため，前立腺肥大（内腺の過形成による）や前立腺癌（外腺に発生し硬くなる）の診察に直腸診が用いられる。
　③尿道球腺（カウパー腺）　bulbourethral gland：前立腺の下で尿生殖隔膜内にある。エンドウ豆大を示す1対の粘液腺で，長さ3cmほどの導管によって尿道海綿体部に開く。性的興奮により，尿道の潤滑にはたらくアルカリ性の透明な粘液を分泌する。女性の大前庭腺（バルトリン腺）に相当する。

2. 外生殖器（外陰部）

（1）陰茎　penis
　尿道を含む交接器で，2種3個の海綿体から構成される。表面はメラニン色素に富む皮膚によっておおわれ，皮下には平滑筋を含む肉様膜がみられる。外皮は先端では包皮となって亀頭をおおう。
　海綿体には，尿道を囲む尿道海綿体（先端は亀頭，基部は尿道球をなす）とその背側に並ぶ1対の陰茎海綿体（基部は陰茎脚（きゃく）をなす）とがある。海綿体は結合組織性の白膜でおおわれ，内部には静脈洞が発達する。この静脈洞には動脈からの枝が分布しており，これが開いて血液が流入すると勃起が起こる。

（2）陰囊　scrotum
　精巣・精巣上体・精索などを入れる袋状構造で，中隔によって左右が分けられている。薄い皮膚におおわれ，皮下には平滑筋を含む肉様膜を備えるため，その収縮によるシワが認められる。

―――――― 精子の形成 ――――――

精子は精細管上皮の精祖細胞から次のように分化・形成される（図286）。
（1）精祖（そ）細胞
　精細管の基底側にあるもっとも幼弱な生殖細胞。直径10μmほどの球形細胞で，染色体は体細胞と同じ二倍体を示す。A型とB型があり，A型細胞からB型細胞を経て精母細胞に分化する。

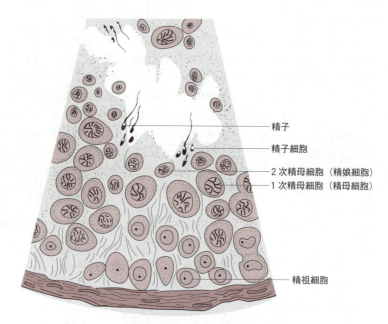

図286 精子の分化・形成

（2）精母細胞

精祖細胞から分化した細胞。この段階で減数分裂による染色体の半減が起こる。1次および2次精母細胞がある。

①**1次精母細胞**：B型精祖細胞から生じる細胞。核のDNA合成を行って四倍体となるため，核・細胞体とも大型で，直径20μm以上に達する。第一減数分裂によって2次精母細胞（二倍体）となる。

②**2次精母細胞（精娘細胞）**：第一減数分裂により1次精母細胞から形成される小型細胞。すぐに分裂するため精細管内における数も少ない。DNA合成を行わずに第二減数分裂に入り，精子細胞（一倍体）となる。

（3）精子細胞

精母細胞が減数分裂して生じる細胞。直径約10μmの小型細胞で，精細管の管腔側に多数みられる。

（4）精　子

精子細胞が分化して形成される配偶子。核の一側に先体（アクロソーム），反対側の中心子から鞭毛（尾）が形成され，細胞質は縮小して長さ約60μmの細長い細胞となる。

疾病の成り立ち

男性生殖器の異常

◆停留睾丸（精巣停留症）　cryptorchidism

　精巣はもともと腹部に形成される臓器であるが，発生とともに下降し，鼠径管を通って陰嚢に入る。この下降過程が障害された状態を停留睾丸といい，部位によって腹部停留睾丸・鼠径部停留睾丸などに区分される。正期産の新生児でも3％にみられるが，多くは1年以内に自然下降する。無処置で思春期に至ると精子形成能が阻害され，男性不妊の原因となるほか，精巣胚細胞腫瘍の頻度も高い。

◆前立腺肥大症　benign prostatic hyperplasia

　前立腺を構成する上皮および間質細胞の増加（過形成）。前立腺の内腺領域（とくに尿道始部周囲の移行域）に生じる（図287）。前立腺は内腺領域と外腺領域とに分けられ，内腺はエストロゲン，外腺はアンドロゲン刺激に反応する。前立腺肥大は，精巣の機能低下にともなうアンドロゲン分泌減少による外腺の萎縮と，相対的に優位となったエストロゲンの作用による内腺領域の過形成を示すと考えられている。

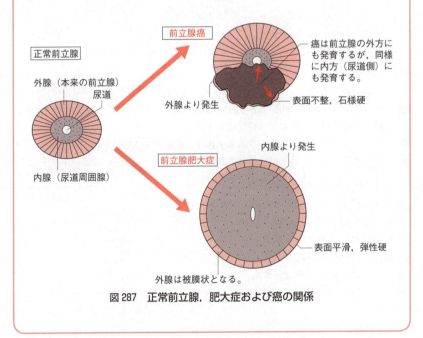

図287　正常前立腺，肥大症および癌の関係

男性の生殖系

☑ 成人男性の直腸指診で腹側に鶏卵大に肥大した臓器を触れた。その臓器はどれか。 90-A14, 99-P57

1. ア
2. イ
3. ウ
4. エ

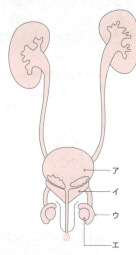

● 解答・解説

1. ✕ アは膀胱である。
2. ○ イは前立腺である。直腸指診で腹側に触れる臓器として、まず前立腺があげられる。前立腺肥大や前立腺癌では直腸指診が重要。
3. ✕ ウは精巣上体である。ふつう精巣上体は直腸指診では触れない。
4. ✕ エは精巣である。精巣の触診は陰嚢で行われる。

☑ 男性生殖器で正しいのはどれか。 96-P14

1. 精子は精細管で作られる。
2. 精索は血管と神経からなる。
3. 陰茎には軟骨様組織がある。
4. 前立腺はホルモンを分泌する。

● 解答・解説
1 ○ 精細管の壁は精子のもとになる精細胞と支持細胞（セルトリ細胞）とからなり，精細胞はたえず分裂して精子を形成している。
2 × 精索は精巣からつづく精管と，その周りを囲む神経，血管（精巣動脈・蔓状静脈叢），筋膜などから構成されている。
3 × 陰茎は尿道を含む交接器官で，一対の陰茎海綿体と尿道海綿体および神経・血管によって構成される。
4 × 前立腺は，栗の花に似た独特の精臭をもつ乳白色のアルカリ性液を分泌する外分泌腺で，分泌液は精液の約20％を占める。

◪ 精子の形成を促すのはどれか。2つ選べ。95-P14, 97-P14
1 黄体形成ホルモン
2 卵胞刺激ホルモン
3 プロラクチン
4 成長ホルモン

● 解答・解説
1 ○ 黄体形成ホルモン(LH)は精巣の性ステロイド分泌を促進し，間接的に精子形成を促す。
2 ○ 卵胞刺激ホルモン（FSH）は精巣のセルトリ細胞にはたらき，精子形成に重要なアンドロゲン結合蛋白質の産生を促進する。
3 × プロラクチン（催乳ホルモン）の過剰分泌により，男女とも性機能が抑制される。精子形成には関与しない。
4 × 分泌過剰は巨人症や末端肥大症を，不足は小人症を引き起こすが，精子形成には関与しない。

◪ 精子の性染色体はどれか。99-A6
1 X染色体1種類
2 XY染色体1種類
3 X染色体とY染色体の2種類
4 XX染色体とXY染色体の2種類

● 解答・解説
1 ×
2 ×
3 ○ 人は23本の染色体を母親から，もう23本の染色体を父親からもらって産まれてくる。つまり，卵と精子はそれぞれ22本の常染色体と1本の性染色体をもつ。性染色体がXXの母親からつくられる卵の性染色体は必ずX染色体の1種類である。一方，XYの父親からつくられる精子は半数がX染色体をもち，もう半数がY染色体の2種類の染色体をもつ。
4 ×

3. 成長と老化

成　長

　成長とは，受精によって個体が発生し，成人になるまでの量的増大および質的成熟変化をいい，ふつう「出生後の成熟変化」の意味で用いられる。個体の量的増大は身長や体重の増加として認識され，細胞の増大と細胞数の増加によって起こるが，その変化は臓器や齢期によって異なる。ヒトでは乳児期の成長が著しく，これに思春期の成長がつづく。出生～成人までの各器官系の発育パターン（スキャモンの発達・発育曲線）を図288に示す。

1. 小児期の成長
　小児期は，乳児期（生後4週間の新生児期を含む），幼児期，学童期，思春期に区分される。

　乳児期（出生～1年）：日本人新生児の出生時身長は約50 cm，体重は3 kgであるが，生後1年で身長は約75 cm（1.5倍），体重は約9 kg（3倍）に増加する。その運動機能も，首がすわる（3～4か月），寝返り・お坐り（6～7か月），はいはい・つかまり立ち（9～10か月），歩行・階段をはってのぼり（12～14か月）のように発達する。

　幼児期（1～6年）：直立二足歩行と言葉の始まりによって乳児期から移行する。なかでも神経系の発達が著しく，5歳までに成人の80％，6歳までに90％に発達する。運動機能も，手つなぎで階段をのぼる（18～20か月），両足で跳びはねる（2歳），三輪車に乗る（3歳），でんぐり返し・片足けんけん（4歳），スキップ（5歳）のように発達する。

　学童期（6～12年）：身体生理機能は成人に近づき，疾病罹患率も死亡率も低い。学校生活により社会性が急激に発達する。

2. 思春期の成長
　第二次性徴の発現開始から成長停止までの時期を思春期といい，男児では12～20歳，女児では10～18歳頃に相当する。

　思春期には，ホルモン動態の変化に応じて第二次性徴が現れる。すなわち，アンドロゲンが陰毛・腋毛の発生，筋の発達をもたらし，エストロゲンが乳房の発育・脂肪沈着・子宮や腟の発育を促す。また，思春期の発来とともに身長の増加率が急激に上昇し（思春期スパート），そのピークは2～3年（男児では13歳頃より，女児では11歳頃より）つづく。

（第二次性徴の発現）

　男児：ふつう精巣の増大（約 4 mL）→陰茎の長大化→陰毛発生→精通→変声→腋毛・髭の発生→陰嚢皮膚の色素沈着→筋・骨格の発達，の順に起こる。
　身長発育は 17〜20 歳頃で停止する（骨端線の消失）。
　女児：ふつう乳房の発育→性器の発達→陰毛→初経→腋毛→脂肪沈着，の順に起こる。初経後の数年間は不規則な無排卵周期がつづく。また，初経とともに身長発育は漸減〜停止することが多い（骨端線の消失：15〜18 歳頃）。

（スキャモンの発達・発育曲線）

神経系型（脳・脊髄・視覚器・頭径など）：リズム感や動作の正確さを反映する器官の発達。出生直後から発達し，4〜5 歳で成人の約 80％に達する。

リンパ系型（胸腺・リンパ節・リンパ組織など）：免疫力を示す扁桃，リンパ節等のリンパ組織の発達。出生後〜12 歳頃までに急激に成長し，成人のレベルを大きく超えた後，思春期に減少して成人レベルに戻る。

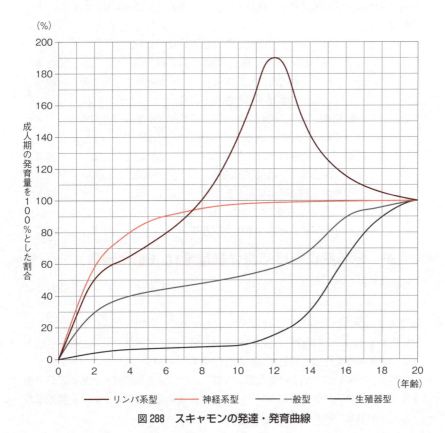

図 288　スキャモンの発達・発育曲線

一般型（身長・体重・胸腹部臓器・腎・大動脈・脾・筋・骨など）：全身の多くの器官の発達。幼児期までに急速に発達した後，次第に緩やかになり，思春期に再び発達する。

生殖器系型（睾丸・卵巣・副睾丸・子宮・前立腺など）：男児の陰茎・睾丸，女児の卵巣・子宮などの発育。学童期前半まで漸増し，14歳頃から急激に発達する。生殖器系の発達で性ホルモンの分泌も増加する。

老化

生物は，誕生の瞬間から死に至るまで加齢とともに連続的に変化するため，成長・成熟・老化に境界を引くのは容易ではない。WHO（世界保健機関）では45歳以上を初老期（向老期；女性では更年期），65歳以上を老年期と定義しており，日本の人口動態統計では65歳以上を老年期（高齢者）としている。老化：エイジングとは「成熟期以後の生物が死に至る過程にみられる身体変化」であり，一般的に身体の生理機能（感覚・運動・内臓・免疫など）の減弱ないし低下によって特徴づけられる。

老化を生じるメカニズムは不明だが次のような説がある。

1．プログラム説：老化は遺伝子にプログラムされているという説。染色体末端のテロメアは細胞分裂の度に短縮するため，一定回数を分裂すると分裂能が失われる。これが老化に関連するとされている。

2．エラー蓄積説：細胞のDNAから蛋白質を生成する際の翻訳エラー（突然変異）が関係するという説。遺伝子の本体であるDNAはRNAに転写され，その情報に基づいて蛋白質が合成されるが，その過程で生じたエラーが蓄積され，異常な蛋白質が増えて老化が起こるという。

3．フリーラジカル説：不対電子をもつ分子「フリーラジカル」が細胞膜を傷害することで老化を起こすという説。体内のフリーラジカルを処理する酵素が，加齢により低下すると細胞傷害が広がる。

老年期における身体機能変化（老化現象）

老化は生理的老化と病的老化の組み合わせによって進行し，いずれの器官系においても老化現象を生じる。

循環器系：心筋の収縮機能は加齢変化を示さないが，心拍数が減少するため1回拍出量が増加し，これを補うために心肥大が起こる。動脈壁の肥厚と伸展性低下により，収縮期血圧の上昇と拡張期血圧の低下（脈圧の増大）をきたす。

呼吸器系：胸郭の弾力低下と呼吸筋の萎縮により，肺活量の減少と残気量の増加を生じる。また，気道の線毛運動や咳反射も減衰する。さらに，ガス交換効率が下がり，動脈血の酸素分圧も低下する。

消化器系：反射機能低下による誤嚥・消化液分泌低下や消化管運動機能低下による便秘などがあるが，その他には顕著な老化現象は示さない。

泌尿器系：細胞数の減少により腎の萎縮が起こり，細動脈の硬化から腎血流量・糸球体濾過量・尿細管の再吸収能などの腎機能が低下する。このため，体液の電解質バランスが不調となり脱水を起こしやすい。

内分泌系：標的器官のホルモン感受性が低下するため，ホルモンに対する反応性が減衰する。女性の場合，閉経によるエストロゲン低下で下垂体からの性腺刺激ホルモン分泌が亢進し，さまざまな症状（更年期障害）が出現する。60歳以後は性腺刺激ホルモン分泌も低下傾向を示す。

神経系：ニューロンの喪失による脳萎縮が起こり，性格や情動（前頭葉）そして記憶（側頭葉）などに変調がみられる。また，伝導速度低下による自律機能の減弱，平衡感覚障害なども生じる。

感覚器系：視覚・聴覚・味覚などの感受性が低下する。視覚では白内障や水晶体弾力低下による遠近調節障害，聴覚では高音域を中心とする難聴，味覚では塩味が感じにくくなる。

運動器系：消化管のCa吸収減少で血中Ca濃度が低下し，骨吸収亢進から骨粗鬆症を生じる。また軟骨の摩耗による関節変形も起こしやすい。また運動量減少と代謝低下により低体温傾向を示す。日常動作では，前傾姿勢・上肢の振りの減少・歩幅の減少・すり足（←背屈筋力の低下）が特徴的である。

免疫系：老化じたいによる免疫機能の低下は軽度とされるが，感染に対する防御反応が弱く，白血球の増加も壮年に比べて少ない。高齢者ではインフルエンザや肺炎の頻度が高く，死因としても多い。

既出問題チェック 成長と老化

▱ 大泉門が閉鎖する時期はどれか。99-P6
1 1か月
2 6か月
3 1歳6か月
4 3　歳

● 解答・解説
1 ×1か月で閉鎖している場合は先天性異常を考える。
2 ×6か月で閉鎖している場合は頭蓋骨縫合早期癒合症（狭頭症）を考える。
3 ○大泉門は1歳6か月くらいまでに閉鎖するのが正常である。
4 ×3歳になるまで閉鎖しない場合は，水頭症，ダウン症，くる病，先天性甲状腺機能低下症を考える。

▱ 二次性徴で正しいのはどれか。99-P8
1 ホルモン変化を伴う。
2 男子にはみられない。
3 特定の身長になると発現する。
4 乳房の発育と初経の発来の順序は個人によって異なる。

● 解答・解説
1 ○思春期になると，性腺刺激ホルモンを分泌するように視床下部から脳下垂体前葉に指令がなされる。脳下垂体前葉からは性腺刺激ホルモンが分泌され，これが男性では精巣，女性では卵巣に作用し，精巣から男性ホルモン，卵巣から女性ホルモンが分泌される。これら性ホルモンが第二次性徴を引き起こすことから，ホルモンの変化をともなうといえる。
2 ×男性にも第二次性徴があり，陰茎や精巣の発達，陰毛の発生，精通の発生，変声の発生，筋肉や骨格の発達などがみられる。
3 ×第二次性徴は特定の身長に達して生じるものではない。第二次性徴がはじまる時期は，男性で11〜13歳頃，女性で10〜12歳頃からが多い。しかし個人差も大きく，この年齢より早い場合もあれば遅い場合もある。
4 ×第二次性徴における発生や発育の順番が決まっていることを前提にしての選択肢で

あろうが，この順番が前後することは男女ともにあり得ることも知っておこう。確かに女性では乳房の発育が始まった後に初潮を迎えることがほとんどであり，これが正常とされている。しかし，初潮を迎えてから乳房の発育が始まるという者もなかには存在する。

✓ 一般的な思春期の発育の特徴について正しいのはどれか。**2つ選べ**。104-P86
1 骨端線が閉鎖する。
2 性的成熟は男子の方が女子より早く始まる。
3 成長ホルモンが性腺に作用して第二次性徴が起こる。
4 男子では身長増加のピークの前に精巣の発育が始まる。
5 女子では身長増加のピークの前に乳房の発育が終わる。

● 解答・解説
1 ○ 思春期では性ホルモンの分泌が活発になり，身長の伸びを促すとともに骨端線の閉鎖が起こる。
2 × 女子は女性ホルモンの分泌が多いため思春期開始が男性より早く，男子は性ホルモンの上昇が女子より2年程度遅れて起こる。
3 × 性腺が性ホルモンの分泌をはじめることとともに，性腺刺激ホルモン（ゴナドトロピン）のはたらきによって第二次性徴がはじまる。成長ホルモンの分泌は，性ホルモンによって増加する。
4 ○ 男子の身長増加のピークは12～14歳までの2年間が多く，精巣の発育は9.5～13.5歳ではじまるため，身長増加のピークの前に精巣の発育がはじまる。
5 × 女子の身長増加のピークは10～12歳までの2年間が多く，乳房の発育は8～13歳ではじまり，12～18歳で成人型となるため，身長増加のピーク後も乳房の発育は継続される。

✓ 加齢による視覚の変化とその原因の組合せで正しいのはどれか。103-P55
1 老　視————————毛様体筋の萎縮
2 色覚異常————————眼圧の亢進
3 視野狭窄————————散瞳反応時間の延長
4 明暗順応の低下————————水晶体の硬化

● 解答・解説
1 ○ 老視の原因は加齢にともなう水晶体の硬化と毛様体筋の緊張低下であり，近見時に水晶体の厚みを増すことができないために近くのものが見えにくくなる。
2 × 色覚異常は色盲で，一方，眼圧の亢進は緑内障である。緑内障の症状は眼痛，頭痛，霧視，視野障害である。

3 ×視野狭窄は網膜から後頭葉に至る視路の障害で生じ，視交叉より中枢側では半盲とよばれる視野障害がみられる。
4 ×明暗順応の低下は明るい条件から暗い条件に移したときに起こる散瞳反応で，加齢にともなって反応時間は延長するため，暗所で転倒しやすい。

📝 加齢によって衰えやすい機能はどれか。104-P7
1 記銘力
2 洞察力
3 判断力
4 統合力

● 解答・解説

1 ○記銘力は，先天的に備わったその人固有の能力のことで流動性知能であり，記憶力のことである。記憶力の機能は，新しいものを覚える記名力（物覚え），それを蓄えておく保持力，必要に応じて思い出す再生能力の3つを含んでおり，これらの機能は加齢とともに衰えやすい。
2 ×
3 ×｝結晶性知能は，後天的に教育や学習，経験などの社会文化的影響を受けながら発達していく能力を指し，言語理解，一般的知識，情報の連合や表象といった内容
4 ×｝を含む能力である。洞察力・判断力・統合力などは，長い人生経験や学習の積み重ねにより獲得される能力であり個人差はあるものの40歳代まで徐々に発達し，その後も高い水準を保ち続ける能力であるため加齢によっても衰えにくい機能である。

📝 加齢による身体機能の変化で上昇・増加するのはどれか。101-A8
1 肺活量
2 基礎代謝率
3 収縮期血圧
4 胃液分泌量

● 解答・解説

1 ×肺活量は加齢とともに減少する。
2 ×基礎代謝率も加齢により減少する。
3 ○収縮期血圧は加齢により上昇する。これは，血管の弾力性低下に伴う体血管抵抗の増加に起因する。
4 ×胃液分泌量は加齢により減少する。

索 引

太字：主要ページ
太字：図表ページ

数字

1回換気量 **348**
1次嗅覚中枢 219
1次視覚野 181, 205
1次精母細胞 **480**
1次聴覚野 216
1次弯曲 270
1秒率 **349**
1秒量 **349**
2次視覚野 205
2次精母細胞 478, **480**
2次弯曲 270
5の法則 48
6歳臼歯 373
9の法則 48
12誘導 109
Ⅰ音 109
Ⅰ型アレルギー 90, 352
Ⅱ音 110
Ⅱ型アレルギー 91
Ⅲ音 111
Ⅲ型アレルギー 91, 439
Ⅲ型アレルギーの機序 **439**
Ⅳ音 111
Ⅳ型アレルギー 91
Ⅴ型アレルギー 91, 254
％肺活量 **349**

A

AⅠ 119, 250, 443
AⅡ 119, 250, 443
A（α）細胞 244, 245, 400
ABO式血液型 73
ABO式血液型の凝集原と凝集素 **74**
ABO式血液型の判定法 **73**
ACE 119, 247, 250, 443
ACTH 232, 234, **239**, 245, 246, 254
ADH 237, 438, 444
ADP 59, 291
AG 88
AIDS **92**, 173
ANP 119, **445**
AS **112**
ASD **111**
ATP 11, 59, 231, **291**, 292, 408, 410, 411

αアミラーゼ 374
αグリセロリン酸 409, 411
αグルコシダーゼ 391
α作用 119

B

B（β）細胞 58, 79, 80, 87, **88**, 244, 245, 400
Bリンパ球 58, 87, **88**
BBT **468**
β作用 119
β酸化 411

C

C細胞 241
Ca **414**
Ca^{2+}の代謝とホルモンのはたらき **252**
cAMP 231
CCK 368, 399, 400
CCK-PZ **249**, 399
Celsus（ケルスス）の4徴 7
CM関節 **326**
CNS 135
CO_2分圧 350, 359
CP 291
CRF 234, 368, 440
CRH 237
CT **242**
CT, PTH, ビタミンD_3による血清Ca^{2+}の調節 **251**
CVD 174

D

D（δ）細胞 244, 245, 400
DHEA 247
DIC **68**
DIP関節 **326**
DNA 10, **12**, 13, **412**
DNAとRNA **13**

E

E_1 253
E_2 253
E_3 253
ECG 109
EW核 207, 208

F

FSH 233, 240, 252, 253, 255, 467, 468
FSH-RH 233, 237

G

Ga 249
GABA 142
GC 247
GFR 443
GH 232, **239**, 245
GIH 232, 237, 245
GIP 249, 387
GnRH 233
GRH 232, 237
γ-アミノ酪酸 142

H

Hb 53, 54, 360
HDL 411
HIV 92, 173
HIV脳症 173
Ht 53, 54

I

IFN 80
IgA 83, 204
IgD 84
IgE **84**, 90, 91, 92
IgG 83, 91
IgM 83, 91
IP関節 **326**
ITP 62

K

K **414**

L

LDL 411
LES 380, 381
LH 233, 240, 252, 253, 255, 467, 468
LH-RH 233, 237, 253, 467, 468

M

MC 246
MCH 53, 54
MCHC 53, 54
MCH分泌ニューロン 367
MCV 53, 54
MHC 87
MIH 237
MP関節 303, **326**
mRNA 11, 15, 231
MS **112**
MSH 240

MSH-RH　237

N

NA　248
NK 細胞　**79**
NPY・AGRP 分泌ニューロン
　368

O

O$_2$分圧　350, 359
OT　240

P

P　**414**, 469
P 波　109
PaCO$_2$　359
PACO$_2$　359
PaO$_2$　359
PAO$_2$　359
pH　29
PIH　237
PIP 関節　326
Pl　52, **59**
PP 細胞　244
P-Q 部　109
PRH　237
PRL　**240**
PTH　**243**
PYY　368

Q

QRS 波　109

R

RBC　52, 54, **56**
Rh 式血液型　**74**
RNA　**12**, **13**, **15**, 412
RNA ポリメラーゼ　231
ROM　**320**

S

S 状結腸　364, 401, 402, 431,
　455
S 状静脈洞　171
SAH　**174**
Se　249
SLE　**91**
Ss　**250**

T

T$_3$　241
T$_4$　241
T 管系　290
T 細胞　58, 79, 81, 87, **88**, **90**
T 波　109
T リンパ球　58, 87, **88**
TCA 回路　292, 409, **410**,
　411

TCR　87
TIA　**174**
TRH　233, 237
trisomy21　16
tRNA　15
TSH　232, 233, **239**, 254

V

VLDL　**411**
von Willebrand 因子　66, 68
VP　**240**
VSD　**111**
vWF　66

W

WBC　52
WPW 症候群　113

X

X 染色体劣性遺伝　314

Y

Y 字軟骨　277

Z

Z 帯　291

あ

アイゼンメンゲル（アイゼン
　メンジャー）複合　112
アウエルバッハ神経叢　189,
　364, 378, 380
アキレス腱　306
アクチン　5, 287
アクチンフィラメント　287,
　291
アクロソーム　480
アジソン病　240, **255**
アシドーシス　**30**, 336, 350,
　353, 397, 409, 411
アシュナー反射　109
アズール顆粒　58
アスコルビン酸　**414**
アストログリア　142
アセチル CoA　397, 409, 411
アセチルコリン　109, 139,
　142, 187, 289, 443
アセトアルデヒド　398
アセトン　353, 411
アダムス・ストークス症候群
　113
アデニル酸シクラーゼ　231
アデニン　13, 412
アデノイド　338, 379
アデノシン三リン酸　11,
　231, **291**
アデノシン二リン酸　291

アテローム硬化症　122, 123
アトピー性皮膚炎　90
アドレナリン　139, 230, 234,
　245, 248, 443
アドレナリン作動性線維　188
アドレナリンの作用機序　**232**
アナフィラキシー　91, 92
アブミ骨　190, 214
アポクリン腺　44, 466
アポトーシス　251
アミノ基　409
アミノ酸　230, 245, 391, 392,
　397, 409, 410, 411, 437
アミノ酸代謝異常症　**23**
アミノ酸誘導体ホルモン
　230
アミロイドーシス　**424**
アミロプシン　400
アミンホルモン　**230**, 231
アランチウス管　**121**
アルカローシス　**30**, 350
アルギニン　393, 412
アルツハイマー病　206
アルドステロン　119, 229,
　230, 246, 247, 250, 438, 444
アルブミン　397
アレルギー　90
アレルギー型と疾患　**91**
アレルギー疾患　58
アンギーナ　379
アンジオテンシノーゲン
　119, 247, 250, 443
アンジオテンシン I　119,
　247, 250, 443
アンジオテンシン II　119,
　247, 250, 443
アンジオテンシン変換酵素
　247, 443
アンドロゲン　252, 477, 479,
　484
アンブレラ細胞　4
アンモニア　397, 412
亜急性硬化性全脳炎　173
悪性貧血　53, **60**, 414
足首にはたらく筋　305
足の筋　**306**
足の骨　**278**
足を底屈する筋　**306**
圧覚　223
鞍関節　320, **320**, 326
暗主細胞　242

い

イオドプシン 202
イオン 28
イソロイシン 392, 411
イヌリン 437
イレウス 404
インスリン 229, 230, 232, 244, 245, 250, 368, 400, 421
インターフェロン 80
インターロイキン 80
インドール 455
胃 364, 383, 384
胃アトニー 386, 403
胃液の成分 387
胃液分泌の3つの相 388
胃液分泌のしくみ 388
異化 20, 408
胃潰瘍 403, 414
胃潰瘍の病理組織学的分類 404
胃角 383
異化作用 20
胃下垂 403, 403
移行上皮 4, 46, 449
胃酸 388
意識型深部感覚 167
萎縮 8
胃小窩 384
移植の拒絶反応 91
胃腺の種類 387
胃相 388
胃体 364, 383
一次運動野 149
一次感覚中枢 149
一次視覚野 149
一次体性感覚野 149
一次中枢と機能局在 149
一次聴覚野 149
一回拍出量 98
一過性脳虚血発作 174
胃底 383
胃底腺 384, 387
遺伝暗号 15
遺伝子 11, 12, 14
遺伝情報 12, 14
遺伝性疾患 23
胃内容物の移送 387
胃粘膜 387
胃の運動の調節 387
胃の機能 386
胃の形態 383

胃の血管 385
胃の構造 383
胃の分泌機能 387
胃壁の構造 46
胃抑制ペプチド 249, 387
色認識領域 205
陰核 466
陰茎 479
陰茎海綿体 479
陰茎部 450
咽頭 338, 339, 364, 371, 377, 378
咽頭弓 309
咽頭挙筋 377, 379
咽頭筋 182
咽頭喉頭部 379
咽頭口部 338, 378
咽頭収縮筋 379
咽頭食道相 377
咽頭相 377
咽頭鼻部 378
咽頭壁の構造 379
咽頭扁桃 338, 379
陰嚢 477, 479
陰部神経 313, 451, 455, 456
陰部神経叢 183, 186, 313

う

ウィリス動脈輪 169, 238
ウェルシュ菌 455
ウェルニッケ領域 150
ウラシル 13, 412
ウロビリン 455
うっ血性心不全 112
うつ熱 32
うつ病 142
右冠状動脈 104
右冠動脈造影 104
右脚 106, 108
烏口肩峰靱帯 323
烏口上腕靱帯 323
烏口突起 274, 320, 323
烏口腕筋 301
右腎 432
右心耳 107
右心室 96, 105, 107, 359
右心室肥大 111
右心不全 35, 113
右心房 106, 106
臼状関節 318, 327
右房室口 107
右葉 395

え

運動 317
運動エネルギー 20
運動（遠心性）神経 136
運動（遠心性）ニューロン 136, 140, 163, 183, 330
運動器系 6, 266
運動終板 289
運動神経 181, 182
運動性言語中枢 150
運動性失語 150
運動性伝導路 167
運動線維 183

エイジング 486
エイズ脳症 173
エクリン腺 44
エストラジオール 253
エストリオール 253
エストロゲン 230, 233, 240, 252, 253, 255, 462, 468, 479, 484
エストロン 253
エディンガー・ウェストファール核 207
エナメル質 269, 373
エネルギー 408, 409
エネルギー代謝 21, 38
エネルギー代謝率 22
エネルギー利用のプロセス 21, 408
エフェクターT細胞 90
エラー蓄積説 486
エリスロポエチン 229, 251
エレプシン 391
エンテロガストロン 387
エンテロキナーゼ 391
永久歯 373
栄養血管 395
栄養失調症 426
栄養素 20, 21, 364, 408
栄養素の食事摂取基準 417
栄養素の摂取 366
栄養と代謝 408
栄養膜 470
会陰 312
腋窩神経 183, 301
液性調節 32
液性免疫 87, 88, 90
液性免疫と細胞性免疫 90
遠位曲尿細管 435
遠位指節間関節 326

索引 493

遠位端　276
遠位直尿細管　435
遠位尿細管　437
円回内筋　302
塩基　13, 15
嚥下　308, 366, 372, 377, 381
嚥下運動　182
嚥下障害　378
嚥下の過程　377, 377
塩酸　387, 388
遠視　209
炎症　7
炎症期　69
炎症の5徴候　7
遠心性ニューロン　331, 451
延髄　109, 146, 153, 156, 157, 220, 347, 348, 388
延髄呼吸中枢　348
延髄根　182
円錐靭帯　320
延髄錐体　168
塩素　415
円柱上皮　46, 454

お

オキシトシン　44, 237, 239, 240, 466, 472
オキシヘモグロビン　359
オッディ括約筋　399
オトガイ棘　308
オトガイ舌骨筋　308
オプソニン　81
オリーブ核　156
オリゴデンドログリア　142
オレキシン　367, 368
おたふく風邪　374
横隔胸膜　345
横隔神経　183, 311, 347
横隔膜　311, 346, 347, 379, 383
横隔面　343
横橋線維　255
横筋　351
横行結腸　364, 384, 401, 431
横行小管系　290
横静脈洞　171
横足根関節　330
黄体　462, 469
黄体形成ホルモン　233, 240, 252, 468
黄体の形成　468
黄体ホルモン　240, 252, 253,
　　462, 466
黄疸　405
黄疸の分類　405
横突起　271, 272
横突孔　272
横突肋骨窩　273
横紋筋　5, 287, 380
荻野学説　469
温中枢　31
温痛覚の伝導路　165, 166
温点　223
温度覚　223

か

カイロミクロン　410, 410
カウパー腺　479
カテコールアミン　229, 231, 232, 242, 255
カフェイン　443
カリウム　414
カリクレイン・キニン系　119
カルシウム　414
カルシウムイオン　5, 287
カルシウム代謝　267
カルシトニン　229, 241, 242, 267
ガス交換　336, 342, 358
ガス組成　349
ガストリン　245, 249, 250, 387, 388
ガスの運搬　358
ガス分圧　359
ガッサー神経節　182
ガラクトース　391
ガラクトース血症　24
ガレン静脈　171
かみ砕き運動　371
外陰部　465, 477
外果　279
回外筋　302
外果関節面　278
外眼角　203
外眼筋　181, 182, 200, 204, 206, 215
下位頸椎　300
開口期　472
外肛門括約筋　313, 455
外呼吸　336, 359
外骨格　266
外耳　213
外痔核　457
外子宮口　464

外耳孔　311
概日リズム　38
外耳道　213, 214
外縦層　364, 384
外生殖器　465, 466, 477
回旋　307, 309, 323
回旋筋群　304
回旋筋腱板　323
回旋枝　104
外側顆　277
外側嗅条　219
外側溝　147
外側広筋　305
外側膝状体　153, 204, 205
外側膝状体〜1次視覚野　205
外側上顆　276, 277
外側脊髄視床路　166
外側前庭脊髄路　168
外側側副靭帯　329
外側直筋　182, 204, 206
外側頭直筋　307
外側・内側翼突筋　371
外側皮質脊髄路　168
外側翼突筋　309
外側輪状披裂筋　351
下位中枢　331
回腸　364, 389, 394, 431
外腸骨動脈　98, 100
外転筋　303
外転神経　156, 182, 204, 206
外套　147
解糖　292
解糖系　409, 410, 411
回内　302, 325
外尿道口　451
下位脳幹　147, 153
外胚葉　4
灰白交連　162
灰白質　137, 149, 151, 155, 162
外麦粒腫　203
海馬傍回　148
外板　161
外鼻孔　337
外腹斜筋　311
外分泌腺　228
外閉鎖筋　304
外包　152
解剖学的正位　262, 263, 320
解剖頸　274
外膜　116, 200, 364, 385, 448, 450

海綿骨　269
海綿質　269
海綿静脈洞　171, **239**
海綿体部　450
怪網　435
回盲口　394, 401
回盲弁　**401**
外リンパ液　214
外肋間筋　311, 346, 347
下咽頭　338, **379**
下顎　310, 371
下顎管　281
下顎骨　**281**, 308, 375
下顎枝　281
化学シナプス　142
化学受容器　188, 348
下顎神経　182, 281, 308, 309, 371
下顎体　281
化学的調節　**348**
化学物質　32, **79**
下下腹神経叢　188, 456
顎間窩　277
下眼瞼　203
下気道　336
下丘　154, 155, 216
蝸牛　214, 216
蝸牛神経　181, 214, 216
角化　42
核下性麻痺　190
顎関節　318, 319
核酸　412
拡散現象　359
核酸の構造　**412**
核質　10
角質器　43
角質層　43
核上性麻痺　190
核小体　10
覚醒　38
顎舌骨筋　308
拡張期　107
学童期　**484**
顎二腹筋　295, **308**
角膜　200
核膜　9
角膜炎　413
角膜固有質　200
角膜上皮　200, 203
角膜内皮　200
角膜反射　**208**

隔膜部　450
過形成　8
下行脚　435, 437
下行結腸　364, 401, 402, 431
下甲状腺静脈　380
下甲状腺動脈　380
下行性（遠心性）伝導路　165, **167**, 168
下行性自律神経路　167
下行大動脈　98
下喉頭神経　350
下肢骨　276
下矢状静脈洞　171
下歯槽神経　281
下肢帯骨　276
下肢帯の筋　304
下斜筋　181, 204, **206**, 207
顆状関節　319, 328
下垂体　234, **238**, 252
下垂体窩　280
下垂体後葉　237, 239, 240
下垂体後葉ホルモン　**237**
下垂体前葉　232, 239
下垂体前葉ホルモン　237, **239**
下垂体ホルモン　230, 232, **240**
下垂体門脈系　**238**
加水分解酵素　21
加速度病　217
下腿三頭筋　296, 306
下大静脈　99, 106, 121, 396, 432, 455
下腸間膜神経節　188
下直筋　181, 204, **206**
下直腸静脈　455
下椎切痕　271
滑液　46, 295, 318
滑液包　46, **295**
顎下三角　375
顎下腺　182, 364, 374, **375**
顎骨弓　309
滑車　276, **295**
滑車神経　154, **182**, 204, 207
滑車切痕　276, 324
褐色細胞腫　255
活性型ビタミンD　**251**
滑走説　287, 291
活動エネルギー　20
活動電位　140, 289, 290
滑膜　**46**, 318

滑膜性連結　**317**
滑面小胞体　11
下殿神経　304
可動結合　317
下頭斜筋　307
下橈尺関節　276
可動範囲　328
下鼻甲介　280, **281**
下鼻道　204
過敏性腸症候群　458
下部食道括約筋　380, 381
下部尿路　448
下部脳幹　39
下吻合静脈　171
花粉症　90, **92**
下葉　336, 343
顆粒　9
顆粒球　55, **57**
顆粒球生成　**55**
顆粒細胞層　158
顆粒層　43
加齢　123, 209, 284, **486**
加齢による皮膚のしわ　**48**
加齢変化　121
肝胃間膜　395
肝円索　121, 395
感音性難聴　**217**
肝外胆管　398
感覚　182, **198**, 223
感覚器系　6
感覚（求心性）神経　136, 180, 181, 223
感覚（求心性）ニューロン　136, 140, 163, 183, 198
感覚細胞　215
感覚受容器　198
感覚神経終末　223
感覚神経線維　223
感覚性言語中枢　**150**
感覚性失語　150
感覚性伝導路　165
感覚線維　183
肝鎌状間膜　395
肝管　395, 398
肝冠状間膜　**395**
含気骨　268
眼球　200
眼球運動　181, **206**
眼球血管膜　201
眼球結膜　203
眼球鞘　200

索引　495

眼球-心臓反射　109
眼球に関する反射　**207**
眼球の全体像　**200**
眼球壁　200
眼筋　204
管腔臓器　46, 364
眼瞼　200, **203**
眼瞼と涙器　**204**
眼瞼裂　203
肝硬変　53, **404**
寛骨　268, **276**, 282, 304, 305, 317
寛骨臼　277, 327
寛骨の構造　**277**
感作　89, 90, 92
肝細胞　398
幹細胞　55
肝細胞索　395, 396
肝三角間膜　**395**
間質液　26, 129
間質液とリンパ　**35**
間質細胞　240, 252, 478
間質細胞刺激ホルモン　240, 252
間質性肺炎　348, 349
肝十二指腸間膜　395
肝腫大　113
肝障害　404
冠状血管　104
冠状静脈　104
冠状静脈洞　105, 106
冠状動脈　98, 104, 105
冠状縫合　279
肝静脈　395
冠状面　263
肝小葉　**396**
緩衝溶液　29
肝小葉と微細構造　**397**
眼神経　182, 208
関節　294, **318**
関節円板　270, **318**
関節窩　318, 327
関節可動域　**320**, **321**
関節環状面　276
関節腔　318, 320
関節唇　323, 327
間接対光反射　207
関節頭　318, 319
関節突起　271, 281
関節内靱帯　318, 328
関節軟骨　269, 318

関節の構造　318, **318**
関節の分類　318, **319**
関節半月　270, 328
関節包　46, 320, 324, 327
関節リウマチ　91
汗腺　43, 44
完全抗原　88
肝臓　67, 364, 383, 384, 385, 393, **395**
肝臓の外形　**396**
肝臓の機能　**397**
肝臓の血管系　**395**
杆体細胞　201, 202
環椎　272
肝動脈　395
肝内胆管　398
間脳　146, 147, **152**, 153, 367
肝斑　47
眼房水　201, 210
間膜ヒモ　402
顔面筋　182, 190, 310
顔面骨　268, 279, **281**
顔面神経　156, **182**, 188, 190, 208, 220, 308, 309, 310, 371, 374, 375, 377
顔面神経の中枢性麻痺　**190**
顔面神経麻痺　**190**
顔面頭蓋　279, **280**
顔面動脈　100
肝門　395
眼輪筋　208, **311**

■ き

キース・フラック結節　105, 108
キーゼルバッハ部位　338
キニン　119
キヌタ骨　214
キラーT細胞　88, **89**, 90
キラー細胞　58
ギムザ染色　58
記憶　142
期外収縮　113
飢餓状態　368
気管　340, 379
器官　6
器官系　6
気管支　340, **341**, 342
気管支喘息　90, 92, 342, 348, 349, **352**
気管支動脈　343, 380
気管支平滑筋　352
気管支壁　**342**

気管と気管支　**341**
気管軟骨　269
気管分岐　282
気管壁　340
気胸　345, 349
起坐呼吸　113
起始　**294**
基質　3
基準を策定した栄養素と設定した指標（1歳以上）　**418**
奇静脈系　380
基礎体温　468
基礎代謝　**21**, 415
基礎代謝量　21
偽単極神経細胞　139
拮抗筋　294
基底細胞　43
基底層　42, 43
基底膜　4
気道　336, 339
希突起膠細胞　141, 142
機能血管　343, 395
機能肢位　320
機能的残気量　349
機能的終動脈　105
基本肢位　320
基本体位　**262**
基本体位と身体の方向・断面　**262**
脚間窩　154
逆行性尿路感染　451
球　156
球海綿体筋　313
嗅覚　181, 198, **219**
嗅覚受容器　219
嗅覚の伝導路　**219**
球関節　318, 320, 323, 324, 326, 327
吸気　**311**, 346, 349
嗅球　181, 219
球形嚢　214
嗅細胞　219, 338
吸収　**366**
弓状核　368
球状核　158
弓状膝窩靱帯　329
球状小体　224
弓状静脈　435
球状帯　245, 247
弓状動脈　435
嗅上皮　139, 181, 219

嗅神経　154, **181**, 219
求心性ニューロン　331, 451
急性ウイルス性脳炎　173
急性炎症の病理学的所見　8
急性糸球体腎炎　439
吸息　346
嗅粘膜上皮　219
嗅部　338
球麻痺　381
橋　146, 153, **155**, 155
胸横筋　311
胸郭　267, 270, 281, **282**, 311
胸管　99, 127, **129**
頰筋　311
胸腔　263, 311
凝固　66, 68
凝固時間　68
胸骨　268, 281, **282**, 311
頰骨　281
胸骨上縁　379
胸骨端　320
胸鎖関節　274, 300, 318, **320**, **322**
胸鎖乳突筋　182, **307**, **311**, 346
凝集原　73
凝集素　73
強縮　291
胸神経　160, 183
胸髄　160, 347
胸髄核　163, 167
胸腺　81, 99, 485
胸腺の位置とかたち　81
胸大動脈　98, 380
協調運動障害　159
胸椎　271, **273**, 281, 301
橋底部　155
橋底部と橋背部　156
頰粘膜　374
胸背神経　301
橋背部　156
峡部　463
胸部食道　379
胸部誘導　109
胸壁　98, 263
胸膜　45, **345**
強膜　200
胸膜炎　349, **352**
胸膜腔　45, **345**
強膜静脈洞　201, 210
胸膜と胸膜腔　**346**
共鳴管　213

共輸送　392
協力筋　294
巨核芽球　55
巨核球　55
棘下筋　274, **301**, 323
棘筋　296
棘上筋　274, **301**, 323
棘突起　271, 272
曲尿細管　433
虚血性壊死　123
虚血性大腿骨頭壊死　327
虚血性脳血管障害　174
距骨　279, 329, 330
距骨下関節　330
距腫舟関節　330
巨人症　239
巨赤芽球性貧血　60, 414
距腿関節　329, **329**
距腿関節の運動　330
筋　486
近位曲尿細管　435
近位端　274
近位尿細管　437
筋間神経叢　189, 378
筋間中隔　295
筋緊張低下　159
筋けいれん　314
筋原線維　287
近見反射　208
筋細胞　9, 287
近視　209
筋収縮のエネルギー　291, 292
筋収縮のメカニズム　290
筋受容器　296
筋小胞体　290
筋上膜　287
筋性動脈　116
筋線維　287, 290
筋層　364, 384, 448, 449
筋層の三層構造　**385**
筋束　287
筋組織　4, 5
緊張性頸反射　297
緊張性迷路反射　297
筋頭　294
筋突起　281
筋の形状　**295**
筋の構造　287
筋の収縮　287
筋の収縮と弛緩　**290**
筋の補助装置　295, **296**

筋尾　294
筋皮神経　185, 301, 302
筋フィラメント　287
筋フィラメントの収縮反応　291
筋腹　294
筋膜　295

く

クーパー靱帯　466
クエン酸回路　292
クスマウル呼吸　353
クッシング症候群　254
クモ膜　161, 163
クモ膜下出血　164, **174**
クモ膜下出血の原因　**175**
クラーク核　163, 167
クラインフェルター症候群　16
クラウゼ小体　224
クリスタ　11
クレアチニン・クリアランス　437
クレアチンキナーゼ　314
クレアチンリン酸　291
クロマチン　10
クロモゾーム　10
クワシオルコル　426
グアニン　13, 412
グラーフ卵胞　253, 467
グリア細胞　137, 142
グリコーゲン　59, 245, 292, 397, 409, 465
グリセロール　391, 393, 409, 410
グリソン鞘　396
グルカゴン　229, 230, 244, 245, 250, 400
グルコース　245, 292, 367, **368**, 391, 397, 408, 409, 410, 437
グレーブス病　254
くる病　251, 284, 414
区域気管支　341, 343
隅角　201
空腸　364, 389, 393, **394**
空腸と回腸の違い　**394**
屈曲反射　331, **332**
屈折異常の病態　**209**

け

ケトアシドーシス　353
ケトーシス　397, **411**
ケトン体　353, 397, 411
ケラチン　42, 79
ケルクリングのヒダ　389
ケルニッヒ徴候　174
ゲスターゲン　253

ゲノム 12
毛 43
頸管粘液周期 468
脛骨 267, 278, 279, 305, 328, 329
脛骨神経 185, 306
脛骨と腓骨 278
形質細胞 88
頸神経 160, 183, 307
頸神経叢 183, 300, 307, 311
頸神経ワナ 308
頸髄 160
頸椎 270, 271, 272, 307
頸椎の構造 272
頸動脈小体 182, 189, 348
頸動脈洞 188
茎突舌骨筋 308
茎乳突孔 182
頸部食道 379
頸部の筋と役割 307
頸膨大 161
外科頸 274
血圧 118
血圧調節のしくみ 119
血圧反射 331
血圧変動を左右する因子 118
血液 5, 52, 96, 359, 410
血液pH値 350
血液ガス分圧 350
血液型 73
血液型(Rh)不適合妊娠 75
血液型不適合 74, 91
血液凝固 66, 68, 69
血液凝固因子 67, 398, 414
血液凝固亢進 69
血液凝固物質の生成 398
血液空気関門 343
血液細胞(血球)の区分 59
血液のpH 52
血液脳関門 348
血液の化学的組成 350
血液の凝固と線溶 67
血液の構成成分 54
血液の性状 54
血液の成分 52
血液の成分のまとめ 55
血液のはたらき 52
結核 352
血管 46, 56, 96, 137, 462
血管極 433, 434
血管系 116

血管腫 175
血管内凝固 68
血管の老化 121
血球 52, 56, 66
血球生成 55
血球の種類と形態 57
血球の成熟過程 55, 56
月経 469
月経困難症 473
月経周期 467, 468, 469
月経周期におけるホルモン値の変動 469
月経前症候群 413
結合織性毛包 43
血漿 3, 26, 52, 54, 360
血漿グロブリン 250
月状骨 276, 325, 326
楔状束 163, 165, 166
血小板 52, 54, 56, 59, 66, 267
血小板生成 55
血清 67
血栓 66, 68, 123
血栓症 68
血中脂肪酸 368
血中遊離脂肪酸 368
結腸 401, 431
結腸間膜 401
結腸切痕 402
結腸の構造 401
結腸の特徴的構造 401
結腸のはたらき 402
結腸半月ヒダ 402
結腸ヒモ 402
結腸膨起 402
血糖 367, 368, 409
血糖値 245, 437
血餅 54, 67
血友病 68, 70
毛の構造 44
下痢 457
腱 295
肩関節 274, 301, 318, 320, 323, 332
肩関節と補強装置 323
肩関節にはたらく筋(背側筋群) 300, 301
肩関節の運動 323, 324
嫌気性菌群 455
原形質 9
肩甲下筋 301, 323
肩甲下神経 301

肩甲挙筋 300, 311
肩甲棘 274, 301
肩甲骨 268, 274, 300, 301, 323
肩甲上腕関節 323
言語中枢 150
肩鎖関節 320, 322
腱索 107
腱鞘 46, 295
腱鞘炎 295
剣状突起 282
原始卵胞 467
減数分裂 2, 480
原尿 433, 434, 436, 437
腱反射 331
肩峰 274, 320, 323

こ

コールラウシュのヒダ 454
コーレス骨折 325
コドン 15
コラーゲン 43, 70, 269, 270
コリーズ骨折 325
コリン作動性線維 188
コルチ器 181, 214, 216
コルチコステロン 246
コルチゾール 230, 247
コルチゾン 247
コレシストキニン 368, 398, 399, 400
コレシストキニン・パンクレオザイミン 249
コレステロール 230, 246, 397, 411
コンドロイチン硫酸 269
ゴナドトロピン 233, 240, 252
ゴナドトロピン放出ホルモン 233
ゴルジ装置 10
ゴルジ・マッツォニ小体 224
ゴル束 163
こむらがえり 314
好塩基球 55, 58, 59
好塩基赤芽球 55
構音障害 159
口蓋 371
口蓋咽頭弓 371
口蓋咽頭筋 371, 377, 379
口蓋筋 182, 371
口蓋骨 281
口蓋垂筋 371, 377
口蓋舌弓 371
口蓋舌筋 371, 377

口蓋帆　338, 371, 378
口蓋扁桃　371, 379
岬角　273, 282
後角　162
口角炎　413
口角下制筋　311
後下小脳動脈　171
睾丸　477, 486
交感神経　109, 186, **188**, 191, 201, 234, 380, 385, 387, 391, 456
交感神経細胞　183
交感神経刺激薬　342
交感神経線維　443
交感神経の下位中枢　188
後眼房　201
口峡　371, 377, 378
後境界板　200
咬筋　**309**, 371
抗菌分泌液　79
口腔　364, **371**, 372, 377
口腔咽頭相　377
口腔腺　364
口腔相　377
広頸筋　311
後脛骨筋　306
後脛骨動脈　100
高血圧症　175
抗原　75, **88**
抗原抗体反応　89
抗原情報　87, 90
膠原線維　43, 47, 66
抗原提示細胞　43, 58, 79, **87**
膠原病　91
硬口蓋　371
後交通動脈　169
交互脈　108
後根　160, **183**
後根神経節　160, 183
虹彩　201, 208
虹彩角膜角　201, 210
後索　163
後索-内側毛帯路　165
交叉適合試験　74
後産期　472
好酸球　55, **58**, 59
好酸赤芽球　55
後枝　160, **183**
高次機能　149
後十字靱帯　329
抗重力筋　296
恒常性　29, **32**, 232, 435

甲状舌骨筋　308
甲状腺　232, **241**, 242
甲状腺機能亢進症　91
甲状腺刺激ホルモン　232, 237, **239**, 254
甲状腺の外形　241
甲状腺の微細構造　241
甲状腺ホルモン　229, 231, 233, **241**, 242, 254
甲状腺ホルモンの結合型と遊離型　242
甲状軟骨　269
口唇　371
口唇相　364, 374
高振幅徐波　38
後正中溝　159
後脊髄小脳路　167
交接器官　465
酵素　20
拘束性換気障害　348
抗体　58, 80, **83**, 88, 90
抗体産生細胞　88, **89**
後大脳動脈　169, **170**
好中球　55, **57**, 59, 79
後天性免疫不全症候群　92, 173
喉頭　339, **378**, 379
後頭顆　279
後頭蓋窩　279
喉頭蓋軟骨　270
喉頭下筋　307, **307**
喉頭筋　339, 350, **351**
後頭骨　268, **279**
喉頭前筋　310
喉頭の骨格　340
喉頭部　338, 379
後頭葉　147, 205
口内炎　414
高尿酸血症　413, **424**
更年期　486
更年期障害　255, 487
広背筋　274, **301**
後鼻孔　337
高比重リポ蛋白　410
抗貧血因子　398
口部　379
後腹壁　384
後腹膜臓器　393
項部硬直　174
興奮・収縮連関　290
硬膜　161, 163

硬膜外血腫　163
硬膜静脈洞　163, 171
硬脈　108
肛門　391, 431, **454**
肛門管　312, **454**, 457
肛門挙筋　312, 454
肛門クッション　455, 457
後葉　238
後葉ホルモン　239
抗利尿ホルモン　237, 240, **438**, 444
後輪筋　311
後輪状披裂筋　351
交連線維　150
向老期　486
後弯　270, 273
誤嚥　338, **381**
股関節　304, 305, 318, 320, **327**, 327, 328
股関節の運動　328
呼気　311, 347, 350
呼気・吸気のガス組成　349
呼吸　311, **336**
呼吸運動　336, 346
呼吸器系　6
呼吸器系の器官と役割　337
呼吸器系の区分　336
呼吸筋　311
呼吸細気管支　336, 341
呼吸商　336, 350
呼吸性アシドーシス　30
呼吸性アルカローシス　30
呼吸中枢　331, **347**
呼吸とガス交換　358
呼吸の調節　347
呼吸の調節機構　347
呼吸部　337
黒質　154, 155, 168, 331
鼓室　214
呼息　347
孤束核　156, 220
骨格　266
骨格筋　183, **287**, 289, 290, 291, 292, **294**, 311
骨格筋の起始と停止　294
骨格筋の構造　288
骨間筋　303, 306
骨基質　3
骨吸収　284
骨形成　251, 284
骨形成細胞　269

索引　499

骨細管　269
骨細胞　268
骨質　268
骨小腔　268
骨小柱　269
骨髄　55, **56**, 267
骨髄芽球　55
骨髄球　55
骨髄巨核球　59
骨髄造血　55, 267, 414
骨性連結　**317**
骨折　269
骨層板　268
骨組織　5
骨粗鬆症　284, 414, 487
骨粗鬆症と骨軟化症　**284**
骨多孔症　**284**
骨単位　268
骨端線の消失　485
骨軟化症　284, 414
骨盤　267, 270, 273, **282**, 312
骨盤隔膜　312, 454
骨盤腔　263, 282, 448
骨盤底筋　312, **313**
骨盤と骨盤臓器　**283**
骨盤内臓神経　188, 451, 455, 456
骨盤の靱帯　**278**
骨膜　269
骨迷路　214
骨梁　269
骨量減少　284
虎斑物質　137
鼓膜　214
固有胃腺　384, **385**, 387
固有感覚　198
固有口腔　371
固有背筋　307
固有鼻腔　338
混合血栓　68
混合性神経　183
根糸　160

さ

サーカディアンリズム　**38**
サーファクタント　343
サイクリック AMP　231
サイトカイン　**80**, 89
サイロキシン　229, 230, 241, 245
サイログロブリン　242
サブスタンス P　142

サプレッサー T 細胞　59, 88, 90
サラセミア　62
サルコメア　287
サルモネラ　458
細気管支　336, 341
鰓弓　309
細静脈　117
臍静脈　**120**, 121
再生不良性貧血　53, **60**
臍帯　120
細動脈　117
臍動脈　**120**
細動脈硬化症　**123**
催乳ホルモン　239, 240
細胞　2, **9**
細胞外液　26, 28
細胞外液・細胞内液の電解質組成　**28**
細胞核　2, **9**
細胞間質　3, 269
細胞呼吸　11
細胞骨格　9
細胞質　9
細胞傷害型（II 型）アレルギー　75, 91
細胞性免疫　58, 87, **89**, 90
細胞内液　26, 28
細胞内受容体　231
細胞内小器官　9, **10**
細胞の構造　9, **10**
細胞の有糸分裂　**3**
細胞分裂　10
細胞膜　9
細胞膜受容体　231
細網組織　5
左冠状動脈　104
左冠動脈造影　**104**
左脚　106, 108
坐骨　276, 277
鎖骨　**274**, 300, 301, 320
坐骨海綿体筋　313
鎖骨下筋　**300**
鎖骨下静脈　380
鎖骨下動脈　98, 169, 380
坐骨棘　277
坐骨結節　277, 305
坐骨神経　185, 305, 306
坐骨神経痛　285
坐骨大腿靱帯　**327**
左腎　432

左心耳　107
左心室　96, 104, **107**
左心不全　35, **113**
左心房　107
坐薬の吸収経路　455
左右上前腸骨棘　282
左葉　395
酸塩基平衡　**52**
酸化還元酵素　21
三角筋　274, 295, **301**
三角骨　276, 325, 326
三角靱帯　**330**
残気量　348
酸好性細胞　242
三叉神経　156, **182**, 208, 371
産褥　472
酸性分泌液　79
三尖弁　106, 107
酸素の運搬　360
三大栄養素　387, 408, 413
三大栄養素の消化・吸収経路　**392**
三大栄養素の代謝経路　**408**, **409**
三大口腔腺　374
産道　465
三頭筋　294
三半規管　214, 215

し

シトシン　13, 412
シナプス　**139**, 140, 331
シナプスと神経伝達物質　**140**
シナプスにおける情報伝達　**142**
シプソン筋膜　345
シャーピー線維　318, 373
シュレム管　201, 210
シュワン細胞　6, 141
ショパール関節　330
シルビウス裂　147
ジアスターゼ　374
ジスメトリー　159
しみ　47
しわ　47
じん麻疹　92
耳介　213, 374
視蓋　155
視蓋脊髄路　**169**
視蓋前域　207
耳介軟骨　270

視覚　181, 198, **200**, 296
視覚器　200, 485
視覚情報　204
視覚中枢　149, 155
視覚中枢と視覚の伝導　**205**
視覚の伝導路と認識　204
耳下腺　364, **374**
耳管　214
歯冠　373
耳管咽頭筋　377, 379
耳管扁桃　379
色素上皮層　201
識別型精細触圧覚の伝導路　165, **165**
色盲　205
子宮　464, 486
子宮外妊娠　473
子宮筋腫　473
子宮筋層　464, 472
子宮頸　448, 464
子宮口　463, 472
子宮広間膜　462, 463, 464
子宮収縮ホルモン　237, 240, 472
子宮腺筋症　473
四丘体　154, 155
糸球体　433, **435**, 443
糸球体腔　434
糸球体腎炎　91
糸球体嚢　433, **435**, 436
糸球体傍細胞　119, 250
糸球体濾過値　**437**, 443
子宮と腟の形態　**464**
子宮内膜　464, 468, 469, 470
子宮内膜症　473
子宮の位置　**465**
軸索突起　139, 141
軸椎　272
刺激(興奮)伝導系　103, **105**, 108
止血　**52**, 59, **66**
止血のメカニズム　**66**
視交叉　204, 207, 237
視交叉上核　38
自己抗原　88
自己抗体　254
指骨　**276**, 279
篩骨　268, **280**
歯根　373
視細胞　202, 204
視索　181, 204, 207

視索前野　39
支持組織　4, **5**
脂質　31, 366, 408, **409**
脂質異常症（高脂血症）　**423**
脂質の食事摂取基準　**420**
四肢の筋　**300**
四肢の骨　**274**
支持反射　**296**
思春期　484
視床　152, **153**, 168
視床 VPM 核　220
歯状核　158
視床下部　38, **39**, 152, **153**, 220, 233, 234, 237, 239, 331, 367, 368, 468
視床下部・下垂体系　**238**
視床下部の種々の領野とその機能　**367**
視床下部ペプチド　**367**
視床下部ホルモン　232, **237**, 239
耳小骨　214
視床上部　152, **153**
歯状靭帯　162
矢状線　263
歯状線　454
糸状乳頭　**372**
茸状乳頭　**372**
矢状縫合　279
矢状面　**263**
視神経　154, **181**, 202, 204, 207, 208
歯髄　373
姿勢　**296**
姿勢反射　155, **296**
指節間関節　**326**
脂腺　44
歯槽骨　373
膝蓋腱　305
膝蓋腱反射　**331**
膝蓋骨　268, **277**, 295, 328
膝蓋靭帯　**328**
膝窩動脈　100
室間孔　149
膝関節　**277**, 278, 305, 318, 319, 320, **328**, 329
膝関節の運動　329
膝十字靭帯　318, **328**
櫛状線　454
室頂核　158
失調性歩行　159

室傍核　368
四頭筋　294
歯突起　272
歯肉炎　414
脂肪　367, 387, 389, 391, **393**, 399, 400, **409**, 410, 411, 413
脂肪エネルギー比率　420
脂肪細胞　43, 242, 369
脂肪細胞ホルモン　369
脂肪酸　292, 391, 393, 397, 409, 410
脂肪摂取　368
視放線　205
脂肪組織　46
脂肪の代謝　397, 410
斜角筋　**311**, 346
斜角筋隙　307
尺側手根屈筋　295, **302**
尺側手根伸筋　**302**
車軸関節　**276**, **320**, 324
斜膝窩靭帯　**329**
射精管　450, 478
尺骨　267, **276**, 302, 303, 324, 325
尺骨，鎖骨，肩甲骨　**275**
尺骨神経　185, 276, 302, 303
集音器　213
縦隔胸膜　345
縦隔面　343
自由下肢骨　**277**
集合管　433, **435**, 438
集合リンパ小節　389
終糸　162
収縮期　107
重症筋無力症　91, 142
舟状骨　276, 279, 325, 326, 330
自由上肢骨　**274**
自由神経終末　**223**
愁訴　191
重層円柱上皮　5
重層扁平上皮　4, 46, 379, 380, 454, 465
終動脈　**117**, 118
十二指腸　364, 383, 384, 386, 389, 391, **393**, 394, 398, 400
十二指腸の構造と位置　**393**
終脳　137, 146, 147
皺眉筋　**311**
自由ヒモ　402
終末細気管支　336, 341
絨毛　121

絨毛性性腺刺激ホルモン　438
絨毛膜　470
自由リボソーム　11
手関節　319, 320, **325**
粥状硬化症　**123**
粥状硬化症の病態　**123**
粥状動脈硬化　174
縮瞳　207, 208
手根管　302
手根間関節　320, **326**
手根骨　267, 324, 325, 326
手根中手関節　276, **326**
主細胞　242, 384, 387
手指　320
種子骨　268, 277, **295**
手指の関節　**325**
樹状細胞　81, 87
樹状突起　139, 140
受精　463, **470**
受精と着床　**470**
受精卵　2
出血時間　68
受動免疫　89
腫瘍　8
主要組織適合抗原複合体　87
受容体　9
受容体電位　219
循環(器)系　6, **96**
瞬目反射　208
上位中枢　331, 456
小陰唇　466
上咽頭　338, **378**
漿液　45
小円筋　274, **301**, 323
正円窓　214
消化　364, 366, 386, 391
消化液　390
消化管　364, 367, 401
消化管壁内神経叢　189
消化管壁の構造　**365**
消化管ペプチド　368
消化管ホルモン　230, 249, 398
消化管ホルモンの分布　**250**
消化器系　6, **364**
消化器系の全景　**365**
消化器系の役割　366
上顎　371
上顎骨　268, **281**
上顎神経　182
上顎洞　268, 281

消化酵素　387
消化腺　364
松果体　38
消化と吸収　**391**
上・下肋骨窩　273
上眼瞼　181, 203, 204, 207
小汗腺　44
上気道　336
小丘　154, 155
小球性低色素性貧血　59, 60
小胸筋　**300**
小頬骨筋　311
上・下橈尺関節　320, 325
上行脚　435, 437
上行結腸　364, 401, 402, 431
小膠細胞　142
上行性(求心性)伝導路　165
上行性網様体賦活系　154, **156**
上行大動脈　98
上喉頭神経　339
小後頭直筋　307
踵骨　279, 330
小骨盤　282
小指　303
小指外転筋　303, 306
小指球筋　**303**, 306
上矢状静脈洞　163, 171
小指伸筋　**302**
硝子体　200, **202**
上肢帯骨　**274**
上肢帯の筋　**300**
上肢帯の背側筋群　**300**
小指対立筋　303
硝子軟骨　269, 317, 318
上肢の筋　**300**
上肢の骨　**275**
上斜筋　182, 204, **206**, 207
小循環　96
上小脳動脈　170
上唇挙筋　311
脂溶性ビタミン　413, **414**, 420
小舌下腺管　375
常染色体　11
上前腸骨棘　277, 305
上大静脈　99, 106
上大脳静脈　171
上・中・下咽頭収縮筋　378
上・中・下鼻甲介　338
上・中・下鼻道　338

小腸　364, **389**, 401
上腸間膜神経節　188
上腸間膜動・静脈　394
上腸間膜動脈　394, 400
小腸の運動　390
小腸の構造　389
小腸の蠕動運動　**390**
小腸の分節運動　**390**
小腸の輪状ヒダと腸絨毛　**389**
上直筋　181, 204, **206**, 207
上椎切痕　271
上殿神経　304
上頭斜筋　307
上橈尺関節　276, **324**
小児期の成長　484
小脳　146, 147, **157**, 159, 168, 215, 330
小脳核　158
小脳脚　157, **158**
小脳前庭核線維　215
小脳テント　163
小脳の機能　159
小脳の区分　**158**
小脳の構造　157
小脳の皮質と髄質　**158**
小脳半球　157, **159**
上皮細胞　81
上皮小体　232, **242**
上皮小体ホルモン　**242**
踵腓靱帯　330
上皮組織　4
上皮組織の分類　5
上吻合静脈　171
小胞体　11
小胞体腔　9
情報伝達　9, **140**
情報伝達物質　228
漿膜　**45**, 364, 380, 454, 464
漿膜性心膜　103
静脈　99, **117**
静脈管　121
静脈還流　96
静脈系　116
静脈壁の構造と静脈弁　**117**
静脈弁　117
小網　384, **395**
睫毛　203
小網と大網　**384**
上葉　336, 343
小葉間結合組織　396
小葉間静脈　435

小葉間動・静脈　396
小葉間動脈　435
小翼　279
踵立方関節　330
小菱形骨　276, 326
小弯　383, 384
上腕筋　302
上腕骨　267, **274**, 301, 302, 323, 324
上腕骨体　274
上腕骨，橈骨　**276**
上腕三頭筋　294, **302**
上腕動脈　100
上腕二頭筋　185, 294, **301**
触圧覚受容器　296
触圧点　223
食細胞による貪食・殺菌作用　80
食事摂取基準　**417**, 420
食道　364, 377, **379**, 383
食道アカラシア　378, **381**
食道癌取扱い規約　379
食道神経叢　380
食道相　378
食道の外形と狭窄部　**380**
食道の構造　380
食道の蠕動運動　378
食道壁　378, **380**
食道壁の構造　**381**
食道裂孔　311, 379, 383
食欲中枢　367
初経　485
鋤骨　281
女性生殖器　462
女性ホルモン　247, 252, 255
触覚　223, 224
徐脈　108
初老期　486
自律神経　187, **188**, 374
自律神経系　109, **136**, **186**, 232, 237, 332, 387
自律神経系の機能　**186**
自律神経系のニューロン　187
自律神経失調症　191
自律神経節　187, 331
自律神経線維　181
自律神経叢　364, 477
自律神経ニューロンの走行　**187**
自律神経反射　331
腎　486
腎盂　430, 432, 448

心音　109
心外膜　103, **103**
腎機能に関連するホルモン　443
深吸気量　349
心筋　287, **289**, 290, 291, 331
心筋梗塞　105, 122, **123**
心筋層　103
神経　134, 462
神経核　137, 156
神経系　6, 134, 135, 137
神経系の区分　**135**
神経膠細胞　6, **137**, 142
神経根　285
神経細胞　6, 137, 140, 201
神経細胞の種類　**139**
神経軸索　237
神経終末　142
神経情報の伝導速度　**141**
神経性下垂体　238, **239**, 240
神経性調節　32, 119, 387, 400
神経節　137
神経節細胞　204
神経線維　136, **140**, **141**, 156
神経線維束　180, 183
神経線維と運動終板　**289**
神経叢　183
神経束　204
神経組織　4, **6**, **137**, **137**, 142
神経組織をつくる細胞のまとめ　143
神経伝達物質　139, 142
神経頭蓋　279
神経突起　239
神経の基本　**134**
神経の形態　**138**
神経元　137
神経路　165
心血管系　96
腎血管の収縮　443
進行性筋ジストロフィー　314
深指屈筋　302
心室細動　113
腎実質　433
心室中隔欠損症　111, **112**
腎小体　433, 434
腎静脈　432, 435
腎錐体　433, 435
新生児の感染防御　84
新生物　8
心尖　102
新線条体　152

心臓　96, 98, **102**
腎臓　397, 430, **432**, 448
腎臓神経節　188
心臓中枢　331
心臓の位置　**102**
腎臓の位置　**432**
心臓の位置と外形　**102**
心臓の冠状血管　**104**
心臓の機能　107
腎臓の機能　435
心臓の血液循環　**108**
腎臓の血管　435
心臓の構造　102
心臓の刺激伝導系　**105**
腎臓の自己調節機能　443
心臓の神経支配　**109**, **109**
心臓の内腔　**106**, **106**
腎臓の内部構造　**433**
腎臓の微小構造　**434**
腎臓のホルモン　250
心臓壁に分布する血管　104
心臓壁の3層構造　**103**
心臓壁の構造　103
靱帯　318, 323, 327, 329
身体活動レベル　**416**, 417
身体活動レベル別にみた活動内容と活動時間の代表例　**416**
人体における表皮防御因子と体液性防御因子　78
人体の形成　**7**
身体の骨格　266
身体の支持　266
身体の支柱　270
人体の成分と体液　**26**
身体の断面　263
人体の部位　**265**
身体の方向　262
心タンポナーデ　103
腎柱　433, 435
伸張（伸展）反射　331
陣痛　240, 472
心底　102, 107
伸展　301, 302, 304, 305, 329, 330
心電図　109
腎洞　432, 433, 435
腎動脈　432, 435
心内膜　103
腎乳頭　433, 435
腎・尿路結石　440

心嚢　103
腎杯　432, 435, 448
心拍　107
心拍数　98, **107**
腎盤　430, 432, 448
真皮　42, **43**
深腓骨神経　305, 306
新皮質　150
深部感覚　166, 198
深部感覚の伝導路　166
心不全　112
腎不全　439
心不全による全身浮腫と肺水腫　**35**
腎不全の分類　**440**
心房音　111
心房細動　113
心房性ナトリウム利尿ペプチド　119
心房中隔欠損症　111, **111**
心房ナトリウム利尿ペプチド　445
心膜　45, 103
腎門　432, 435, 448

す

スカトール　455
スカベンジャー細胞　88
スキャモンの発達・発育曲線　485, **485**
スターリングの原理　27
ステルコビリン　455
ステロイド　409
ステロイドホルモン　230, 231, 246, 252, 253
ステンセン管　374
ストレスホルモン　**234**
ストレプトマイシン難聴　217
スプリング靱帯　330
スペーサー　12
スレオニン　392, 411
膵アミラーゼ　400
随意運動　330, 366, 371, 377
随意筋　5, 287
膵液　393, 400, 411
髄液採取　162
膵液の成分　**260**
膵液の分泌調節　400
水解小体　11
髄核　285
膵管　400
髄腔　267, 269

髄質　43, 150, 158, 433, 462
水腫　34
髄鞘　141
水晶体　200, **202**, 209, 210
推奨量　417, 419
膵臓　364, **400**
膵臓の外分泌機能　400
膵臓のランゲルハンス島　244
膵体　244, 400
錐体　156, 279
錐体外路系　156, **157**, 168, **169**, 215, 296, 330
錐体外路症状　152
錐体交叉　156
錐体細胞　201, 202
錐体前索路　168
錐体側索路　168
錐体葉　241
錐体路　156, **167**, 168, 330
推定エネルギー必要量　415, **417**, **419**
推定平均必要量　413, **417**, 419, 420
膵島　232, **244**, 245
膵頭　400
膵島ホルモン　230
膵尾　244, 400
水平面　263
膵ポリペプチド　244
髄膜　137, 161, 163
髄膜炎　173
睡眠　38
睡眠覚醒の調節　39
睡眠障害　40
水溶性ビタミン　413, 420
膵リパーゼ　410
頭痛　174

せ

セクレチン　245, **249**, 250, 389, 400
セロトニン　59, 142
セントロメア　11
精管　448, 478
正球性正色素性貧血　53, 60, 62
生合成　20
精細管　477, 478
星細胞　398
精細胞　478
精索　478
精子　12, 477, **480**

精子形成器官　252
精細胞　478, 480
精子の形成　240, **479**
精子の分化・形成　**480**
性周期　467
成熟期　**70**
正常関節の構造　**47**
星状膠細胞　142
精娘細胞　478, 480
正常心音図　**110**
正常心電図　**110**
正常前立腺, 肥大症および癌の関係　**481**
正常と異常呼吸　**353**
生殖器系　6
生殖細胞　2, 479
性腺刺激ホルモン　231, **240**, 252
性腺刺激ホルモン放出ホルモン　233, 237, 253, 468
性染色体　11
性（腺）ホルモン　229, 231, 246, **247**, 252
精巣　252, 477
清掃細胞　87, **88**
精巣上体　477, **478**
精巣停留症　481
精巣の微小構造　**478**
精巣ホルモン　252
精祖細胞　478, 479
声帯　350
生体活性物質　228
声帯ヒダ　339
生体表面のバリア　**78**
生体防御反応　52
正中環軸関節　272, 320
正中神経　185, 302, 303
正中線　262, 263
正中仙骨稜　273
正中面　263
成長　484
成長ホルモン　229, 232, **239**, 245
成長ホルモン放出ホルモン　232, 237
成長ホルモン抑制ホルモン　232, 237
性・年齢階層別基礎代謝量　**22**
精嚢　479
精母細胞　478, 480
生命維持機能　156, **157**

声門　340, 350, 351
声門裂　339
生理的狭窄　448
赤核　154, 155, 168, 331
赤核脊髄路　168
脊髄　6, 135, 147, 159, 161, 162, 181, 285, 347, 485
脊髄運動ニューロン　139, 168
脊髄灰白質　162
脊髄クモ膜　161
脊髄硬膜　161
脊髄根　182
脊髄神経　135, 136, 160, 180, 183, 307
脊髄神経叢　183, 185
脊髄髄膜　161, 162
脊髄前角　137, 183
脊髄側角　188, 331
脊髄と脊椎の位置関係　160
脊髄軟膜　162
脊髄の外形　159, 161
脊髄の内部構造　162
脊髄白質　163
脊髄反射　162, 331
赤体　468
脊柱　270, 270, 272, 379
脊椎　160
赤脾髄　57, 59, 82
赤痢　458
舌　220, 364, 371, 372, 372, 377
舌咽神経　156, 182, 188, 374, 377, 378, 379
舌炎　413
舌下小丘　375
舌下神経　156, 182, 308, 371, 377, 378
舌下腺　182, 364, 374, 375
舌下ヒダ　375
舌筋　182, 377
赤血球　52, 54, 55, 56, 59, 267, 359, 360
赤血球恒数による貧血の分類　53
赤血球生成　55, 251
節後ニューロン　331
節後線維　187, 188
舌骨　281, 308
舌骨下筋　307, 308, 377
舌骨上筋　307, 308, 377
舌骨上筋と舌骨下筋　309

舌根　372, 378, 379
摂食中枢　331
摂食の調節　367
舌腺　364, 374
節前線維　187, 188
節前ニューロン　331
切迫性尿失禁　452
舌扁桃　379
線維芽細胞　43
線維性結合組織　5
線維性連結　317
線維素　54, 66
線維素溶解現象　67
線維軟骨　270
線維軟骨結合　317
線軟骨　318, 450
浅会陰横筋　313
前外側溝　159
前下小脳動脈　170
前眼房　201
前境界板　200
前巨核球　55
前鋸筋　300
仙棘靱帯　277
前脛骨筋　305, 306
仙結節靱帯　277
前・後距腓靱帯　330
前・後・上耳介筋　311
前・後仙骨孔　273
前・後腟円蓋　465
前交通動脈　169
仙骨　270, 271, 273, 282, 301, 317
仙骨神経　160, 183, 188, 304
仙骨神経前枝・後枝　273
仙骨神経叢　183, 185, 304
仙骨髄球　55
仙骨と尾骨の構造　274
前根　160, 183
前索　163
前枝　160, 183
浅指屈筋　302, 302
前十字靱帯　328
前障　151
栓状核　158
線条体　151, 330
腺上皮と導管　228
染色質　10, 11
染色体　10, 11
染色体異常　16
染色体とDNA2重らせん　12

全身性エリテマトーデス　91
全身の筋肉　298
浅・深腓骨神経　306
仙髄　160, 188, 455
腺性下垂体　238
前正中裂　159
前赤芽球　55
浅側頭動脈　100
先体　480
前大脳動脈　169
前単球　55
前柱　162, 183
前・中・後斜角筋　307
浅中大脳静脈　171
仙腸関節　282, 320
仙椎　271
前庭　214
前庭感覚　296
前庭小脳　159
前庭小脳路　215
前庭神経　181, 215, 331
前庭脊髄路　168, 215
前庭窓　214
前庭動眼反射　216
前庭・半規管　181, 213, 214, 217
前庭ヒダ　339
先天性代謝異常症　23
先天性糖代謝異常症　23
蠕動運動　386, 391, 431
前頭蓋窩　279
前頭眼野　208
前頭骨　268, 279
前頭直筋　307
前頭洞　268, 279
前頭面　263
前頭葉　147
前頭連合野　149
全肺気量　349
浅腓骨神経　306
前皮質脊髄路　168
前脈絡叢症候群　170
前脈絡叢動脈　169
線毛　79, 219, 338, 463
線毛上皮　46
前葉　238
線溶　67
前葉ホルモン　238
前立腺　450, 479, 486
前立腺肥大症　481
前弯　270, 273
前腕骨　303

前腕深層の屈筋　302, 303
前腕の運動　325
前腕の伸筋　302, 303
前腕表層の屈筋　302

そ

ソマトスタチン　237, 244, 245, 250
走化因子　80
双顆関節　319
総肝管　398
双極細胞　201, 204
双極神経細胞　139
双極誘導　109
総頸動脈　98, 100, 169, 379
象牙質　373
造血　55, 269
造血幹細胞　55, 56
造血と壊血　398
造骨機能　269
爪根　43
総指伸筋　302
桑実胚　470
爪床　43
創傷治癒　69
増殖期　70, 468
臓性器官　136
臓性神経　180, 223
臓性神経系　136, 186
臓側板　45
爪体　43
総胆管　398, 400
総腸骨動脈　98, 448
層板小体　224
総腓骨神経　185, 305, 306
総鼻道　338
僧帽筋　182, 300
僧帽弁　106, 107
僧帽弁狭窄症　112
側角　163, 183
足関節　278, 329
足弓　330
側筋　351
足根間関節　330
足細胞　434
側索　163
即時型（Ⅰ型）アレルギー　58, 84, 90, 92
束状帯　245
側柱　163, 183
足底方形筋　306
側頭筋　309, 371

側頭骨　268, 279
側頭葉　147, 206, 216
側頭鱗　309
側頭連合野　149, 205, 206
側脳室　149, 152
足背動脈　100
側副血行　117
側副路　117
鼠径靱帯　277
組織　2
組織液　26
組織呼吸　336, 359
組織の4つの基本型　4
咀嚼　308, 309, 366, 371, 372
咀嚼筋　182, 309, 310, 310, 366, 371
疎性結合組織　5
足根管　306
足根骨　267, 279, 330
卒中動脈　169
粗面小胞体　11

た

ターナー症候群　16
ダウン症候群　16
第1相　377, 388
第2相　377, 388
第3相　378, 389
第3脳室　149, 152
体位　262
大陰唇　466
体液　26
体液性調節　119, 387, 400
体液のpH　29
体液のイオン組成　28
体液の移動原理　27
体液の区分　26
体液の酸塩基平衡　29
体液の出納　27
体液の出納バランス　27
体液の電解質　28
体液量の維持　52
大円筋　274, 301
体温　30
体温中枢　331
体温調節　52
体温調節のしくみ　31
体温の産生と調節　30
体幹　270
大汗腺　44
大球性貧血　53, 60
大胸筋　300

大頬骨筋　311
体腔　263, 263
大後頭孔　279
対光反射　181, 207, 331
対光反射とその経路　207
大骨盤　282
体細胞　2, 14
第三腓骨筋　305, 306
胎児の血液循環　120, 120
代謝　20, 366, 408
代謝経路　408
代謝性アシドーシス　30
代謝性アルカローシス　30
大十二指腸乳頭　393, 398, 400
大循環　96
体循環　96, 98
体循環と肺循環　97
体循環の全体像　98
帯状回　148
帯状溝　147
大・小坐骨孔　277
苔状線維　158
大静脈孔　311
大食細胞　58
体性感覚　198, 223
体性器官　136
体性神経　180
体性神経系　136, 186
体性神経系と臓性（自律）神経系　136
体性・内臓反射　331
大舌下腺管　375
大前庭腺　466
大蠕動　431, 455
大泉門　279
大腿筋膜張筋　304
大腿屈筋　185
大腿骨　267, 277, 278, 304
大腿骨遠位端　328
大腿骨頸部骨折　327
大腿骨頭　277, 327
大腿骨頭靱帯　277, 318, 327
大腿四頭筋　185, 294, 295, 305
大腿動脈　98, 100
大腿二頭筋　185, 296, 305, 328
大大脳静脈　171
大腿の筋　305
大腿の前方筋　305
大唾液腺　374, 374

大腸　364, 401, 431
大腸ヒルシュスプルング病　381
大殿筋　304
大転子　277
大動脈　96, 99, 432, 486
大動脈口　107
大動脈交叉部　379
大動脈小体　348
大動脈の枝と分布先　98
大動脈弁狭窄症　112
大動脈裂孔　129, 311
大内臓神経　188
体内時計　38
第二次性徴　252, 253, 484
第二次性徴の発現　485
体熱　30
体熱の放散　31
大脳　146, 147, 452, 455
大脳核　147, 151
大脳鎌　163
大脳基底核　147, 151, 152, 168, 330
大脳脚　154, 155
大脳縦裂　147
大脳小脳　159
大脳髄質　147, 150
大脳髄質の神経線維　151
大脳動脈輪　169, 238
大脳に分布する動脈　169
大脳の構造と機能　147
大脳の動脈分布　171
大脳半球　147, 151
大脳半球の溝と区分　148
大脳皮質　147, 149, 151, 168, 208, 220, 347, 388
大脳皮質運動野　168
大脳皮質体性感覚野　166
大脳皮質と機能局在　149
大脳皮質味覚中枢　220
大脳皮質連合野　330
大脳辺縁系　151
胎盤　83, 120, 470, 472
代表的な神経伝達物質　142
代表的ホルモンのフィードバック機構　233
体部　262
体部と部位　264
体壁　136, 263
大網　384
大網ヒモ　402
耐容上限量　419, 420

大菱形骨　276, 326
大弯　383, 384
唾液アミラーゼ　400
唾液腺　182, 374
楕円関節　319, 325
多極神経細胞　139
多細胞生物　2
多シナプス反射　332
多染性赤芽球　55
脱臼　332
脱水症　34
脱分極　140, 289
多発性筋炎　314
多列上皮　4
多列線毛上皮　338, 340, 342, 379
田原結節　106, 108
単芽球　55
胆管　395, 398
単球　55, 58, 59
単球生成　55
単極神経細胞　139
短骨　267
胆細管　398
単細胞生物　2
短指屈筋　306
短指伸筋　306
単シナプス反射　331
胆汁　398, 400
単収縮　291
胆汁の生成　398
胆汁の排出　399
短小指屈筋　303, 306
炭水化物　366, 387, 391, 408
炭水化物の代謝　397, 410
男性生殖器　477
男性生殖器の構造　477
弾性組織　5
弾性動脈　116
弾性軟骨　270
男性の膀胱の前頭断面　450
男性ホルモン　247, 252, 477
単層円柱上皮　4, 342
淡蒼球　151, 168, 330
単層扁平上皮　4, 45
単層立方上皮　4
短足底靱帯　330
炭素骨格　410, 412
胆道　398
胆道と胆汁の流れ　399
短内転筋　305

胆囊　364, 395, 398
蛋白質　31, 366, 387, 389, 392, 408, 409, 413
蛋白質合成　14, 412
蛋白質合成の過程　14
蛋白質の食事摂取基準　419
蛋白質の代謝　397, 411
蛋白尿　436
蛋白分解酵素　79, 391
短母指屈筋　303, 306
短母指伸筋　306
短毛様体神経　207
胆路　399

ち

チェーン・ストークス呼吸　352
チミン　13, 412
チン小帯　201, 202
痔　457
遅延型アレルギー　91
恥丘　466
恥骨　276, 277
恥骨筋　305
恥骨結合　270, 282, 317, 449
恥骨大腿靱帯　327
恥骨直腸筋　312
恥骨尾骨筋　312
腟　448, 465, 466
腟前庭　465, 466
緻密骨　268
緻密質　268
着床　470
中咽頭　338, 378
中隔縁柱　107
中間腱　295
中間広筋　305
肘関節　276, 302, 320, 324, 325
肘関節にはたらく筋　301
肘関節の運動　325
中間部ホルモン　240
中耳　213, 214
中手骨　276, 326
中手指節関節　326
中・小殿筋　304
中心溝　147
中心小体　10
中心静脈　395
中枢神経系　6, 134, 135, 146, 162
中枢神経系と末梢神経系　135
中枢神経系を保護する組織　163
中枢性化学受容器　348

中枢性顔面神経麻痺　190
中性脂肪　393, 410
中節骨　276, 302
中足骨　279
中大脳動脈　169
中頭蓋窩　279
肘頭皮下包　295
肘内障　325
中脳　146, 153, 154, 154, 181, 216
中脳蓋　155
中脳水道　152
中脳の区分　154
中脳の視蓋前域　207
中脳被蓋　155
中胚葉　4, 5
中鼻甲介　280
虫部　157, 159
中膜　116, 201
中葉　336, 343
虫様筋　303, 306
腸液　391
聴覚　181, 216
聴覚器　214, 217
聴覚中枢　149
聴覚の伝導路　216, 217
腸管　99
長管骨　267
腸管神経系　189
腸間膜根　394
腸間膜小腸　394
腸間膜と腸間膜小腸　394
長胸神経　300
鳥距溝　205
蝶形骨　268, 279
蝶形骨翼状突起　309, 310
腸脛靱帯　304
長後索路　165, 166, 167
長骨　267, 269, 277
腸骨　276, 277, 301
腸骨大腿靱帯　327
腸骨尾骨筋　312
腸骨翼　304
長指屈筋　306
長指伸筋　305, 306
腸絨毛　389
長掌筋　302
聴神経　181, 214, 216
腸腺　364, 391
腸相　389
長・短橈側手根伸筋　302

長・短腓骨筋　306
長・短母指伸筋　303
蝶番関節　318, 324, 326
超低比重リポ蛋白　410
長頭　301
腸内細菌　455
長内転筋　305
腸閉塞　404
長母指外転筋　303
長母指屈筋　302, 306
長母指伸筋　305, 306
跳躍伝導　141
腸腰筋　304
直接対光反射　207
直腸　364, 401, 402, 431, 454, 455
直腸～肛門の神経支配　456
直腸と肛門　454
直尿細管　433

つ

ツァイス腺　203
ツチ骨　214
椎間円板　270, 271, 285, 317
椎間関節　271, 320
椎間孔　183, 271
椎間板　271
椎間板ヘルニア　285
椎間板ヘルニアの病態　285
椎弓　271
椎孔　271
椎骨　268, 270, 271, 272
椎骨動脈　169, 171
椎骨の基本構造　271
椎骨の区分　272
椎骨の構造　271
椎前筋　307
椎前筋と斜角筋　308
椎前神経節　188
椎体　271
椎傍神経節　188
痛覚　223
痛点　223
痛風　424
痛風結節　413
爪　43
爪の外観と構造　44

て

テストステロン　230, 252
テタニー　314
テロメア　486
デーデルライン桿菌　465

デオキシヘモグロビン　359
デオキシリボ核酸　10, 12, 13, 412
デスメ膜　200
デヒドロエピアンドロステロン　247
デュシェンヌ型ジストロフィー　314
デルマトーム　183, 184
デンプン分解酵素　374
停止　294, 304
底側踵舟靱帯　330
底側踵立方靱帯　330
低張尿　438
低比重リポ蛋白　410
停留睾丸　481
鉄　398, 415
鉄欠乏性貧血　53, 60, 415
手の関節　326
手の筋　303, 304
転移 RNA　15
転移酵素　21
伝音性難聴　217
電解質　28
電解質コルチコイド　245, 246
転座　16
転写　13, 15
伝導　31
伝導路　150, 162, 165
伝令 RNA　15

と

トライツ靱帯　394
トランスファー RNA　15
トリグリセリド　393, 409, 410
トリプシン　391, 400
トリプトファン　392, 411, 455
トリヨードサイロニン　229, 241
トルコ鞍　238, 280
トロポニン　287, 291
トロラール静脈　171
ドパミン　139, 142, 248
ドライアイ　413, 414
同化　20, 408
頭蓋　267, 279
頭蓋冠　268, 279, 310
頭蓋腔　146, 263, 279
頭蓋骨　279, 280
頭蓋底　279, 317
頭蓋内圧亢進　164
同化作用　20

導管　228
動眼神経　154, **181**, 182, 188, 204, 206, 207
動眼神経核　208
動眼神経副交感神経核　207
糖原病　**23**
瞳孔　201, 207
瞳孔反射　205
橈骨　267, **276**, 301, 302, 303, 324, 325
橈骨手根関節　**325**
橈骨神経　185, 274, 302
橈骨動脈　100
動作強度　**416**
糖質　30, 387, **391**, 408, 411, 413
糖質コルチコイド　234, 239, 245, 246, **247**, 254
糖質分解酵素　**391**, 400
投射線維　150
豆状骨　268, 276, 295, 326
動静脈奇形　174, 175
動・静脈の連絡　117
動静脈吻合　117
糖新生　245, 247
橈側手根屈筋　**302**
糖代謝　411
頭頂後頭溝　147
頭頂骨　268, **279**
頭頂葉　147
洞調律異常　**113**
頭頂連合野　149, 205
糖尿病　**421**
糖尿病の診断方法および診断基準　**421**
糖尿病の臨床診断のフローチャート　**423**
頭半棘筋　296
頭半棘筋と脊柱起立筋　**297**
逃避反射　332
頭部の三大感覚器官　181
洞房結節　105, 108, 113
動脈　99, **116**
動脈管　121
動脈管開存症　121
動脈系　**116**
動脈血ガス分圧　359
動脈硬化　122
動脈硬化症　**123**
動脈壁の3層構造　**286**
透明帯　467

島葉　147, 148
動揺病　**217**
洞様毛細血管　117, 395
特異的生体防御機構　**87**
特異的免疫反応　79
特異動的作用　21, **22**, 31
特殊感覚　**198**
特殊心筋　105
特発性血小板減少性紫斑病　**62**
特発性呼吸窮迫（切迫）症候群　**343**
登上線維　158
努力肺活量　**349**

な

ナイアシン　**413**
ナチュラルキラー細胞　79
ナトリウム　**415**
ナルコレプシー　**40**
内果　278
内果関節面　278
内眼角　203
内頸静脈　171, 379
内頸動脈　169
内呼吸　336, **359**
内骨格　266
内耳　213, **214**, 217
内痔核　**457**
内痔核と外痔核　**457**
内耳神経　156, **181**
内耳の膜迷路　**215**
内斜層　364, 384, 385
内生殖器　462, **462**, 477
内生殖器の後面　**463**
内臓　136
内臓感覚　**188**, 189, **198**, 223
内臓頭蓋　279, 280
内臓反射　331, **332**
内臓平滑筋　183, 188
内側顆　277
内側・外側胸筋神経　300
内側・外側足底神経　306
内側胸筋神経　300
内側膝状体　153, 216
内側上顆　276, 277
内側側副靱帯　329
内側－中間－外側楔状骨　279
内側直筋　181, 204, **206**, 207, 208
内側翼突筋　**310**
内腸骨静脈　455

内腸骨動脈　98
内転筋群　185, **305**
内尿道括約筋　449
内尿道口　449, 451
内胚葉　4
内反　306, 330
内板　161
内皮　4
内皮細胞　127
内腹斜筋　**311**
内分泌器官　252, 477
内分泌系　6, 237
内分泌系とホルモン　228
内分泌腺　228, 252, 462
内包　151
内包後脚　166
内膜　116, **201**
内リンパ液　214
内肋間筋　**311**
斜め後ろからみた脳　**147**
軟口蓋　338, 371, 377, 378
軟骨　266, 269, 270, 317, 342
軟骨筋　294
軟骨性連結　**317**
軟骨組織　5
軟骨の構造　**269**
軟骨の分類　**269**
難聴　**217**, 487
軟膜　164

に

ニッスル小体　137
ニューロン　137, **138**, 140, 141, 165
ニューロンの構造と機能　**137**
ニューロンの興奮　**140**
二酸化炭素の運搬　360
日内変動　234, 240
二頭筋　294
二腹筋　295
日本脳炎　173
日本肥満学会およびWHOの肥満度分類　**425**
乳管　466
乳酸　292, 410
乳酸桿菌　455
乳歯　373
乳児期　484
乳腺　44, **466**
乳腺刺激ホルモン　239, 240, 466
乳糖　391

乳頭　466
乳頭管　435
乳頭体　237
乳糖不耐症　458
乳突洞　268
乳斑　384
乳び管　129
乳び槽　129
乳房　466
乳房と乳腺　**467**
乳輪腺　466
尿意　430, **452**
尿管　430, 432, **448**
尿管極　434
尿管口　448, 449
尿管と膀胱　**449**
尿細管　434, 435, 448
尿細管における再吸収　**437**
尿細管の機能　**437**
尿酸　412, 413
尿失禁　452
尿生殖隔膜　312, 313, 451, 465
尿生成のしくみ　**436**
尿素　397, 412
尿道　430, 448, 450, 466
尿道括約筋　313
尿道球腺　479
尿道の構造　**451**
尿の産生と排泄　430
尿の性状　**438**
尿の組成　**438**
尿崩症　240, 438
尿路　430, 448
尿路結石　243
妊娠　240, 253, **471**
妊娠黄体　468
妊娠の経過　**471**

ぬ
ヌクレオチド　13, 412

ね
ネガティブ・フィードバック　33, **233**, **234**, 369
ネガティブ・フィードバックの一例　**33**
ネフローゼ症候群　**439**
ネフロン　433, 434, 435
猫鳴き症候群　16
熱傷　47
熱傷面積の概算法　**48**
粘液　79, 387, 388
粘液分泌細胞　46

捻挫　330, **332**
粘膜　46, 79, 364, 384, 448, 449, 464
粘膜下静脈叢　457
粘膜下神経叢　189
粘膜固有層　46, 387
粘膜上皮　46, 364
粘膜上皮細胞　391
粘膜ヒダ　463

の
ノルアドレナリン　109, 142, 188, 234, 248, 443
ノンレム睡眠　38
脳　6, 135, **146**, 169, 485
脳炎　173
脳回　147
脳幹　147, 153, 156, 188, 207, 208, 331
脳幹の構造と機能　**153**
脳幹網様体　**156**
脳幹や小脳に分布する動脈　170
膿胸　352
脳血管障害　122, **174**
脳溝　147
脳梗塞　**174**
脳室　**148**, 149
脳出血　174, **175**, 190
脳静脈血　171
脳神経　135, 136, **180**, **181**
脳神経核　215, 331
脳髄膜　164
脳脊髄液　26, 161, 163, 348
脳脊髄液の流れ　**164**
脳相　388
脳塞栓　174
脳卒中　174
脳底動脈　169, 170, 171
脳底の動脈とウィリス動脈輪　170
脳頭蓋　279
脳頭蓋の頭蓋底　**280**
能動免疫　89
脳の区分　146
脳の血液循環　169
脳の静脈分布　171, **172**
脳の正中断面，右半球の内側面　146
脳の動脈分布　169
脳波　38
脳葉　148

脳梁　147
乗り物酔い　217

は
ハバース管　268
ハバース層板　268
ハムストリングス　296, **305**, 328
ハンチントン（舞踏）病　142, 152
バウヒン弁　401
バセドウ病　91, **254**
バセドウ病の症状　**254**
バソプレシン　119, 228, 237, 239, **240**, 438, 444
バフィーコート　53
バリン　392, 411
バルトリン管　375
バルトリン腺　466
パーキンソン症候群　173
パーキンソン病　142, 155, **173**
パイエル板　389
パネート細胞　395
パブロフの条件反射　388
パラソルモン　229, 232, **242**, 243, 244, 267
パンクレオザイミン　399
パントテン酸　413
歯　269, 364, **373**
肺　343, 347, 359
肺うっ血　111, 112, 113, 349
肺炎　352
胚芽層　43
肺活量　349
肺癌　349
肺気腫　348, 349, **352**
肺機能　348
肺胸膜　345
肺気量　348
肺気量のスパイログラム　**349**
肺区域　343
配偶子　2
肺呼吸　336, 359
肺循環　96
肺循環系　111
胚上皮　462
肺静脈　107
肺小葉　341
肺水腫　113, 349
肺線維症　348, 349
肺動脈　96
肺動脈狭窄　112

肺動脈口　107
肺内気管支　341
排尿　430, **448**, 450, 451
排尿筋　449
排尿障害　452
排尿中枢　451
排尿のしくみ　451, **452**
排尿反射　451
肺の外形　**344**
肺の血管　**343**
胚盤胞　470
排便　366, **454**, 455
排便中枢　455
排便のしくみ　**455**, **456**
排便反射　402, 455
肺　336, 337, 341, **342**, 359
肺胞管　341
肺胞腔　352
肺胞・血液間のガス交換　359
肺胞上皮細胞　342
肺胞と毛細血管網　**342**
肺胞囊　341
肺葉　343
肺葉と肺区域　**345**
排卵　240, 467, 468
排卵期　**469**
排卵サージ　240, 253, 469
白質　139, 141, 150, 162, 163
薄層　53
薄束　163, 165, 166
白体　462, 468
白内障　202, **210**, 487
播種性血管内凝固(症候群)　68
白血球　52, 54, **57**, 59, 80, 267
白血球減少症　57
白血球増加症　57
白血病　60
発声　308, **350**, 371, 372
発声器官　339
鼻の側壁からみた鼻腔　**281**
歯の外形と内部構造　**373**
馬尾　161
反回神経　182, 339, 350, 351
半関節　282, **320**
半規管　214
半棘筋　307
半月　318
汎血球減少症　60
半月神経節　182
半腱様筋　185, 296, 305, 328
反射　331, 366

反射中枢　162
板状筋　307
半膜様筋　185, 296, 305, 328

【ひ】

ヒアルロン酸　269
ヒス束　106, 108
ヒスタミン　59, 91, 142
ヒスチジン　393, 412
ヒト免疫不全ウイルス　92, 173
ヒューストン弁　454
ヒラメ筋　296
ビオチン　413
ビタミン　398, 408, **413**, 414
ビタミン B_{12} の正常吸収過程　61
ビタミンの摂取基準　420
ビリルビン　398, 455
ビリルビン濃度　405
ピリミジン塩基　412
ピルビン酸　292, 410, 411
びまん性甲状腺腫脹　254
脾　486
非意識型深部感覚　**166**
非意識型深部感覚の伝導路　**166**
鼻咽道　338
鼻咽頭　338, 377, 378
被殻　151, 168
皮下組織　42, **43**
皮筋　294
鼻筋　311
鼻腔　337, **338**, 377
鼻孔　311
尾骨　270, 271, **273**, 282, 312
腓骨　267, **278**, 329
鼻骨　281
尾骨神経　160, 183
鼻根筋　311
肘　301, 302
皮質　43, **433**, 462
皮質延髄路　168
皮質核路　168
皮質脊髄路　168
尾状核　151, 168
尾髄　160
鼻前庭　337
脾臓　82, 99
脾臓内部と血流　**82**
脾臓の位置と形　**82**
左胃静脈　380
左胃動脈　380

左・右胃動脈　385
左・右大網動脈　385
左リンパ本幹　129
鼻中隔　338
尾椎　271
必須アミノ酸　393, 412
非特異的生体防御機構　78
泌尿器系　6, **430**, 430
皮膚　42, 79
鼻部　379
皮膚感覚　198, **223**
腓腹筋　296
皮膚腺　43
皮膚の感覚受容器　**223**
皮膚の感覚神経終末　**224**
皮膚の構造　**42**
皮膚の構造と機能　42
皮膚分節　183
肥満　424
肥満症診断のフローチャート　**425**
肥満における内臓脂肪型肥満の判定手順　**426**
脾門　82
表在感覚　198, 223
標準的な睡眠のパターン　**39**
表情筋　182, 309, **310**, 310
標的器官　228, 231
表皮　42, **43**
表皮基底層　224
表面活性物質　343
鼻翼　311
鼻涙管　204, 281
鼻涙溝　281
疲労物質　292
貧血　53
貧血の診断に必要な血液検査　**54**
頻脈　108

【ふ】

ファーター乳頭　393, 399, 400
ファーター・パチニ小体　224
フィードバック機構　33, 233
フィジカルアセスメント　100
フィブリノゲン　54, 66, 397, 398
フィブリン　54, 352
フィブリン析出　69
フィブリン網　66
フェニルアラニン　392, 411

フェニルケトン尿症　23
フォルクマン管　268
フォンタナ腔　201
フォン・モナコフ症候群　170
フリーラジカル説　486
ブドウ球菌　455
ブドウ膜　201
ブルダッハ束　163
ブルンネル腺　391
ブローカ領域　150
ブロック　113
プチアリン　374, 400
プリン塩基　412
プルキンエ細胞層　158
プルキンエ線維　106, 108
プログラム説　486
プロゲステロン　230, 233, 240, 246, 252, **253**, 255, 462, 466, 468, 469, 470
プロテオグリカン　269
プロトロンビン　398, 414
プロモーター　12
プロラクチン　44, **240**, 466
プロラクチン放出ホルモン　237
プロラクチン抑制ホルモン　237
不安障害　142
不感蒸泄　27, 31
不完全抗原　88
不規則骨　268
腹横筋　311
副眼器　202
腹腔　263
腹腔口　463, 467
腹腔神経節　188
腹腔動脈　380, 385, 395, 400
副楔状束核　166
副睾丸　478, 486
副交感神経　109, 182, 186, 187, **188**, 191, 201, 232, 342, 374, 375, 380, 385, 387, 391, 400, 456
複合関節　324
副交感線維　188
副甲状腺機能亢進症　284
副甲状腺（上皮小体）　232, 242, **243**
副甲状腺ホルモン　242
輻射　31
副腎　232, 245
副神経　156, **182**, 300, 307
副腎髄質　234, **248**

副腎髄質ホルモン　248, 255
副腎の内部構造　246
副腎皮質　232, 234, **245**, 246, 247
副腎皮質刺激ホルモン　231, 232, 237, **239**, 246, 248, 254
副腎皮質刺激ホルモン放出因子　234, 368
副腎皮質ステロイド　255
副腎皮質ホルモン　231, **246**, 254
副腎皮質ホルモンの産生調節　247
輻輳反射　208, **208**
腹大動脈　98, 385, 394
腹直筋　295, **311**
副伝導路　113
腹部消化器の動脈　386
腹部食道　379
腹部臓器　98
腹壁　98, 263, **384**
腹壁筋　311
腹膜　**45**, 364, 380, 384, 395, 454
腹膜後器官　393, 432
腹膜垂　402
浮腫　34
不随意運動　331, 366, 377
不随意筋　5, 287, 331, 380
不整脈　108, **113**
付属器　364
付属生殖腺　479
付着リボソーム　11
物質（栄養素）代謝　397
物質交換　96
物質輸送　9
物質輸送路　96
物理的溶存　360
不定愁訴症候群　255
不眠症　40
振り運動　391
分界溝　372
吻合　117
分子層　158
分節運動　391, 431
分配動脈　116
分泌期　469
分泌小胞　10
分娩　253, **472**
糞便　431, **455**
糞便形成　402

糞便の形成と排泄　431
噴門　364, 383
噴門腺　387

へ

ヘマトクリット　53, 54
ヘモグロビン　56, 359, 360, 398
ヘモグロビン濃度　54
ヘリコバクター・ピロリ　403
ヘルパーT細胞　59, 88, **89**, 90
ヘンダーソン・ハッセルバルヒの式　29
ヘンレのループ　434, 435, 437
ベル・マジャンディの法則　183
ペプシノゲン　384, 387, 388
ペプシン　384, 387, **388**
ペプチダーゼ　391
ペプチドYY　368
ペプチドホルモン　444
平滑筋　5, 181, 287, **289**, 331, 342, 364, 378, 380, 443, 449, 465
平滑筋細胞　289
平均赤血球ヘモグロビン濃度　53, 54
平均赤血球ヘモグロビン量　53, 54
平均赤血球容積　53, 54
閉経　255, 284, 487
平衡覚　198, **215**
平衡砂　214
平衡障害　159
平衡聴覚器　213
平衡聴覚器の構造　**213**
平衡斑　181, 214, 215
閉鎖孔　277
閉鎖神経　185, 304, 305
閉塞性肺疾患　349, 352
平面関節　320, 326
壁側胸膜　345
壁側板　45
壁（傍）細胞　384, 387
辺縁系　150, 220, 331
辺縁葉　148, **150**
娩出期　472
便秘　458
扁平骨　268
扁平細胞　434
片麻痺　168, 170
鞭毛　480

片葉小節葉　157, **159**
　　　ほ
ホメオスターシス　29, **32**, 232, 435
ホモシスチン尿症　23
ホルモン　32, **228**, 241, 387, 400
ホルモンの化学構造　230
ホルモンの作用機序　231, **232**
ホルモンの種類と作用　**229**
ホルモンの生理作用　**228**
ホルモンの標的器官への作用　**230**
ホルモン分泌の調節機構　**232**
ボウマン嚢　**433**, 435
ボウマン膜　**200**
ボタロー管　**121**
ポジティブ・フィードバック　33, **233**
ポリヌクレオチド　**13**
ポリペプチドホルモン　**230**, 231, 239, 240, 243, 245, 249
防御反射　**332**
方形回内筋　**302**
膀胱　**430**, 448, 451, 452
縫工筋　**305**
膀胱の外形　**449**
膀胱の構造　**449**
膀胱のはたらき　**450**
房室結節　**106**, 108
房室束　**106**, 108
胞状卵胞　**467**
放線冠　**467**
膨大部稜　**181**, 215
胞胚　**470**
傍濾胞細胞　**241**
母指　**303**
母指外転筋　**306**
母指球筋　**303**, 306
母指対立筋　**303**
母指内転筋　**303**, 306
補体　**80**
骨（骨格）　**266**, 317, 486
骨の形態　**267**, 267
骨の構造　**268**, 268
骨の組成　**269**
骨の連結　**317**, 317
本態性高血圧症　**122**
翻訳　**15**
翻訳エラー　**486**

　　　ま
マイスネル小体　**224**
マイスネル神経叢　**189**, 364, 380
マイヤーのループ　**205**
マクログロブリン　**83**
マクロファージ　**56**, 58, 61, 69, 79, 81, 89
マクロファージによる抗原提示　**87**
マジャンディ孔　**163**
マンガン　**415**
膜安定化作用　**243**
膜性壁　**340**
膜蛋白　**9**
膜電位　**140**
膜迷路　**214**
末梢神経　**139**, 180, 183, 185
末梢神経系　6, 134, **135**, 136, 180, 186
末梢神経系の分類　**180**
末梢神経の分類　136, **180**
末梢性化学受容器　**348**
末梢性顔面神経麻痺　**190**
末節骨　**276**
満腹中枢　**367**

　　　み
ミエリン鞘　**141**
ミオシン　5, **287**
ミオシンフィラメント　**287**, 291
ミクログリア　**142**
ミセル　**393**
ミトコンドリア　11, 59, 409, **411**
ミネラル　408, **414**
味覚　**182**, 198, 220, 372
味覚受容細胞　**220**
味覚神経細胞　**220**
味覚の伝導路　**221**
右リンパ本幹　99, 129, **130**
味孔　**220**
味細胞　**220**
耳の構造　**213**
脈診　**100**
脈拍　**108**
脈拍触知部位　**100**
脈拍を触れる動脈　**100**
脈絡膜　**201**
味蕾　220, **220**, 372

　　　む
無核細胞　**56**
無顆粒球　**58**

無機塩類　**414**
無機質（ミネラル）や微量元素の摂取基準　**420**

　　　め
メープルシロップ尿症　**23**
メチオニン　**392**, 411
メッセンジャーRNA　**11**, 15
メッツ値　**416**
メモリーT細胞　**89**, 90
メラトニン　**230**
メラニン細胞刺激ホルモン　**240**
メラニン細胞刺激ホルモン放出ホルモン　**237**
メラニン細胞刺激ホルモン抑制ホルモン　**237**
メラニン産生細胞　**47**
メラノサイト　**43**, 47
メルケル小体　**224**
メルゼブルグの三徴候　**254**
目　**200**
迷走神経　156, **182**, 188, 220, 232, 339, 368, 377, 378, 379, 380, 385, 387, 399, 400
迷走神経核　**388**
迷路性立ち直り反射　**297**
目の構造　**200**
目安量　**417**, 420
免疫　**52**, 338
免疫寛容　**88**
免疫グロブリン　**58**, 83, 88, 204
免疫グロブリン（抗体）の模式図　**83**
免疫細胞　**43**, 79
免疫担当細胞　**87**
免疫反応　**79**, 87, 88, 90
免疫複合体　**91**

　　　も
モチリン　**250**, 387
モノグリセリド　**393**
モル腺　**203**
モンゴメリー腺　**466**
モンロー孔　**149**
毛幹　**43**
毛球　**43**
毛根　**43**
毛細血管　96, **117**, 359, 389
毛細血管網　**343**, 435
毛細リンパ管　99, **127**, 129
網状赤血球　**55**
網状帯　**246**
盲腸　364, 394, 401, 402, **431**

毛乳頭　43
網嚢　384, 395
毛包　224
毛包脂腺　203
網膜　181, **201**, 209
網膜〜外側膝状体　204
網膜の構造と光刺激の伝達経路　**203**
網膜のニューロン　139
毛様体　**201**, 202, 210
網様体　39, 156, 157, 168, 331
毛様体小帯　201, 202
毛様体神経節　207, 208
網様体脊髄路　157, **168**
毛様体と虹彩　**202**
目標量　**419**, 420
門脈　380, 385, 395, 455

や
ヤコビー線　277
やけど　**47**
薬物の分解と解毒　**398**

ゆ
ユースタキ管　214
有郭乳頭　**373**
有棘層　43
有鉤骨　276, 326
有糸分裂　2
有髄線維　141
有窓性毛細血管　117
有頭骨　276, 326
有毛細胞　214
幽門　383, 385, 386
幽門括約筋　383, 385
幽門腺　**387**
輸血　**74**
輸出細動脈　433, 435, 436
輸送小胞　10
輸送担体　392
輸入細動脈　433, 435, 436
輸入細動脈壁　443

よ
ヨウ素　**415**
葉間静脈　435
葉間動脈　435
葉気管支　341, 343
溶血　74, 91
溶血の機序　**61**
葉酸　**414**
幼児期　**484**
葉状乳頭　**373**
腰神経　160, 183

腰神経叢　183, **185**, 304
腰髄　160, 188
腰仙骨神経叢　185
腰椎　270, 271, **273**, 304, 311
腰椎穿刺　277
腰椎の構造　**273**
腰内臓神経　188
腰膨大　161
翼状突起　279
抑制ホルモン　237
横からみた骨盤　**283**
予備吸気量　**348**
予備呼気量　**348**

ら
ライディッヒ細胞　240, 252, 478
ラクターゼ　391
ラクトフェリン　79
ラセン器　181, 214, 216
ラセン神経節　216
ラベ静脈　171
ラムダ縫合　279
ランゲルハンス細胞　43
ランゲルハンス島　232, **244**, 400
ランビエの絞輪　**141**
らせん関節　329
卵円窩　106, 121
卵円孔　**121**
卵円窓　214
卵黄嚢　55
卵割　470
卵管　462, 467
卵管采　463, 467
卵管の形態と区分　**463**
卵管膨大部　470
卵丘　467
卵形嚢　214
卵細胞　467
乱視　**209**
卵子　12, 467
卵子と排卵　**467**
卵巣　252, **462**, 486
卵巣周期　467, 468
卵巣ホルモン　**252**
卵胞　252, 462, 467
卵胞期　468
卵胞腔　467
卵胞細胞　468
卵胞刺激ホルモン　233, 240, 252, 467, 468
卵胞刺激ホルモン放出ホルモン　233

卵胞の形成と発育　**467**
卵胞の発育過程　**468**
卵胞ホルモン　240, 252, 253, 462

り
リーベルキューン腺　391
リジン　392, 411
リソソーム　**11**
リゾチーム　79, 204, 395
リパーゼ　**391**, 393, 400
リビナス管　375
リプレッサー　12
リボース　13, 412
リボ核酸　13, 15, 412
リボソーム　10, **11**, 15, 58
リボフラビン　**413**
リン酸イオン　29, 437
リンパ　5, 26, 96, **127**, 128
リンパ咽頭輪　379
リンパ液　215
リンパ管　46, 96, 99, 389, 393, 394, 410, 462
リンパ管系　**127**
リンパ管とリンパ節　**129**
リンパ管の構造　**127**
リンパ管の循環経路　**128**
リンパ球　58, 59, 79, 80, 128
リンパ系　**99**, 99, 127
リンパ小節　389
リンパ節　99, **128**, 485
リンパ組織　99, 338, 485
リンパの流れ　**129**
リンパ本幹　99, 127, 129
リンフォカイン　80, 89
梨状筋　304
立方骨　279
立毛筋　223
流行性耳下腺炎　374
菱形筋　**300**
菱形靱帯　320
良肢位　320
両耳側半盲　204
菱脳胞　146
緑内障　**210**
緑内障の病態　**210**
輪状甲状筋　339, 351
輪状軟骨下縁　379
輪状ヒダ　**389**
鱗状縫合　279
輪走筋　391, 450

鱗部　279

る

ルイ角　282
ルシュカ孔　163
ルテイン細胞　468
ルフィニ小体　224
涙液　203
涙器　200
涙骨　**281**
涙小管　204
涙腺　182, **203**
涙点　204
類洞　117, 395, 396
涙嚢　204

れ

レセプター　9
レニン　119, 247, **250**, 443
レニン・アンジオテンシン・
　アルドステロン系　119,
　247, 250, **443**, 444
レプチン　369
レム睡眠　38, 39

レンズ核　151
レンズ核線条体動脈　169
レンニン　387
冷中枢　32
冷点　223
連合線維　150
連合野　**149**, 205, 331

ろ

ロイシン　392, 411
ローテーターカフ　323
ローランド溝　147
ロドプシン　202
老化　**486**
老化現象　121, **486**
老視　**209**
老人性骨粗鬆症　284
老人性難聴　217
漏斗　463
労働代謝　21, **22**
濾過　435, 436
肋軟骨　281, 317
肋下筋　**311**

肋間筋　**312**
肋間神経　311, 347
肋硬骨部　281
肋骨　273, **281**, 300, 311
肋骨弓　281
肋骨胸膜　345
肋骨挙筋　**311**
肋骨面　343
濾胞　241
濾胞上皮細胞　241

わ

ワクチン　89
ワルダイエル咽頭輪　339,
　339, 379
ワルダイエル扁桃輪　379
ワルトン管　375
若木骨折　269
腕尺関節　**324**, 325
腕神経叢　**183**, 300, 301
腕橈関節　**324**
腕橈骨筋　**302**
腕頭動脈　98

看護国試シリーズ
みるみるナーシング解剖生理

2003年10月30日	第1版第1刷発行
2004年 5 月21日	第1版第2刷発行
2006年 5 月22日	第1版第3刷発行
2007年 2 月28日	第2版第1刷発行
2008年 5 月22日	第2版第2刷発行
2010年 2 月23日	第3版第1刷発行
2011年 3 月10日	第3版第2刷発行
2012年 8 月20日	第3版第3刷発行
2016年 1 月28日	第4版第1刷発行

編　集　テコム編集委員会
編　著　松村讓兒
発　行　株式会社　医学評論社
　　　　〒169-0073　東京都新宿区百人町
　　　　1-22-23　新宿ノモスビル2F
　　　　TEL　03（5330）2441（代表）
　　　　FAX　03（5389）6452
　　　　URL http://www.igakuhyoronsha.co.jp/

印刷所　三報社印刷株式会社

ISBN978-4-86399-325-9 C3047

看護国試シリーズ みるみる

疾患と看護	第6版	定価(本体 2,800円＋税)
母性看護	第4版	定価(本体 1,600円＋税)
小児看護	第5版	定価(本体 1,800円＋税)
老年看護	第4版	定価(本体 1,800円＋税)
精神看護	第4版	定価(本体 1,800円＋税)
基礎看護	第4版	定価(本体 2,400円＋税)
在宅看護	第4版	定価(本体 1,600円＋税)

看護国試シリーズ みるみるナーシング

解剖生理	第4版	定価(本体 2,600円＋税)
基礎医学	第7版	定価(本体 1,200円＋税)
健康支援と社会保障制度 2016		定価(本体 1,850円＋税)

★ラ・スパ2016★
国試合格への切り札はコレだ！

看護師国試頻出の厳選された重要項目をわかりやすく解説！
過去問と予想問題で総チェック＆力だめし！

定価(本体 2,600円＋税)

医学評論社